急変対応のすべてがわかるQ&A

編著
佐藤憲明

照林社

はじめに

　臨床で活躍する多くの方は、少なからず「患者の急変に遭遇した」という苦い経験をおもちではないでしょうか。

　急変とは、呼吸停止や循環不全（ショック）、意識障害など、患者の生命が脅かされるほどの危機的な状態であり、その対応には迅速で確実な救命処置が必要となります。しかし、たとえ迅速な処置が行われても、急変を招いた原因によっては重篤な状態へと移行し、対応に携わった医師や看護師の心理的なストレスにつながります。

　このように、急変は、いつ、どこでも起こり得るものとして捉えながらも、その対応が完璧であったと評価できる事例は、そう多くありません。

　私の若いころ、よく先輩看護師から「急変対応は、経験が多いほど迅速性がもてる」と言われました。しかし、急変事例は個々の患者によって異なり、場所や状況によっても対応に差が出ます。また、急変対応と急変予測は別物で、看護師は急変事例やその種類について知ることはもちろん、それに至る原因や急変への兆候を振り返り、それを整理しておくことが大変重要な作業といえます。

　そこで本書は、急変予測や急変対応について学ぼうとする方々が、いつでも、どこでも学習できるようQ&Aを基本とした構成とし、急変にまつわるすべてのキーワードを入れ込んだ解説本として仕上げました。

　急変を未然に防ぐ目的で学ぶことはもちろんですが、急変に遭遇したあと、自身でその過程を振り返り、疑問に思ったことをすぐに解決できる本としても役立つことと思います。

　本書の執筆陣は、すべてが救急・集中治療分野のエキスパートで、これまでにも多くの救急場面や急変の修羅場を体験したからこそ、納得のできる解説が多く含まれています。今後、より多くの臨床看護師や学生の皆さまに愛読され、患者急変について学ぶ皆さまの座右の一冊となれば幸いです。

　最後に、このすばらしい書の誕生に携わられた執筆者他、照林社編集部長をはじめ書籍編集部の藤井歩さんに感謝申し上げます。

2011年3月

佐藤憲明

目次

PartI 急変の考え方とBLS・ACLSの基本

まずは基本をしっかり理解！　佐藤憲明
心肺蘇生ガイドラインの理解…2

写真で見る！　根拠に基づくBLSの手順　佐藤憲明
急変発見！　そのときどうする？…4

正しく理解！　ここが知りたいACLS　三上剛人／森山美香
気管挿管…8
薬剤を用いた心マッサージ…13
ACLSにおける除細動…15
原因の検索・鑑別診断…16
心肺蘇生（胸骨圧迫）の中止判断…17

PartII 急変時のアセスメント

全身のアセスメント　道又元裕
Q1●急変時、重症度や緊急度はどのように判断すればよいですか？…20
Q2●急変を予測し、見きわめるには、日ごろどんな学習をすればよいでしょう？…21
Q3●「何かおかしい。急変するかも…」と感じたとき、アセスメントに役立つ情報は何ですか？
　　急変が起きやすい場面を、患者情報から読み取れますか？…22
Q4●急変の前ぶれを見抜けるサインはありますか？　どんな場合が「前ぶれ」ですか？…24
Q5●どんなことに注意してアセスメントすれば、急変の前ぶれサインを見落とさずにすみますか？…27

呼吸器のアセスメント　卯野木 健
Q6●呼吸器のアセスメントで、見逃してはいけないフィジカルサインは何ですか？…29
Q7●呼吸器のアセスメントで、見逃してはいけない症状・訴え・検査値とは、どんなものですか？…31
Q8●異常呼吸音は、どのように把握すればいいですか？…32
Q9●呼吸はしているのに、聴診器で呼吸音がよく聴こえないときは、何が原因ですか？…33
Q10●「座ったほうが、呼吸が楽」と言う患者には、何が起こっているのですか？…34
Q11●呼吸音やSpO_2などのアセスメント結果と、患者の呼吸困難感が
　　　合致していないことってありますか？…35
Q12●気管挿管の有無によって、呼吸のアセスメントはどのように変わりますか？…36

脳神経のアセスメント　島本千秋
Q13●急変時、なぜ意識障害のアセスメントが重要なのですか？
　　　意識障害を見逃さないポイントは？…38

- Q14●JCSとGCSは、どのように使い分ければよいですか?…39
- Q15●睡眠中なのか意識障害なのかは、どう判断しますか?「痛み刺激」の加え方や、GCS「M（運動機能）」の判断などのコツは?…40
- Q16●瞳孔の観察のポイントを教えてください。…42
- Q17●瞳孔の観察からは、何が、どのようにわかるのですか?…44
- Q18●共同偏視の見方と、アセスメントのポイントを教えてください。…45
- Q19●麻痺の見方と、アセスメントのポイントを教えてください。…46
- Q20●けいれん時のアセスメントは、どのように行ったらよいですか?…48
- Q21●瞳孔異常と四肢の動き（麻痺）の他、脳神経系の異常を示す所見には、どんなものがありますか?…50
- Q22●除脳硬直と除皮質硬直は、必ず区別できますか? 重症度の判定は?…52

循環器のアセスメント　尾野敏明

- Q23●プレショックとは、どのような状態を指しているのですか? どんな訴えや症状として現れますか?…53
- Q24●見逃してはいけない循環器系の急変サインには、どんなものがありますか?…54
- Q25●ショックでは、どんな身体サインが現れますか? ショックの徴候をとらえるコツはありますか?…56
- Q26●急変時、ショックの種類をアセスメントすることに意味はありますか?…58
- Q27●治療に反応しないショックを、どうアセスメントしますか?…59
- Q28●中心静脈圧の異常は、何を意味しますか? 中心静脈圧ラインが入っていない患者の場合、同等のアセスメントは可能ですか?…60
- Q29●「キャピラリーリフィリング」って何ですか? 何がわかるのですか?…62
- Q30●浮腫と循環動態に関連はありますか? 浮腫を見るときのポイントは何ですか?…63
- Q31●循環動態の把握で、なぜ尿量のアセスメントが必要なのですか?…64
- Q32●出血を伴う急変時のアセスメントでは、何が必要ですか? 出血の量により、バイタルサインや症状は、どう変わるの?…65

消化器のアセスメント　久間朝子

- Q33●見逃してはいけない腹部症状には、どのようなものがありますか?…66
- Q34●腹部の痛みから、何がわかりますか? どうアセスメントしますか?…68
- Q35●腸蠕動の異常には、どんなものがありますか? どうアセスメントすればいいですか?…70
- Q36●腹壁緊張の程度から、何がわかりますか? どうアセスメントしますか?…71
- Q37●腹膜刺激症状から、何がわかりますか? どうアセスメントしますか?…72
- Q38●嘔気・嘔吐が続く場合は、どのようなアセスメントが必要ですか?…73
- Q39●吐血や下血は、どのようにアセスメントしますか?…74
- Q40●持続する下痢は、どのようにアセスメントすればいいですか?…76
- Q41●腸閉塞（イレウス）とその緊急度は、どのようにアセスメントしますか?…78
- Q42●腹部膨隆・膨満時には、どのようなアセスメントが必要ですか?…79
- Q43●腹部大動脈瘤の部位と緊急度は、どのようにアセスメントしますか?…80
- Q44●激しい腹部の痛みで、消化器系以外に疑わなければならない疾患は、何ですか?…81

代謝・内分泌のアセスメント　久間朝子

- Q45●代謝・内分泌の急変を見逃さないためのアセスメントのコツは? 代表的な異常のサインと緊急度を教えてください。…82

- Q46 ● 代謝・内分泌が原因の急変は、どのような疾患・患者状態で起きやすいのですか？…84
- Q47 ● 意識障害のアセスメントで、電解質にも注意しなければならないのはなぜですか？…85
- Q48 ● 糖尿病患者の急変時、アシドーシスのアセスメントを行うのはなぜですか？…86
- Q49 ● 尿のアセスメントで代謝・内分泌の急変を見抜くには、どこに着目すればよいですか？…88
- Q50 ● 低血糖では、冷汗や意識障害だけに着目していればよいですか？
  他に、見逃してはならない症状などはありますか？…89
- Q51 ● ショックを伴う急変時に、血糖値のモニタリングが重要なのはなぜですか？…90

PartⅢ 知っておきたい急変時に行う処置・対応のコツ

体位や患者移動　田村富美子

- Q1 ● 急変発生時、まず最初に取ったほうがいい体位は何ですか？　また、それはなぜですか？…92
- Q2 ● 転倒・転落した可能性のある患者を発見したら、何に注意し、どう対処すればよいですか？…94
- Q3 ● 急変対応で、患者を移動（部屋移動）するのはどんな場合ですか？
  どのタイミングで、どんな点に注意すればいいですか？…96

吸引・異物除去　田村富美子

- Q4 ● 急変時に、吸引を行うのは、どんな場面ですか？
  急変時の吸引で、すべきこと、してはいけないこと、注意点は何ですか？…98
- Q5 ● 吸引時には、どんな種類・サイズのチューブを使用しますか？
  吸引物の種類・性状から、急変の原因や緊急度を把握できますか？…100
- Q6 ● 口腔吸引を行っても分泌物や異物が取りきれないときはどうすればよいですか？…102
- Q7 ● 気道異物がある場合、異物除去のための第一選択は何ですか？
  異物が除去できないときは、どうしますか？…103

輸液路の確保　冨岡小百合

- Q8 ● 急変時の静脈確保は、一般の静脈確保とどう違いますか？
  ラインを取る部位など、特別な方法をとる必要はありますか？…105
- Q9 ● 中心静脈路と末梢静脈路、急変時にどちらを先に確保すべきですか？
  違いはありますか？…106
- Q10 ●「大量輸液」の指示があるときには、どの部位から、どのように輸液を行いますか？
  中心静脈と末梢静脈、どちらが優先？…107
- Q11 ● 骨髄内輸液って何ですか？　どんな物品を用いて、どのように行うのですか？
  ラインはどのように準備するのですか？…108
- Q12 ● 動脈ライン（Aライン）確保は、どんな目的でどのタイミングで行いますか？
  介助時の注意点は？　ライン管理のポイントは？…110

除細動　冨岡小百合

- Q13 ● 除細動は、何のために行いますか？
  どのようなメカニズムで、患者状態を回復させるのですか？…111
- Q14 ● 除細動の適応でないのに、誤って除細動を実施すると、どうなりますか？
  安全な判断方法は？…111
- Q15 ● マニュアル式除細動器とAEDは、どう違いますか？　どう使い分けますか？…112

- Q16● マニュアル式除細動器は、どのように使用するのですか？ 除細動実施のポイントは？…114
- Q17● 除細動後は、どう対応すればよいですか？…115
- Q18● 除細動の一相性と二相性って何ですか？ どう違うのですか？…116

緊急ペーシング　冨岡小百合

- Q19● ペーシングって何ですか？ どんな場合に、どのように行うの？
  体外式ペーシングと経皮的ペーシングの違いは？…117
- Q20● 緊急ペーシングでは、何を準備し、どのように行いますか？
  ペーシング実施中は、何をどのように観察すればよいですか？…118
- Q21● すぐに体表面ペーシングを行う場合と、しばらく様子を見る場合がありますが、
  違いは何ですか？…120

酸素療法　濱本実也

- Q22● 急変時の酸素投与であっても、加湿は必要ですか？…121
- Q23● 急変時の酸素療法は、どのような場面で、どんな目的で行いますか？
  適応を的確に見きわめる方法はありますか？…122
- Q24● 酸素投与法には、どんな種類がありますか？
  急変の状態に応じて、どのように選択されますか？…124
- Q25● 急変時の酸素投与の実施のポイントは？ それぞれの使い方のポイントは？…126
- Q26● 酸素投与の合併症には、どんなものがありますか？
  急変時は、何に注意すべきですか？…128
- Q27● もともと酸素投与を行っている患者のSpO_2が低下した場合、
  酸素濃度・流量を上げれば対応できますか？…130
- Q28● 気管挿管後の酸素投与は、どんな方法で、どのくらいの流量で行いますか？
  二次救命処置のときの酸素投与にも、リザーバーバッグは必要ですか？…132
- Q29● 酸素投与量を上げても酸素飽和度が上がらない場合は、何が原因だと考えられますか？
  どんな対処が必要ですか？…134

胃管挿入・胃洗浄　濱本実也

- Q30● 急変時の胃管挿入は、どのような場合に、どんな目的で行いますか？…136
- Q31● 胃管挿入時、どんな点に注意が必要ですか？ 挿入後の観察・管理のポイントは？…137
- Q32● 胃洗浄は、どのような場合に行いますか？
  冷水での胃洗浄と温水での胃洗浄では、適応が異なりますか？…139

PartIV　症状と事例で見る急変対応「こんなとき、どうする？」

呼吸困難・SpO_2の低下　八木橋智子

- Case1● 夜間、患者が「息が苦しくて横になれない」と訴えている！…142
- Case2● 呼吸困難感を訴え、水っぽい痰を吹いている！…144
- Case3● 呼吸困難感を訴えた後、意識がもうろうとしている！…146
- Case4● 抜管後、強い喘鳴と呼吸困難感が出現！…147
- Case5● 体位変換・吸引後、SpO_2が急に低下した！…148
- Case6● 術後はじめてのトイレ歩行後、突然、患者のSpO_2が低下した！…150

Case7●心不全患者が、輸血中に呼吸困難感を訴えた!…152
Case8●中心静脈カテーテル挿入直後、患者が呼吸困難を訴えた!…153

血圧低下　芝田里花

Case1●消炎鎮痛薬の坐薬を挿肛したら、血圧が低下した!…154
Case2●体位変換後、血圧が低下した!…156
Case3●点滴交換後、血圧が低下した!…158
Case4●心筋梗塞後、血圧が低下し、患者の脈圧が狭まっている!…160
Case5●輸血を行ったら、血圧が低下した!…162

意識障害　露木菜緒

Case1●ベッドから転落した数時間後、患者の意識が消失!…165
Case2●安静解除後、はじめての歩行。患者が、突然意識を失って倒れた!…168
Case3●脳梗塞患者の血圧が上昇した!…170
Case4●患者が激しい頭痛を訴えた直後、意識を失った!…172

不整脈　吉次育子

Case1●心室期外収縮(PVC)が連続で出現している!…174
Case2●患者の意識はあるのに、心室頻拍(VT)の波形が出現している!…176
Case3●心房細動(Af)でジギタリス内服中、徐脈アラームが鳴った!…178
Case4●心房細動(Af)で経過観察中。脈拍数が上がっている!…180
Case5●大動脈解離で保存的治療中。心電図が、突然フラットに!…182

けいれん　小池伸享

Case1●患者が、突然、身体を震わせて倒れた!…184
Case2●妊婦が、突然けいれんし始めた!…187
Case3●けいれんを起こしている患者の心電図波形がギザギザになっている!…188
Case4●弓部大動脈置換術を施行した患者。術後3時間に、けいれんが発生!…189
Case5●突然の高熱とともに、けいれん発作を起こした小児が搬送されてきた!…190

胸痛　多久和善子

Case1●不安定狭心症の患者が、早朝に胸痛を訴え、冷汗をかいている!…192
Case2●胸痛と冷汗を訴える患者の、意識状態が悪化してきた!…194
Case3●患者が、前胸部全体の強い痛みを訴えている!…196
Case4●歩行時に突然、出現した胸痛が、しばらく持続している!…198
Case5●突然の激しい胸痛・背部痛とともに、血圧が上昇している!…200

乏尿・多尿・血尿　奥田晃子

Case1●患者の尿量が急激に減少した!…202
Case2●徐々に患者の尿量が低下し、その後、無尿となった!…204
Case3●患者の尿量が急激に増加した!…206
Case4●熱傷患者の尿が、突然、赤くなった!…208

腹痛　露木菜緒

Case1●患者が強い腹痛を訴えて、吐血した!…210

Case2 ● 腹痛を訴えた後、激しく嘔吐した!…213
Case3 ● 血圧は低め安定。強い腹痛だけを訴えている!…216

中毒・縊首・墜落・溺水　大坂 勉

Case1 ● 薬剤を飲み過ぎた患者が、ベッド上で苦しんでいる!…219
Case2 ● 医薬品以外の中毒症状を起こした患者が搬送されてきた!…222
Case3 ● 患者が、首をつっているのを見つけた!…224
Case4 ● 飛び降り自殺を図った患者が倒れている!…226
Case5 ● 溺水(侵漬)状態の患者を発見した!…228

出血　木野毅彦

Case1 ● 転倒して受傷した患者の出血が止まらない!…230
Case2 ● 脳ドレーンバッグが、真っ赤に染まっている!…232
Case3 ● 心筋梗塞患者が、食後に吐血した!…234

PartV 急変対応に必要なモニタリングの知識

心電図モニタ　卯野木 健

Q1 ● 急変対応での心電図モニタは、いつ、どんなときに装着しますか?
装着時に注意しなければならないことは?…238
Q2 ● 心電図モニタ装着後、モニタのどこを優先的に見ればいいですか?
波形が変化しても、どんな不整脈かわからない場合は、どう対応すればいいの?…239
Q3 ● 急変の前ぶれとして現れる不整脈で、見逃しやすいものはありますか?
どうすれば、見逃さずにすみますか?…240
Q4 ● 致死的不整脈に移行する危険の高い不整脈と患者状態のパターンで、
覚えておいたほうがよいものは何ですか?…241
Q5 ● 急変時、心電図モニタの記録は、どのように取ればいいですか?
対応中、ずっと記録しておかないといけないの?…242
Q6 ● AEDや除細動器についているモニタ機能は、心電図モニタとして代用できますか?…243

パルスオキシメータ　卯野木 健

Q7 ● 急変時、パルスオキシメータは、どのように用いますか?
数値の変化を、どのように読み取ればいいの?…244
Q8 ● 急変時のパルスオキシメータ測定で、注意したいことは何ですか?…245
Q9 ● 急変時、パルスオキシメータの数値が拾えない場合、どうすればよいですか?…246
Q10 ● 急変時には、パルスオキシメータを測定していれば、血液ガス採血は不要ですか?…247
Q11 ● 気管挿管後、パルスオキシメータで食道挿管を見つけられますか?
直後のSpO_2がよければ「挿管できた」と評価していいのですか?…248

圧モニタリング　藤野智子

Q12 ● 急変時の血圧測定(連続測定)には、どんな意味がありますか?
何を目的に行っているのですか?…250

Q13 ● 急変時の血圧測定において、非観血的測定と観血的測定で、違いはありますか？
どちらがよいのですか？…251
Q14 ● 動脈圧波形から、どんなことがわかりますか？
患者状態や急変サインもわかるのですか？…252
Q15 ● 患者の状態は悪くないのに、正常な動脈圧波形が出ない場合、
どう対応すればいいですか？…254
Q16 ● 動脈圧ルートに耐圧チューブを使うのはなぜですか？…255
Q17 ● 補助循環装置（IABP）を使用している患者の動脈圧波形は、通常と違うのですか？…256
Q18 ● ICP（脳圧）モニタは、どのような患者の何を測定しているのですか？
脳圧を見て、急変ととらえるのは、どんなとき？…258

尿モニタリング　背戸陽子

Q19 ● 急変した場合に、尿量を確認するのはなぜですか？…260
Q20 ● 尿量変化から急変の原因を推測することはできますか？
代表的なパターンがあれば教えてください。…261
Q21 ● 急変患者に膀胱留置カテーテルを使うときは、詳細なメーターつきのものと、
バッグのもの、どちらが適していますか？…263
Q22 ● 温度センサ付膀胱留置カテーテルは、急変時に役立ちますか？
どんな患者が適応ですか？…264
Q23 ● 急変時は、膀胱内圧の測定も重要ですか？　どのように測定するの？
圧が高い場合、何が起きているのですか？…265

Part VI　急変時に生かす画像の知識

急変時に行う画像検査とは　佐藤憲明

X線写真からわかること　佐藤憲明

Q1 ● X線写真の情報から、急変のサインを見抜くことはできますか？…270
Q2 ● 急変時の画像撮影で、ナースはどんな役割を果たせばいいですか？…274

Part VII　これだけはおさえたい急変時に使う薬の知識

急変時に必要な薬剤とは　森 洵子

Q1 ● 急変時に、まず投与する（投与を考えなければならない）薬剤は何ですか？…276
Q2 ● 血圧が低下したとき、カテコラミンを用いるのはなぜですか？…278
Q3 ● 急変時の薬剤投与には、どんな方法がありますか？…279

輸液　森 洵子

Q4 ● 急変時に、まず投与すべきなのは、どんな輸液ですか？　それはなぜ？…280
Q5 ● 状態が落ち着いた後、輸液を細胞外液から維持液に変えるのはなぜですか？…282
Q6 ● 膠質液と晶質液って何ですか？　どう違うのですか？…285

Q7●急変時に用いる輸液剤で、単独投与する必要があるのは、どんなものですか?…285
Q8●急変時、必ずおさえておきたい電解質は何ですか?…286

輸血　森 洵子

Q9●急変時に輸血が必要なのは、どんな場合ですか?　どんな製剤を用いるの?…287
Q10●RCC-LRとFFP-LRでは使い方が異なるの?　輸血製剤を使うときの注意点は?…288
Q11●ショックで急速輸血が必要な場合、輸液ラインから輸血を投与してもいいですか?
　　　輸液と輸血、どちらを先に行うの?…290

薬剤別：緊急薬剤の使い方　森 洵子

Q12●塩化カリウムって、どんな薬剤ですか?　使用時の注意点は?…291
Q13●昇圧薬って、どんな薬剤ですか?　使用時の注意点は?…292
Q14●降圧薬って、どんな薬剤ですか?　使用時の注意点は?…294
Q15●抗不整脈薬って、どんな薬剤ですか?　使用時の注意点は?…296
Q16●抗けいれん薬って、どんな薬剤ですか?　使用時の注意点は?…298
Q17●硝酸薬って、どんな薬剤ですか?　使用時の注意点は?…300
Q18●喘息治療薬って、どんな薬剤ですか?　使用時の注意点は?…302
Q19●鎮痛薬って、どんな薬剤ですか?　使用時の注意点は?…304
Q20●鎮静薬って、どんな薬剤ですか?　使用時の注意点は?…307
Q21●利尿薬って、どんな薬剤ですか?　使用時の注意点は?…309
Q22●β遮断薬って、どんな薬剤ですか?　使用時の注意点は?…312
Q23●ステロイド薬って、どんな薬剤ですか?　使用時の注意点は?…314

PartⅧ　急変に備える体制・環境づくり

救急カート　藤野智子

Q1●救急カートに用意しておく物品は何ですか?…318
Q2●救急カートに用意する薬剤は、どのようなものを、どんな順序で整えますか?…320
Q3●救急カートの定期点検は、どのくらいの頻度で実施すればいいですか?…321
Q4●救急カートに標準装備するもの以外で「あると便利なもの」は?…321
Q5●救急カート内への物品・薬品の配置には、何か決まりはありますか?…322

感染防御　箱崎恵理

Q6●急変時、最低限行いたい感染対策は何ですか?
　　　その対策に基づくと、何を身につければいいですか?…324
Q7●いつ起こるかわからない急変に備えて、すべてを準備するのは難しいです。
　　　病棟にある手袋・マスクだけではいけませんか?…326
Q8●急変対応で、感染の恐れがある場合は、やはり感染防御の準備が優先ですか?
　　　それとも心肺蘇生が優先ですか?…327
Q9●急変対応時の使用後物品は、どのように処理しますか?　消毒・滅菌は?…328

人を呼ぶこと・人の役割　藤野智子

- Q10 ● 急変時に応援を呼ぶ場合、誰を、どんな順番で呼びますか?
  応援が来るまで、発見者のナースが行うことは?…330
- Q11 ● 応援で呼ばれたスタッフは、最低限、何をすればいいのですか?…331
- Q12 ● 応援要請を受けたスタッフは、どのように他のスタッフを集めますか?
  人数が少ないときは、他の病棟にも声をかけるのですか?…332
- Q13 ● 応援を要請しても医師やスタッフが来ない場合は、どうすればいいですか?…333
- Q14 ● 急変した場合、どのくらいのスタッフが急変対応にかかわればよいですか?…334

医師への連絡　藤野智子

- Q15 ● ドクターコールでは、どんなことを医師へ報告すればいいですか?
  重症度がわからないときは、どのように医師に報告すればよいでしょうか?…335
- Q16 ● ドクターコールしても医師が確認に来てくれない場合、どうすればいいですか?
  感覚的な緊急度をうまく伝えるコツは?…338

環境整備　後藤順一

- Q17 ● 浴室・廊下・トイレなどの環境整備で気をつけることは何ですか?…339
- Q18 ● 急変の恐れのある患者の病室には、どんな配慮が必要ですか?…340
- Q19 ● 大部屋での急変時、何に気をつけますか?　他の患者には、どう配慮しますか?…341

患者家族やまわりの人へのケア　北村愛子

- Q20 ● 急変時に待機している家族には、どのように対応しますか?
  DNRの場合や、急変で亡くなった患者の家族には、どう対応すればいいですか?…342
- Q21 ● 家族に、急変をどう知らせればいいですか?
  どのタイミングで、誰が、どのように伝えたらいいの?…343
- Q22 ● 家族が蘇生を見たい・蘇生に参加したいという場合は、どう対応しますか?…344
- Q23 ● 急変患者の同室者には、どう対応すればいいですか?…344
- Q24 ● 蘇生の有無について、看護師は、どのように
  家族の意思決定を支援すればいいですか?…345

記録やカルテ　後藤順一

- Q25 ● 急変時の記録は、どうすればいいですか?
  急変した時間を「正確に記録する」ためには、どんな工夫が必要ですか?…346
- Q26 ● 急変時、医師からの口頭での指示は、どう対応しますか?
  受けるべき?　やはり書いてもらうべき?…347
- Q27 ● 急変現場で家族がカルテ開示を要求してきた場合は、どう対応しますか?…348
- Q28 ● 急変対応で使用した薬剤のアンプルなどは、捨てずにとっておいたほうが
  いいのでしょうか?…349

索引…350

表紙・カバーデザイン：臼井新太郎(装釘室)　カバー写真：©SCIENCE SOURCE / amanaimages
本文イラストレーション：村上寛人、磯正子、小島早恵
本文デザイン・DTP：GT BROS

コラム目次

- 呼吸や脈の確認時には、衣類を脱がせるの?…5
- エアウェイって?…5
- 胸骨圧迫で背板は必ず使う? エアマットのときは?…6
- 胸骨圧迫してはいけない場合はある?…6
- バッグバルブマスクから酸素が漏れるとき…7
- 酸素がすぐに供給できないときは?…7
- 口腔内観察のタイミングは?…7
- 胸骨圧迫を行っている間は、人工呼吸器の装着はできないの?…12
- 心停止時の薬剤投与、タイミングを間違えるとどうなるの?…16
- 気管挿管できないときはありますか? うまく挿管できなかった場合はどうするの?…18
- せん妄は、どのように起こる?…41
- 「超音波エコー」ってどんな検査? FASTって何?…57
- 「ここがポイント」小児の急変対応①
   首の短い小児では、どの部位で脈拍を確認したらよいですか?…62
- 「ここがポイント」小児の急変対応②
   小児のJCSとGCSはありますか?…70
- 急変時にもよく用いられるMRI。X線やCTと何が違うの?…77
- 「ここがポイント」小児の急変対応③
   乳児や小児の場合、どのように胸骨圧迫をすればいいですか?…83
- 電解質が不安定なときの"急変の前ぶれサイン"の見抜き方…87
- 「ここがポイント」小児の急変対応④
   小児の気管挿管では、カフ付チューブとカフなしチューブ、どちらを使用したほうがよいですか?…95
- せん妄のアセスメントスケール「ICDSC」とは?…107
- 「ここがポイント」小児の急変対応⑤
   小児の気管チューブの固定は、何を目安に決めればよいですか?…119
- アドレナリンとノルアドレナリンはどう違うの?…131
- 「気管挿管困難」って予測できる?…145
- 「ここがポイント」小児の急変対応⑥
   小児の場合も、成人と同じ方法で気道確保をするのですか?…164
- 「ここがポイント」小児の急変対応⑦
   急変時や重症な小児に必要な観察項目と内容…181
- 異常な高体温・筋強直・発汗・赤色尿は悪性症候群のサイン…199
- 「ここがポイント」小児の急変対応⑧
   小児は症状の変化が早いですが、何に注意して観察すればいいですか?…207
- 自殺企図患者への対応…221
- 低カリウムだけでなく低ナトリウムにも要注意!…235
- 頭蓋内出血を推定する方法とは? 236
- 「ここがポイント」小児の急変対応⑨
   小児の気管チューブのサイズは、どのように選択すればよいですか?…249
- 「サードスペース」とは?…259
- カテコラミン使用中に、ステロイドを使うことがあるのはなぜですか?…306
- 「ここがポイント」小児の急変対応⑩
   小児のBLSの注意点は?…316

執筆者一覧

【編集】

佐藤　憲明　日本医科大学付属病院高度救命救急センター看護師長
　　　　　　急性・重症患者看護専門看護師／救急看護認定看護師

【執筆（五十音順）】

卯野木　健　筑波大学附属病院看護部副看護部長
大坂　　勉　公立昭和病院教育担当副看護部長
奥田　晃子　名古屋第二赤十字病院救急外来看護係長／救急看護認定看護師
尾野　敏明　杏林大学医学部付属病院集中ケア認定看護師教育課程主任教員／集中ケア認定看護師
北村　愛子　りんくう総合医療センター市立泉佐野病院看護部／急性・重症患者看護専門看護師
木野　毅彦　日本医科大学付属病院看護部看護師長
久間　朝子　九州大学病院救命救急センター救命ICU／急性・重症患者看護専門看護師
小池　伸享　前橋赤十字病院高度救命救急センター／救急看護認定看護師
後藤　順一　河北総合病院看護部
芝田　里花　日本赤十字社和歌山医療センター救命救急センター師長／救急看護認定看護師
島本　千秋　大阪市立大学医学部附属病院救命救急センター／救急看護認定看護師
背戸　陽子　日本医科大学付属病院集中治療室看護係長／救急看護認定看護師
多久和善子　日本看護協会看護研修学校救急看護学科専任教員／救急看護認定看護師
田村富美子　聖路加国際病院救命救急センターナースマネジャー／急性・重症患者看護専門看護師
露木　菜緒　杏林大学医学部付属病院IHCU／集中ケア認定看護師
冨岡小百合　大阪府立中河内救命救急センター看護部
　　　　　　急性・重症患者看護専門看護師／救急看護認定看護師
中田　　諭　日本看護協会看護研修学校集中ケア学科主任教員／集中ケア認定看護師
箱崎　恵理　千葉県救急医療センター副看護局長／救急看護認定看護師
濱本　実也　公立陶生病院ICU看護師長／集中ケア認定看護師
藤野　智子　聖マリアンナ医科大学病院看護部専門・認定看護師統括師長
　　　　　　急性・重症患者看護専門看護師／集中ケア認定看護師
三上　剛人　吉田学園医療歯科専門学校救命救急学科副学科長、シミュレーションセンター長
　　　　　　救急看護認定看護師
道又　元裕　杏林大学医学部付属病院看護部長
森　　洵子　日本医科大学付属病院薬剤部
森山　美香　島根大学医学部看護学科講師／救急看護認定看護師
八木橋智子　自治医科大学附属さいたま医療センターICU看護師長／集中ケア認定看護師
吉次　育子　神戸大学医学部附属病院救急外来／救急看護認定看護師

本書の特徴と構成

- 159のQ&Aで、急変時に必要となる「アセスメント」「処置・対応」「モニタリング」「画像診断」「薬剤投与」「急変に備えた体制・環境づくり」などのコツや知識をていねいに解説。"よくある現場のギモン"が理解できます。
- 47の事例から、エキスパートが急変時に「どこを見て、どう判断しているか」「どう対応しているか」が総合的に身につきます。
- 新ガイドライン*をふまえた心肺蘇生の手順について、カラー写真をもとに詳しく解説。"ガイドラインだけではわからない"ところまで、しっかり理解できます。

Q&Aで臨床のギモンを解決!

事例から応用力が身に付く

心肺蘇生の手順が写真でわかる

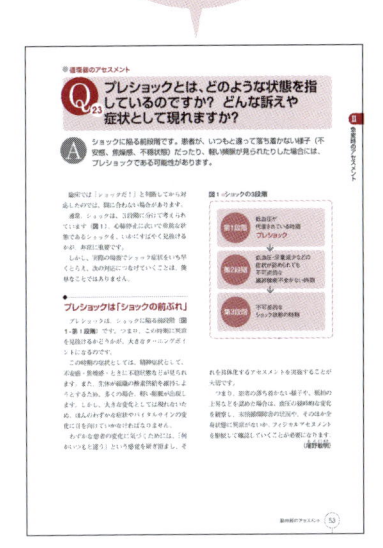

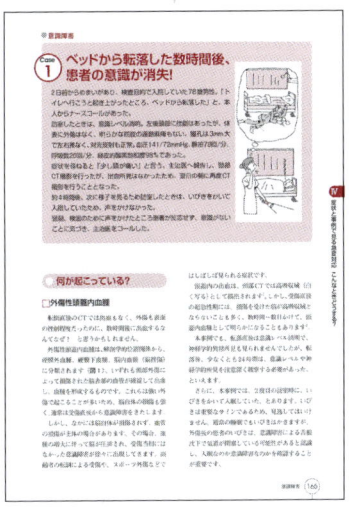

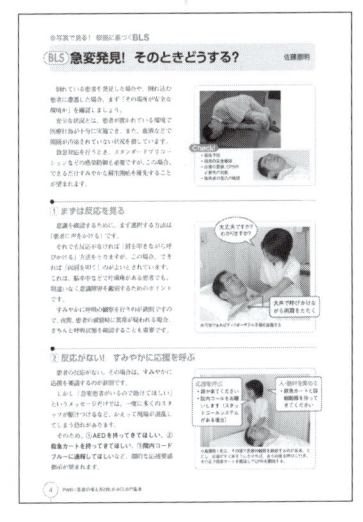

*本書の内容は、すべて「心肺蘇生ガイドライン2010」に基づいて展開しています。
ガイドラインの詳細は、下記をご参照ください。
- JRC（日本蘇生協議会）：http://jrc.umin.ac.jp/
- AHA（American Heart Association）：http://eccjapanheart.org/
- 2005 American Heart Association Guidelines for Cardiopulmonary Resuscitation and Emergency Cardiovascular Care. *Circulation* 2005; 112(Issue24)supplemebt.
- European Resuscitation council Guidelines for Resuscitation 2005. Resuscitation 2005: 67.
- Abella BS, Alvarado JP, Myklebust H, et al. Quality of cardiopulmonary resuscitation during in hospital cardiac arrest. *JAMA* 2005; 3293: 305-310.

- 本書で紹介しているアセスメント法、手技、薬剤投与法などは、各執筆者が臨床例をもとに展開しています。実践により得られた方法を普遍化すべく努力しておりますが、万一、本書の記載内容によって不測の事故等が起こった場合、編者、著者、出版社はその責を負いかねますことをご了承ください。なお、本書に掲載した写真は、臨床例のなかから患者さんご本人・ご家族の同意を得て掲載しています。
- 本書における心肺蘇生の解説は、出版時最新のガイドラインである「心肺蘇生ガイドライン2010」に基づいて展開しています。
- 本書に記載している薬剤・機器等の選択・使用法などについては、出版時最新のものです。薬剤や機器等の使用にあたっては、個々の添付文書や取扱説明書を参照し、適応や使用法等については常にご留意ください。

Part I

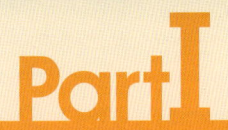

急変の考え方と BLS・ACLSの基本

　急変は、臨床看護師のほとんどが遭遇する病院内最大のアクシデントです。急変の定義はさまざまですが、突然の意識障害や呼吸停止さらには心停止と、何らかの原因によって患者が突然に生命の危機的状態に陥った状況を指しています。しかし「けいれん発作や喘息発作、アナフィラキシー症状のように、患者の病態に変化があり、早急な治療が求められている状況は急変に相当しないの？」という疑問をもつ方もいることでしょう。

　急変発生時、一番に問題となるのが、その対応に躊躇し、生命にかかわる重篤な状況に陥らせてしまうことです。このため看護師は、患者の急変を「すでに生命維持が危ぶまれるほどの緊急事態」と「この状態を放置すると生命の危機的状況に陥る状態」の2つに分けて理解しておく必要があります。すなわち、患者の急変には、重症度・緊急度レベルがあり、その状況を瞬時に判断することが求められる、ということです。多くの施設では、患者の急変を「蘇生を対象とする状況ととらえ、蘇生チーム要請のためのコードブルーシステムが確立されていますが、第一発見者である看護師が、そのシステムをよく理解していなければ、救命のチャンスを逃すことにつながってしまうのです。

■最も重要なのは「急変かどうかを正確に見抜く」こと

　多くの書物に「急変患者を発見したら、すぐに応援を要請する」と書かれています。しかし、最も大きな問題は「その患者が急変かどうかを正確に判断できるか」という点です。
　"低血糖発作で意識障害を繰り返す患者が倒れていた……"このような場合、低血糖を疑って患者をベッドに戻した後でバイタルサインや血糖値を測定する、という流れを決めつけることが、どれほど危険であるかを私たち看護師は知る必要があります。
　急変している患者を発見した場合には、どんな場合でも蘇生のプロトコールに則って、応援を要請するとともに、患者の呼吸や生命兆候を判断するための確認を行わなければいけません。

■第一発見者が行う「初期対応の手順・方法」の理解が重要

　急変は、病院内のどこでも起こり得ますが、浴室やトイレなど病室以外の場所や、ロビーや食堂など公共の場所でも発生します。急変患者に遭遇した場所によっても対応する立場は異なりますが、いずれも第一発見者が行うべく初期対応の手順と方法は熟知しておくことが重要です。
　また急変の原因は、個々の事例によってさまざまです。遭遇した状況が、患者の原疾患の増悪や、繰り返し起こす症状であると思いこまず、常に蘇生の手順に則って呼吸や脈の確認・重症度や緊急度の判断を行う必要があります。

●まずは基本をしっかり理解！

心肺蘇生ガイドラインの理解

佐藤憲明

■「BLS（一次救命処置）」とは

「患者が急変している！」という判断は、まず、患者に声をかけて生命兆候の有無を判断することからはじまります。患者の応答がなく、意識障害があるなどの危機的状況に対しては、まず応援を要請する必要があります。

心停止を疑う状況では、できるだけすみやかに胸骨圧迫を行うことが望まれますが、この行為を行うにあたり、患者の呼吸が正常であるかを確認します。

呼吸の確認は、これまでの心肺蘇生ガイドラインでは「見て、聞いて、感じる」という行為を10秒以内に行うとされていましたが、新しいガイドライン（JRC版, 2010年）では、この記述が削除されています。しかし、患者が正常な呼吸を行っているかを判断するためには、十分に気道確保を行って胸郭の動きを診るなどの観察技術が必要となります。

さらに、生命兆候を確認するために、呼吸の観察と同時に頸動脈を観察し、脈が触れるか否かを確認することも必要です。

いずれも、この確認行為は、患者の急変を発見してすみやかに行われるべき行為です。判断がつかない呼吸状態（呼吸停止同様の下顎呼吸）や、頸動脈の触知不能状態であれば、胸骨圧迫を100回／分以上の速さで30回実施します。人工呼吸はその後に2回行いますが、胸骨圧迫は休むことなく継続されなければいけません。

AEDが到着したら胸骨圧迫を継続しながら

BLSアルゴリズム

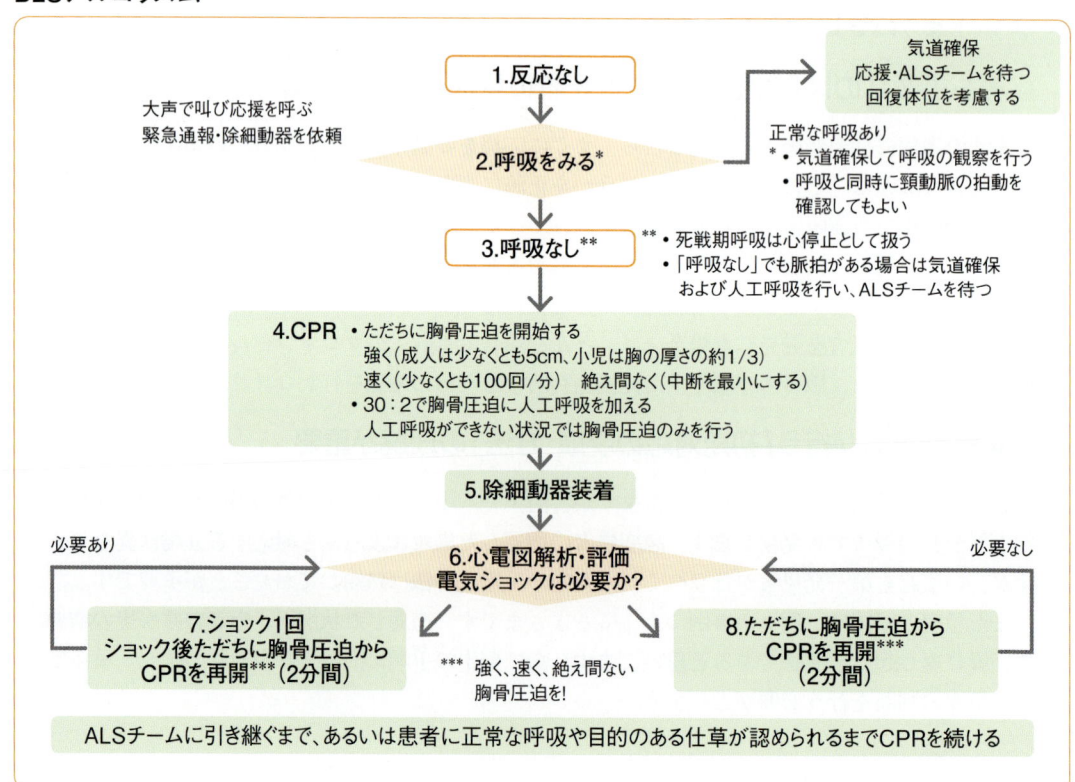

```
                                          ┌─────────────────────┐
                          1.反応なし ─────→│ 気道確保             │
                              ↓           │ 応援・ALSチームを待つ │
大声で叫び応援を呼ぶ                       │ 回復体位を考慮する   │
緊急通報・除細動器を依頼                   └─────────────────────┘
                          2.呼吸をみる*
                              ↓           正常な呼吸あり
                                          * ・気道確保して呼吸の観察を行う
                                            ・呼吸と同時に頸動脈の拍動を
                                              確認してもよい
                          3.呼吸なし**
                              ↓           ** ・死戦期呼吸は心停止として扱う
                                             ・「呼吸なし」でも脈拍がある場合は気道確保
                                               および人工呼吸を行い、ALSチームを待つ
                          4.CPR ・ただちに胸骨圧迫を開始する
                                  強く（成人は少なくとも5cm、小児は胸の厚さの約1/3）
                                  速く（少なくとも100回／分）　絶え間なく（中断を最小にする）
                                ・30：2で胸骨圧迫に人工呼吸を加える
                                  人工呼吸ができない状況では胸骨圧迫のみを行う
                              ↓
                          5.除細動器装着
                              ↓
   必要あり             6.心電図解析・評価            必要なし
  ←─────────           電気ショックは必要か？         ─────────→
   ↓                                                           ↓
7.ショック1回                                          8.ただちに胸骨圧迫から
ショック後ただちに胸骨圧迫から      *** 強く、速く、絶え間ない    CPRを再開***
CPRを再開***（2分間）                胸骨圧迫を！                （2分間）

ALSチームに引き継ぐまで、あるいは患者に正常な呼吸や目的のある仕草が認められるまでCPRを続ける
```

AEDを装着し、その適応があればショックを与えます。この繰り返しは、蘇生チームが到着して二次救命処置を実施するまで継続します。

■「ACLS（二次救命処置）」とは

二次救命処置は、医師や十分に訓練を受けた看護師が、医師の指導のもとに医療器具を用いた蘇生を行う行為で、できるだけ早く二次救命処置に移行することが求められます。
一次救命処置と同様、胸骨圧迫の中断を最小限とし、呼吸や循環管理に必要な処置を行いながら、原因究明とその是正を目指した究極の治療過程といえます。

呼吸管理では、より確実な気道確保を行うために気管挿管を行い、人工呼吸を実施します。循環管理では、末梢静脈路を確保し、輸液投与とともに血管収縮薬や抗不整脈薬などの治療薬が使用されます。致死的不整脈（心室細動や心室頻拍）に対しては除細動が、また、完全房室ブロックへの対応では経皮的ペーシングが行われます。

このように、救急蘇生には多くの器具や薬剤が使用されるため、十分に整えておく必要がありますが、救急カートや薬剤準備だけでなく、専門的な救急蘇生を行うために、処置室などへの移送も考慮しなければいけません。蘇生過程では、その原因の究明を行うため、動脈血液の採取や、X線撮影も行われます。動脈血液ガス分析や画像診断が行われたなら、医師からは次の治療指針が提案されることもあり、瞬時の対応が看護師にも求められます。

また、蘇生時のバイタルサインの変化は最も重要です。心拍の再開や不整脈に注目しがちですが、体温変化もその後の治療方針にも大きく影響を及ぼすため、継続的なモニタリングが必要です。心拍の再開を認めた症例には12誘導心電図や心エコー検査が行われ、さらなる原因究明とともに、再還流療法（CAG、PCI）など早期の治療戦略が開始されますので、その準備やコーディネートも必要となります。

ACLSアルゴリズム

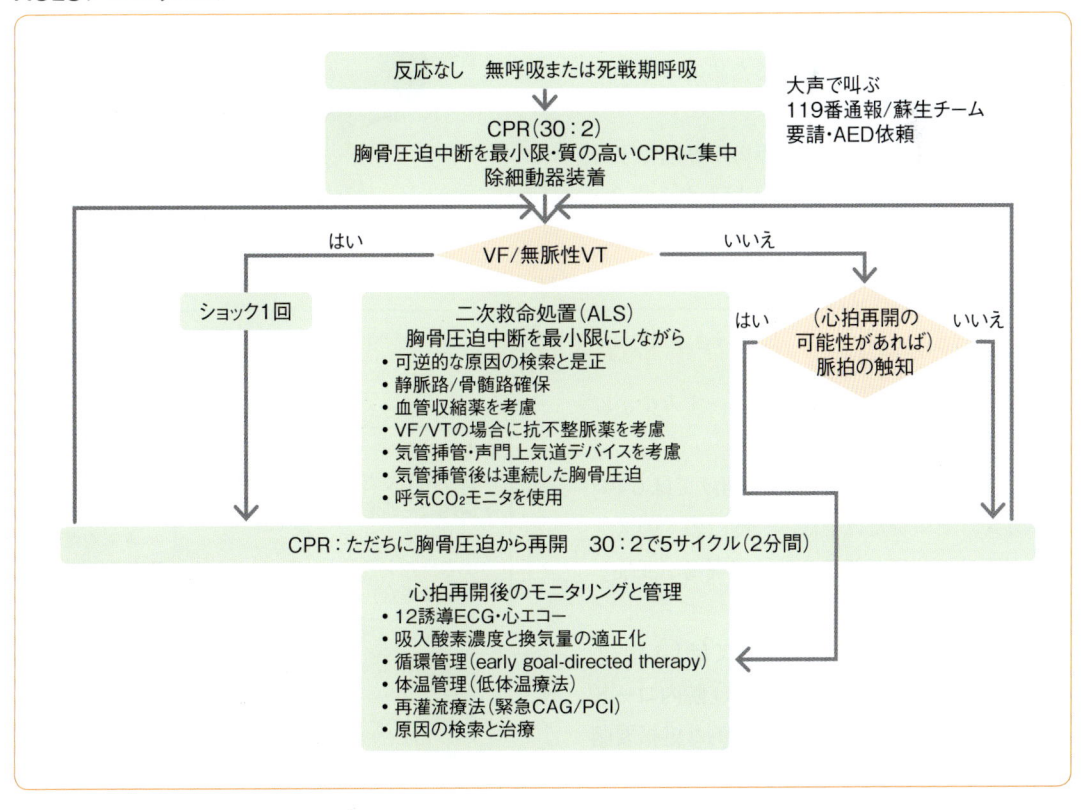

反応なし　無呼吸または死戦期呼吸
大声で叫ぶ
119番通報/蘇生チーム要請・AED依頼

↓

CPR（30：2）
胸骨圧迫中断を最小限・質の高いCPRに集中
除細動器装着

↓

VF/無脈性VT
- はい → ショック1回
- いいえ → （心拍再開の可能性があれば）脈拍の触知

二次救命処置（ALS）
胸骨圧迫中断を最小限にしながら
- 可逆的な原因の検索と是正
- 静脈路/骨髄路確保
- 血管収縮薬を考慮
- VF/VTの場合に抗不整脈薬を考慮
- 気管挿管・声門上気道デバイスを考慮
- 気管挿管後は連続した胸骨圧迫
- 呼気CO₂モニタを使用

CPR：ただちに胸骨圧迫から再開　30：2で5サイクル（2分間）

心拍再開後のモニタリングと管理
- 12誘導ECG・心エコー
- 吸入酸素濃度と換気量の適正化
- 循環管理（early goal-directed therapy）
- 体温管理（低体温療法）
- 再灌流療法（緊急CAG/PCI）
- 原因の検索と治療

●写真で見る！ 根拠に基づくBLS

BLS 急変発見！ そのときどうする？

佐藤憲明

倒れている患者を発見した場合や、倒れ込む患者に遭遇した場合、まず「その場所が安全な環境か」を確認しましょう。

安全な状況とは、患者が置かれている環境で医療行為が十分に実施でき、また、血液などで周囲が汚染されていない状況を指しています。

救急対応を行うとき、スタンダードプリコーションなどの感染防御も必要ですが、この場合、できるだけすみやかな蘇生開始を優先することが望まれます。

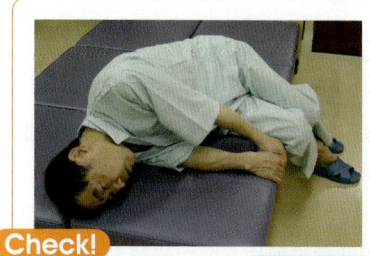

Check!
- 感染予防
- 周囲の安全確認
- 応援の要請、CPRの必要性の判断
- 傷病者の反応の確認

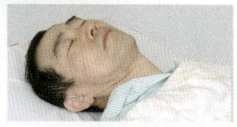

1 まずは反応を見る

意識を確認するために、まず選択する方法は「患者に声をかける」です。

それでも反応がなければ「肩を叩きながら呼びかける」方法をとりますが、この場合、できれば「両肩を叩く」のがよいとされています。これは、脳卒中などで片麻痺がある患者でも、間違いなく意識障害を鑑別するためのポイントです。

すみやかに呼吸の観察を行うのが鉄則ですので、夜間、患者の就寝時に異常が疑われる場合、きちんと呼吸状態を確認することも重要です。

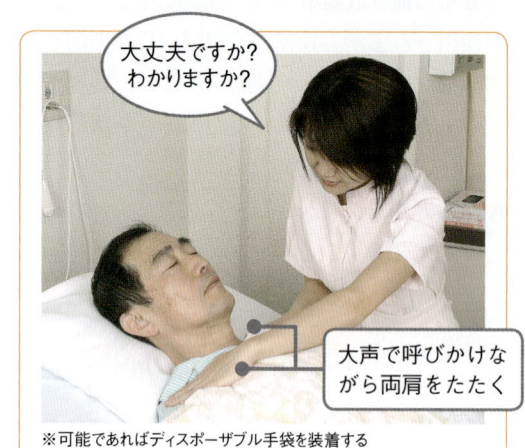

大丈夫ですか？
わかりますか？

大声で呼びかけながら両肩をたたく

※可能であればディスポーザブル手袋を装着する

2 反応がない！ すみやかに応援を呼ぶ

患者の反応がない。その場合は、すみやかに応援を要請するのが鉄則です。

しかし「急変患者がいるので助けてほしい」というメッセージだけでは、一度に多くのスタッフが駆けつけるなど、かえって現場が混乱してしまう恐れがあります。

そのため、①AEDを持ってきてほしい、②救急カートを持ってきてほしい、③院内コードブルーに通報してほしいなど、端的な応援要請指示が望まれます。

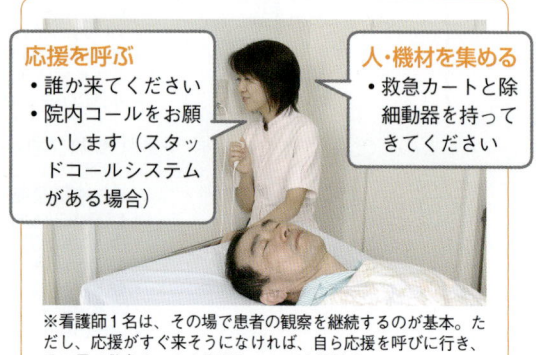

応援を呼ぶ
- 誰か来てください
- 院内コールをお願いします（スタッドコールシステムがある場合）

人・機材を集める
- 救急カートと除細動器を持ってきてください

※看護師1名は、その場で患者の観察を継続するのが基本。ただし、応援がすぐ来そうになければ、自ら応援を呼びに行き、その足で救急カートを搬送してCPRを開始する。

③ 応援を呼んだら呼吸を見る（可能なら脈も見る）

「急変患者を発見したら、呼吸の観察を！」といっても過言ではないほど大切な行為です。「今にも呼吸が停止するほどの死戦期呼吸でないか」を判断します。

正確な呼吸の観察には、確実な気道確保が必要になりますから、頭部後屈顎先挙上法が一般的に推奨されます。

脈を確認するときは、顎を挙上させるために用いた指を頸動脈までずらして「動脈の拍動があるか」を観察しますが、徐脈などでは頸動脈触知は困難です。頸動脈が触知できないほどの徐脈で死戦期呼吸であれば、胸骨圧迫の適応となります。

いずれの行為も10秒以内に実施し、異常と判断したらすみやかに胸骨圧迫を実施します。

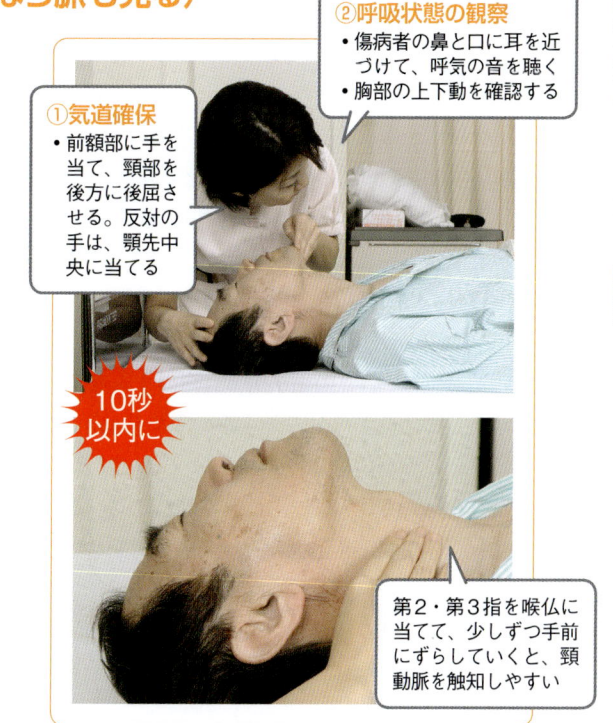

■ 呼吸がある場合は気道確保を実施！

患者の意識がある（または意識が回復した）場合は、十分な気道確保を行って正常な呼吸ができる環境を整えます。通常、意識障害時や蘇生後の呼吸再開時は舌根沈下があるため、気道確保は必須です。

気道確保は頭部後屈顎先挙上法が一般的です。

呼吸がある場合、正しく気道確保できているか否かで呼吸パターンが異なります。不十分な気道確保では、最悪の場合は呼吸停止、咽頭が開通しないことによる喘鳴が聴取されますので、呼吸の観察を行いながら確実に気道確保ができているか確認します。

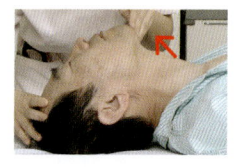

② 呼吸状態の観察
- 傷病者の鼻と口に耳を近づけて、呼気の音を聴く
- 胸部の上下動を確認する

① 気道確保
- 前額部に手を当て、頭部を後方に後屈させる。反対の手は、顎先中央に当てる

10秒以内に

第2・第3指を喉仏に当てて、少しずつ手前にずらしていくと、頸動脈を触知しやすい

頭部後屈顎先挙上法
患者の側方に実施者が位置し、片手で額を持ちながら頭部を後屈し、もう片方の手で顎先の中央の骨を挙上する。

■ 呼吸や脈の確認時には、衣類を脱がせるの？

冬場などで、患者がたくさんの衣類を着ている場合、呼吸や脈の確認だけでなく、胸骨圧迫などの処置も行いにくい場合があります。

しかし、服を脱がせる時間が、その後の蘇生を遅らせる原因になるため、一次救命時には蘇生を優先し、二次救命処置に移行して人員が増えたときに、衣服を脱がせることが推奨されます。

■ エアウェイって？   COLUMN

口咽頭エアウェイは、意識障害などによる舌根沈下があり、正常な呼吸ができない場合に用います。意識のある患者に挿入すると違和感があり、舌で押し出したり、固定がずれたりして誤嚥の可能性が高くなり、危険です。

経鼻エアウェイは、抜管直後や喀痰喀出困難な患者に挿入し、喀痰を吸引したり自発呼吸を助けるものです。しかし、サイズが患者に合っていないと嘔吐や誤嚥につながります。

4 呼吸がない！ CPR（心筋蘇生）開始！

■A：胸骨圧迫

呼吸停止が確認され、胸骨圧迫を行う場合、まず「連続して30回の胸骨圧迫」を実施します。旧ガイドラインでは、2回の補助換気後に胸骨圧迫となっていましたが、新ガイドラインでは変更されていることに注意が必要です。

● 胸骨圧迫の部位・回数・スピードは？

圧迫部位は「胸骨の下半分で、胸のまんなか」です。この部位に自分の効き手の手掌基部が当たるように手を組みます。強さは「5cm以上胸が沈むくらい」、スピードは「少なくとも1分間に100回のテンポ」です。30：2（人工呼吸）を5サイクル行うと、疲労もあってテンポが低下するため、他スタッフと交替することが推奨されます。

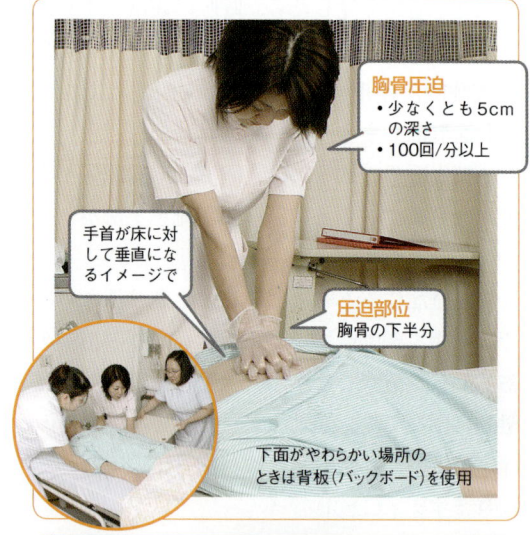

胸骨圧迫
・少なくとも5cmの深さ
・100回/分以上

手首が床に対して垂直になるイメージで

圧迫部位
胸骨の下半分

下面がやわらかい場所のときは背板（バックボード）を使用

■B：人工呼吸もする場合

感染防止のためのデバイスがない場合や、人工呼吸の技術に習熟していない者の場合、人工呼吸は実施せず、胸骨圧迫のみでよいとされています。

胸骨圧迫時に行う人工呼吸では、ポケットマスクやバッグバルブマスクを使いますが、院内では後者で行うことが多いと思います。バッグバルブマスクでの人工呼吸は、2人での実施（1人がマスクを患者の顔面に密着させ、もう1人がバッグを押す）。

一度の換気は1秒程度で、胸が上がるほどの量をアシストします。

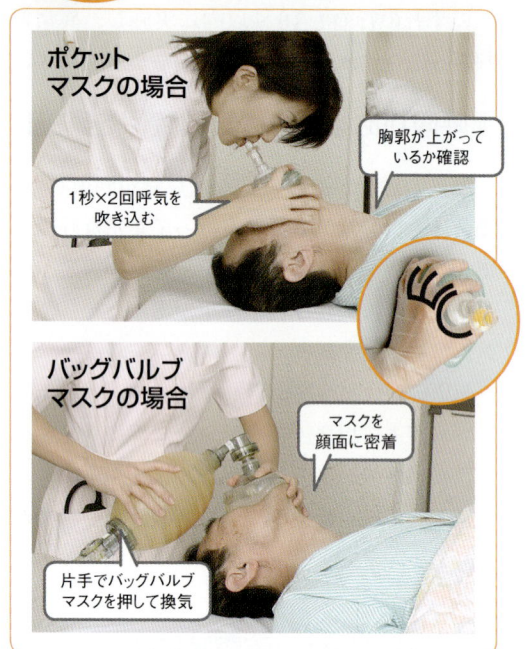

ポケットマスクの場合
1秒×2回呼気を吹き込む
胸郭が上がっているか確認

バッグバルブマスクの場合
マスクを顔面に密着
片手でバッグバルブマスクを押して換気

COLUMN

■ 胸骨圧迫で背板（バックボード）は必ず使う？ エアマットのときは？

可能な限り患者の背中にバックボードを挿入し、安全で質のよい胸骨圧迫を実施します。エアマット使用時は、すみやかにCPRボタンを押してエア抜きし、胸骨圧迫を行います。

■ 胸骨圧迫してはいけない場合はある？

肋骨骨折や胸部外傷を認めても、胸骨圧迫に変わる救命処置はありません。このため、心停止時など究極の救命が必要である場合には、胸骨圧迫を実施する必要があります。

5 CPRの効果がない！ 場合によっては除細動（AED）実施！

AED（自動体外式除細動器）が到着しても、パッドを装着し、解析やショックを与えるまでには時間がかかります。AEDが到着しても「心電図の解析が始まるまでは、胸骨圧迫をやめない」のがポイントです。

●AEDを使えない場所はある？

AEDは電気を放電するため、患者の身体が濡れていたり、浴場やプールなどの濡れた環境では、周囲の者が感電する恐れがあります。AEDや除細動を行ううえでは、周囲が安全な環境であることが鉄則です。

●ICDや前胸部の怪我への対応は？

患者の身体にICD（植込み型除細動器）やペースメーカが埋め込まれている場合、その上にAEDパッドを貼ってしまうと、ショックを与えたときに機器が故障する恐れがあります。そのため、AEDパッドは、ICDやペースメーカから8cm以上離して装着することが推奨されています。

また、患者の前胸部に明らかな怪我がある場合は、AEDの放電により熱傷などが生じる恐れがあるため、パッドを傷から離れたところに貼ることが望まれます。パッドは、心臓を挟むようにして貼れば、効果に変化はないとしています。

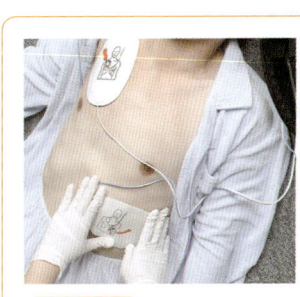

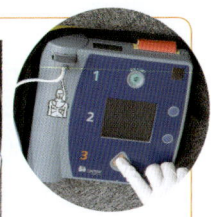

電源を入れ、パッドを貼ったら、ショックボタンを押す。

Check!
- 心電図の解析時には胸骨圧迫による誤解析を防ぐため「離れて」と指示する。
- ショック実施時には、周囲の人の安全のため「離れて」と指示する。

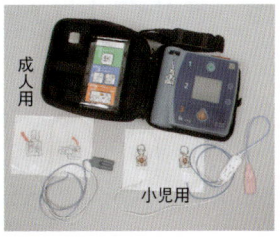

成人用　小児用

通常、ほとんどのAEDには、成人用・小児用のパッドが準備されている。成人に対して小児用のパッドを用いると熱傷の危険があるため禁忌とされている。

6 除細動の効果がない！ CPR再開！

COLUMN

■バッグバルブマスクから酸素が漏れるとき

るいそうが著明な高齢者では、顔面にマスクが密着せず、横から酸素が漏れることがあります。できるだけマスクを顔面に密着させることが求められますが、横から酸素が漏れることよりも、「胸部が挙上されているか」という点が重要です。

■酸素がすぐに供給できないときは？

ジャクソンリースは、気管挿管を行って気管チューブを通して行う人工呼吸に使用されるもので、非挿管下ではその意味をなしません。

すぐに酸素が供給できないときは、バッグ圧迫後すぐに膨張するバッグバルブマスクが適応とされます。

■口腔内観察のタイミングは？

新ガイドラインでは「すみやかな胸骨圧迫後、人工呼吸を行う」とされ、従来行われていた口腔内の観察は削除されています。

口腔内観察は、人工呼吸を施した段階で明らかな窒息所見を認めるか、異物を詰まらせた情報がある場合に行えばよいでしょう。

● 正しく理解！ここが知りたいACLS

ACLS 気管挿管

三上剛人

　気管挿管は、最も確実な気道確保方法ですが、すべての心肺停止患者に行う手技ではありません。気管挿管は、日常的な訓練が必要とされるリスクの高い手技ですから、バッグバルブマスクを用いた人工呼吸で十分に換気ができていれば、気管挿管を最も優先する必要はないのです。

　気管挿管を実施するのは、バッグバルブマスクでは換気不十分な場合、嘔吐がある場合、気管挿管によりマンパワーが確保できる場合などです。

1 蘇生時の気管挿管の準備

■看護師が注意すべきポイントは？

●スペースの確保
　気管挿管時、医師は患者の頭側正中線上に位置するのが一般的です（瓦礫の下で挿管するトレーニングを受けた医師などを除く）。そのため、病室での蘇生時は、ベッド頭側に気道管理者のスペースを作る必要があります（A）。ベッドを容易に動かせない（車輪がないベッドなど）場合は、ベッドに対して斜めに患者の身体を動かし、気道管理者のスペースを確保します（B）。

●吸引の準備
　蘇生時は、嘔吐や胸骨圧迫の影響で痰が上気道まであふれ出てくるなど、声門確認に不利な条件が重なっていることが多いです。そのときには、視野をクリアにするために吸引を行います。予期せぬ急変の場合、吸引器を常設していない部屋で蘇生を行うことになるため、早めに吸引の準備を行いましょう。

●体位
　多くの場合、気管挿管時には、仰臥位で薄めの枕を頭の下に入れたスニッフィングポジションが推奨されます。ただし、肩枕で後屈を強くすると、逆に喉頭展開の妨げになるため行ってはいけません。

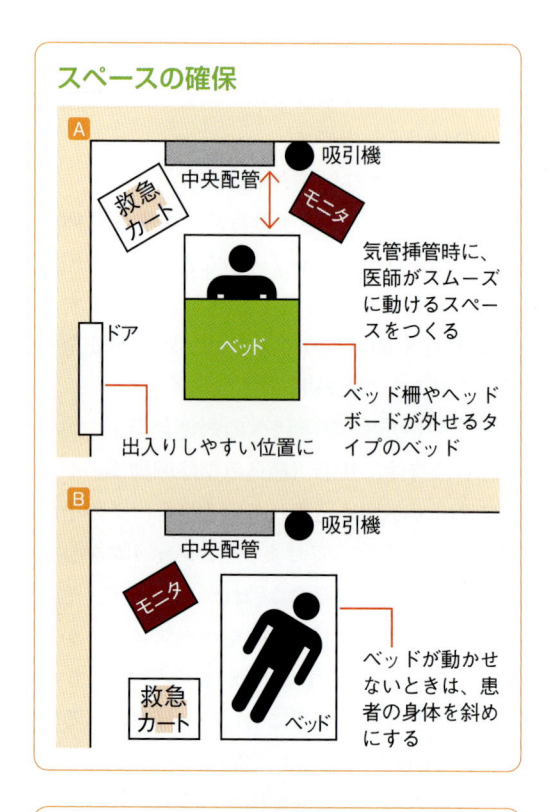

スペースの確保

A
- 吸引機
- 中央配管
- 救急カート
- モニタ
- ベッド
- ドア
- 出入りしやすい位置に
- 気管挿管時に、医師がスムーズに動けるスペースをつくる
- ベッド柵やヘッドボードが外せるタイプのベッド

B
- 吸引機
- 中央配管
- モニタ
- 救急カート
- ベッド
- ベッドが動かせないときは、患者の身体を斜めにする

スニッフィングポジション

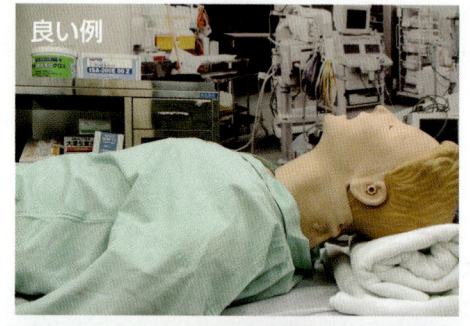

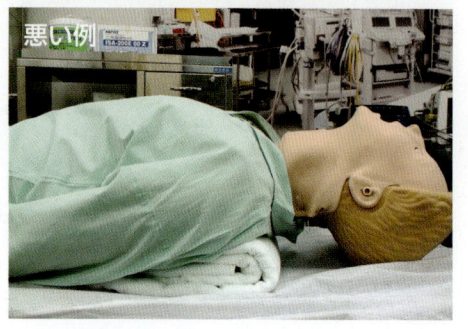

良い例

悪い例

一般的な気管挿管準備は、成書を参照してください。

■物品準備のポイントは？

●気管挿管チューブのサイズについて

　成人の場合、6.5～8.5mmを0.5mm間隔でそろえておくと確実です。通常、男性8.0～8.5mm、女性7.0～7.5mmのチューブを用いますが、蘇生時は通常より0.5mm小さいサイズを選択します。

●スタイレットについて

　気管挿管チューブ挿入時のガイドとなるのがスタイレットです。

　時間的猶予がある（術前や予定された気管挿管）場合は、事前に口腔内を観察し、挿管困難症の有無を判断できますが、蘇生時には時間的猶予がありません。

　気管挿管チューブ製品には弯曲がつけられているため、通常は事前に形を変えなくても気管挿管が可能です。ただし、蘇生時は喉頭展開（後述）するまで喉咽頭の形状がわからないため、スタイレットにL字状の弯曲をつけておくと、より確実に気管挿管チューブを挿入できます。

　なお、スタイレットを気管挿管チューブにセットしたら、スタイレットの先端がチューブから出ていないか必ず確認してください（A）。スタイレットの先端は、鋭利ではないものの、それでも気管粘膜を傷つけてしまうためです（B）。

●喉頭鏡について

　喉頭鏡にはマッキントッシュ型（曲型ブレード）とミラー型（直型ブレード）の2種類がありますが、救急カートに常備するのは「マッキントッシュ型（曲型ブレード）」であることが多いでしょう。ブレードは、No.1～4のサイズを用意しておきます。

　準備時には、ブレードの先端から十分な明かりが点灯しているか点検します。電池切れ・電球の球切れが起こり得るため、きちんと確認する必要があります。

気管チューブサイズと固定の深さ

年齢（体重）		気管チューブ			
		内径		固定の深さ(cm)	
		カフなし	カフあり	経口	経鼻
出生時または低出生体重児	1,000g	2.0		7～8	8～10
	2,000g	2.5		8～10	9～12
	3,000g以上	3.0		9～11	10～13
1～6か月		3.5		10～11	11～13
6～12か月		4.0		10～12	12～15
1歳		4.5		11～13	12～16
2歳		5.0		12～13	15～16
3歳		5.0		12～15	15～18
4歳		5.5		13～15	16～18
5歳		5.5		15～16	18～19
6歳		6.0		15～16	18～19
7歳		6.0		16～17	19～20
8歳		6.5	5.5	16～19	19～22
9～10歳		7.0	6.0	17～19	20～22
11～13歳		7.0	6.0	19～20	22～23
14～15歳		7.5	6.5	19～21	22～24
16歳			7.0	20～22	23～26
17歳以上（女性）			7.0～8.0	21～24	24～28
17歳以上（男性）			8.0～9.0	22～26	25～30

本田隆宏：気管チューブのサイズはどうやって決めるの？. 人工呼吸ケア「なぜ・何」大百科, 道又元裕編著, 照林社, 東京, 2005：71より引用.

スタイレット挿入時のポイント

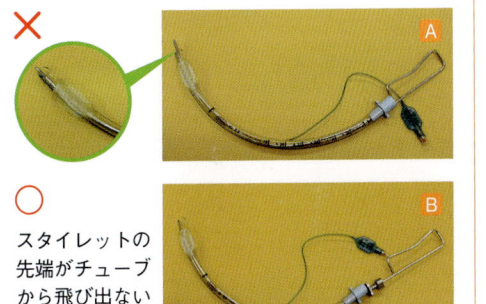

× A

○ B
スタイレットの先端がチューブから飛び出ないように

喉頭鏡のブレード

マッキントッシュ型
ミラー型

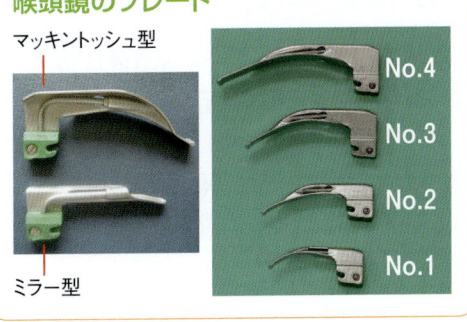

No.4
No.3
No.2
No.1

2 気管挿管の介助

準備が整ったら気管挿管を開始します。挿管介助のポイントを以下に示します。

■喉頭展開のポイントは？

喉頭全体〜声門までの観察を行うことを喉頭展開といいます。

喉頭鏡のブレードで舌を圧排し、声門部分を見やすくします。ブレードで舌根を持ち上げると喉頭蓋も持ち上がるため、奥にある声門を観察できます。

なお、以前は、蘇生中の誤嚥予防や気管挿管の介助方法として、輪状軟骨の圧迫（輪状軟骨を背側に真上から押すこと）が行われていましたが、根拠に乏しいため、現在では推奨されていません。

■チューブ挿入の深さのめやすは？

平均的な体格の成人の場合、19〜23cmがめやすです。ただし、固定部位が口角か前歯正中かによって若干異なることに注意しましょう。

蘇生中は、チューブが気管に入っていること、片肺挿管になっていないことがわかれば、一時的にその位置で固定し、後から胸部X線による確認を行った際に、チューブ先端と気管分岐部との距離が4〜5cmになるように調整します（後述）。ただし、首の屈曲（枕の有無）により±2cmの移動があることに注意が必要です。

■局所麻酔薬の使用の有無は？

なお、意識がある患者への気管挿管では、気管挿管時の刺激を和らげるためキシロカイン®スプレーや4％キシロカイン®を散布しますが、蘇生時の気管挿管で局所麻酔薬を使用することはありません。蘇生時に潤滑を促すのが目的なら、蒸留水で十分です。

喉頭展開

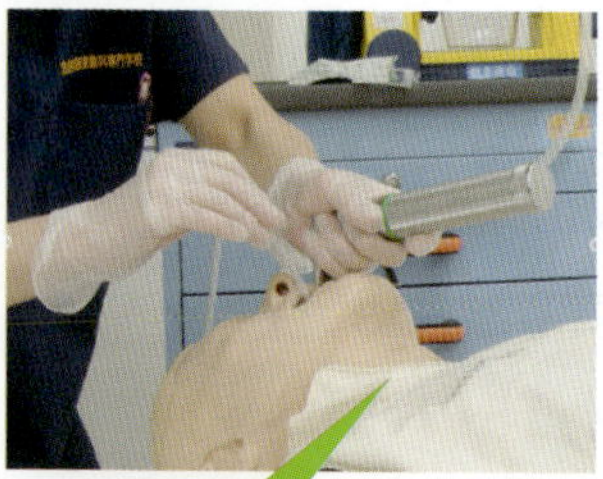

Point!
喉頭鏡は左手に持って使用するため、介助者は術者の右側に立つ。渡すときの向きにも注意する。

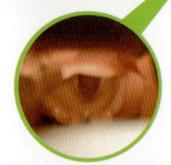

声門
ブレードで舌を圧排して、声門部分を見やすくする。

チューブ挿入の深さ

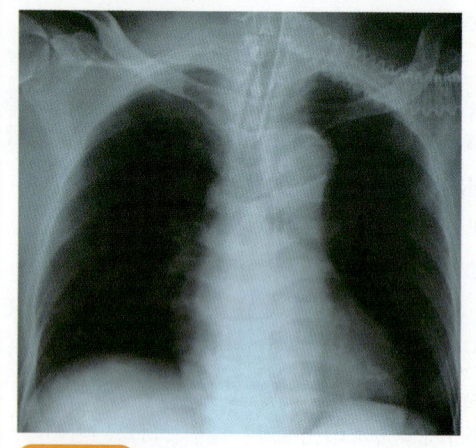

Check!
- 成人では19〜23cmがめやす。ただし、固定部位（口角か前歯正中か）、首の屈曲（枕の有無）で異なることに注意する。

キシロカイン®ゼリーの使用については、賛否が分かれています。

キシロカイン®ゼリーは、長期管理を行う際にカフやVAP（ventilator associated pneumonia：人工呼吸器関連肺炎）への影響があるため、使用を嫌う医師もいます。

③ チューブ固定と挿管確認

■蘇生時の挿管チューブの固定法は?

心肺蘇生時には、胸骨圧迫やその他の処置が行われています。そのため、ズレがないように、通常の気管挿管よりもしっかりと固定します。

テープで固定する場合は、伸縮テープでしっかり固定します。特に、チューブを巻くときに、ゆるみが出ないように巻くのがポイントです。

チューブホルダーを使用すると、テープでの固定に不慣れでも、しっかり固定することができます。救急カートに用意しておくとよいでしょう。

■蘇生時の挿管位置の確認法は?

まず、すぐに実施できる身体所見の確認を行います。胸郭の上下動があるか、左右の呼吸音が聴かれるか、胃部への空気の流入音がないか、チューブの内側に水蒸気がついているか確認してください。

次に、器具を用いて評価します。波形表示タイプのカプノメータの使用が推奨されていますが、ない場合は食道挿管検知器（EDD：esophageal detection device）や非波形表示タイプのカプノメータ、呼気二酸化炭素検知器（CO_2ディテクタ）を使用し、確実にチューブが気管に挿入されているか確認します。

最近は、気管挿管後に、波形表示タイプのCO_2センサを使用することがあります。波形表示タイプのCO_2センサは、気管チューブ先端の位置確認に加え、CO_2が自己心拍再開の非侵襲的指標となることから、使用が推奨されています。また、蘇生中のCO_2測定は、予後判定に役立つと期待されています。

気管挿管チューブの固定（チューブホルダー）

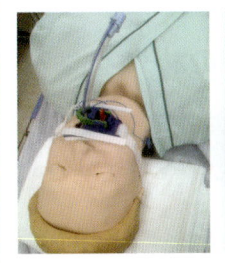

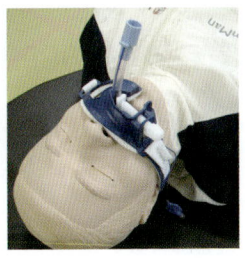

挿管位置の確認
聴診
- 左右の呼吸音は？
- 胃部への空気流入はない？
- チューブ内側に水蒸気はついている？

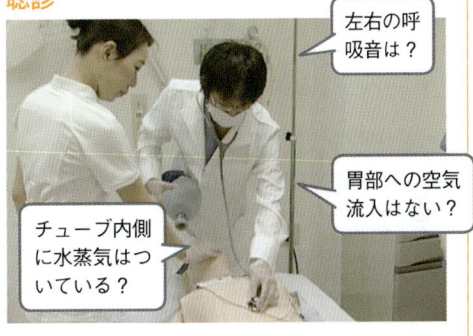

CO_2ディテクタ
正しく挿入されていれば、色が変わる。

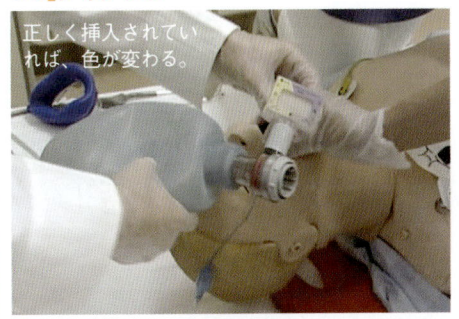

EDD
カプノメータやCO_2ディテクタがなければEDDを使用。

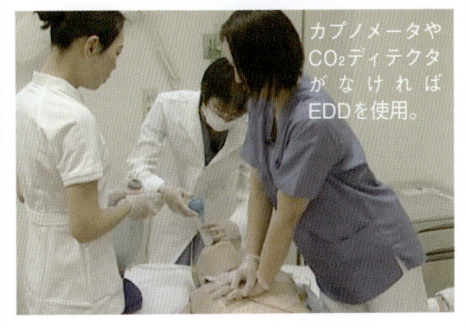

4 気管挿管後の対応

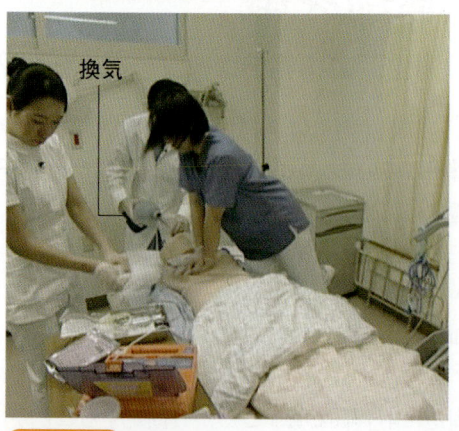

■気管挿管後のCPRのポイントは?

●胸骨圧迫と換気(人工呼吸のタイミング)

　気管挿管前には、CPRを「胸骨圧迫30回：換気2回」で行っていました（→p.6）。

　気管挿管後の換気は「1分間に10回」のペースで行います。また、この際、胸骨圧迫は「1分間に100回」のペースで連続して行っていきます。この胸骨圧迫と換気の関係を「非同期で行う」といいます。

■看護師が注意したいポイントは?

●気管用の吸引チューブの準備

　気管挿管後には、胸骨圧迫による胸腔内圧の変化によって痰が上がってくることが多いので、気管吸引の準備をします。

　気管挿管するまで口腔内吸引に使用していた吸引チューブから、気管用の新しいチューブに交換しなければなりませんので、忘れずに準備しておきます。

●人工呼吸器を使用する場合

　CPR中は、薬剤投与・原因検索・家族対応・記録など、たくさんのことを短時間に行うため、人手が必要になります（→p.330）。

気管挿管後の対応

換気

Check!
胸骨圧迫と換気は非同期で行う。
■換気＝10回/分
■胸骨圧迫＝100回/分
上記のペースで継続して実施することが重要！

　そのため、換気は人工呼吸器を用いて行う場合もあります（→p.10）。

　人工呼吸器に接続した場合は、基本的な確認事項（設定どおり作動しているか、など）だけでなく、気管チューブの固定が人工呼吸器の蛇管に引っ張られていないかなどの点に、注意しておく必要があります。

■胸骨圧迫を行っている間は、人工呼吸器の装着はできないの？　COLUMN

　心肺蘇生中でも、人工呼吸器を使用することがあります。現場の医療者が少人数の場合、人工呼吸器に切り替えることで、他に多くの作業ができるようになります。

　ただし、ボリュームコントロールがよいのか、プレッシャーコントロールがよいのかなど、人工呼吸器の設定については、まだ根拠に乏しいため結論は出ていません。

●正しく理解！ここが知りたいACLS

薬剤を用いた心マッサージ

森山美香

「薬剤を用いた心マッサージ」とは、二次救命処置において、心停止時に蘇生することを目的に、胸骨圧迫に薬剤投与を組み合わせたものです。主としてアドレナリン、バソプレシン、アトロピン硫酸塩が用いられますが、難治性のVF/無脈性VTに対しては、抗不整脈薬としてアミオダロン塩酸塩、リドカイン塩酸塩、ニフェカラント塩酸塩などの投与が考慮されます。

なお、心停止時に炭酸水素ナトリウムをルーチンで使用することは推奨されません。炭酸水素ナトリウムが適応になるのは、代謝性アシドーシス・高カリウム血症・三環系抗うつ薬による心停止です。

1 使用される薬剤

■アドレナリン【1A＝1mg/mL】
（ボスミン®、アドレナリン注0.1％シリンジ）

心停止時の第一選択薬です。

交感神経系のαおよびβ受容体に作用する薬剤です。心停止時には、主としてα受容体刺激作用による血管収縮から、冠動脈圧と脳灌流圧を増加させることを目的に使用します。

心停止時には、1回1mgを3～5分間隔で静注します。

■バソプレシン【1A＝20単位/mL】
（ピトレシン®注射液20）

本来は抗利尿ホルモンです。

心停止時には、平滑筋のV_1受容体を刺激し、末梢血管を収縮させ血圧を上昇させる[1]ことを目的に使用します。アドレナリンのように、アシドーシスの進行による血管収縮作用の低下から心筋酸素消費量を増加させることがなく、作用時間が長いのが特徴です。

アドレナリンの初回または2回目の代わりに、バソプレシン40単位を1回投与します。

■アトロピン硫酸塩【1A＝0.5mg/mL】
（アトロピン注0.05％シリンジ、アトロピン硫酸塩注）

副交感神経を遮断し、洞結節・房室結節の自動性活動を増強させる薬剤です。

PEA（pulseless electrical activity：無脈性電気活動）、心静止、徐拍、結節レベルでの房室ブロックに対して投与されます。

PEA・心静止時には、1回1mg（2A）を3～5分間隔で静注します。

「薬剤を用いた心マッサージ」で使用される薬剤

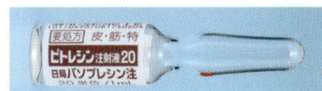

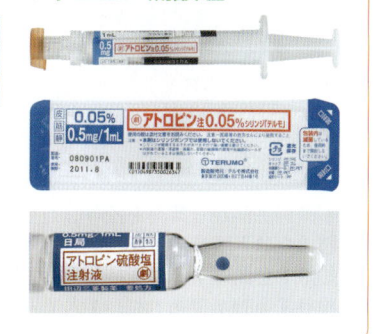

アドレナリン　　　バソプレシン　　　アトロピン硫酸塩

2 薬剤の投与経路

■静脈確保のポイントは？

　心停止時に最も重要なのは、基本的なCPR（cardiopulmonary resuscitation：心肺蘇生）と迅速な除細動です。そのため、静脈確保では「胸骨圧迫が中断されず、安全・確実・迅速に薬剤を投与できる部位」を選択します。

　静脈路には、末梢静脈路と中心静脈路の2つがありますが、中心静脈穿刺は手技に熟練を要すること、気胸などの合併症が多いことから、第一選択となるのは末梢静脈路です。上下肢の静脈などから、太い静脈留置カテーテルで末梢静脈路を確保します。

■静脈確保できない場合の対応は？

　どうしても静脈路が確保できない場合は、骨髄内（→p.108 Q11）もしくは気管内から投与します。気管内投与が可能な薬剤は、アトロピン硫酸塩、リドカイン塩酸塩、アドレナリン、ナロキソン塩酸塩です。

3 心停止時の薬剤投与のポイント

■薬剤は、リズムチェック後、可能な限りすみやかに投与する。
■投与薬剤は、CPR実施中の2分間に準備する。
■薬剤投与時間を記録する。
■前回投与からの経過時間を測定し、他の医療者へ伝える。

> **なぜ？** アドレナリンやアトロピン硫酸塩は、3～5分ごとの投与が推奨されているため、蘇生の機会を高めるには、時間計測が必要です。

■末梢静脈投与の場合、投与後に投与側の上下肢を10～20秒挙上すると同時に輸液を全開または後押しする。

> **なぜ？** 上下肢の挙上は、薬剤の迅速な分布を助けるために重要です。薬剤が全身を循環するには通常1～2分を要し、挙上しないと効果出現が遅くなる可能性があります。

■薬剤投与後は、薬剤の反応を確認するため、モニタ波形の変化を観察する。

末梢静脈からの薬剤投与

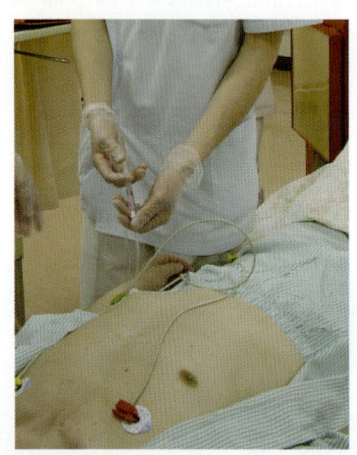

末梢静脈路から薬剤を投与したら、投与側の上肢または下肢を10～20秒間挙上すると同時に、輸液を全開にするか後押しを行う。輸液を全開投与する方法であれば、1人で同時に上下肢の挙上が実施できて有利だと考えられる。

気管内投与の方法

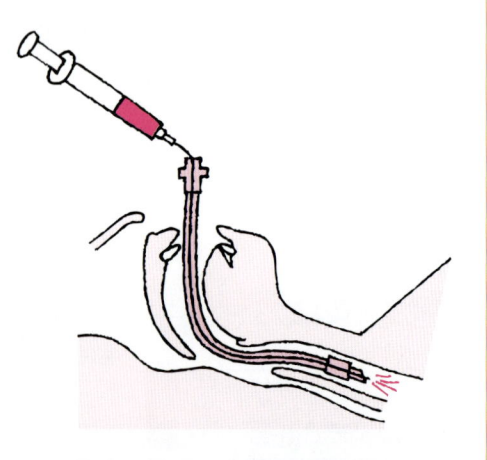

①静脈内投与時の2～2.5倍量（例：アドレナリンなら2～2.5mg）を生理食塩液か蒸留水10mLに希釈。
②気管チューブを超えてカテーテルを挿入。
③胸骨圧迫を中止し、薬剤溶液を散布する。
④ただちに胸骨圧迫を再開し、数回急速に換気。

●正しく理解！ここが知りたいACLS

ACLSにおける除細動

森山美香

　二次救命処置において除細動を実施するのは、VF/無脈性VTの場合です。PEAと心静止は、除細動の適応となりません。

　AEDとの相違点は、①**医療者がモニタ波形を確認して除細動が必要かを判断すること**、②**エネルギー量の設定をする必要があること**の2点です。

PEA/心静止時の対応の流れ

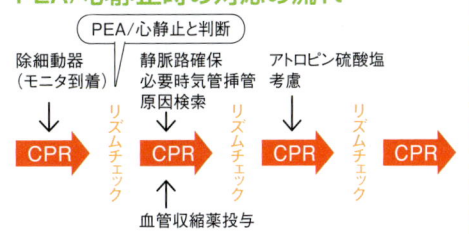

PEA/心静止と判断

除細動器（モニタ到着） → リズムチェック → CPR → 静脈路確保 必要時気管挿管 原因検索 → リズムチェック → CPR → アトロピン硫酸塩考慮 → リズムチェック → CPR → リズムチェック → CPR

↑
血管収縮薬投与

1 除細動のポイント

■リズムチェックは、なぜ必要？

　モニタ上の波形を確認すると同時に、必要に応じて脈拍の確認を行うことをリズムチェックといいます。リズムチェックは、PEAと心拍再開の鑑別を行うために必要です。

　モニタ上で、VFや心静止が明らかな場合は、脈拍の確認は不要です。

■心静止・PEAの判断法は？

　心電図波形でフラットラインを認めた場合、モニタのリード接続、感度倍を確認し、誘導を変更してもフラットラインなら心静止です。

　VF/無脈性VT以外の何らかの心電図波形が認められるが、脈拍を触知しない場合、PEAと判断します。どのような波形が認められても、脈拍が触知されない場合はPEAです。

■PEA/心静止と判断した場合の対応は？

　ただちにCPRを開始します。CPR中に静脈確保を行ってアドレナリンを投与し、必要に応じて高度な気道確保と原因検索を行います。

　2回目のリズムチェックで、徐拍性PEAや心静止であれば、アトロピン硫酸塩（初回1mg［2A］、総量3mgまで）の投与を考慮します。

　リズムチェックと気管挿管実施時以外は、CPRを中断してはいけません。

ACLSにおける除細動の実際

①除細動が到着したら、電源を入れる。
▼
②リードを装着する。
　もしくはパドルから心電図をモニタする。
▼
③心電図モニタでリズムチェックを行う。
　●VF/無脈性VTなのか、PEA/心静止なのかを鑑別する。
▼
④パドルにゲルを塗るかゲルパッドを使用し、パドルを右前胸部と左側胸壁に当てる。
▼
⑤エネルギー量を設定する。
　●初回エネルギーは、二相性なら120〜200J、単相性なら360J。
　●2回目以降は、初回と同じか高いエネルギー量とする。
▼
⑥充電しながら、安全確認をする。
　（1：自分よし、2：酸素よし、3：周囲よし）
▼
⑦放電（電気ショックの実施）する。
▼
⑧ただちに胸骨圧迫を開始する。

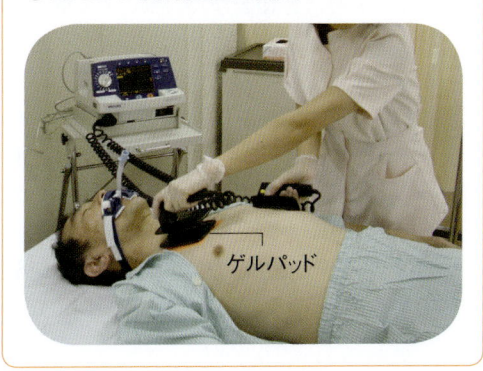

ゲルパッド

●正しく理解！ここが知りたいACLS

原因の検索・鑑別診断

森山美香

　二次救命処置における鑑別診断・原因の検索は、心停止を引き起こした原因を検索し、その原因を判別するために行います。原因検索として実施するのは、以下の3点です。
①身体所見のチェック
②病歴聴取・情報収集
　（家族・目撃者・救急隊・カルテなど）
③簡単な検査
　（心電図、血液ガスデータ、エコーなど）

鑑別診断のポイント

■看護師が特に注意すべきことは？

　心停止においては、いかなる場合でも原因検索・鑑別診断が重要です。
　心停止の場合は、まず頻度の高い原因を念頭に置きます。頻度の高い原因は、それぞれの英語表記の頭文字をとって「4H＆4T」といわれています。原因検索から得られた情報をもとに、4H＆4Tのなかから原因を鑑別していきます。
　鑑別診断後は、早急な原因への対応が必要に

4H＆4T

原因	対処方法
Hypoxia 低酸素症	・原因異物の除去 ・気道の確保 ・高濃度酸素による換気
Hypovolemia 循環血液量減少	・輸液負荷、輸血 ・出血源の検索と止血
Hypo/hyperlalemia/ metabolic 低カリウム血症 高カリウム血症/ 代謝障害	・カリウムの補正 ・炭酸水素ナトリウム ・カルシウム製剤、グルコースインスリン療法、血液透析など
Hypothermia 低体温	・復温 　（加温輸液や温生食での胃洗浄や膀胱洗浄による加温が有効）
Tension peumothorax 緊張性気胸	・胸腔穿刺 ・胸腔ドレナージ
Tamponado, cardiac 心タンポナーデ	・心嚢穿刺　・心嚢ドレナージ ・心嚢開窓術
Toxins 薬物中毒	・大量輸液、炭酸水素ナトリウム、活性炭と下剤の投与、解毒剤、血液浄化療法など
Thrombosis 急性冠症候群、 肺血栓塞栓症	・血栓溶解 ・心臓カテーテル

なるので、それぞれの原因への対処法を理解しておくことが必要です。

心停止時の薬剤投与、タイミングを間違えるとどうなるの？　COLUMN

　心停止時、薬剤投与のタイミングを間違えるとどうなるか、ということについては、明らかになっていません。
　ガイドラインでは「薬剤投与のタイミングは胸骨圧迫の中断を最小限にする必要性ほど重要でなく、心リズムのチェック後、すみやかにCPR施行中に実施すること」[2]とされています。つまり、CPRの中断を最小限にして薬剤を投与することが重要で、タイミングは問題ではない、ということになります。
　そこで、心停止のアルゴリズムでは「薬剤は、心リズムチェック後すぐ、ショックの前または後に投与し、ショックの前または後に実施したCPRによって薬剤が循環する方法」が推奨されています。
　ショック後に薬剤を投与する場合、除細動が成功してから抗不整脈薬が投与される可能性がありますが、これは容認されます。

●正しく理解！ここが知りたいACLS

心肺蘇生（胸骨圧迫）の中止判断

森山美香

　心肺蘇生を終了するか否かを判断するための信頼できる指標は、まだありません。通常、心肺蘇生開始15〜20分前後に終了するか否かを検討し始めます[3]。

　しかし、心肺蘇生の継続と中止の判断は、単に時間で区切るのではなく、人間としての尊厳を大切にし、病院内では治療担当医師が、以下の表に示す判断材料をもとに、患者個々の背景に合わせて行います。

■看護師が注意することは？

　突然の心停止患者の場合は、事前に患者自身が意思表示をしたものがないか、家族に確認します。

　家族の希望（家族が病院に来るまで続けてほしいなど）や都合などにより、医学的診断を超えて心肺蘇生が延長されることもあります。中止にあたっては、家族にきちんと説明し、家族の同意を確認することが大切です。

　偶発性低体温、薬物中毒、難治性VT/VFなどの場合は、長時間にわたる蘇生処置にも救命の可能性があるため、蘇生の努力の延長を考慮します。

心肺蘇生中止の判断材料

- 目撃者の有無
- 心停止からCPR開始までの時間
- 除細動開始までの時間
- 心肺蘇生を実施した時間
- 治療に対する反応性
- 原因疾患や病態
- 治療の経過
- 合併症
- 心停止前の状態
- 心停止時の最初の心電図波形　　など

文献
1. 日本救急医療財団心肺蘇生法委員会監修：救急蘇生法の指針2005 医療従事者用 改訂3版．へるす出版，東京，2007．
2. アメリカ心臓協会編，日本蘇生協議会監修：AHA心肺蘇生と救急心血管治療のためのガイドライン2005．中山書店，東京，2006．
3. ACLSワーキンググループ：二次救命処置コースガイド 第2版．大阪府医師会，2008．
4. 杉本壽，平出敦監修：写真と動画でわかる二次救命処置．学研メディカル秀潤社，東京，2007：30．

■気管挿管できないときはありますか？うまく挿管できなかった場合はどうするの？

COLUMN

気管挿管ができないのは、①喉頭展開を行っても声門が確認できない場合、②外傷による頸部の変形や顔面の損傷がある場合です。これらの場合、喉頭展開すら行えないときがあります。

気管挿管ができない場合には、輪状甲状靱帯穿刺（切開）を行います。これは、輪状甲状靱帯部に太い留置針を穿刺するか、メスで切開を加え、同部位に細い挿管チューブを挿入し、一時的に換気できるようにする外科的処置のことです。

専用のキットが販売されており、救命センターなど、頻繁に使用することが予想される施設には常設されています。

（三上剛人）

輪状甲状靱帯穿刺の実際

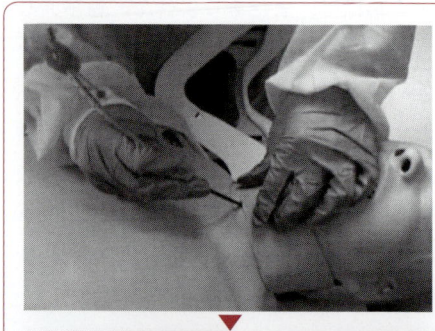

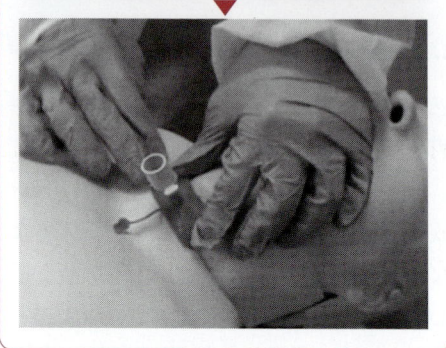

輪状甲状靱帯穿刺（切開）に用いる物品

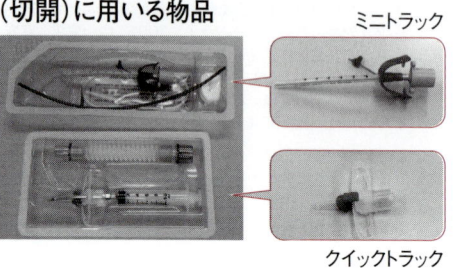

ミニトラック

クイックトラック

輪状甲状靱帯切開の実際

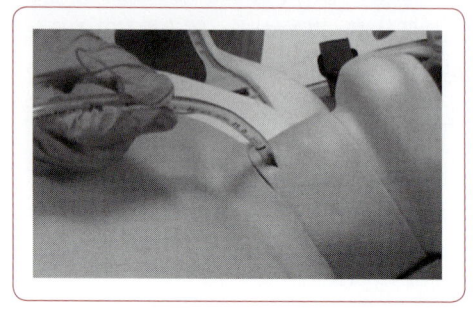

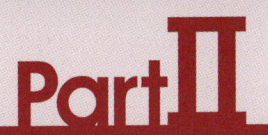

Part II
急変時のアセスメント

- 全身のアセスメント　　　　　　　　　　20
- 呼吸器のアセスメント　　　　　　　　　29
- 脳神経のアセスメント　　　　　　　　　38
- 循環器のアセスメント　　　　　　　　　53
- 消化器のアセスメント　　　　　　　　　66
- 代謝・内分泌のアセスメント　　　　　　82

● 全身のアセスメント

Q1 急変時、重症度や緊急度はどのように判断すればよいですか？

A　「急変」は、患者の健康状態が急激に悪化している状態です。「緊急度」は非常に高いですが、疾病や病態の重症度と相関するとは限りません。

●「重症度」と「緊急度」の違い

　重症度と緊急度は、どちらも生命の危険性を評価するものです。しかし、一般に重症度と緊急度は、必ずしも相関しません。

　例えば、生理学的評価による異常によって最重症と判断されたからといって、最も緊急度が高いわけではありません。また、解剖学的評価による著しい異常や、その他の症状などによる大きな異常があっても、緊急度が高いとはいえません。

　つまり、重症度は時間軸とはそれほど関係なく患者の生命予後・機能の予後を示し、緊急度は生命の危険度を時間的に規定したものなのです（図1）。したがって、重症度が低くても、それをただちに改善しないと生命が危ぶまれる状態であればあるほど「緊急度が高い」ということになります。

●「急変」とは

　急変とは、患者の健康状態の急激な変化であり、患者が生命にかかわる危機的状態に陥っていることを示しています。

　患者の健康状態が急激に悪化する原因はさまざまですが、共通している現象は、潜在的あるいは顕在的に存在する疾病や組織・臓器などの障害などによって生体の種々の予備能が低下し、身体に不都合な変化に対応する恒常性の代償機転が「急激」に破綻する、ということです（図2）。

　つまり、疾病・病態の重症度に関係なく、緊急性が高く、現在の状態から可及的すみやかに回復させるための対応が必要であり、その対応を行わないと短時間内に命が絶たれる緊急事態が急変である、といえます。

（道又元裕 みちまたゆきひろ）

図1 ●緊急度と重症度

縦軸：生命予後 機能の予後
横軸：時間軸（命が危うくなるまでの時間）

- 緊急度が高い
- 重症度が高い

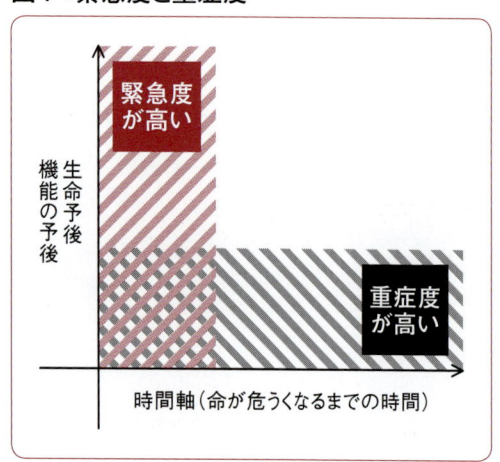

図2 ●急変が起こるまで

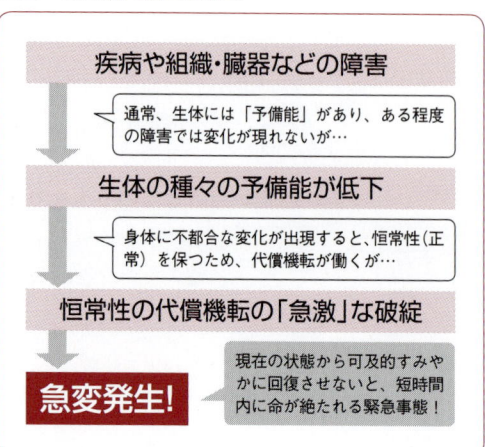

疾病や組織・臓器などの障害
↓ 通常、生体には「予備能」があり、ある程度の障害では変化が現れないが…

生体の種々の予備能が低下
↓ 身体に不都合な変化が出現すると、恒常性（正常）を保つため、代償機転が働くが…

恒常性の代償機転の「急激」な破綻
↓
急変発生！　現在の状態から可及的すみやかに回復させないと、短時間内に命が絶たれる緊急事態！

● 全身のアセスメント

Q2 急変を予測し、見きわめるには、日ごろどんな学習をすればよいでしょう？

A 正常と異常を見きわめるフィジカルアセスメント能力が必要です。加えて、「何かおかしい」と判断できるだけの経験やセンスを磨くことも必要でしょう。

急変状態の患者の多くには、誰が見ても「異常だ」と判断できるサインや症状が現れています。しかし、その状態に至る前にも、患者は何らかのサインや症状を発信していることが多いのです。

この「何らかのサインや症状」は、注意深く観察してもよくわからないもの、注意深く観察すればわかるもの、意図的に観察すればわりとわかるものまで、さまざまです。しかし、これらに気づき、もしかして急変の前駆状態かもしれない、あるいは急変状態だと判断するためには、しっかりしたアセスメント（特にフィジカルアセスメント）能力が必要となります。

そして、アセスメント結果を根拠に「いつもと違う、何かおかしい、変だな」と思えるセンスとそれなりの経験も必要です。この知識とセンスによって、観察行動を開始するタイミングと、幅や深さが変わってきます。

正常と異常の見きわめにはフィジカルアセスメント能力が不可欠

急変状態やその前駆状態の早期発見は「出会い」から始まります（図1）。しかし、この出会いは「意図的に出会う」ための行動がなければ成立しません。

出会い、つまり患者が発信している大なり小なりの異常なサインと症状は、それを異常だと判断しなければ、単なる「データ」にすぎません。このデータを異常だと判断したとき、はじめて必要な「情報」に変わるのです。

したがって、急変に対応するには、異常と正常を見きわめるためのフィジカルアセスメントの知識と、常に「患者の状態が正常ではないかもしれない」という疑う思考と観察行動が必要なのです。

「経験」と「知」を身につけて急変と「意図的に出会う」

多くの場合、急変は、きわめて短時間で急激に起こります。急変が起こるまでに、前ぶれがある場合も、まったくない場合もあります。また、理論的に説明がつかないこともあるような気がします。したがって、急変を先んじて明確に予測することは、現実的にはそう簡単なことではないかもしれません。

急変と「うまく出会う」には、「おや、何かおかしい」「いつもと違う」という鋭い勘が必要です。その感覚を支えるのが、患者の既往歴、原疾患の把握、バイタルサインの変化への気づきと意味ある観察です。そして「経験」と「知」に裏付けられたフィジカルアセスメントが重要になってきます。

（道又元裕）

図1● 急変との「出会い」（観察から判断まで）

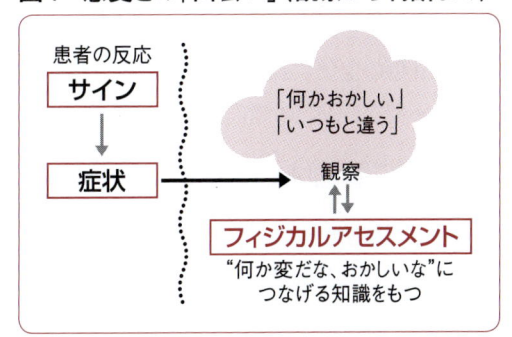

患者の反応
サイン → 症状 → 観察 ⇄ フィジカルアセスメント
「何かおかしい」「いつもと違う」
"何か変だな、おかしいな"につなげる知識をもつ

●全身のアセスメント

Q3 「何かおかしい。急変するかも…」と感じたとき、アセスメントに役立つ情報は何ですか？ 急変が起きやすい場面を、患者情報から読み取れますか？

A 急変予測のアセスメントに最も役立つ患者情報はバイタルサインです。「正常時と比べてどう変化しているか」に注目して、バイタルサインをチェックしましょう。急変が起きやすい場面や患者状態は多種多様ですが、既往歴・原疾患から急変するリスクを読み取ることは、ある程度可能です。

急変を惹起するリスクが高いケースは多種多様で、言及はできません。しかし、患者の既往歴・原疾患から急変のリスクを予測することは可能です。表1に示すような既往歴・原疾患がある患者は、突然、急変する危険性があります。

しかし、最も重要な情報はバイタルサインです。そのなかには、患者自身の自覚症状や、血液検査のデータも含まれています。

バイタルサインチェックの基本は「正常時と比較した変化を見きわめること」です。最低でも以下のポイントはチェックしましょう。

表1●突発的に急変を惹起し得る既往・原疾患の例

- 高血圧
- 虚血性心疾患
- 大動脈瘤
- 不整脈
- 脳出血、脳梗塞、脳腫瘍
- 気管支喘息
- 喀痰喀出障害
- 嚥下障害
- 脱水
- 体温の異常
- 嘔吐、吐血
- 下痢、下血
- 全身麻酔直後から数日間内

など

バイタルサインのチェックポイント（図1）

1 自覚症状に変化はないか？

はじめて、あるいは過去に体験した「異常な症状」の認知と変化です。特に、以下に示す情報を確認しましょう。
- 痛みの出現と、その性状と変化
- 意識状態の変化：会話における応答、行動（多弁、不要な言動、表情の変化）は普通か

2 血圧に変化はないか？

- 安静時収縮期血圧の上昇・低下（20〜30％）
- 拡張期血圧の異常な上昇（120〜130mmHg以上）
- 脈圧の狭小化

3 脈拍に変化はないか？

脈拍の変化を確認する際は、必ず1分間の測定を行うのがポイントです。
- 頻脈または徐脈
- 脈拍欠損（10回/分以上）、交互脈

4 呼吸に変化はないか？

呼吸の変化を確認するときにも、必ず1分間の測定を行います。
- 呼吸回数の増加
- 異常な呼吸音
- 異常な呼吸パターン：胸郭の左右不対称の上下運動、努力呼吸（鼻翼呼吸、下顎呼吸、肩で息をするなど）、睡眠時の舌根沈下、チアノーゼ
- 起座呼吸

図1 ● 急変予測のために把握しておくべき内容

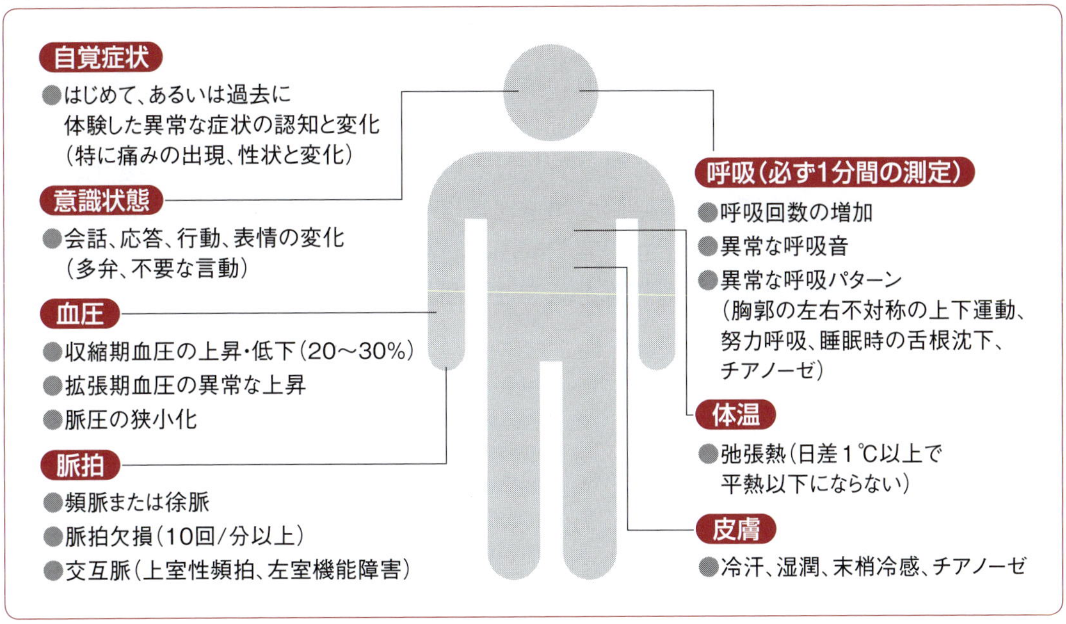

自覚症状
- はじめて、あるいは過去に体験した異常な症状の認知と変化（特に痛みの出現、性状と変化）

意識状態
- 会話、応答、行動、表情の変化（多弁、不要な言動）

血圧
- 収縮期血圧の上昇・低下（20～30％）
- 拡張期血圧の異常な上昇
- 脈圧の狭小化

脈拍
- 頻脈または徐脈
- 脈拍欠損（10回/分以上）
- 交互脈（上室性頻拍、左室機能障害）

呼吸（必ず1分間の測定）
- 呼吸回数の増加
- 異常な呼吸音
- 異常な呼吸パターン（胸郭の左右不対称の上下運動、努力呼吸、睡眠時の舌根沈下、チアノーゼ）

体温
- 弛張熱（日差1℃以上で平熱以下にならない）

皮膚
- 冷汗、湿潤、末梢冷感、チアノーゼ

5 体温に変化はないか？
- 異常な熱型
- 弛張熱（日差が1℃以上で、低いときでも平熱以下にならない）
- 悪寒・戦慄

6 皮膚に変化はないか？
- 冷汗、湿潤、末梢冷感、チアノーゼ

7 検査データに変化はないか？
- 血液検査、生化学検査、血液ガスなど

（道又元裕）

● 全身のアセスメント

Q4 急変の前ぶれを見抜けるサインはありますか？ どんな場合が「前ぶれ」ですか？

A 急変の前ぶれは、バイタルサインだけでは察知できません。顔色の変化、不安、めまい、冷汗、起座呼吸、キャピラリーリフィリングタイムの遷延、吐き気、末梢の温かさなどが急変の前ぶれである場合もあります。また、熱型や浮腫・消化器症状の有無などにも注意が必要です。

急変の前ぶれは、注意深く意図的に観察しないと見逃してしまうようなわずかな異常サインかもしれません。しかし、「何か変だな、おかしいな」と認識できる多くの症状と、急変に至る健康障害との関連を知識としてもっておくことが大切です。以下に、いくつか例を示します。

「出血に伴う急変」の前ぶれサイン（図1）

1 出血の重症度

出血が起きても、すべてのケースで、すぐさま著しい血圧低下をきたし、ショックに陥るわけではありません。生体は、約1,000mL以内の出血（＝循環血液量の減少）であれば、末梢血管を収縮させることで末梢血管抵抗を上げ、血圧を維持する機構がはたらくからです。

出血量とショックの関係を表した「ショック指数」を表1に示します。ショック指数は、循環血液量が減少したショック（出血性ショックや熱傷ショックなど）の重症度判定のために用いられる指数で、「心拍数÷収縮期血圧」の式に当てはめて算出します。

1 重要なのは血圧だけではない

吐血の場合、血圧が低下しても、嘔吐反射（迷走神経反射）により徐脈になることがあります。

しかし、通常、血圧が低下すると交感神経の緊張が起こり、心拍数を増加させ、組織への酸素運搬を正常化しようとします。つまり、バイタルサイン（＝定量的計測によって得た情報）だけを見た場合、一見「日常と、何ら変わりがない状態」と判断してしまう危険があるのです。

そこで見逃してはならないのが「眼瞼結膜の変化」、その前に「顔色の変化」です。末梢血管の収縮とは、すなわち血管が細くなることですから、顔色が白っぽくなることがあります。

それとともに重要なサインとして挙げられるのは、精神的不安の発現、軽度のめまい、冷汗などです。

「心機能低下に伴う急変」の前ぶれサイン（図2）

1 肺うっ血による症状

代償しきれない左心不全[*1]では、一般に、肺うっ血からの呼吸困難感、咳嗽、血痰が認められ、あれよあれよという間に血圧が低下し、ショック状態となります。

しかし、病態が比較的ゆっくりと進行する場合には、左心不全でも右心不全でも、静水圧[*2]が上昇してうっ血状態となります。その際、患者は、程度の差こそあれ、呼吸困難感を覚えます。

肺うっ血の前ぶれとして一般的なのは、やはり、起座呼吸です。患者は、静水圧を低下させてうっ血状態を少しでも軽減するために、起座位をとることが多いのです。

したがって、患者が「仰向けより身体を起こしたほうが、何となく呼吸が楽だ」と言う場合や、妙に咳き込むことが多くなった場合は要注

表1 ● ショック指数

ショック指数	0.5	1.0	1.5	2.0
脈拍数（回/分）	60	100	120	120
収縮期血圧（mmHg）	120	100	80	60
出血量（％）	0	10～30	30～50	50～70

計算式：ショック指数 ＝ 心拍数 / 収縮期血圧

判定基準：
- 正常：0.5以下
- 軽症：0.5～1.0
- 中等症：1.0～1.5
- 重症：1.5～2.0
- 最重症：2.0以上

＊ショック指数1.0＝出血量約1,000mL

奥寺敬：重症度診断とトリアージ.ショックの臨床,矢崎義雄監修,磯部光章編,医薬ジャーナル社,大阪,2002:85-92より一部改変引用.

意です。ただちに呼吸音をチェックしましょう。

2 循環不全による症状

末梢循環不全の症状として、冷汗が見られる場合もあります。

また、キャピラリーリフィリングタイム[＊3]の確認も重要です。キャピラリーリフィリングタイムが3秒以上遷延する場合は、何らかの循環障害が起こっていると判断すべきです。

循環不全によって生じたうっ血の影響が消化管にまで及んだ場合、消化管浮腫が起こり、嘔気などの消化器症状を伴うこともあります。

「感染に伴う急変」の前ぶれサイン（図3）

1 感染性ショックとSIRSの理解

感染性ショック（septic shock）[＊4]とは、「SIRS（全身性炎症反応症候群）[＊5]に感染が加わって、それが重症化してショック状態となった場合」を意味します。その予後は、全身管理が進歩した現在でも、残念ながら良好とはいえません。

ここで、SIRSについて理解しておきましょう。SIRSは、敗血症（sepsis）の定義を統一するために提唱された概念です。

● SIRSとは

SIRSは、局所で組織の炎症が引き起こされ、それに反応して活性化した炎症性の免疫応答因子（サイトカインなどの液性因子）が、他のメ

図1 ● 出血に伴う急変の前ぶれサイン
- 顔色の変化
- 軽度の冷汗、めまい
- 精神的不安の訴え
- 「とても不安なの……」

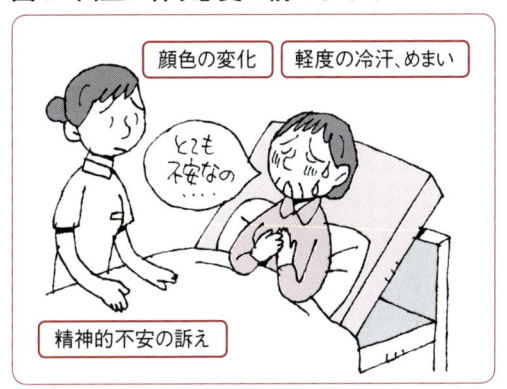

図2 ● 心機能低下に伴う急変の前ぶれサイン
- 起座呼吸、咳込み
- 冷汗、嘔気
- キャピラリーリフィリングタイムの遷延

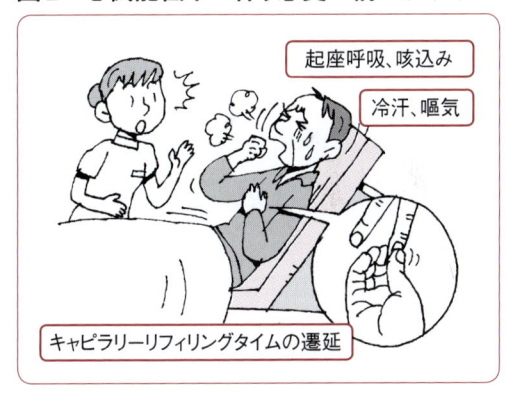

図3 ● 感染に伴う急変の前ぶれサイン
- 37℃ 弛張熱 シバリング
- 消化器症状
- 末梢の皮膚の温かさ

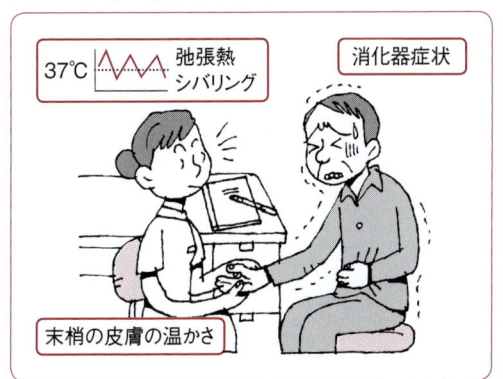

図4 ● SIRSの概念と診断基準

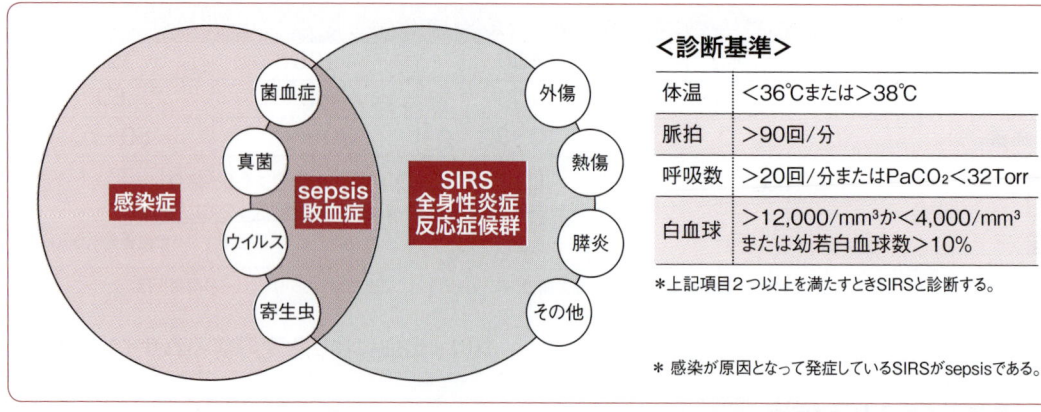

＜診断基準＞

体温	<36℃または>38℃
脈拍	>90回/分
呼吸数	>20回/分またはPaCO₂<32Torr
白血球	>12,000/mm³か<4,000/mm³ または幼若白血球数>10%

＊上記項目2つ以上を満たすときSIRSと診断する。

＊感染が原因となって発症しているSIRSがsepsisである。

American College of Chest Physicians/Society of Critical Care Medicine Consensus Conference:Definitions for sepsis and organ failure and guidelines for the use of innovative therapies in sepsis. Crit Care Med 1992;20:864-874を参考に作成.

ディエータの産生も亢進させて、それが全身に循環して種々の炎症反応を引き起こす症候群です（図4）。

炎症時、生体では炎症性サイトカインと抗炎症性サイトカインが産生されていますが、SIRSは炎症性サイトカインが優位になっている状態です。したがって、この状態は「急変をいつ起こしてもおかしくない瀬戸際にある」といえます。

2 「warm shock」に要注意!

すべてのショック患者で、血圧低下・末梢冷感が引き起こされるという思い込みは捨てるべきです。なぜなら、感染性ショックの初期には、末梢の皮膚がポカポカと温かくなることがあるためです。

これは、感染によって局所から遊離されたケミカルメディエータ*6のはたらきにより、末梢血管が拡張した結果、血圧を維持し、末梢組織の要求にこたえて多くの酸素を運搬するため、心拍出量が代償的に増加している状態（＝高循環動態）です。この状態を「warm shock（温かいショック）」と呼びます。

何らかの感染が存在し、SIRSの診断基準を満たす場合、warm shockは感染性ショックの前ぶれ（前段階）として、重要な指標だと考えてください。

3 その他の急変のサイン

また、感染性ショックに至っていなくても、感染が存在する場合の「弛張熱」、発熱時のひどい「シバリング」、細菌やその毒素などに反応して起こった血管透過性亢進による「浮腫」、麻痺性イレウスを示す「消化器症状（腹痛・腹部膨満など）」の出現も、急変への重要なサインとしてとらえるべきです。

（道又元裕）

文献
1. 奥寺敬：重症度診断とトリアージ．ショックの臨床，矢崎義雄監修，磯部光章編，医薬ジャーナル社，大阪，2002：85-92.
2. American College of Chest Physicians/Society of Critical Care Medicine Consensus Conference：Definitions for sepsis and organ failure and guidelines for the use of innovative therapies in sepsis. Crit Care Med 1992；20：864-874.

---

*1 代償しきれない左心不全：左室の急性心筋梗塞が代表的。心筋虚血による左室の心臓ポンプ機能低下→左心室の駆出率低下→心拍出量減少といった流れから、内因性カテコラミンの分泌亢進をはじめとする種々の代償機転がはたらき始める。内因性カテコラミンのうち、アドレナリンは心収縮力の増大と心拍数の増加を図ることで、ノルアドレナリンは細動脈（抵抗血管）を収縮させることで、心拍出量減少・血圧低下を防ごうとする。しかし、細動脈の収縮が、心臓にとってマイナスにはたらき、心拍出量がさらに減少し、心原性の肺水腫が引き起こされるほど悪化してしまう危険性がある。

*2 静水圧：静止した水の中にはたらく力。水の重さによって生じる圧力。中心静脈圧は、静水圧である。

*3 キャピラリーリフィリングタイム（capillary refilling time：末梢血管再充填時間）：爪部（爪床）を圧迫したあと圧迫を解除し、フラッシュバック（再充、色が元に戻る）までの時間のこと。3秒以上かかる場合は末梢循環不全やショックの徴候と見なす。

*4 感染性ショック（septic shock）：敗血症性ショック、細菌性ショック、バクテリアルショックなどとも呼ばれる。ただし、わが国では敗血症性ショックといった場合、菌血症（血液中に病原体が存在している状態）に臨床症状を認めた場合のことを指すことに注意が必要である。

*5 SIRS（systemic inflammatory response syndrome）：全身性炎症反応症候群

*6 ケミカルメディエータ：化学伝達物質。感染によって局所から遊離されたケミカルメディエータは、末梢血管を拡張させる。

●全身のアセスメント

Q5 どんなことに注意してアセスメントすれば、急変の前ぶれサインを見落とさずにすみますか？

A 急変発生時には、まず「生命に直結する異常かどうか」を予測します。そのため、「循環器疾患に結びつく急変症状」の有無を確認します。原疾患や既往歴の確認も重要です。

　急変状態とは「短時間内に生命が危ぶまれる状態となっている」ことです。患者のなかには、ショック状態に陥っていてただちに対処する必要がある場合、または、ショック状態とまではいかなくても経過観察ではなく緊急措置が必要な場合もあるでしょう。

　的確なアセスメントのためには、「患者の疾病と状態が、生命に直結し得るか否か」あるいは「続発的に新たな危機的状態へ進展してゆく可能性があるか否か」を押さえておくことが重要です。以下に、いくつかの例を示します。

Case1 ショック状態は脳疾患でも起こり得る

　例えば、患者が急に背部の激痛を訴えたと思ったら、しだいに意識レベルが低下して昏睡状態となり、時間経過とともに血圧も著しく低下し始め、手足の動きも悪く、除脳硬直姿勢になったらどうでしょう？ 主な症状は、背部痛、意識障害、四肢麻痺、血圧低下です。

　この場合は、「循環の異常からくる急変かもしれない」と、まっさきに考えてもよいと思います。なぜなら、胸部大動脈解離（上行大動脈〜弓部）により、総頸動脈が閉塞状態となり、内頸動脈系の脳梗塞が同時に起こるケースもあるからです（図1）。つまり、脳疾患にはショックの急激な循環の変化は起きにくいという考えは当てはまらないのです。

　ちなみに、異常姿勢には除皮質硬直と除脳硬直がありますが、後者は脳幹の両側性障害である可能性が高く、多くは予後不良であることを

図1●「Case1」で予測される患者状態の変化

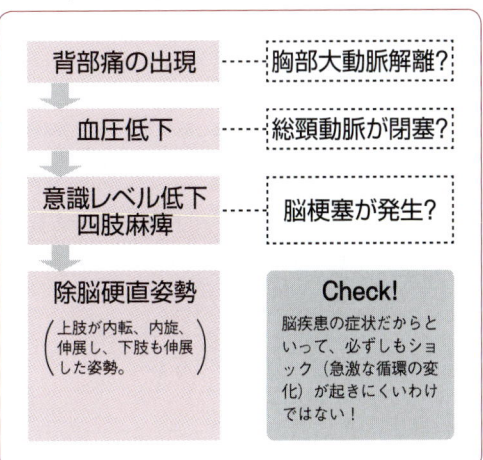

背部痛の出現 ……→ 胸部大動脈解離？
　↓
血圧低下 ……→ 総頸動脈が閉塞？
　↓
意識レベル低下
四肢麻痺 ……→ 脳梗塞が発生？
　↓
除脳硬直姿勢
（上肢が内転、内旋、伸展し、下肢も伸展した姿勢。）

Check!
脳疾患の症状だからといって、必ずしもショック（急激な循環の変化）が起きにくいわけではない！

知っておきましょう。

Case2 「腰痛」が急変サインであることもある

　こんな症状から始まるケースもあります。
　患者が「腰痛が徐々に強くなってきている」と訴えています。よく聴いてみると、昨夜、咳が止まらず、そのうちに腰から左側腹にかけて間欠的な痛みが出て、それが強くなっているとのこと。また、そこを軽く叩いただけでとても痛いと訴えます。そのうち冷汗が出現し、顔面蒼白となってきたらどうでしょう？

　この場合「腰から側腹を叩くと、とても痛い」ということを、きわめて異常なサインとしてとらえるべきです。

　もちろん、大動脈解離だけでなく、**表1**に示すような疾患も考慮すべきですが、まずは「生命に直結する異常」を予測することが大切です。

表1 ● 循環器疾患に結びつく主な急変症状と原因疾患

症状	原因疾患
胸痛 胸部圧迫感	急性冠症候群（急性心筋梗塞・不安定狭心症） 急性大動脈解離／大動脈瘤切迫破裂 急性心膜炎
呼吸困難	急性心不全（肺うっ血） 急性冠症候群（急性心筋梗塞・不安定狭心症）／肺血栓塞栓症
失神 めまい	急性心筋梗塞（下壁） 不整脈（房室ブロック・洞機能不全症候群・アダムス-ストークス発作・心室頻拍） 迷走神経反射／大動脈弁狭窄
意識消失 意識障害	急性心筋梗塞・心原性ショック・急性大動脈解離・大動脈瘤切迫破裂・致死的不整脈 （心室頻拍・心室細動）／肺血栓塞栓症

図2 ● 急性冠症候群

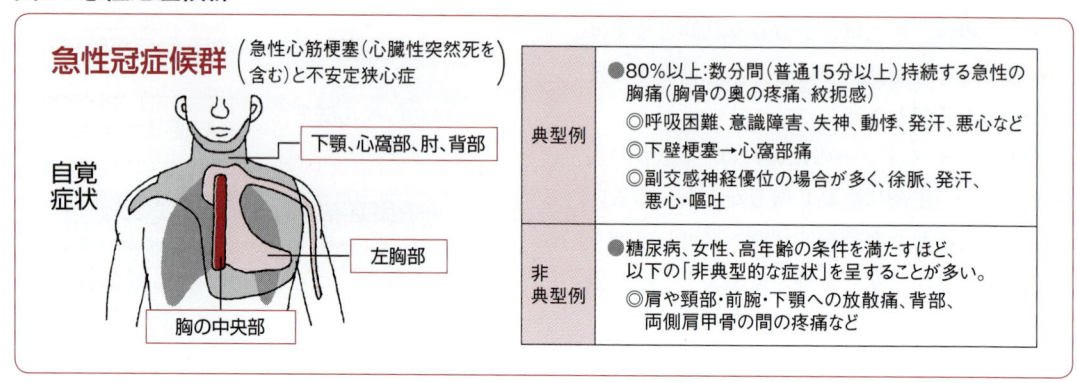

急性冠症候群（急性心筋梗塞（心臓性突然死を含む）と不安定狭心症）

自覚症状：下顎、心窩部、肘、背部／左胸部／胸の中央部

典型例	● 80%以上：数分間（普通15分以上）持続する急性の胸痛（胸骨の奥の疼痛、絞扼感） ◎ 呼吸困難、意識障害、失神、動悸、発汗、悪心など ◎ 下壁梗塞→心窩部痛 ◎ 副交感神経優位の場合が多く、徐脈、発汗、悪心・嘔吐
非典型例	● 糖尿病、女性、高年齢の条件を満たすほど、以下の「非典型的な症状」を呈することが多い。 ◎ 肩や頸部・前腕・下顎への放散痛、背部、両側肩甲骨の間の疼痛など

　このケースは、もしかすると、腹部大動脈解離・大動脈瘤破裂で、可及的すみやかに対応しなければならない急変かもしれません。

Case 3　急性冠症候群でも「胸痛」が出現しないことがある

　最もポピュラーな虚血性心疾患であっても、意外と見逃してしまうケースもあります。

　例えば、心窩部不快感、肺の副雑音なし、血圧低下、頸静脈怒張、クスマウル徴候[*1]、四肢冷感などが主症状だとしたら、どうでしょう？心筋梗塞を疑うまでに至らないかもしれません。

　心筋梗塞というと、つい、左心室を中心にした症状を示す左室梗塞をイメージしがちですが、右室梗塞である可能性もあります。右室梗塞では、右室のポンプ機能が低下することによって、右心不全と同様の症状が出現するのが特徴です。糖尿病を原疾患にもつ「急性冠症候群（図2）の非典型例」患者が右室梗塞を発症した場合には、典型的な症状である「数分間持続する急性の胸痛」は出現しにくいかもしれません。

　では、糖尿病患者が心筋梗塞を起こしても胸痛が出現しないことがあるのはなぜでしょう？

　それは、高血糖によって神経細胞にソルビトールという物質がたまり、末梢神経に障害が生じるからです。末梢神経のうち、知覚神経に障害が及ぶと、痛みに対する感覚鈍麻が見られます。したがって、胸痛が症状として現れず、心窩部の不快感だけが心筋梗塞の前ぶれサインである場合もあります。これを「無症候性心筋虚血」と呼んでいます。

（道又元裕）

[*1] クスマウル徴候：吸気時に脈拍が小さくなり、ときに触知されなくなることもある。心タンポナーデ、大血管起始部の癒着や圧迫時に見られる。主に頸静脈怒張を伴うのが特徴的。

●呼吸器のアセスメント

Q6 呼吸器のアセスメントで、見逃してはいけないフィジカルサインは何ですか？

A まずは「呼吸の速さと深さ」を把握します。その後、「発声できるか」「胸骨窩・肋間・胸鎖乳突筋や胸部の動きに異常がないか」「呼吸パターンに異常がないか」、さらには「舌根沈下やいびき様呼吸がないか」を確認することが重要です。視診によって得られる情報は、とても有益です。

まずは「呼吸の速さ・深さ」を把握

最も大切なポイントは、呼吸の速さ・深さを、瞬時に観察することにあります。

特に、重篤な患者の場合には、正確な呼吸数よりも、大まかな「呼吸の速さ（早い、普通、遅い）」「呼吸の深さ（浅い、普通、深い）」を把握することが重要です。

すぐに聴診してしまいがちですが、より大きな情報を与えてくれるのは胸の動きが見える視診だと考えてください。

視診によって得られる情報

呼吸困難を呈している患者の場合、まずは発声を確認し、胸骨窩・肋間・胸鎖乳突筋を確認しましょう（図1）。これらに異常が見られるならば、現在は酸素化がよくとも、これから危険な状況に陥る可能性があると認識し、注意深く観察を継続する必要があります。

1 発声や胸骨窩・肋間の観察からわかること

吸いたい量を吸えないとき、吸気時に胸骨窩・肋間が陥没します。

これは、上気道が完全に閉塞している場合や、部分的に閉塞している場合、人工呼吸器のトリガー[*1]が患者の状態と合っていない場合にも見られます。同時に、吸気時に狭窄音[*2]が聴取されることもあります。

気道閉塞は、緊急に対応が必要な状態ですが、閉塞が生じると発声ができなくなるか、声が十分に出せなくなります。そのため、質問に対して、声で十分な受け答えができるようであれば、とりあえず完全な気道閉塞はない、ということがわかります。

図1●「視診」から得られる情報

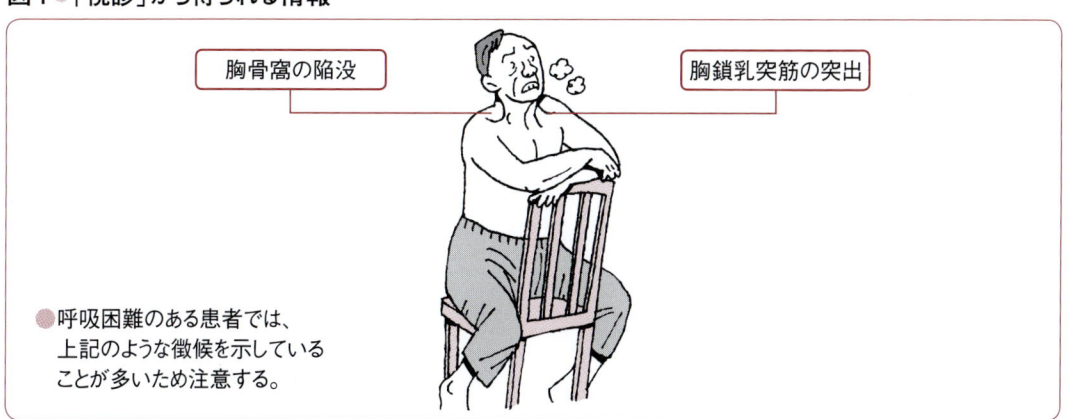

- 胸骨窩の陥没
- 胸鎖乳突筋の突出
- ●呼吸困難のある患者では、上記のような徴候を示していることが多いため注意する。

2 胸鎖乳突筋の観察からわかること

肺の疾患では、肺が硬くなったり、気道の抵抗が大きくなったりします。その結果、呼吸運動を行うために大きな仕事量が必要となり、通常使用しない筋肉（呼吸補助筋）を呼吸のために使用します。

比較的観察しやすい代表的な呼吸補助筋が、胸鎖乳突筋です。吸気時に胸鎖乳突筋を使用している状態は、患者の呼吸に対し、強い負荷が加わっていると考えてよいでしょう。この場合、次第に疲労し、十分な換気量が得られなくなる可能性があるため、人工呼吸器による呼吸補助が必要になることがあります。

3 呼吸パターンの観察からわかること

その他、呼吸パターンの把握も重要です。呼吸パターンを観察するときには、呼吸のリズム・深さの他、吸気・呼気時間の異常も一緒に観察します。通常でも、呼気時間は吸気時間に比べて2倍ほど長いのですが、それよりも呼気時間が長い場合は、何らかの異常（息を吐きにくい何か）があると考えます。

呼吸パターンの異常を以下に示します（図2）。

❶チェーンストークス呼吸

頻呼吸の間に無呼吸を呈するもので、頻呼吸のフェイズにも換気量の変化を伴います。

頭蓋内疾患患者によく見られます。

❷失調性呼吸

失調性の呼吸で、重篤な中枢神経障害時に見られます。緊急性が高く、早急に換気補助が必要となります。

図2 ● 呼吸パターンの正常と異常

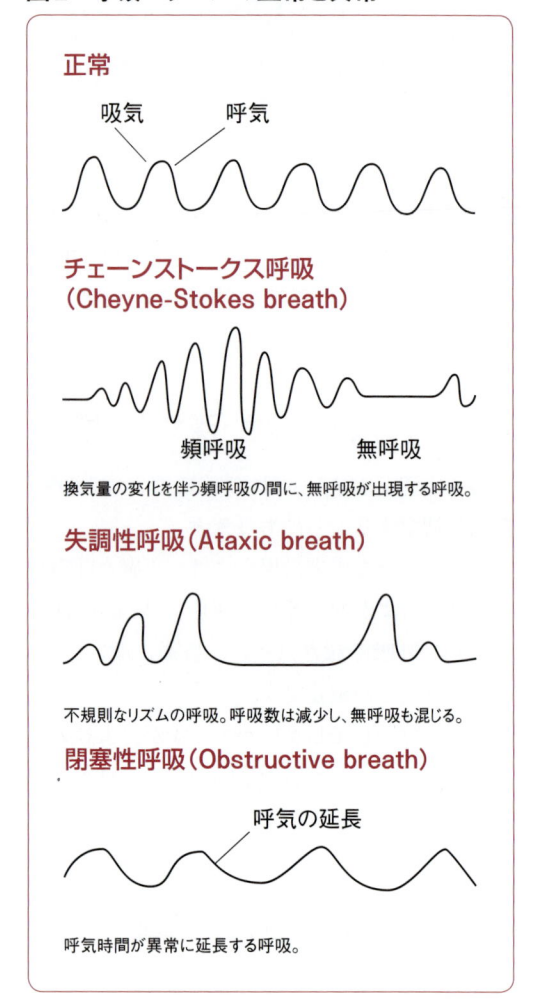

正常
吸気　呼気

チェーンストークス呼吸（Cheyne-Stokes breath）
頻呼吸　無呼吸

換気量の変化を伴う頻呼吸の間に、無呼吸が出現する呼吸。

失調性呼吸（Ataxic breath）

不規則なリズムの呼吸。呼吸数は減少し、無呼吸も混じる。

閉塞性呼吸（Obstructive breath）
呼気の延長

呼気時間が異常に延長する呼吸。

❸閉塞性呼吸

呼気時間が異常に長い呼吸で、末梢気道の閉塞、虚脱によって引き起こされます。

COPD（慢性閉塞性肺疾患）[*3]患者でよく見られます。

（卯野木 健）

[*1] 人工呼吸器のトリガー：患者の自発呼吸（吸気努力）の感知。
[*2] 狭窄音：喘鳴とも呼ばれる。気道狭窄がある場合、空気が気道を通過するときに聞かれる「ゼイゼイ」「ヒューヒュー」という音。
[*3] COPD（chronic obstructive pulmonary disease）：慢性閉塞性肺疾患

● 呼吸器のアセスメント

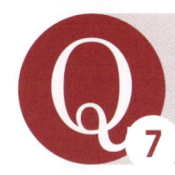

Q7 呼吸器のアセスメントで、見逃してはいけない症状・訴え・検査値とは、どんなものですか？

A 症状や訴えの徴候としては、呼吸困難感、不穏、意識障害、頭痛、悪心、血圧や脈拍の異常などがあります。検査値としては、動脈血液ガス分析やパルスオキシメトリによるPaO_2、SpO_2などがあります。

呼吸器は、すぐさま生命にかかわる器官です。そのため、訴えや症状すべてに対し、早急な評価が必要です。

その症状・訴え・検査値をすばやく解釈し、緊急性の有無を判断する必要があります。

動脈血液ガス分析・パルスオキシメトリの確認が大切

呼吸器は、大気から酸素を取り込み、二酸化炭素を体内から体外に排出する器官です（図1）。さらに呼吸器は、取り込んだ酸素を血中に受動的に移行させるはたらきももっています。これらの機能がうまくはたらかないと、低酸素血症、あるいは高二酸化炭素血症が起きます（表1）。

呼吸器の機能は、動脈血液ガス分析や、パルスオキシメトリで確認することが可能です。

なお、チアノーゼは、伝統的に低酸素血症の指標として使用されてきましたが、照明の状態などによって正しく判断できないことがあるため、注意が必要です。

必ずしも「呼吸困難感＝呼吸機能の異常」とは限らないことに注意

呼吸機能の異常があると、低酸素血症あるいは高二酸化炭素血症が生じ、それらを頻呼吸で代償しようとし、呼吸困難感が出現します。

呼吸困難感が出現したら早期に対応する必要がありますが、注意点もあります。それは「呼吸は心臓のように完全に自動的に動いているのではなく、大脳の影響を受ける」という点です。

つまり呼吸は、意識的にコントロールすることが可能であり、そのため、呼吸機能に問題がない場合でも、呼吸困難を感じることがあります（例：不安が呼吸困難感を増強させるなど）。

呼吸困難感が存在する場合、それが低酸素血症や高二酸化炭素血症により生じたものなのか、あるいは、不安などの心理的なものなのかをアセスメントする必要があります。

（卯野木 健）

図1 ● 呼吸器のはたらき

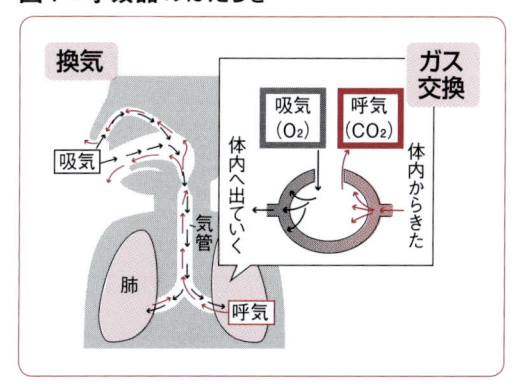

表1 ● 呼吸機能の異常

低酸素血症
- $PaO_2<60Torr$（$SpO_2≦90\%$）
- 急激なPaO_2低下では不穏・意識障害も起こり得る。
- 初期症状：軽度の過換気、頭痛、悪心など。カテコラミン放出症状（高血圧・頻脈）が起こることもある。
- 急激に発症した場合は、低血圧・徐脈・ショックとなることがある。

高二酸化炭素血症
- $PaCO_2>50Torr$（酸素解離曲線の右方偏移）
- 初期症状：ほとんどなし
- 急性期には、CO_2ナルコーシス（傾眠、意識障害）が起こる。

● 呼吸器のアセスメント

Q8 異常呼吸音は、どのように把握すればいいですか?

A 音の性状だけでなく、吸気・呼気どちらで聴こえるか、咳によって改善するか、などを併せて聴取します。聴診前に既往を確認し、異常の原因を推測することも大切です。

重要なのは「聴診だけで診断しようとしない」ということです。聴診でわかることは、ごく一部です。あらかじめ、どのような状態が疑わしいのかを考えてから、聴診を行いましょう。

聴診器を使わなくてもわかる音（ゴロゴロ音など）は、気道の狭窄や閉塞を示しているので、注意しましょう。

代表的な異常呼吸音（表1）

1 ウィーズ（wheeze）

異常呼吸音として、最もわかりやすいのはウィーズです。これは「ヒューヒュー」という高い音で、気管支喘息発作、気道分泌物、気道攣縮、粘膜浮腫などで聴かれます。聴こえづらい場合には、頸部に聴診器を当ててみるとよいでしょう。

気管支喘息の場合、その既往があることがほとんどですので、既往を確認し、吸入療法を行います。

気管支喘息発作の場合、ウィーズは主に呼気時に聴取されます。呼気・吸気の両方で聴こえることもありますが、吸気時のみに聴かれることはありません。

吸気時のみにウィーズが聴かれるのは、狭窄が胸郭外に存在する場合で、上気道異物や喉頭浮腫、クループで聴取されます（この場合、stridor（ストライダー）といわれることがあります）。

上記の他に、肺塞栓症でも、血栓中の血小板から放出されるセロトニンによって気道狭窄が生じ、ウィーズが聴取されることがあります。

2 ロンクス（rhonchus）

ロンクスは「ブー」という低い音で、主に呼気時に聴取されます。気道分泌物によって気道が部分的に閉塞している場合に聴取され、咳によって改善することが多いのが特徴です。

ロンクスが聴取される患者の胸郭に手を置くと、振動が手に伝わることがあります。

3 クラックル（crackles）

クラックルは、断続性の「ブツブツ」という音で、肺水腫や肺炎などで聴取されます。肺が膨張し、肺胞や末梢気道が開くような状況をイメージするとよいでしょう。

クラックルは、fine crackle（ファイン クラックル）（捻髪音）とcoarse crackle（コース クラックル）（水泡音）とに分けられますが、鑑別が困難なことがよくあります。

（卯野木 健（うのきたけし））

表1 ● 異常呼吸音

断続性 音は微細か? （断続性副雑音）	細かい（fine crackles） ＊捻髪音	「バリバリ」という細かい破裂音 ◎吸気相後期に聴取　◎間質性肺炎、肺気腫など
	粗い（coarse crackles） ＊水泡音	「ブクブク」という低く長めの音 ◎吸気相早期に聴取　◎肺水腫、細菌性肺炎など
連続性 音の調子は? （連続性副雑音）	低調性（rhonchus） ＊いびき音	いびきのような比較的低調の音　◎喀痰の貯留など
	高調音（wheeze）	高めの音　◎気管支喘息、気管内異物など

● 呼吸器のアセスメント

Q9 呼吸はしているのに、聴診器で呼吸音がよく聴こえないときは、何が原因ですか？

A 聴診器の使用ミス、気胸、無気肺などが原因だと考えられます。

最も多いのは「聴診器の使用法ミス」です。まずは、ダイアフラム面が適切な位置にあるか確認してください。

聴診器を正しく使用してもなお、呼吸音がよく聴こえない場合は、気胸や無気肺を疑います。

呼吸音の減弱・消失が起こる状況（表1）

肩や胸の動きは、主に呼吸を行おうとする筋肉の動き（＝呼吸補助筋の動き）と、実際に気体が気管・肺に入って胸郭が挙上された結果、生じるものです。

呼吸音が聴取できなくなる理由は、いくつかありますが、重要なものの1つが気胸です。

1 気胸

気胸では、肺から空気が胸腔内に漏れてしまうため、呼吸音は減弱あるいは消失します。気胸側の胸郭の動きは悪化するため、視診において、胸郭の動きに左右差が見られることがありますが、気胸の程度はさまざまです。

気胸の原因は、外傷のみではありません。自然に起きる場合も多々あります（自然気胸）。また、医原性のものとして、鎖骨下静脈からの中心静脈確保時にも起こり得ます。中心静脈カテーテル挿入後、胸部単純X線撮影で気胸の有無を確認するのは、そのためです。

通常気胸は片方で起こるため、呼吸音は健側で聴取され、気胸側の打診では鼓音を呈します。気胸が疑われる場合は、胸部単純X線撮影を行い、必要であれば胸腔ドレーンを挿入します。

気胸には、緊急性がきわめて高い「緊張性気胸」というタイプもあります。これは、開いた穴が一方弁の役割をとるもので、吸気時には空気が胸腔内に漏れ、呼気時には穴が閉じて胸腔内の空気が排出できないというものです。胸腔内に空気が急激に貯留するため、肺は圧迫されて完全に虚脱してしまいます。さらに、胸腔内に空気が貯留することで胸腔内が陽圧になって大静脈を圧迫するため、心拍出量の減少、血圧低下が起こります。緊張性気胸が疑われる場合、フィジカルアセスメントのみで胸腔ドレーンを挿入することがあります。

2 無気肺

無気肺によっても、呼吸音は減弱します。

特に、広範囲に及ぶ無気肺では、明らかに呼吸音が減弱・消失します。視診によって胸郭挙上の左右差が見られることもあります。

（卯野木 健）

表1 ● 呼吸音の減弱・消失が起こる状況

疾患	視診	打診	聴診	触診
気胸	●胸郭拡張は左右非対称 ●患側胸郭の動きは減弱	●共鳴音亢進 ●気胸部位は鼓音	●呼吸音減弱・消失	●皮下気腫の可能性
無気肺	●咳・呼吸数増加 ●患側胸郭の動きは減弱	●虚脱部位は濁音	●呼吸音減弱 ●消失 ●いびき様音（ロンクス） ●断続性ラ音（クラックル）	

●呼吸器のアセスメント

Q10 「座ったほうが、呼吸が楽」と言う患者には、何が起こっているのですか?

A 呼吸に際して大きな仕事量が必要で、呼吸困難感がある状態を示しています。気管支喘息発作が代表的ですが、うっ血性心不全であるケースもあります。

「起座呼吸」は呼吸困難感の現れ

呼吸困難感を訴える患者の多くは「上体を起こした体位が楽である」と訴えます。

仰臥位の場合、横隔膜は、腹部臓器の抵抗に打ち勝って足側に下がらなければなりません。しかし、上体を起こすと、腹部臓器が足側に下がるため、横隔膜が動きやすくなり、呼吸に対する疲労感が軽減します(図1)。さらに、横隔膜が下がることによって肺容量が大きくなることも、多くの患者にとって有利に作用します。

このように「上体を挙上した体位が楽」と訴える患者は、一般的に呼吸に対し大きな仕事量を使用していると考えてよいでしょう。

起座呼吸をとる患者の病態(図2)

さまざまな疾患でこのような状態が起きますが、代表的なものは気管支喘息です。

気管が狭窄した状態で空気を出し入れするためには、大きな労力を要します。吸気のみでなく、呼気でも労力を要します。そのため、呼吸に対する労力を軽減させる「上体を挙上する体位」を好むのです。

また、心不全の場合も起座呼吸を好みます。座位は臥位と比べ、静脈還流が減少するため肺うっ血が軽減するのです。

(卯野木 健)

図1●体位による横隔膜の動きの違い

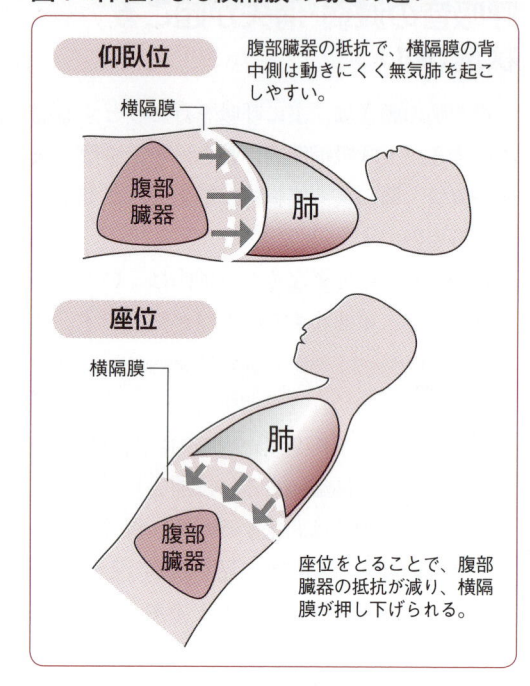

仰臥位：腹部臓器の抵抗で、横隔膜の背中側は動きにくく無気肺を起こしやすい。

座位：座位をとることで、腹部臓器の抵抗が減り、横隔膜が押し下げられる。

図2●病態による「体位」の違い

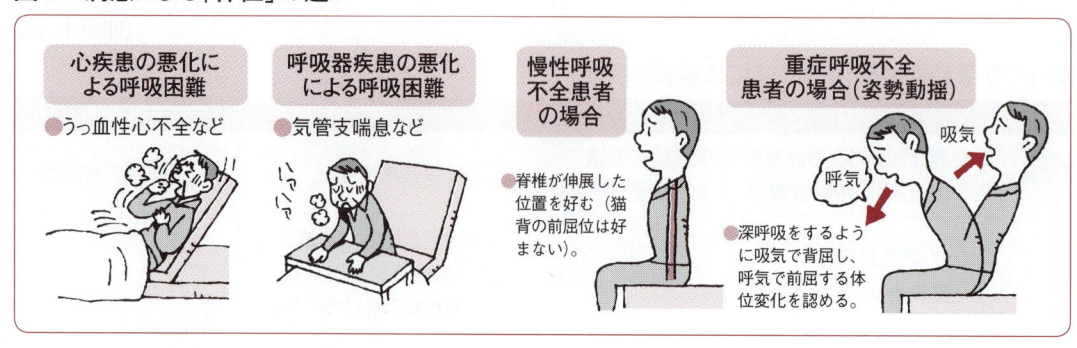

- **心疾患の悪化による呼吸困難**
  - うっ血性心不全など
- **呼吸器疾患の悪化による呼吸困難**
  - 気管支喘息など
- **慢性呼吸不全患者の場合**
  - 脊椎が伸展した位置を好む(猫背の前屈位は好まない)。
- **重症呼吸不全患者の場合(姿勢動揺)**
  - 深呼吸をするように吸気で背屈し、呼気で前屈する体位変化を認める。

● 呼吸器のアセスメント

Q11 呼吸音やSpO₂などのアセスメント結果と、患者の呼吸困難感が合致していないことってありますか？

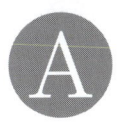

A 呼吸困難の有無だけで、呼吸機能の異常の有無を判断することはできません。呼吸機能の異常の他に、呼吸困難感を増強させる要因（不安など）や、減弱させる要因（意識レベル変化など）がないかを確認することが重要です。

呼吸困難感があるのにSpO₂に異常がない場合

1 「呼吸困難感＝呼吸機能の異常」とは限らない（図1）

呼吸困難感は大脳の処理を受けて生じるものであるため、常に呼吸それ自体の重症度・緊急度と相関するわけではありません。

代表的なのは、パニック発作に伴う過換気症候群で、酸素化には問題がなく、むしろ換気は促進しているのに、強い呼吸困難感を訴えます。これは、呼吸困難感が実際の酸素化の状態と必ずしも一致しないことを示すよい例でしょう。

2 SpO₂に異常が反映されるにはタイムラグがある

パルスオキシメトリは、非常に簡便かつ非侵襲的で有用なものですが、使用法とその解釈に注意が必要です。詳細はパルスオキシメータの項（→p.244）に譲りますが、呼吸機能に問題が生じてから数値に現れるまでに数分のタイムラグがあること、パルスオキシメータが脈を適切に感知していないと誤った値を表示する可能性があることを理解することが重要です。

何らかの理由で呼吸が停止した場合、SpO₂に異常が現れるまでには、1～2分程度かかると考えたほうがよく、現在のSpO₂が良好だからといって、現在の患者の酸素化が絶対に大丈夫とは限りません。

SpO₂に異常があるのに呼吸困難感がない場合

呼吸困難感が現れにくい状況としては、意識レベルの変化があるときや、鎮静・鎮痛薬の投与時が挙げられます。鎮静・鎮痛薬は呼吸中枢の感度を鈍らせるため、呼吸困難感が現れにくくなります。

また、もともとSpO₂が低下している患者（高齢者やCOPD[*1]患者）では、SpO₂90％程度でも呼吸困難がない場合があります。

＊

呼吸困難感の有無だけで「呼吸機能に問題があるか」を判断することはできません。

呼吸困難感があるものの、機能的には問題ない場合にも「その感覚は、患者が実際に感じているものである」ことを念頭に置き、呼吸困難感を引き起こしたり増強させたりする要因（不安感など）に対し、援助する必要があります。

（卯野木 健）

[*1] COPD（chronic obstructive pulmonary disease）：慢性閉塞性肺疾患

図1 ● 呼吸困難と呼吸不全

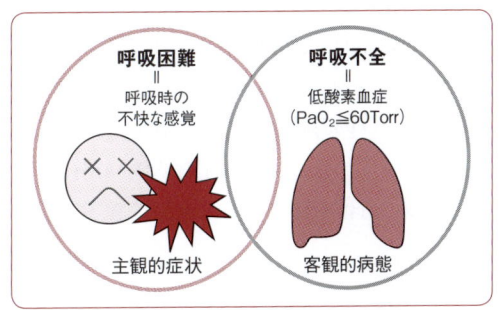

呼吸困難
＝
呼吸時の不快な感覚
主観的症状

呼吸不全
＝
低酸素血症
（PaO₂≦60Torr）
客観的病態

● 呼吸器のアセスメント

Q12 気管挿管の有無によって、呼吸のアセスメントはどのように変わりますか？

A 挿管時でも、非挿管時でも、大きな変化はありません。ただし、気管挿管を行っている患者の場合は、気管チューブの位置による呼吸の異常に注意が必要です。

気管挿管時のアセスメントのポイント

1 「気管チューブの位置」の確認（図1）

気管挿管患者を観るうえでは、常にチューブの位置異常を念頭に置くことが必要です。

❶深すぎる場合（図1-Ⓑ）

例えば、気管チューブが深く入りすぎていると、気管分岐を超えて片肺挿管（主に右が多い）が起こります。

片肺挿管は「胸郭の動きの左右差」「片側での呼吸音の減弱」で判断します。

まれに、片肺になるかならないかの位置（気管分岐部）に気管チューブが留置されているときに、ウィーズが聴取されることがあります。

❷浅すぎる場合（図1-Ⓒ）

気管チューブの位置が浅い場合には、発声やリーク音（空気が漏れる音）が生じます。

2 「気管チューブの聴診」も実施

気管挿管を受けている患者では、気管チューブも気道の一部であることに注意してください。

肺の聴診の他に、気管チューブに聴診器のダイアフラムを押し付けるようにして聴診すると、チューブ内の喀痰の貯留や狭窄がわかることがあります。さらに、人工呼吸器回路に存在する結露の貯留を確認することができることもあります。

人工呼吸管理中のアセスメントのポイント

人工呼吸管理を行っている場合、一般的に、呼吸音は聴きやすくなります。

1 「背側の聴診」も積極的に実施

人工呼吸管理中の患者は、仰臥位で過ごすことが多いことに加え、その他の病態生理学的な問題により、背側に無気肺を呈することが多くなります（図2）。このような患者は、背側がベッドに面していることが多いので、背側の聴診がおざなりになりやすいことに注意が必要です。

仰臥位をとっている患者の場合、マットレスを沈み込ませるように背側を聴診します。

また、体位を側臥位にした場合などには、背側の聴診がしやすくなりますので、積極的に聴診を行います。

2 異常の呼吸音は「PEEPのレベル」によって異なる

人工呼吸を行っている患者のフィジカルアセスメントでは、呼吸器のモードや設定の理解が不可欠です。

例えば、異常呼吸音は、PEEP（呼気終末陽圧）[*1]のレベルによって変化します。具体的には、「クラックルは、PEEPを上昇させると消失する」ことが多い印象があります。このことは、PEEPによって末梢気道が呼気終末にも開存していることを示します。

（卯野木 健）

[*1] PEEP（positive end-expiratory pressure）：呼気終末陽圧

図1 ● 気管チューブの挿入の位置

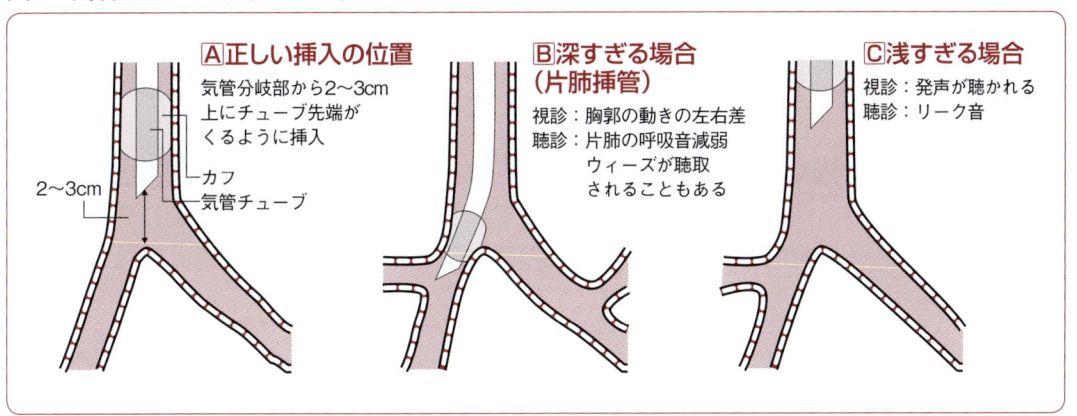

A 正しい挿入の位置
気管分岐部から2〜3cm上にチューブ先端がくるように挿入
2〜3cm
カフ
気管チューブ

B 深すぎる場合（片肺挿管）
視診：胸郭の動きの左右差
聴診：片肺の呼吸音減弱
　　　ウィーズが聴取されることもある

C 浅すぎる場合
視診：発声が聴かれる
聴診：リーク音

図2 ● 仰臥位による悪影響

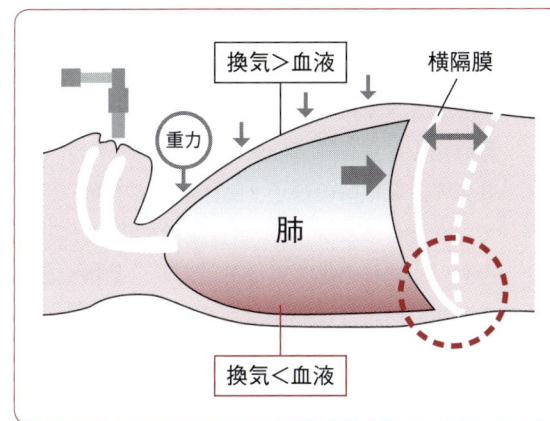

換気＞血液　横隔膜
重力
肺
換気＜血液

①腹部臓器の影響
- 横隔膜が押し上げられ、FRC（機能的残気量）が低下する。
- 横隔膜の背中側の動きが、腹部内臓器に圧排されて動きにくくなる。

②人工呼吸による影響
- 自発呼吸では、横隔膜の運動によって肺が膨張・収縮するが、人工呼吸の場合は陽圧によって肺が膨張するため、横隔膜は二次的にしか動かない（換気のよい腹側の肺に押されて動く程度で、背側は動かない）。→荷重側（背側）肺障害の原因！

II 急変時のアセスメント

呼吸器のアセスメント

●脳神経のアセスメント

Q13 急変時、なぜ意識障害のアセスメントが重要なのですか？ 意識障害を見逃さないポイントは？

A 急性の意識障害は、脳組織の不可逆的な損傷を引き起こし、致死的となる危険があり、迅速な対応が必要だからです。軽度の意識障害は見逃しやすいため、患者に質問し、その受け答えのなかで「何かおかしい」をとらえます。

意識障害の原因は「頭蓋内に一次的な原因があるもの」「頭蓋外の原因で二次的に脳機能が障害される場合」の2つに大別されます（表1）。

「急激に出現する意識障害」には迅速な対応が必要

意識障害は、「急激に出現するもの（急性）」と「緩徐に進行するもの」に分かれます。

急性の意識障害は、緊急度・重症度が高い場合が多く、呼吸・循環の異常を伴うため、救命のための対応が求められます。

また、呼吸・循環の正常化が行われなければ、予後に影響が及びます。脳組織が不可逆的な損傷を起こし、死の転帰に至る可能性もあるため、すみやかにアセスメントを行う必要があります。

❶「軽度の意識障害」は患者への質問から見抜く！

意識障害が軽度であれば、一見しただけでは異常が感じられない場合があります。少しぼんやりしている、自発的な発語が少ない、質問に順序だてた返答がないなど、患者に質問するなかで「何かおかしい」と感じられた場合は、神経学的な異常はないか、フィジカルアセスメントを進める必要があります。

患者本人や付き添い人、目撃者などからの情報収集も、意識障害の原因を推測するうえで重要です。発症時の様子、随伴症状の有無、倒れていたときの状況、いつから症状を認めたのか、過去にも同様の出来事はあったか、薬物や毒物の服用の形跡はないか、などを確認します。

❷「重度の意識障害」では頭蓋内圧亢進症状に注意！

刺激に対し反応がない、かろうじて開眼するといった重度の意識障害がある場合は、生命の危機状態はないかどうかの判断をすみやかに行い、呼吸・循環の支持療法が優先されます。

後に述べるスケールを用いた意識レベル評価の他、バイタルサイン、瞳孔の状態、麻痺・異常肢位、けいれんの有無などを、併せて観察します。特に、頭蓋内圧亢進症状（表2）の出現には注意が必要です。

（島本千秋 しまもとちあき）

表1●意識障害の原因

頭蓋内の原因	
●頭部外傷	●脳血管障害
●脳腫瘍	●中枢神経系感染症
●てんかん、けいれん発作	など

頭蓋外の原因	
●ショック	●低酸素血症
●CO_2ナルコーシス	●糖尿病性昏睡
●低血糖	●電解質異常
●中毒	●肝性昏睡
●尿毒症	●体温異常　など

表2●頭蓋内圧亢進症状

- ●うっ血乳頭　●頭痛　●悪心・嘔吐
- ●外転神経麻痺　●意識障害
- ●血圧上昇　●徐脈
- ●チェーンストークス呼吸
  （無呼吸・深く速い呼吸が交互に出現する）

＊悪化すると脳ヘルニアを起こす。

● 脳神経のアセスメント

Q14 JCSとGCSは、どのように使い分ければよいですか？

A スケールの使い分けに明確な基準はありません。とにかく重症度を把握したい場合はJCS、患者の状態変化を把握したい場合はGCS、などのように、それぞれの特徴をふまえて使い分けるとよいでしょう。

● JCS（表1）の特徴

　JCS（Japan Coma Scale）は、日本脳卒中外科学会による分類で、わが国でよく使用されています。数値化が簡便で評価しやすく、コメディカルとの情報共有にも有用です。

　「刺激しないでも覚醒している」「刺激で覚醒する」「刺激をしても覚醒しない」という3群に大きく分け、各群で3段階に細かく評価していきます（Ⅱ-20など）。得点が低いほうが軽症です。

　重症度を容易に把握できるのがメリットですが、覚醒度を「開眼」で評価するため、意識の質的な評価は困難です。

● GCS（表2）の特徴

　GCS（Glasgow Coma Scale）は、頭部外傷患者の初期評価のために開発されたスケールで、国際的にも広く用いられています。

　「開眼」「言語による最良の反応」「運動による最良の反応」の3項目それぞれを独立して評価し、その合計点を求めます。3点～15点で評価され、得点が低いほど重症となります（E1 V2 M3・合計6点など）。

　ただし、3項目の合計点の組み合わせは数通りもあり、評価得点が同じであっても、患者の重症度が異なる場合があることに注意が必要です。合計点のみでなく、3つの項目ごとの得点を記録しておくことで、患者の状態変化を把握することができます。

（島本千秋）

表1 ● JCS（ジャパン・コーマ・スケール）

Ⅰ	刺激しなくても覚醒している状態
1	大体意識清明だが、今ひとつはっきりしない
2	見当識障害がある
3	自分の名前、生年月日がいえない
Ⅱ	刺激すると覚醒する状態―刺激をやめると眠り込むー
10	普通の呼びかけに容易に開眼する（＊合目的な運動をするし言葉も出るが間違いが多い）
20	大きな声や揺さぶることにより開眼する（＊簡単な命令に応じる、例えば離握手）
30	痛み刺激を加えつつ呼びかけを繰り返すとかろうじて開眼する
Ⅲ	刺激しても覚醒しない状態
100	痛み刺激に対し、払いのけるような動作をする
200	痛み刺激で手足を動かしたり、顔をしかめる
300	痛み刺激にまったく反応しない

＊何らかの理由で開眼できない場合
◎必要時患者の状態を付加する…R（restlessness）：不穏、I（incontinence）：失禁、A（akinetic mutism, apallic state）：自発性喪失　例）I-3　R　など

表2 ● GCS（グラスゴー・コーマ・スケール）

	E 開眼 Eye Opening	V 言語反応 Best Verbal Response	M 運動機能 Best Motor Response
6			命令に従う
5		見当識がある	払いのける
4	自発的に開眼	錯乱した会話	逃避屈曲
3	話しかけると開眼	不適切な言葉	異常な屈曲
2	痛み刺激に開眼	理解できない発音	伸展反応
1	なし	なし	なし

◎必要時患者の状態を付加する…T：気管挿管・気管切開、A：失語症、E：眼瞼浮腫　例）E3 VT M4　など

●脳神経のアセスメント

Q15 睡眠中なのか意識障害なのかは、どう判断しますか？「痛み刺激」の加え方や、GCS「M（運動機能）」の判断などのコツは？

A 「刺激による開眼状態を維持できるか」で、睡眠中か意識障害かがわかります。「痛み刺激」は複数部位に加えると、見落としもなくなります。GCSのMを判断するときは、「屈曲時に外転運動を伴うか」「離握手を指示した際に、患者が自らつかんだ手を離すか」に注目するとよいでしょう。

意識レベルの評価は、まず、刺激がない状態における患者の覚醒状態を観察することから始まります。

その後、「普通の声かけ」から「大声での声かけ」、「身体を揺する刺激」から「痛み刺激」というように、軽いものから強いものへ順次刺激を加えて、そこから得られた最もよい反応をとらえてスコア化していきます。

スコア化のポイント

1 「見当識の有無」の見抜き方

見当識を確認する際は、人（自分と他者）・場所・時間のそれぞれを確認します。以下のすべてに正しく答えられれば、見当識ありと判断できます。

「あなたの名前を教えてください」
「私が誰かわかりますか？」
「ここはどこですか？」
「今日は何月何日ですか？」

2 「意識障害の有無」の見抜き方

睡眠中か意識障害かを判断する場合は、刺激によって開眼した後、開眼状態を維持できるかどうかを観察します。

刺激をやめると眠り込んでしまう場合は、意識障害ありと考えられます。

3 「痛み刺激」の加え方

痛み刺激を与える場合は、複数の部位に刺激を与える必要があります。

例えば、爪床を圧迫した場合、末梢神経の障

図1●痛み刺激の加え方

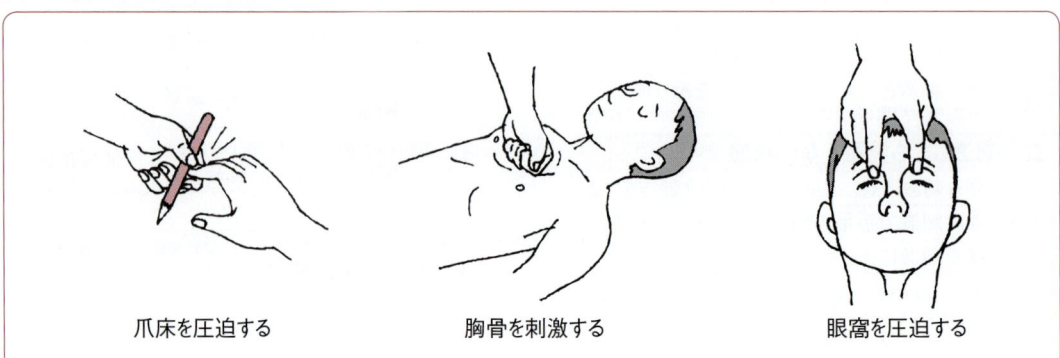

爪床を圧迫する　　胸骨を刺激する　　眼窩を圧迫する

害によって刺激が伝達されていなければ、たとえ覚醒していたとしても、刺激への反応は見られません。

このような場合には、胸骨をこする、三叉神経領域を刺激するなど、部位を変えて評価を行います（図1）。

GCS「M（運動機能）」のとらえかた

4 逃避屈曲（M4）と異常屈曲（M3）の判断

爪床に圧迫を加えたとき、逃避屈曲（M4）なのか、異常屈曲（M3）なのか、区別に迷うことがあります。

この場合は、屈曲時に外転運動を伴うかを確認するとよいでしょう。なぜなら、肩関節における上肢の外転運動は、通常、目的のある運動として行われるためです。

5 従命（M6）の判断

従命を確認するため、多くの場合、離握手を指示します。従命（M6）を判断する際は、患者がつかんだ手を離すかどうかを確認する必要があります。

これは、前頭葉病変がある場合に見られる「強制把握（検者が患者の手のひらに触れたときつかむ反応）」と見誤らないために重要です。

（島本千秋）

せん妄は、どのように起こる？ COLUMN

せん妄は、ナースにとって遭遇する機会が多く、対応に悩むことも多い症状です。症状が似ている認知症との判別が難しいケースや、活動減少型（活気の低下、うつろな視点、傾眠の間の錯乱、刺激に反応しないなど）では抑うつとの判別が難しいケースもあります。

しかし、せん妄は可逆性の症状ですから、適切な処置・治療・ケアを行うことで、より早期に症状を改善していくことが大切になります。

せん妄は、術後、高齢者、認知・見当識障害、睡眠障害、身体拘束感、薬物（使用開始／中止）などによって起きやすくなります。

せん妄のアセスメントツールには、いくつか種類がありますが、まだ、信頼性・妥当性の検討が十分になされたとはいいがたい状況です。

しかし、臨床では現在、患者の行動から評価する「ICDSC（→p.107 COLUMN）」と、重症患者・気管挿管患者にも使用できる「CAM-ICU」が主に使用されています。

せん妄患者への対応で最も優先すべきなのは「患者の身体の安全確保」です。身体をおさえつけたり、説明を繰り返したりすると、興奮がさらに強まる可能性があるため、転落やラインの事故抜去を最小限におさえるようにします。

また、「医療者の安全確保」も大切です。暴れる患者の手足が当たらないよう一定の距離を保ち、引っぱられやすい物品（聴診器、ネームホルダー、ボールペンやはさみなど）はケア時に身につけないようにしましょう。

（佐藤憲明）

● 脳神経のアセスメント

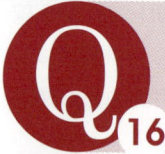

Q16 瞳孔の観察のポイントを教えてください。

A 通常の明るさで瞳孔の大きさ・左右差の有無を確認した後、ペンライトを用いて瞳孔の収縮（対光反射）を確認します。対光反射を見るときは、直接反射（光を当てているほう）と間接反射（光を当てていないほう）の両方を確認します。

患者の瞼を受動的に開けておき、少し遠くの正面を見てもらうように説明します。これは、眼前20cm程度の点に焦点を合わせると、輻輳調節反射[*1]によって、瞳孔の収縮が見られるためです。

瞳孔の大きさ・左右差の有無を確認

まず、通常の明るさで、瞳孔の大きさはどうか、左右の瞳孔は同大か、形は正円かを確認します。

正常の瞳孔は、正円形で2.5～4mmの左右対称です。1mm以上の左右差がある場合は、異常と判断されます。正常者でも、左右の瞳孔径に差が見られる場合がありますが、この場合の差は1mmを超えることはなく、異なる強度の照明でも変化はありません（図1）。

瞳孔径が2mmより小さいときは縮瞳、5mmより大きければ散瞳です。

❶夜間や見えにくいときの対応

夜間などで周囲の照度が低い場合、瞳孔径が大きく観察されます。

この場合、間接照明や読書灯などを用いて、収縮前の瞳孔の状況を確認したのちに、ペンライトで対光反射の観察を行います。

❷眼瞼が開きにくいときの対応

受動的に開眼状態を維持する者と、測定者の2名で観察を行います。浮腫を起こした眼瞼皮膚は非常に脆弱なので、開眼させる際は愛護的に行うよう心がけます。

また、他の神経症状も合わせて、頻回なアセスメントを行います。

対光反射の確認

次いで、左右交互の眼に、視野の外側からペンライトなどで光を入れ、刺激側および反対側の瞳孔の収縮を確認します。

正常であれば、両側の瞳孔がすみやかに収縮します（図2）。このときの刺激側の反応が「直接反射」、反対側の反応が「間接反射」です。

片側の視神経が障害されていた場合、障害側に光を当てると、両側ともに対光反射は見られません。しかし、健常側に光を当てると、両側に対光反射が確認できるため、障害部位の鑑別に役立ちます。

図1 ● 瞳孔の正常と異常

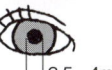

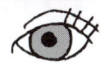

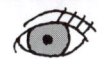

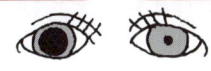

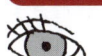

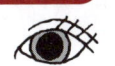

正常瞳孔	両側縮瞳	両側散瞳	瞳孔不同
2.5〜4mm			
● 瞳孔径が約2.5〜4mm ● 正円で左右が同大（同じ大きさ）	● 瞳孔径が2mm以下 →2mm程度：CO_2ナルコーシス、脳ヘルニアの初期、有機リン中毒が疑われる →1mm以下：橋出血、モルヒネなど麻薬中毒が疑われる	● 瞳孔径が5mm以上 →低血糖、低酸素状態、鉤ヘルニア、アトロピンやアンフェタミンなどの薬物中毒、中脳障害、脳ヘルニアの非代償期が疑われる	● 左右差が0.5mm以上 →Herniation sign

薬剤によって現れる徴候

薬剤の使用が、瞳孔に影響を及ぼす場合があります。

有機リン中毒の患者では、両側の縮瞳が見られます。

アトロピンやアンフェタミン中毒の患者では、瞳孔は散大するものの、瞳孔不同はなく、緩慢な対光反射を確認することができます。

（島本千秋）

＊1 輻輳調節反射：目の前にあるものを見る場合、両方の眼球が内側に寄る（輻輳反射）と同時に、縮瞳が起きる（調節反射）こと。

図2 ● 対光反射の見方

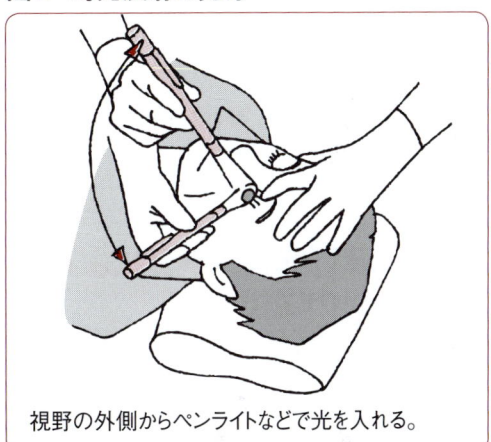

視野の外側からペンライトなどで光を入れる。

●脳神経のアセスメント

Q17 瞳孔の観察からは、何が、どのようにわかるのですか？

A 意識障害の原因・重症度を把握するために重要な情報がわかります。頭蓋内病変による意識障害では、対光反射の消失、瞳孔不同、瞳孔散大、縮瞳が起こります。特に、瞳孔不同は、致死的となる脳ヘルニアの徴候であるため、注意が必要です。

　意識障害患者の「瞳孔の観察」からは、意識障害の原因・重症度を把握するために重要な情報を得ることができます。

　代謝性や中毒性の意識障害患者では、多くの場合、対光反射が保たれています。ときに、対光反射が緩慢になる場合もありますが、この場合は対称性に障害されるため、頭蓋内病変による障害との鑑別が可能です。

瞳孔不同は「頭蓋内病変による意識障害」の徴候

　瞳孔の調節は、動眼神経（第Ⅲ脳神経）によって行われています。動眼神経は、大脳と小脳を分ける小脳テントの開口部（テント切痕部）の直下を走行しているため（図1）、このテント切痕部に脳ヘルニアが生じると（テント切痕部ヘルニア：図2）、ヘルニアが生じた側の動眼神経が圧迫され、同側の瞳孔が散大して対光反射が消失し、瞳孔不同が生じます。瞳孔不同は、脳ヘルニアの重要な徴候であるため、早期に発見する必要があります。

　瞳孔不同は、内頸動脈瘤や脳底動脈瘤による動眼神経圧迫においても観察されることがあります。

瞳孔の大きさの異常にも要注意
（→p.42 Q16）

　ヘルニアが進行して両側の動眼神経が麻痺した場合や、脳幹機能が失われた場合は、両側の瞳孔が散大し、対光反射も消失します。

　瞳孔が両側性に著しく縮瞳している場合は、橋の障害が考えられます。

（島本千秋）

図1●脳底部から見た動眼神経の位置

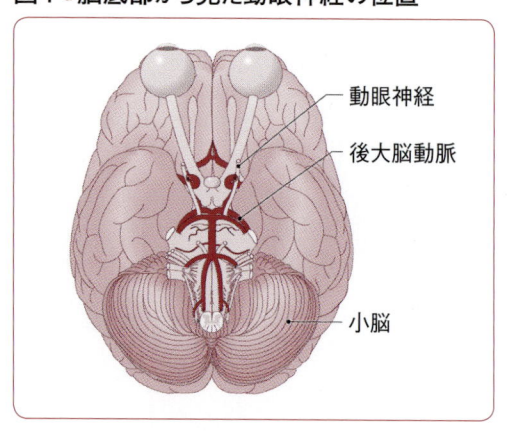

動眼神経
後大脳動脈
小脳

図2●テント切痕部ヘルニアと動眼神経

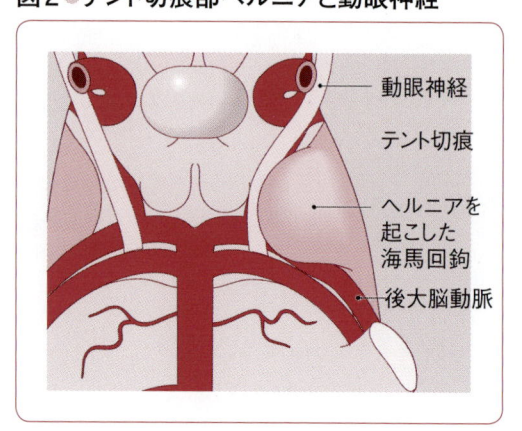

動眼神経
テント切痕
ヘルニアを起こした海馬回鉤
後大脳動脈

●脳神経のアセスメント

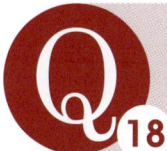

Q18 共同偏視の見方と、アセスメントのポイントを教えてください。

A 「病変（血腫や出血）がどこにあるか」を考えながらアセスメントします。前頭葉に病変がある場合は病変側、橋や中脳に病変がある場合は病変の反対側への共同偏視が起こります。

共同偏視とは、両側の眼球が、不随意に同じ方向を同時に注視する眼位のことをいいます（図1）。受動的に開眼させ、眼位を観察することで確認できます。

図1●共同偏視の例

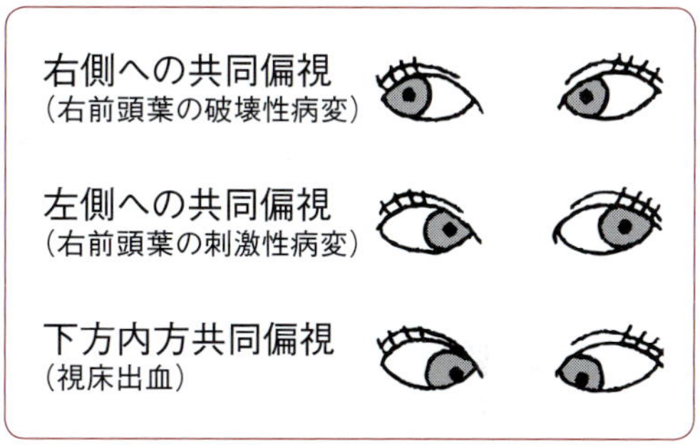

- 右側への共同偏視（右前頭葉の破壊性病変）
- 左側への共同偏視（右前頭葉の刺激性病変）
- 下方内方共同偏視（視床出血）

破壊性病変（出血や血腫）の場合

眼球の注視運動に関する中枢は、前頭葉の前頭眼野（ブロードマン第8野）にあります。ここから出る神経線維は、中脳下部で交差し、外直筋を支配するニューロンと、内直筋を支配するニューロンへつながっています。

血腫や出血などの破壊的病変が前頭葉に生じた場合は、神経線維が交差する前での障害になるため、病変側を注視する共同偏視が起きます。

橋や中脳で破壊性病変が生じた場合は、神経線維が交差した後の障害なので、病変側と反対側を注視する共同偏視となります。

刺激性病変（けいれん）の場合

前頭眼野を刺激すると、刺激側とは反対側を注視するように動きます。

けいれんなどの刺激性病変が前頭葉にあれば、病変側と反対側への共同偏視が観察されます。

（島本千秋）

● 脳神経のアセスメント

Q19 麻痺の見方と、アセスメントのポイントを教えてください。

A 明らかに麻痺がある場合はMMT（徒手筋力テスト）や握力計を用いた検査、麻痺が軽度の場合はバレー徴候の確認を行います。障害される部位によって、麻痺の現れ方が異なることを覚えておきましょう。

四肢・体幹・顔面などの運動の中枢は、中心前回（ブロードマン第4野）にあります。中心前回から筋線維に至るまでのどこかに障害があり、随意的な運動ができない状態を「麻痺（運動麻痺）」といいます。

運動麻痺の分類

運動麻痺の原因は、大脳皮質から内包・延髄・脊椎前角細胞までの上位運動ニューロンの障害と、脊髄前角細胞から筋までの下位運動ニューロンの障害とに分けられます。

上位運動ニューロン障害で起こるのが「中枢性麻痺」、下位運動ニューロン障害で起こるのが「末梢性麻痺」です。麻痺の現れ方に特徴があるため、障害部位の予測に役立ちます（図1）。

運動麻痺のタイプは、麻痺の部位により、単麻痺、片麻痺、対麻痺、四肢麻痺の4つに分けられます（図2）。

また、麻痺の程度により、完全麻痺、不完全麻痺に分けられます。

アセスメントのポイント

麻痺が明らかな場合は、MMT（徒手筋力テスト［表1］）や握力計などを用いた客観的な評価を用い、臨床経過を記録しておくとよいでしょう。

軽度の麻痺を観察するには、バレー徴候（図3）の確認を行います。

（島本千秋）

図1 ● 中枢性麻痺と末梢性麻痺

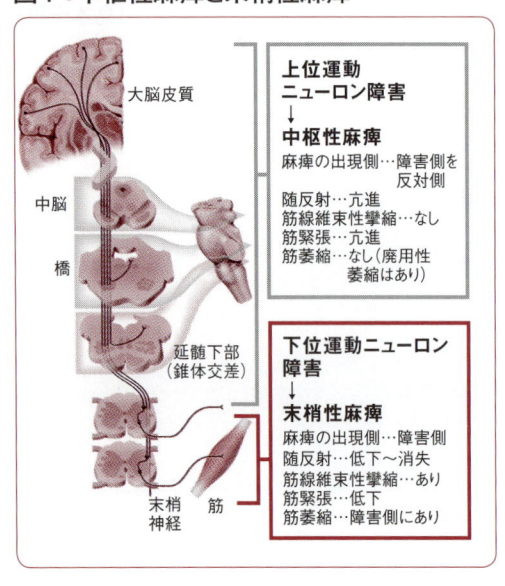

大脳皮質
中脳
橋
延髄下部（錐体交差）
末梢神経
筋

上位運動ニューロン障害
↓
中枢性麻痺
麻痺の出現側…障害側を反対側
随反射…亢進
筋線維束性攣縮…なし
筋緊張…亢進
筋萎縮…なし（廃用性萎縮はあり）

下位運動ニューロン障害
↓
末梢性麻痺
麻痺の出現側…障害側
随反射…低下～消失
筋線維束性攣縮…あり
筋緊張…低下
筋萎縮…障害側にあり

図2 ● 運動麻痺のタイプ

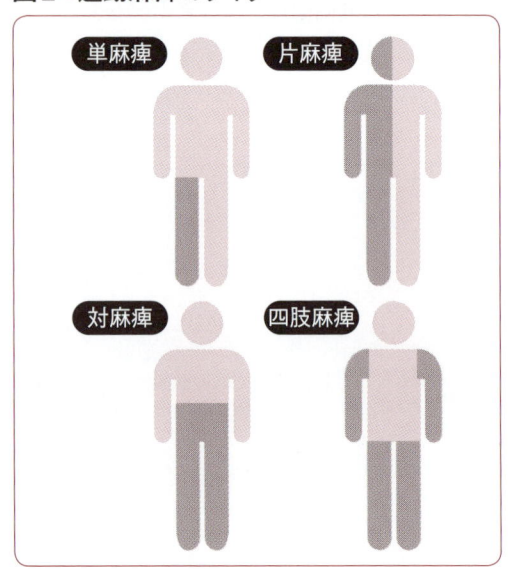

単麻痺　片麻痺　対麻痺　四肢麻痺

表1 ● MMT（manual mascle test：徒手筋力テスト）

Grade	表示法	機能
5	Normal（N）	強い抵抗を加えても、完全に運動できる。
4	Good（G）	若干の抵抗を加えても重力に打ち勝って運動ができる。
3	Fair（F）	抵抗を与えなければ、重力に抵抗して完全に運動ができる。
2	Poor（P）	重力を除外すれば運動ができる。
1	Trace（T）	筋の収縮は認めるが、関節は動かない。
0	Zero（Z）	筋の収縮がまったくない。

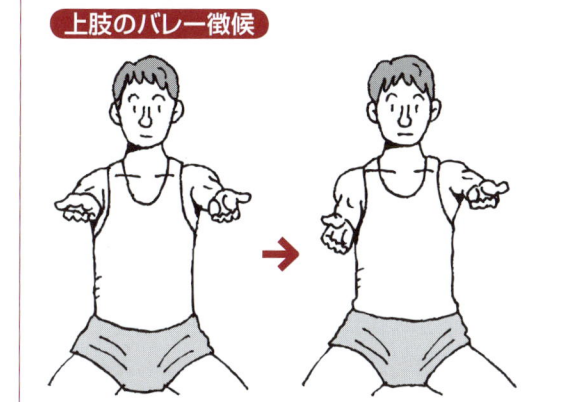

図3 ● バレー徴候

上肢のバレー徴候

① 手掌を上に向け、肘を伸ばしたまま前方に挙上する。
② 閉眼し、この姿勢を20秒程度維持してもらう。
③ 麻痺側の上肢は回内し、しだいに降りてくる（バレー徴候陽性）。

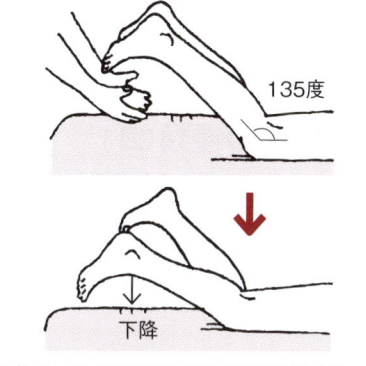

下肢のバレー徴候

135度

下降

① 腹臥位をとり、膝関節を135度に維持する。
② この姿勢を20秒程度維持する。
③ 麻痺側の下肢はしだいに降りてくる（バレー徴候陽性）。

脳神経のアセスメント

● 脳神経のアセスメント

Q20 けいれん時のアセスメントは、どのように行ったらよいですか？

A けいれんの性状（発作の持続時間、最初にけいれんが起こった部位、部位が広がったか、強直性か間代性か、発作の回数など）を把握します。重積状態の場合は、重症化すると致死的となる場合があるので、早期の対処が必要です。

けいれんは、神経細胞の異常興奮により生じる、全身あるいは局所の筋肉に起こる一過性の不随意性収縮です（表1）。けいれんは、中枢性、末梢性、代謝性、筋自体の障害など、さまざまな原因によって起こります（表2）。

けいれん発作の種類（図1）

けいれん発作は、その型により、四肢や体幹が伸展し硬直する「強直性けいれん」と、四肢の伸展と屈曲を繰り返す「間代性けいれん」に分けられます。

けいれん発作に伴い、意識障害や呼吸障害、尿失禁、発汗、眼球偏位（→p.45 Q18）、発声、発作後睡眠などの症状が見られます。

大脳皮質の運動野が障害を受けると、障害された運動野に一致した部位に限局してけいれんが見られます（上肢や顔面・下肢といった部位の間代性けいれん）。その後、局所の大脳皮質に発生した電気的な興奮が周囲の皮質に広がると、けいれんが全身に広がっていきます。これを「ジャクソン型けいれん」と呼びます。

アセスメントのポイント

けいれん発生時のアセスメントでは、まず、けいれんの性状を把握することが重要です。けいれんの持続時間、どこから始まったか、広がりはあったか、強直性か間代性か、意識や呼吸は保たれていたか、発作の回数・頻度などの情報を収集します。

発作後に、失禁や意識障害がある場合は、全身性のけいれんがあったと予測できます。また、けいれんした四肢に、一過性の運動麻痺（Todd

表1●けいれんの分類

全身けいれん発作	
部分けいれん発作	●れん縮（スパズム）：1つの神経に支配されている筋肉の収縮。眼瞼けいれんや片側顔面けいれんなど。
	●有痛性れん縮（クランプ）：スパズムで痛みを伴うもの。ふくらはぎのこむらがえりなど。
	●テタニー：四肢末梢のれん縮、喉頭けいれん、けいれん発作を合併する神経症状。副甲状腺機能低下症、過換気、ビタミンD欠乏症などによる血中遊離カルシウムの低下が原因で起こる。
	●ミオクローヌス：一群の筋肉または筋線維束の不随意的な収縮。

表2●けいれんの原因

頭蓋内の原因	●機能性病変：てんかん
	●器質性病変：脳腫瘍、頭部外傷・脳挫傷、脳梗塞・脳出血、クモ膜下出血、感染症（髄膜炎、脳炎、脳膿瘍） など
頭蓋外の原因	●低酸素
	●電解質異常：低カルシウム血症、低マグネシウム血症、低ナトリウム血症、水中毒
	●代謝不全：肝不全、腎不全
	●高血圧性脳症
	●アルコール中毒、薬物中毒
	●熱性けいれん
	●心因性：ヒステリー、過換気症候群 など

麻痺）が見られることもあり、病変部位が推測できます。例えば、前頭葉の運動領野に病変がある場合は、反対側の四肢にけいれんを生じます。

けいれん発作が30分以上にわたって持続する場合や、短時間の発作が繰り返し出現する場合を「重積状態」といいます。早期に対処しなければ、低酸素脳症や脳浮腫により、脳細胞に不可逆的な障害を残し、重症の場合は死に至る場合もあるため、十分な注意が必要です。

（島本千秋）

図1●けいれん発作の種類

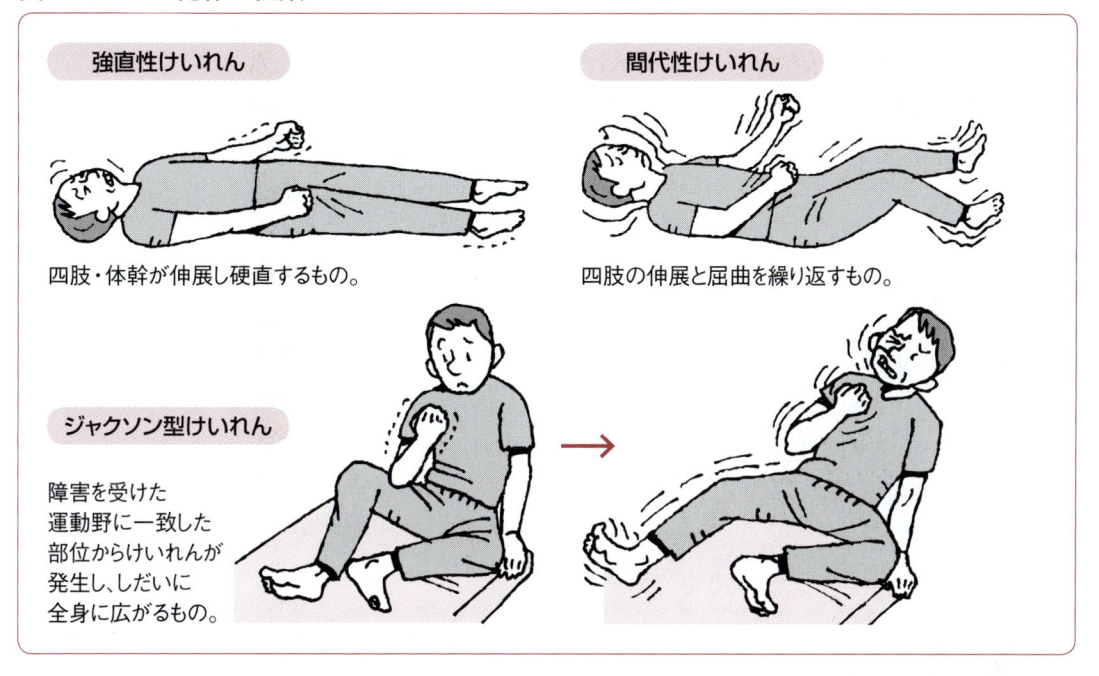

強直性けいれん
四肢・体幹が伸展し硬直するもの。

間代性けいれん
四肢の伸展と屈曲を繰り返すもの。

ジャクソン型けいれん
障害を受けた運動野に一致した部位からけいれんが発生し、しだいに全身に広がるもの。

● 脳神経のアセスメント

Q21 瞳孔異常と四肢の動き（麻痺）の他、脳神経系の異常を示す所見には、どんなものがありますか？

A クッシング現象（血圧上昇、脈圧拡大、心拍数減少）、呼吸パターンの変調、髄膜刺激症状（嘔吐、項部硬直、ケルニッヒ徴候、ブルジンスキー徴候など）があります。

頭蓋内圧亢進に伴うバイタルサインの変化

1 クッシング現象

脳血流量は、全身血圧と頭蓋内圧の差（脳灌流圧）によって調節されています。

頭蓋内圧が急激に上昇すると、脳灌流圧が低下し、脳血流も減少します。生体は、脳血流を維持するために、全身血圧を上昇させるように反応することから、収縮期血圧の上昇・脈圧の拡大・心拍数の減少が起こります。これが、クッシング現象です。

クッシング現象は、頭蓋内圧亢進の急性期に顕著に現れます。

2 呼吸パターンの変調

呼吸を司る中枢は、橋および延髄にあります。これらを含む脳幹が障害されると、呼吸パターンの変調をきたします（図1）。

髄膜刺激症状（図2）

髄膜炎・クモ膜下出血・頭蓋内圧亢進に伴って見られる頭痛や嘔吐・項部硬直などの症状を総称して、髄膜刺激症状と呼びます。

パーキンソン症候群の患者でも、頸部の可動制限を認めますが、この場合は前屈のみでなく側屈・回旋にも制限があるため、鑑別は可能です。

1 項部硬直

項部硬直を確認するときは、患者を仰臥位にして枕を外し、検者の両手あるいは片手を後頭部の下に入れ、患者の頭部を軽く持ち上げて前屈させてみます。

正常であれば、顎が前胸部に接するほど前屈できますが、項部硬直がある場合は抵抗があり、痛みのため顔をしかめるなどの反応が見られます。項部硬直が強い場合は、肩が持ち上がるように見えることもあります。

ただし、クモ膜下出血の発症直後や乳児の髄膜炎では、項部硬直が確認されない場合もあります。

2 ケルニッヒ徴候とブルジンスキー徴候

髄膜刺激症状の他の徴候としては、ケルニッヒ徴候（Kernig Sign）と、ブルジンスキー徴候（Brudzinski Sign）が挙げられます。

これらは、いずれも筋や神経の伸展に伴って生じる疼痛を軽減させようとして起こる反応ですから、必要以上に頻回に観察することは避ける必要があります。

（島本千秋）

文献
1. Young GB, Ropper AH, Bolton CF 編, 井上聖啓, 有賀徹, 堤晴彦 監訳：昏睡と意識障害. メディカル・サイエンス・インターナショナル, 東京, 2001.
2. 馬場元毅：絵で見る脳と神経 しくみと障害のメカニズム 第3版. 医学書院, 東京, 2009.
3. 山浦晶, 田中隆一 監修, 児玉南海雄, 佐々木富男, 峯浦一喜 他編：標準脳神経外科学 第11版. 医学書院, 東京, 2008.
4. 日野原重明 編：フィジカルアセスメント ナースに必要な診断の知識と技術 第4版. 医学書院, 東京, 2006.
5. 藤崎郁：フィジカルアセスメント完全ガイド. 学習研究社, 東京, 2001.

図1 ●脳幹の障害と呼吸パターンの変調

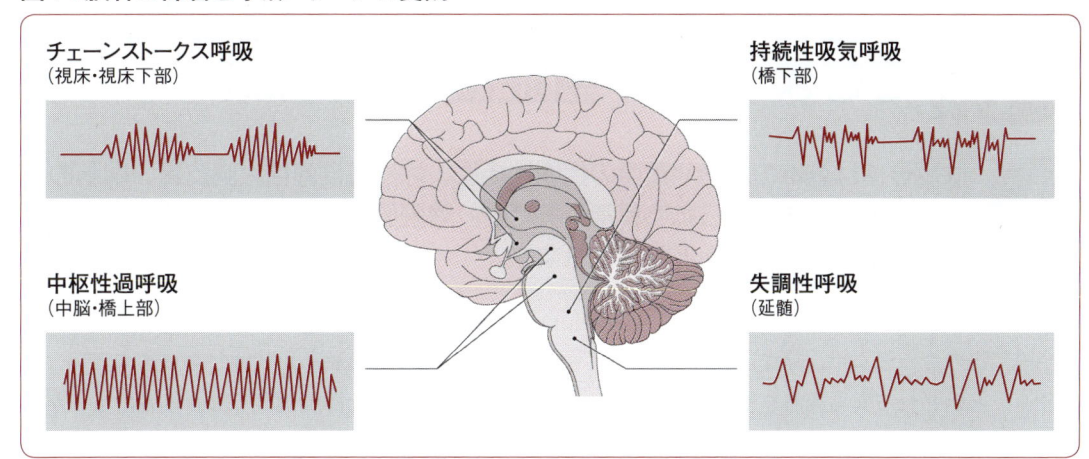

チェーンストークス呼吸
（視床・視床下部）

持続性吸気呼吸
（橋下部）

中枢性過呼吸
（中脳・橋上部）

失調性呼吸
（延髄）

図2 ●髄膜刺激症状

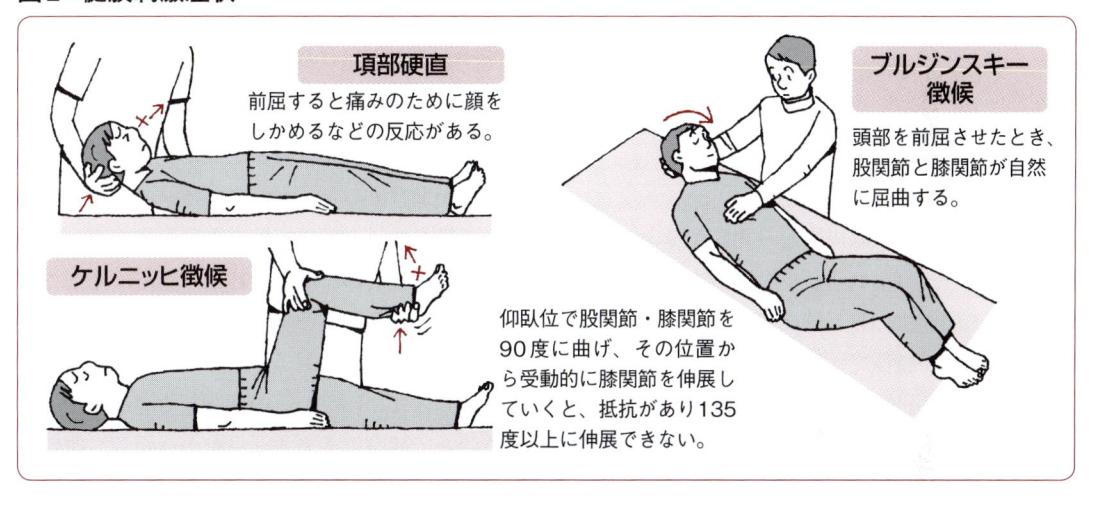

項部硬直
前屈すると痛みのために顔をしかめるなどの反応がある。

ブルジンスキー徴候
頭部を前屈させたとき、股関節と膝関節が自然に屈曲する。

ケルニッヒ徴候

仰臥位で股関節・膝関節を90度に曲げ、その位置から受動的に膝関節を伸展していくと、抵抗があり135度以上に伸展できない。

● 脳神経のアセスメント

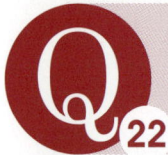

Q22 除脳硬直と除皮質硬直は、必ず区別できますか？ 重症度の判定は？

A 除脳硬直は脳幹の障害や重度の代謝性疾患、除皮質硬直は大脳皮質〜間脳の障害があるときに見られる異常姿勢です。除脳硬直のほうが重症度は高く、生命の危機状態にあると判断されます。

　意識障害のある患者が「除皮質硬直」や「除脳硬直」といわれる異常姿勢を呈した場合は、脳ヘルニアの進行を示唆するため、早期に発見しなければなりません。

　異常姿勢は、はじめは強い刺激を与えたときだけに観察されますが、病状が進行すると、刺激がなくてもこれらの姿勢をとるようになります。

除脳硬直と除皮質硬直

　除皮質硬直は、大脳皮質から間脳が障害されることによって見られる肢位です。上肢は屈曲内転し、股関節は内転、膝関節は伸展、足関節は底屈するのが特徴です（図1-ⓐ）。

　除脳硬直は、脳幹（中脳・橋上部）の障害や、重度の代謝性疾患患者で観察される肢位です。上肢は肘関節で伸展し、下肢は除皮質硬直と同様の形となります（図1-ⓑ）。完全な除脳硬直では、後弓反張と肩関節での上肢内旋を認め、手指は強く握り締めた状態となります。

　除皮質硬直と除脳硬直では、後者のほうが重症度は高く、生命の危機状態にあるといえます。

バビンスキー反射は除皮質硬直の前ぶれ

　バビンスキー反射は、錐体路が障害されることで出現する病的反射の1つです。中心性ヘルニアが進行すると、両側のバビンスキー反射が強陽性となった後に、除皮質硬直姿勢をとります。病的反射は、他の神経系の異常に先立って出現することがあるのです。

　バビンスキー反射は、足底の外縁を踵から母趾に向けて、ハンマーの柄などでゆっくりと擦ることで観察できます。母趾が背屈し、他の4趾に開扇現象が見られたら、バビンスキー反射陽性と判断できます（図2）。

（島本千秋）

図1 ● 除皮質硬直と除脳硬直

ⓐ 除皮質硬直：屈曲内転、内転、伸展、底屈

ⓑ 除脳硬直：伸展、内転、伸展、底屈

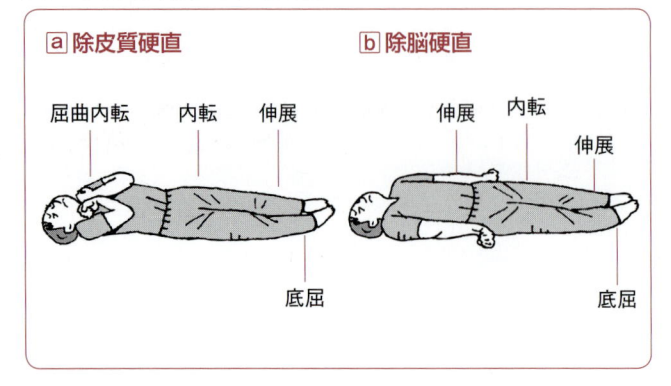

図2 ● バビンスキー反射陽性

開扇、背屈

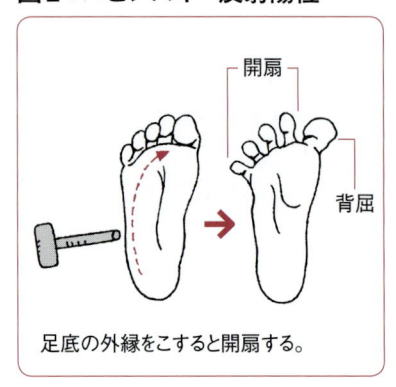

足底の外縁をこすると開扇する。

● 循環器のアセスメント

Q23 プレショックとは、どのような状態を指しているのですか？ どんな訴えや症状として現れますか？

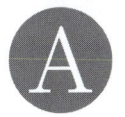

A ショックに陥る前段階です。患者が、いつもと違って落ち着かない様子（不安感、焦燥感、不穏状態）だったり、軽い頻脈が見られたりした場合には、プレショックである可能性があります。

臨床では「ショックだ！」と判断してから対応したのでは、間に合わない場合があります。

通常、ショックは、3段階に分けて考えられています（図1）。心肺停止に次いで重篤な状態であるショックを、いかにすばやく見抜けるかが、非常に重要です。

しかし、実際の場面でショック症状をいち早くとらえ、次の対応につなげていくことは、簡単なことではありません。

● プレショックは「ショックの前ぶれ」

プレショックは、ショックに陥る前段階（図1-第1段階）です。つまり、この時期に異常を見抜けるかどうかが、大きなターニングポイントになるのです。

この時期の症状としては、精神症状として、不安感・焦燥感・ときに不穏状態などが見られます。また、生体が組織の酸素供給を維持しようとするため、多くの場合、軽い頻脈が出現します。しかし、大きな変化としては現れないため、ほんのわずかな症状やバイタルサインの変化に目を向けていかなければなりません。

わずかな患者の変化に気づくためには、「何かいつもと違う」という感覚を研ぎ澄まし、そ

図1 ● ショックの3段階

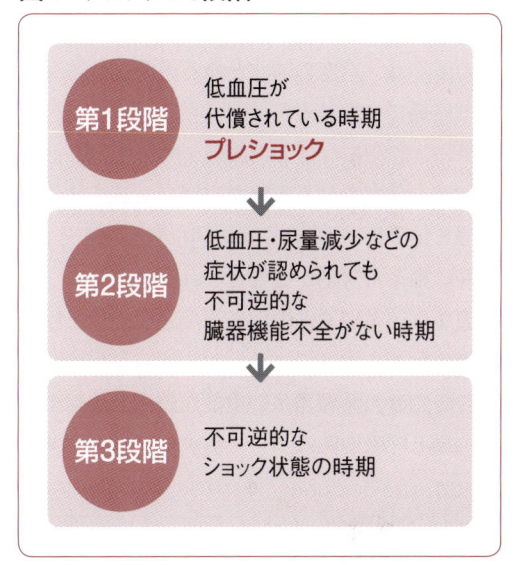

- **第1段階**: 低血圧が代償されている時期　**プレショック**
- **第2段階**: 低血圧・尿量減少などの症状が認められても不可逆的な臓器機能不全がない時期
- **第3段階**: 不可逆的なショック状態の時期

れを具体化するアセスメントを実施することが大切です。

つまり、患者の落ち着かない様子や、脈拍の上昇などを認めた場合は、血圧の経時的な変化を観察し、末梢循環障害の状況や、そのほか全身状態に異常がないか、フィジカルアセスメントを駆使して確認していくことが必要になります。

（尾野敏明）

● 循環器のアセスメント

Q24 見逃してはいけない循環器系の急変サインには、どんなものがありますか？

A 代表的な急変サインは、胸痛、呼吸困難、失神、チアノーゼ、浮腫などです。なかでも、胸痛や呼吸困難が急激に出現した場合には、心肺停止に陥る危険もあるため、特に注意しなければなりません。

循環器系に障害がある場合、さまざまな症状が出現します。

なかでも代表的な症状は、胸痛、呼吸困難、失神、動悸、チアノーゼ、浮腫などです。これらの多くは、急変の前兆となる重要なサインとして見過ごせません。

特に、急激に発症した胸痛・呼吸困難などの症状は、急変で最も重篤な事態である心肺停止に陥る危険性があるため、周到な観察とともに、急変に備えた対応が必要とされます。

表1に、循環器系の代表的な急変症状と原因疾患を示します。

ここでは、循環器系の重要な急変サインである胸痛と呼吸困難について解説していきます。

表1● 循環器系の主な急変症状と原因疾患

症状	原因疾患・病態
胸痛	急性心筋梗塞、急性大動脈解離
呼吸困難	左心不全、肺うっ血
意識消失	急性心筋梗塞、急性大動脈解離、不整脈(VT[*1]→VF[*2])
失神	不整脈（房室ブロック、洞不全症候群、VT）

[*1] VT(ventricular tachycardia)：心室頻拍
[*2] VF(ventricular fi brillation)：心室細動

離です（図1）。これらは緊急の治療を要するため、迅速に対応する必要があります。

胸痛

胸痛とは、胸部に何らかの痛みを感じる自覚症状の総称です。胸痛のなかには、純然たる「痛み」として知覚されるものから、胸部の圧迫感・絞扼感・灼熱感などの症状も含まれます。

重要なのは、「生命の危険につながるものか否か」を可及的すみやかに判断することです。突然の激しい胸痛は、緊急処置を要する場合が多く、的確な病状把握が要求されます。

胸痛は、循環系に限らず、種々の病態で出現します。循環器系の病態で、生命を脅かす危険の高いものは、急性心筋梗塞と急性大動脈解

呼吸困難

呼吸困難は、血中ないし組織の酸素不足状態に対して呼吸運動を活発にし、それでも補いきれないときに生じる生体反応の自覚症状といえます。これは、呼吸するのに苦しさや不快感を伴う自覚症状であり、主観的なものであることから、その程度を客観的に評価することは容易ではありません。

呼吸困難も、胸痛と同様に、さまざまな疾患で見られます。循環器系の病態で見られる呼吸困難の多くは、左心不全・肺うっ血などです（図2）。

（尾野敏明）

図1 ● 胸痛の特徴から予測される重篤な疾患

急性心筋梗塞

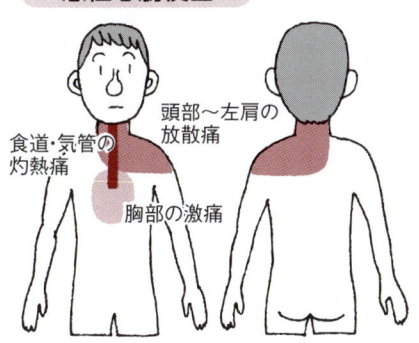

- 食道・気管の灼熱痛
- 頭部〜左肩の放散痛
- 胸部の激痛

● 突然起こる胸部の激痛、頸部から左肩にかけての放散痛、絞扼感、圧迫感、食道・気管が焼けるような痛み。
● 心筋虚血や酸素欠乏が原因で蓄積した乳酸や、カリウムイオン、ブラジキニンなどの化学物質が、交感神経の知覚神経受容器を刺激するために起こる。

急性大動脈解離

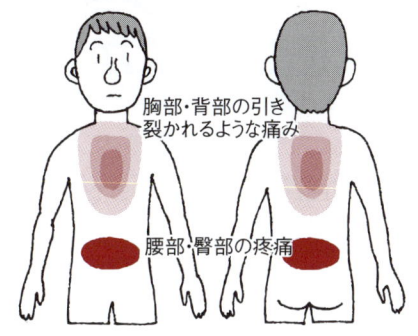

- 胸部・背部の引き裂かれるような痛み
- 腰部・臀部の疼痛

● 突然の激しい胸部・背部にかけての引き裂かれるような痛み（解離進行により範囲拡大）。腰部、ときに腹部の疼痛。疼痛強度は、解離直後が最も強く、徐々に減弱。
● 主要分枝動脈の虚血症状（頸動脈以降で脈が消失、橈骨動脈触知の左右差、脳虚血による失神、下肢の血流障害）。
● 上行大動脈や大動脈の弓部には、交感神経や迷走神経の知覚枝が分布しており、急激な血管の伸展や拡張・亀裂によって痛みが起こる。

図2 ● 循環器系に見られる呼吸困難を呈する病態

- 肺うっ血
- 左房圧の上昇
- 左室の機能不全
- 肝

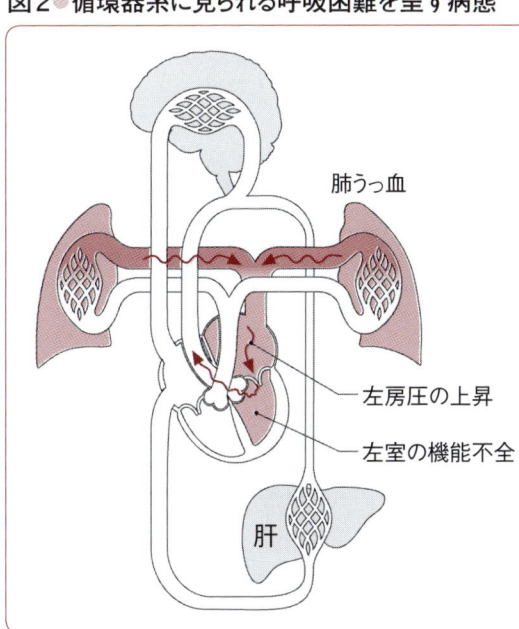

左心不全

● 左室の機能不全によって左房圧が上昇し、その結果、肺うっ血をきたす。
● 心筋梗塞で広範囲に心筋ダメージが及ぶ場合や、僧帽弁狭窄症などによって左房負荷が加わったときなどに生じる。

肺うっ血

● 心臓への静脈環流が増加することで、静脈血がうっ滞し、肺静脈・毛細血管圧が上昇した状態。
● 肺うっ血が急激に進行すると、呼吸困難が出現し、さらに進行すると肺水腫が引き起こされる。

● 循環器のアセスメント

Q25 ショックでは、どんな身体サインが現れますか？ ショックの徴候をとらえるコツはありますか？

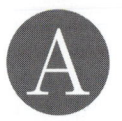

A 「ショックの5P（顔面蒼白、虚脱、冷汗、脈拍微弱、呼吸不全）」のうち、1つでも当てはまればショックの危険性が高いと判断できます。ショックの5Pに着目しながら、系統立てたフィジカルアセスメントを行うことが、いち早くショックを見抜くコツです。

ショックとは

さまざまな原因で、血圧が低下したことによって起こる急性の全身性循環障害が「ショック」です。急性循環不全と同義であり、血圧低下・組織灌流低下・組織血流分布異常・組織酸素代謝失調によって、組織および細胞が恒常性を維持できない状態と定義されます。

酸素需要に見合う酸素供給が損なわれるため、組織・細胞障害が進行し、多臓器不全から死に到る病態です。

ショックの身体サイン

1 ショックの5P（表1）

ショックの症状としては、①皮膚・顔面蒼白（pallor）、②肉体的・精神的虚脱（prostration）、③発汗・冷汗（perspiration）、④脈拍微弱（pulselessness）、⑤呼吸不全（pulmonary insufficiency）、の5つが有名です。これらはショックの5徴といわれ、頭文字をとって「ショックの5P」と呼ばれています。

ショックの5Pがすべてそろった症例は、すでに重症なショック状態であることを意味しますので、多くの場合、治療を始めても難渋します。そのため、1つでも徴候が認められたらショックの可能性が高いことを認識し、早めに対応を行うことで、ショック状態を回避することが可能となります。

2 その他の臨床症状

ショックの5P以外に現れる臨床症状には、血圧低下（収縮期圧90〜100mmHg以下）、脈圧の減少、表在性静脈の虚脱、呼吸促迫、乏尿（25mL/時以下）などがあります。

ショックを見抜くコツ

実際にショック状態を見抜くには、「ショックの5P」を確認しながら、以下の観察（フィジカルアセスメント）を行っていきます（図1）。

表1 ● ショックの5P

- ☐ pallor
  皮膚・顔面蒼白
- ☐ prostration
  肉体的・精神的虚脱
- ☐ perspiration
  発汗・冷汗
- ☐ pulselessness
  脈拍微弱（触知不能）
- ☐ pulmonary insufficiency
  呼吸不全（不十分な呼吸）

Check! 上記の1つでも徴候が認められたら、ショックである可能性が高い。

まず、患者に声をかけ、意識レベルを観察しながら、反応が鈍いようであれば痛みの有無を確認します。痛みがある場合は、部位・性質・持続時間などを確認し、全身を見渡して呼吸状態・頸静脈の怒張を観察します。

続いて、脈拍の確認を行いながら、爪床色を見てチアノーゼの有無を観察し、同時に爪を圧迫してキャピラリーリフィリングタイム（→p.62 Q29）を確認し、末梢循環障害の有無を評価します。

以上のように、系統立ててフィジカルアセスメントを行うことが、いち早くショック状態を見抜くことにつながります。

（尾野敏明）

図1●ショックの見抜き方

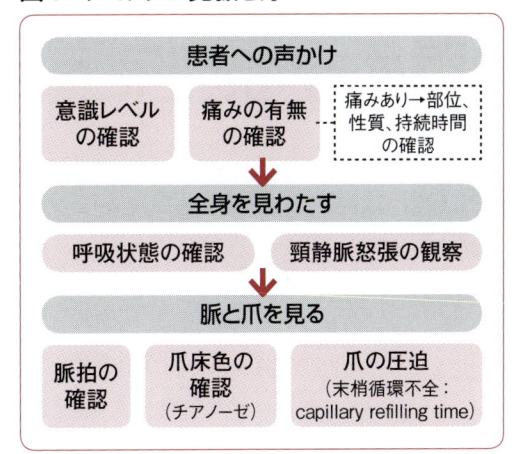

患者への声かけ
→ 意識レベルの確認／痛みの有無の確認（痛みあり→部位、性質、持続時間の確認）
→ 全身を見わたす
　呼吸状態の確認／頸静脈怒張の観察
→ 脈と爪を見る
　脈拍の確認／爪床色の確認（チアノーゼ）／爪の圧迫（末梢循環不全：capillary refilling time）

「超音波エコー」ってどんな検査？ FASTって何？　COLUMN

　超音波エコーは、その機器から超音波を送り、その反射波（エコー）をキャッチして解析することによって作り出された画像です。放射線などの被曝がなく、患者への侵襲も少なく、比較的簡便に操作できるため、ベッドサイドで行われることも増えてきました。このため、入院中の患者が急な腹痛を訴えたとき、X線検査の前に超音波エコーが行われる場合もあります。

　ただし、エコーは、骨や空気にはすぐに反射してしまうため、身体の深部の精査には向いていません。また、脂肪組織には超音波が伝わりにくいことから、皮下脂肪の厚い患者の場合は正確な所見が得られない場合があります。

　超音波検査は、腹部、心臓、乳腺、甲状腺、皮膚や皮下組織（褥瘡を含む）、表在性臓器、頸部の動脈に加え、深部静脈血栓など血管の評価、気胸、血胸、さらには関節や腱など整形外科領域の診断にも用いられています。また、胸腹部の鈍的外傷に伴う診断として「迅速簡易超音波検査（FAST）*1」がよく実施されます。

　FASTでは、主に、①心嚢液の貯留の有無、②右胸腔内の液体貯留、③左胸腔内の液体貯留、④モリソン窩、⑤脾周囲の液体貯留、⑥ダグラス窩・膀胱周囲の液体貯留の有無を確認し、

図1●FASTの見方

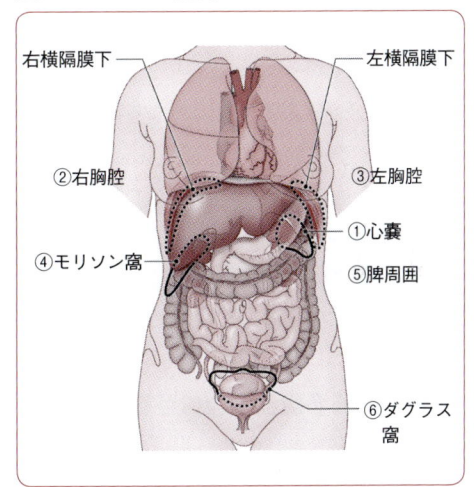

①心嚢／②右胸腔／③左胸腔／④モリソン窩／⑤脾周囲／⑥ダグラス窩／右横隔膜下／左横隔膜下

ショックなど身体所見と照らし合わせて治療の根拠とします。

　患者の循環状態が安定している場合は、CTなど、より詳細な検査を行って確定診断がなされますが、超音波エコーは救急外来やベッドサイドなどで実施できるため、経時的な検査が行われます。

（佐藤憲明）

*1 FAST（focused assessment with sonography for trauma）：迅速簡易超音波検査

●循環器のアセスメント

Q26 急変時、ショックの種類をアセスメントすることに意味はありますか？

A ショックの種類をアセスメントすることは、重要な意味をもちます。すみやかにショックの原因を把握したうえで、治療法を選択する必要があるからです。

ショックは、あくまでも症候群ですから、ショックを誘引する原因を見きわめることが、何よりも大切です。

ショックを放置しておくと、代謝面の悪循環の結果、不可逆性の臓器障害が起こります（図1）。そのため、できるだけ早く病態を把握し、適切な治療を行わなければなりません。そこで、ショックの種類をアセスメントし、原因による治療法を選択することが重要になるのです。

ショックの分類

従来のショック分類は、原因となる疾患（感染症、アナフィラキシー）や病態（出血性、心原性）を集めたものでした。しかし、これらを詳細に検討してみると、共通の病態が潜んでいることがわかります。従来の分類は、治療体系を示唆するように症候群として分類したものではありません。

現在は、循環を直接規定している3つの因子（心臓のポンプ作用、前負荷である循環血液量、後負荷である末梢血管抵抗）の評価に基づいて、以下のようにショックを分類しています。しかし、従来の分類も、治療に即決しているため、用語は現在でも用いられていることを把握しておくとよいでしょう（表1）。

①血液分布異常性ショック(distributive shock)：感染性、アナフィラキシー、神経原性
②循環血液量減少性ショック（hypovolemic shock)：出血性、体液喪失
③心原性ショック(cardiogenic shock)：心筋性、機械性、不整脈
④心外閉塞・拘束性ショック（extracardiac obstructive shock)：心タンポナーデ、肺塞栓症、緊張性気胸

（尾野敏明）

図1●ショックから多臓器不全に至るまで

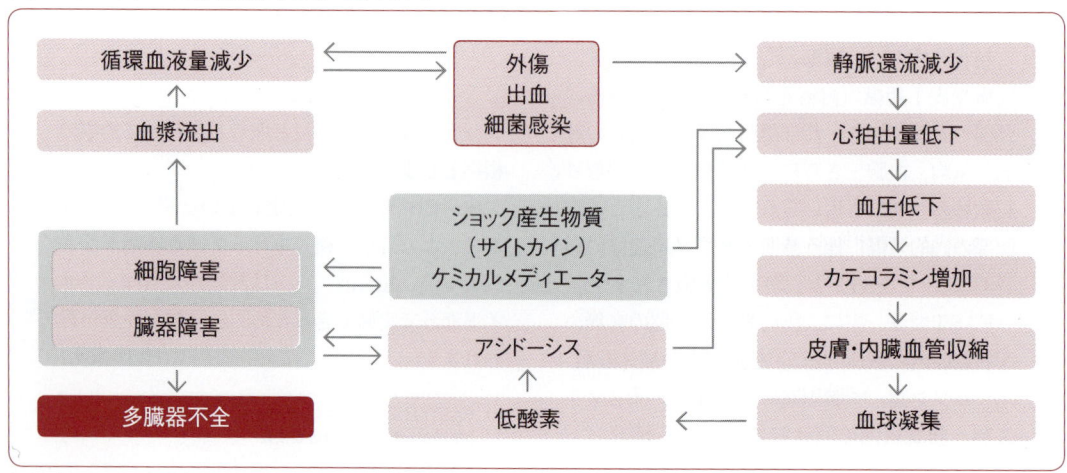

河内正治：ショック．NST完全ガイド，東口髙志編，照林社，東京，2009：251より引用．

表1 ● 各ショック分類の特徴

	血液分布異常性	循環血液量減少性	心原性	心外閉塞・拘束性
血圧	↓	↓	↓	↓
脈拍数	↑または↓	↑	↑	↑
心拍出量	↑または↓	↓	↓	↓
末梢血管抵抗	↓	↑	↑	→
中心静脈圧	↓	↓	↑	↑
臨床症状	5P+原因疾患による症状	5P+原因疾患による症状	5P+原因疾患による症状	5P+外頸静脈怒張
原因疾患	敗血症、アナフィラキシー、脊髄損傷	出血、体液喪失	心筋梗塞、弁膜不全疾患、AF[*1]、VF[*2]など	心タンポナーデ、肺塞栓、緊張性気胸

[*1] AF（atrial flutter）：心房粗動
[*2] VF（ventricular fibrillation）：心室細動

● 循環器のアセスメント

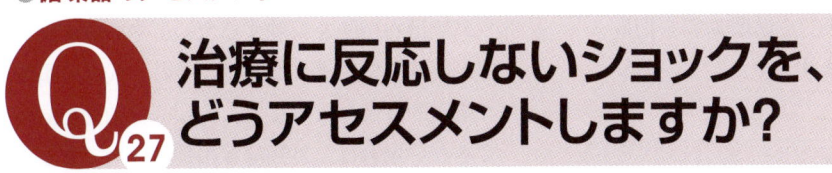

Q27 治療に反応しないショックを、どうアセスメントしますか？

A 肺動脈カテーテルを挿入し、循環動態をアセスメントします。循環血液量の状態によって、選択される治療法が異なります。

難治性ショック（＝治療に反応しないショック）の場合に考えられる原因を表1に示します。このような場合は、肺動脈カテーテルを挿入し、適切に循環動態を評価することが必要になります。

CVP（中心静脈圧）[*1]、PCWP（肺毛細血管楔入圧）[*2]、CO（心拍出量）[*3] などをモニタリングし、循環血液量が足りている（あるいは過剰）のか、あるいは循環血液量不足なのかを見きわめます。

循環血液量が足りている（あるいは過剰）と判断された場合は、カテコラミン増量や利尿薬投与を行います。

循環血液量が不足していると判断された場合は、ヘマトクリット・ヘモグロビンのデータから、輸血または輸液を行うのかを検討して、補液を行います。

（尾野敏明）

表1 ● 難治性ショックの原因

① （内）出血の持続
② 胸腔内圧の異常上昇（心タンポナーデ、緊張性気胸、縦隔気腫）
③ 心原性ショックの合併
④ traumatic toxemia（外傷性毒血症）
⑤ 脳死
⑥ 一過性の心停止
⑦ 低体温

[*1] CVP（central venous pressure）：中心静脈圧
[*2] PCWP（pulmonary capillary wedge pressure）：肺毛細血管楔入圧
[*3] CO（cardiac output）：心拍出量

●循環器のアセスメント

Q28 中心静脈圧の異常は、何を意味しますか？中心静脈圧ラインが入っていない患者の場合、同等のアセスメントは可能ですか？

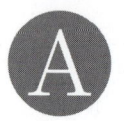

A 中心静脈圧≒右房圧ですから、前負荷、つまり容量負荷の異常（循環血液量の過不足など）を意味します。中心静脈カテーテルが挿入されていない患者の場合は、JVP（頸静脈圧）の測定を行います。

中心静脈圧とは

　中心静脈圧は右房圧と同等であり、前負荷の指標として使用されます（**表1**）。本来、前負荷は、心臓に流入する循環血液量、つまり容量負荷を示しています。

　しかし、容量負荷をダイレクトに測定することは困難です。そこで、容量と比例関係にある「圧＝中心静脈圧」が、広く循環動態を把握する指標として用いられます。

中心静脈圧の測定法

　中心静脈圧の測定に際しては、中心静脈カテーテルが挿入されていることが大前提となります（**図1**）。測定に際しては、モニタに接続する方法や、マノメータに接続する方法があります。このとき注意しなければならないのは、モニタとマノメータでは、測定単位が異なることです。モニタはmmHg、マノメータはcmH$_2$Oが用いられていることを、理解しておきましょう。

　いずれの測定方法においても、ゼロ点の設定が必要です（**図2**）。ゼロ点は右心房の位置であり、胸壁上では第4肋間と中腋窩線を結んだ点に該当します。ゼロ点を決めて中心静脈圧を測定し、高いか低いかを判断します。

中心静脈圧ラインがない場合は頸静脈圧を観察

　中心静脈カテーテルが挿入されていない患者の場合、前負荷の指標として「頸静脈圧の観察」が行われます。頸静脈圧（jugular venous pressure）はJVPと呼ばれ、通常、内頸静脈拍動の高さの観察から算出されます。

　JVPは右房圧を反映するため、中心静脈圧測定ができない患者において、それに代わる重要な臨床的評価となります。内頸静脈拍動を同定できない場合は、外頸静脈拍動で代用できますが、信頼性が低下することに注意が必要です。

　通常、JVPを測定する際は、内頸静脈の右側を観察します。なぜなら、右内頸静脈と右房は、解剖学的にまっすぐな導管のようなものでつながっているからです。

　測定方法を以下に示します（**図3**）。
①患者の頭部を30〜60度挙上する（循環血液量を考えてギャッチアップを決定すること）。
②患者の頭部を左に向けて、右内頸静脈が拍動する最高点の高さを見つける。
③胸骨角からの垂直距離を計測する（胸骨角は、胸骨柄と胸骨体との結合部で骨性隆起しており、第2肋骨が接合しているため）。
④胸骨から頸静脈拍動の高さに5cmを加えた値

表1 各ショック分類の特徴

中心静脈圧	原因	対策
5cmH$_2$O（3mmHg）以下	●循環血液量不足 ●ショック、脱水 ●降圧薬の投与	●輸血または輸液 ●強心薬投与
5〜12cmH$_2$O（3〜8mmHg）	●正常 ●血圧低下時は循環血液量不足または心不全	●輸液、昇圧薬の投与 ●強心薬投与
12cmH$_2$O（8mmHg）以上	●心不全　●過剰輸液、輸血 ●昇圧薬の投与　●陽圧呼吸時	●強心薬、利尿薬、血管拡張薬などの使用

図1 中心静脈カテーテルを挿入する静脈

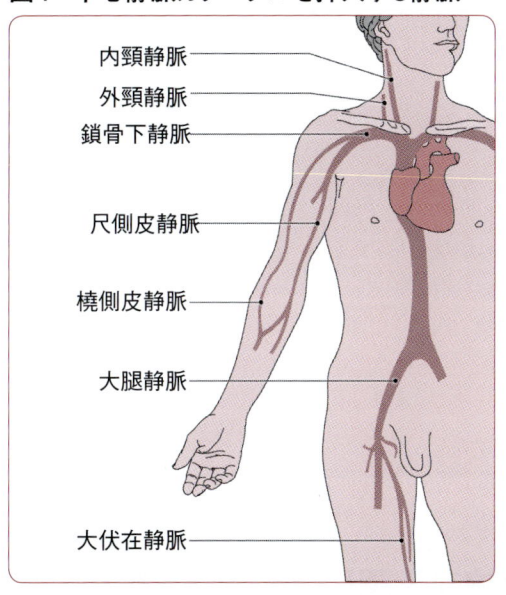

- 内頸静脈
- 外頸静脈
- 鎖骨下静脈
- 尺側皮静脈
- 橈側皮静脈
- 大腿静脈
- 大伏在静脈

図2 マノメータによる中心静脈圧の測定

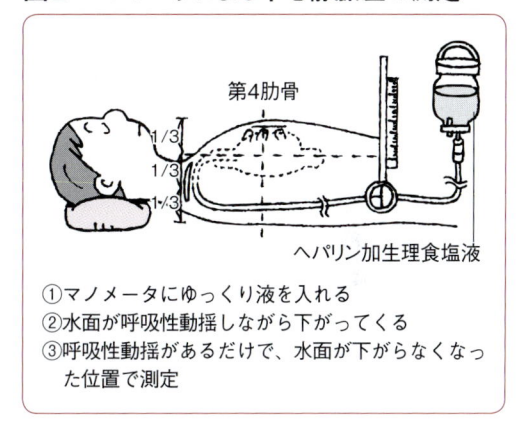

第4肋骨
ヘパリン加生理食塩水

① マノメータにゆっくり液を入れる
② 水面が呼吸性動揺しながら下がってくる
③ 呼吸性動揺があるだけで、水面が下がらなくなった位置で測定

図3 頸静脈圧の測定法

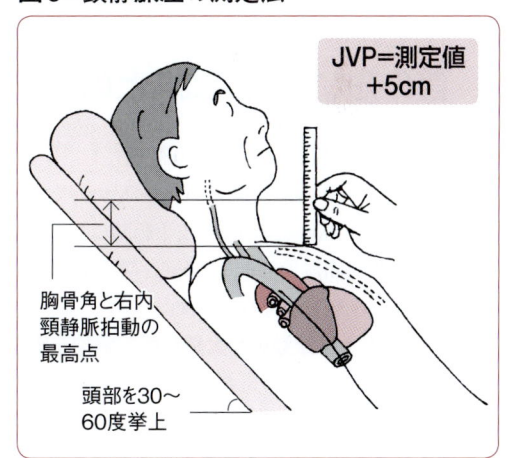

JVP=測定値+5cm

胸骨角と右内頸静脈拍動の最高点

頭部を30〜60度挙上

がJVPとなる（右房から胸骨角までの高さが通常5cmであるため）。

⑤30〜60度挙上で内頸静脈の拍動が確認できない場合は、ベッドを水平にして拍動の観察を行う。この状態でも内頸静脈の拍動が確認できない場合は、明らかに容量負荷の異常と判断する。

（尾野敏明）

● 循環器のアセスメント

Q29 「キャピラリーリフィリング」って何ですか？ 何がわかるのですか？

A 末梢循環不全の有無を見きわめる方法です。爪床を圧迫し、圧迫解除後、赤みが戻るまでの時間を見るもので、簡便なため広く用いられています。

　キャピラリーリフィリング（capillary refilling）を直訳すると「毛細血管の再充満」となります。通常はCRT（capillary refilling time）と呼び、毛細血管再充満時間のことを指しています。CRTは、末梢の循環不全の程度を見きわめる簡便な方法として、広く用いられ、ブランチテストとも呼ばれています。

　CRTは、爪を爪床が白くなるように強く圧迫し、圧迫を解除してから赤みが戻るまでどれくらいの時間がかかるかを観察することでわかります（図1）。3秒未満が正常とされており、3秒以上は末梢循環不全を疑い、ショックの特徴ととらえることができます。

（尾野敏明）

図1● CRTの測定法

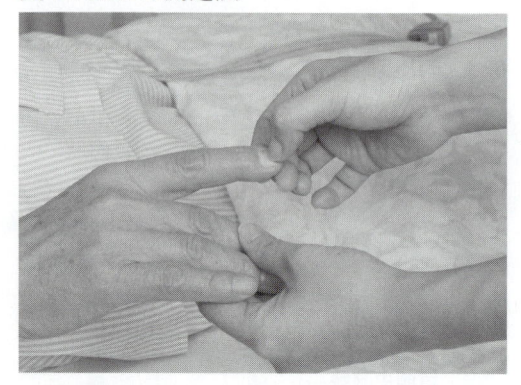

COLUMN

「ここがポイント」小児の急変対応①
首の短い小児では、どの部位で脈拍を確認したらよいですか？

● **乳児は上腕動脈で脈拍の確認**
　乳児の頸部は短く成人の指を入れにくいこと、また、頸部も鼠径部も皮下脂肪によって脈拍の触知が困難であることから、乳児の脈拍の触知は、上腕動脈で行います。

● **幼児以上は頸動脈か大腿動脈で脈拍を確認**
　乳児以上の小児であれば、成人と同様、脈拍の触知は頸動脈もしくは大腿動脈で行います。なお、呼吸と脈拍の触知は同時に行い、確認に10秒以上かけないよう注意しましょう。

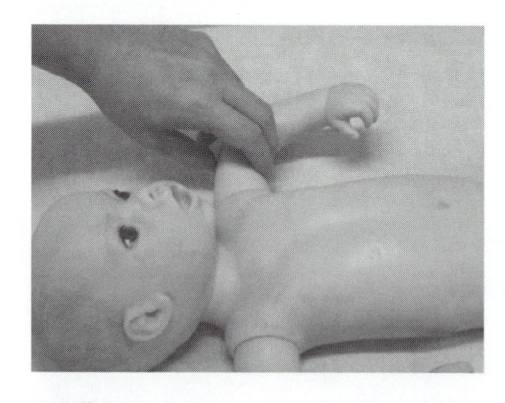

● **心拍数60回/分以下で顔面蒼白・チアノーゼがあれば胸骨圧迫が必要**
　小児における徐脈は、必要な心拍出量が得られず、心停止直前の状態と判断できます。脈拍が触知できない場合は、ただちに人工呼吸開始の準備を行います。
　十分な酸素投与と人工呼吸を実施しても、心拍数が60回/分以下で、かつ循環が悪い（皮膚蒼白、チアノーゼなど）場合は、胸骨圧迫を開始してください。

（中田 諭）

● 循環器のアセスメント

Q30 浮腫と循環動態に関連はありますか？ 浮腫を見るときのポイントは何ですか？

A 組織液の貯留が浮腫ですから、もちろん循環動態に関連します。浮腫のアセスメントでは、「圧痕が残るか」「全身性か局所性か」に注目して見ていくことが重要です。

浮腫とは

浮腫は、組織の隙間や胸腔・腹腔などの体腔に、組織液が病的に貯留した状態です。浮腫は、全身性浮腫（全身に起こる場合）と、局所性浮腫（体の一部に起こる場合）に分けられます。通常、全身性浮腫のうち、体腔内に貯留するもの（胸水や腹水など）を除き、皮下に起こるものを浮腫と呼んでいます。

浮腫の原因は、間質液成分の増量ないし貯留です。貯留している間質液成分が、流動性に富んでいる場合は圧痕を残すpitting edema（圧痕浮腫）、流動性に乏しい場合は圧痕を残さないnon-pitting edemaとなります。

病態から見た浮腫の原因は、①**血管壁透過性の亢進**（炎症・アレルギー）、②**毛細血管の静水圧の上昇**（循環障害）、③**血漿膠質浸透圧の減少**（栄養・代謝障害）、の3つに大別されます。

浮腫の鑑別では圧痕の有無と発生部位が重要

浮腫の鑑別診断を**表1**に挙げます。

ポイントは、①圧痕を残すかどうか、②浮腫が全身に及んでいるか限局しているかどうか、の2点です。

（尾野敏明）

表1 ● 浮腫の鑑別診断ポイント

圧痕が残るか	圧痕なし（non-pitting-edema）	リンパ浮腫、粘液浮腫
	圧痕あり（pitting edema）	上記以外すべて（心不全、腎不全、肝不全、アレルギー、感染症、血栓症、静脈弁不全）
浮腫の出現部位	全身性	高度の全身性浮腫（anasarca・hydrosarca） →腎臓におけるナトリウム貯留の亢進を伴うに至った状態
	局所性	●眼瞼：両側では腎不全やアレルギー、片側では眼窩蜂窩織炎 ●顔面：上大静脈症候群 ●上肢：リンパ浮腫（乳がん術後など）、静脈血栓症 ●下肢：両側では薬物副作用、心不全、うっ滞性静脈炎、静脈弁不全など。片側では静脈血栓症、リンパ浮腫、蜂窩織炎、アレルギーなど。 ●その他：血管透過性亢進（炎症やアレルギー）

● 循環器のアセスメント

Q31 循環動態の把握で、なぜ尿量のアセスメントが必要なのですか？

A 尿量は、腎血流量（全血液量の約25％）に依存しているため、全身の血流低下が生じると、すぐに尿量減少が起こるからです。

腎臓は、尿を生成して、体液と血圧の恒常性を維持しています。

経口摂取する水と体内でつくられる代謝水の総和は、尿と不感蒸泄、肺からの呼気、そして汗によって喪失する量とほぼ等しくなります。そのため、発熱などによって発汗量が増加したときや、下痢などによって排泄される水分量が増加したとき、必然的に尿量は減少することになります。

尿量減少の原因は多岐にわたりますが、循環動態にも深く関与しています。そのため、水分出納を含めた尿量のアセスメントを実施することが、循環動態を把握していく意味で重要となります。

尿量減少の原因

尿量が減少する原因は、一般的に、①**腎前性**、②**腎性**、③**腎後性**の3つに分類されます。

1 腎前性乏尿

尿は、腎臓に流入する血液を原料として生成されます。つまり、尿量は、腎血流量に依存するのです。したがって、腎血流量が低下すると、尿量も低下することになります。

腎血流は、全血流量のうち25％程度を占めています（図1）。そのため、何らかの原因で全身の血流低下が生じると、いち早く尿量低下となって現れます。

ショックで収縮期血圧が60mmHg以下になると、尿の生成は停止します。

2 腎性乏尿

腎臓の糸球体や尿細管の傷害による尿量減少を意味します。腎性の尿量減少は、急性糸球体腎炎や急性尿細管壊死などが原因で起こります。

3 腎後性乏尿

尿路（尿管、膀胱、尿道）の閉塞や狭窄に起因する尿量減少を指します。

（尾野敏明）

図1●腎血流量と全身血流量

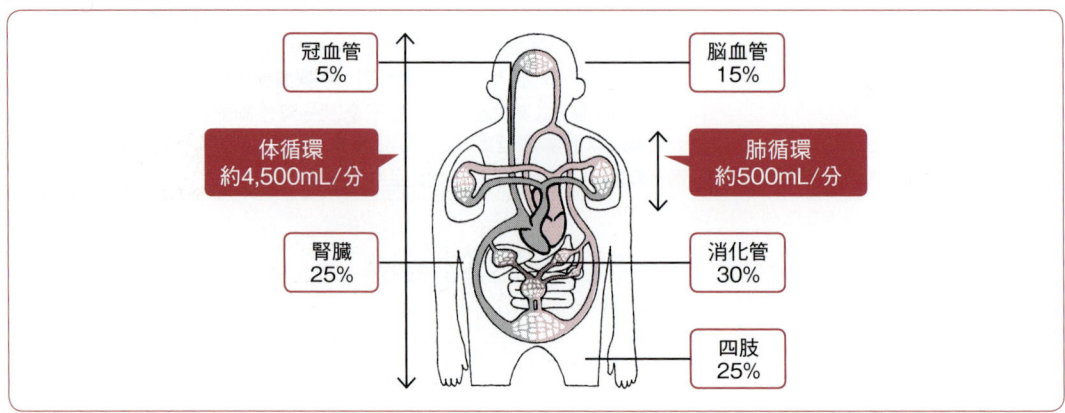

- 冠血管 5％
- 脳血管 15％
- 体循環 約4,500mL/分
- 肺循環 約500mL/分
- 腎臓 25％
- 消化管 30％
- 四肢 25％

● 循環器のアセスメント

Q32 出血を伴う急変時のアセスメントでは、何が必要ですか？ 出血の量により、バイタルサインや症状は、どう変わるの？

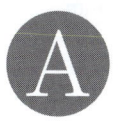

A ショック症状（皮膚冷感、蒼白）、脈拍数、脈圧、血圧、ヘモグロビンなどに注意してアセスメントします。出血の初期には血圧上昇・脈圧の狭小化が起こり、その後、ショックに転じて血圧が低下してきます。

出血が起こったからといって、すぐさま著しい血圧低下をきたし、ショックに陥るとは限りません。通常、生体は、1L以内程度の出血であれば、循環血液量が減少しても、末梢血管を収縮させることによって末梢血管抵抗を上昇させ、血圧を維持する機構がはたらくからです。

アセスメントで注意すること

出血性ショックの重症度を決定する因子として、①皮膚冷感・蒼白などのショック症状、②脈拍数、③脈圧、④血圧、⑤ヘモグロビンなどが挙げられます。

表1に、出血量とショックの関係を表した「ショック指数（shock index）」を示します。ショック指数は、循環血液量が減少して起こるショック（出血性ショック、熱傷ショックなど）の重症度を判定するために用いる指数です。これは、脈拍（心拍）数を収縮期血圧で割って算出するもので、その値から、出血量が推定できます。

出血量による バイタルサイン・症状の変化

出血量とバイタルサインの関係を示したグラフを図1に示します。

通常、出血が起こると、交感神経の緊張が起こり、心拍数を増加させて組織への酸素供給を正常化しようとします。また、末梢血管の収縮が起き、血圧を維持しようとするはたらきが起こるため、初期にはむしろ拡張期圧が上昇し、脈圧は狭小化します。

（尾野敏明）

表1●ショック指数

| ショック指数＝脈拍数/収縮期血圧 |

【例】
- 脈拍数120、血圧60/40mmHgのとき、ショック指数＝120回/60mmHg＝2
  → 2,000mLの出血
- 脈拍数150、血圧50/30mmHgのとき、ショック指数＝150回/50mmHg＝3
  → 3,000mLの出血

ショック指数	重症度	出血量
0.5〜1.0	軽症	約1,000mLまで
1.5前後	中等度	約1,500mL
2.0以上	重症	約2,000mL以上

図1●出血量とバイタルサイン

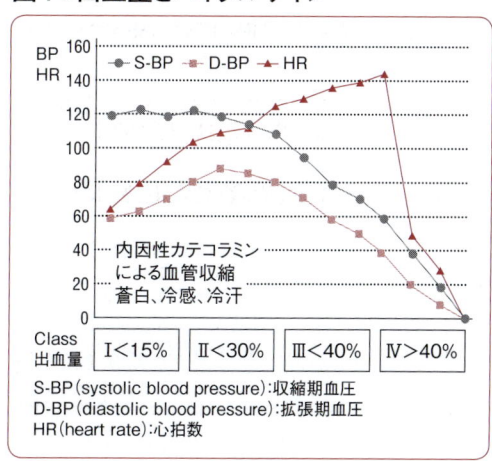

S-BP（systolic blood pressure）：収縮期血圧
D-BP（diastolic blood pressure）：拡張期血圧
HR（heart rate）：心拍数

● 消化器のアセスメント

Q33 見逃してはいけない腹部症状には、どのようなものがありますか？

A 急性腹症を示唆する「発熱や下痢を伴う激しい腹痛が急激に発症した場合」「腹部症状が持続・増強している場合」や、ショックを引き起こし得る「吐血・下血」には、格別の注意が必要です。

　腹部症状は、健常者でも、日常生活のなかで体験することの多い症状です。しかし、入院中の患者が腹痛を訴えた場合、それが原疾患に関連するものなのか、あるいは突発的に出現した症状なのかを判別しなければなりません。

　腹痛の原因となり得る病態や疾患は、消化器疾患だけでなく、生殖器に関連するものや、循環器疾患に関連するものなど、多岐にわたります。そのため、患者の主訴を聞き、症状の持続性や強さ、付随する症状を観察し、緊急度や重症度を判断する必要があります。

「急性腹症」には特に注意

　突然発症した激しい腹痛に、発熱や下痢などの付随症状を伴い、ショックとなり得るものを「急性腹症」と称します。急性腹症では緊急手術を要するケースもあることから、的確な診断のための観察・アセスメントが求められます。

　アセスメントで大切なのは、腹痛をもたらした疾患の確定ではなく、「重症度や緊急度の判別・その後の的確な対応」です。痛みを伴う患者に対しては、侵襲の少ない方法から順にフィジカルアセスメントを行っていき、予測性をもって対応する必要があります（図1）。

　腹痛をはじめ、急に発症するものや持続・増強するものは急性腹症であることが多く、経時的な観察と対応が必要です。

　種々の原因によって腹腔内圧が上昇し、呼吸困難や尿量減少など、さまざまな症状を発症するものをabdominal compartment syndrome（腹部コンパートメント症候群）といいます。

腹部症状の種類

1 腹痛

　腹痛は、腹部症状をもつ患者のほとんどが訴える症状です。

　腹痛には、違和感から始まるものや、突然痛みを生じるものなど、さまざまな種類があります。痛みは神経刺激を通して生じるものであるため、腹痛が生じていたら何らかの炎症があるととらえられます（→p.68 Q34）。

　腹痛が突然出現し、数時間内に最強となる疾患に急性膵炎があります。その症状は嘔気・嘔吐を伴う心窩部〜上腹部痛と背部痛であり、食後に始まることが多いのが特徴です。膵炎の場合、腹痛は仰臥位で増強し、側臥位や前屈位で軽減します。

　急性膵炎の重症例では、短時間で血圧低下・頻脈・ショック・意識障害などをきたしやすいため、他の急性腹症を呈する疾患との鑑別に注意が必要です。

2 下痢・便秘

　下痢や便秘の原因には、患者のこれまでの生活歴や基礎疾患の有無などが大きく関与します。下痢が持続すると、体液の喪失だけでなく、電解質バランス異常が起こることがあります。特に乳幼児や高齢者はその影響を受けやすく、脱力や意識障害を起こすこともあります。経口摂取ができない場合は、補液により電解質の補正を行う必要があります。

　便秘による腹痛は、通過障害によるものです

図1 ● 腹痛発生時の対応

腹痛

緊急度・重症度の判断と鑑別
● 問診→視診→聴診→触診→打診の順でフィジカルアセスメントを行う。

部位は？	限局
	放散
痛みの性質は？	鈍痛
	疝痛
持続時間は？	断続
	持続
苦痛の程度は？	我慢できる程度
	何も手につかないほどの苦痛

① 腹痛を知る
② Shockを知る
 ・ Shockの5P（→Q25、表1）
 ・ Shock指数（→Q32、表1）
③ 予測できる疾患や病態を探る。既往や発症時のエピソードなどの情報を得ながら、緊急度を判別する。

↓ **ショックを伴っている**
救急カートや薬剤の準備
モニタリング　検査・手術の準備

↓ **ショックを伴ってはいない**
不安の除去
安楽肢位の調整

処置介助・経時的観察と記録　必要時、家族への連絡　環境整備

外科的治療　緊急手術・血管造影　　　　　**保存的治療**

が、麻痺性あるいは血流障害を伴う絞扼性イレウスを視野に入れてアセスメントすることが大切です。

消化管内圧が上昇している場合、消化管穿孔から汎発性腹膜炎となる可能性があるため、早急に減圧処置（胃管やイレウスチューブの留置）や外科的処置を行うことがあります。

3 吐血・下血

吐血・下血は、消化管内の血管変性（圧迫や閉塞、動脈の変性によって瘤を生じるなど）によって起こります。ショックを引き起こす危険性が高いため、迅速な対応が求められます。

上腸管膜動脈閉塞のように、動脈閉塞により腸管壊死が起こると致死的状況となり得るため、最も緊急度が高い症状といえます（**表1**）。

4 嘔気・嘔吐

嘔気・嘔吐の原因は、消化管病変だけではあ

表1 ● 特に見逃してはならない腹痛

心疾患	急性心筋梗塞
泌尿器疾患	腎結石、腎盂腎炎
消化器疾患	腹膜炎、イレウス、消化管出血
肝・胆・膵疾患	胆管炎、急性膵炎
血管疾患	腹部大動脈瘤破裂、腸間膜破裂、肺塞栓症
産婦人科疾患	子宮外妊娠、卵巣茎捻転

りません。循環器疾患や脳神経疾患とも関連があるため、看護師は、全身のアセスメントを行う必要があります。

（久間朝子）

文献
1. 樽井武彦，山口芳裕：急性疾病に対する診療指針 消化器系の急性疾病．救急診療指針第4版，日本救急医学会専門医認定委員会編，へるす出版，東京，2008：226-234．
2. 松浦真理子：急性腹症．わかる！できる！急変時ケア，中村美鈴編，学習研究社，東京，2002：128-137．
3. 前川剛志監修，山勢博彰，早坂百合子編：急変・救急時看護スキル．照林社，東京，2004：296-300．

● 消化器のアセスメント

Q34 腹部の痛みから、何がわかりますか？どうアセスメントしますか？

A 痛みの種類や性質、痛みの出現部位などから、ある程度、疾患を予測することが可能です。痛みは患者本人しか感じられないため、患者の訴えを基準にアセスメントしていきます。

腹痛の原因はさまざまですが、痛みの種類や性質、患者の主訴や様子から、ある程度の疾患を予測することができます。

痛みは、個人の知覚であり認識でもあるため、医療者の主観ではなく、患者の訴えを基準に、増強・軽減の程度を判断することが大切です。

腹痛の分類（病態生理学的分類）

腹痛は、大きく「内臓痛」と「体性痛」に分けられます（図1）。それぞれ特徴的な症状を示すため、鑑別することで、保存的治療の適応となるか、外科的治療となるかを判別できます。

看護師は、患者の訴えやバイタルサイン・全身状態の把握を行い、すみやかに治療が行われるようにマネジメントします。

1 内臓痛

主として、消化管の平滑筋収縮・拡張・けいれんによって生じる痛みです。多くの場合、患者は「差し込むような痛み」と表現します。間欠的もしくは周期的な痛みであり、多くは疼痛部位が不明瞭です。

随伴症状としては、平滑筋内に分布している自律神経によって起こる嘔気・嘔吐や顔面蒼白、発汗などが見られます。

2 体性痛

圧迫などの物理的刺激や、消化管液の漏出などの化学的刺激によって生じる痛みです。体位

図1● 腹痛の分類と特徴

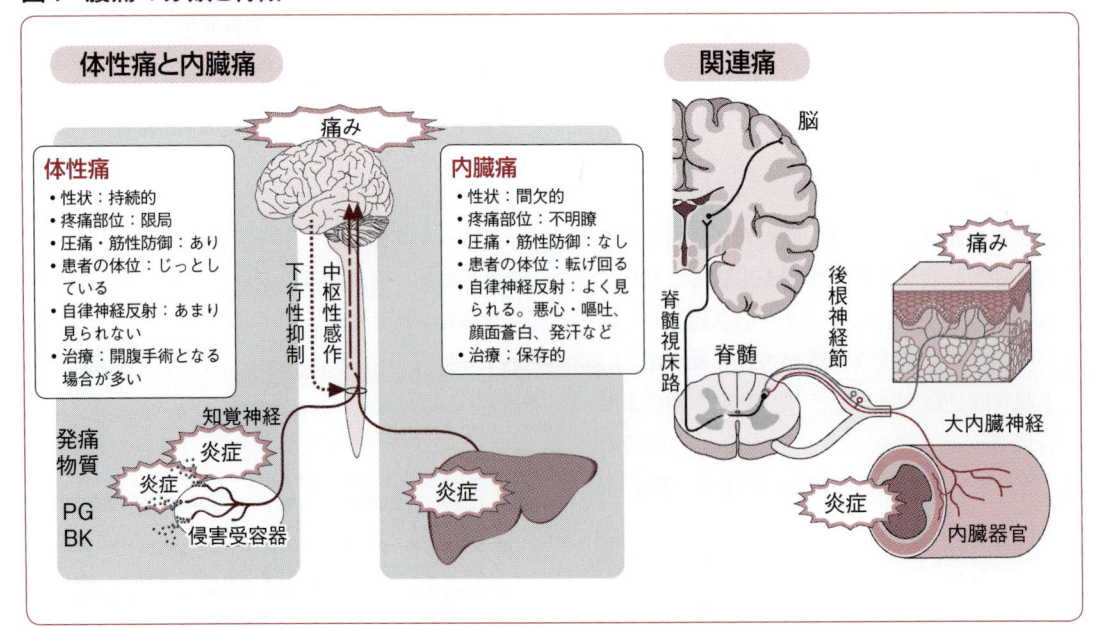

体性痛と内臓痛

体性痛
- 性状：持続的
- 疼痛部位：限局
- 圧痛・筋性防御：あり
- 患者の体位：じっとしている
- 自律神経反射：あまり見られない
- 治療：開腹手術となる場合が多い

内臓痛
- 性状：間欠的
- 疼痛部位：不明瞭
- 圧痛・筋性防御：なし
- 患者の体位：転げ回る
- 自律神経反射：よく見られる。悪心・嘔吐、顔面蒼白、発汗など
- 治療：保存的

発痛物質 PG BK、侵害受容器、知覚神経、炎症、下行性抑制、中枢性感作

関連痛

脳、脊髄視床路、脊髄、後根神経節、大内臓神経、内臓器官、炎症、痛み

を変えると痛みが増強するため、多くの場合、患者は動かずじっとしています。持続性の痛みで、疼痛部位は限局しており、圧痛や筋性防御を伴います。

緊急手術の適応となる場合が多いことを把握しておきましょう。

3 関連痛

原因となる病変部位とは離れた場所の皮膚に感じる痛みです。内臓痛が伝達される際、隣接する知覚神経線維も刺激されることで生じます。腹部以外の疾患で生じる場合もあるため、鑑別が必要です。

腹痛の「部位」や「時間」から病態が推測できることも

腹痛の部位から、主たる疾患を関連づけることができます。図2にショックとなりやすい疾患との関連を示します。

また、腹痛の現れ方に特徴のある病態もある

表1 ● 腹痛を起こす病態と時間的特徴

病態	時間的特徴
消化管穿孔	発症後10～20分で、腹痛が最高レベルに達する。
急性胆嚢炎・胆管炎	2～3時間で、腹痛が最高レベルに達する。
尿管結石	間欠的激痛が20～60分持続する。
膵炎	食後1時間以内に、臍周囲の疼痛が生じる。
腸間膜静脈循環不全	食後1時間以内に、臍周囲の疼痛が生じる。

ことに注意が必要です（表1）。

（久間朝子）

文献
1. 松月みどり，臼井千津，川原千佳子編，行岡哲男医学監修：救急ケアQ&A．ナーシングケアQ&A 2004；1（4）：58-60．
2. 山内敬子：腹痛．院内エマージェンシー 急変時に対応するための知識と技術，山勢博彰 編著，メヂカルフレンド社，東京，2004：115-120．
3. 岡本和文，森田孝子編：院内急変と緊急ケアQ&A．ナーシングケアQ&A 2006；13：89-90．
4. 寺村文恵：お腹が痛いという訴え．ナーシングトゥデイ 2008；23（6）：85-98．

図2 ● 腹痛の部位と関連臓器・疾患

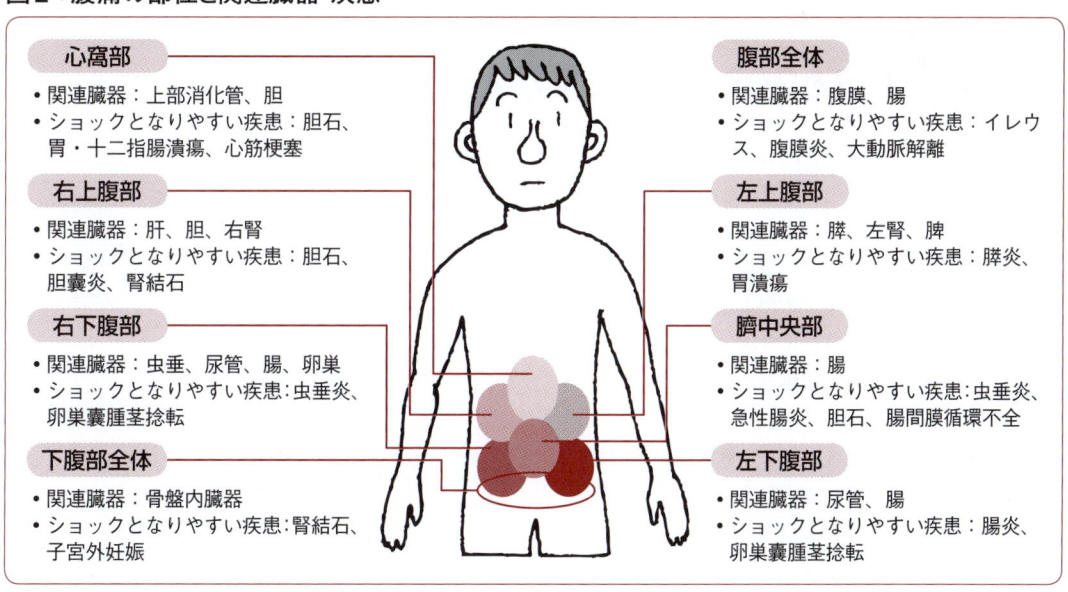

心窩部
- 関連臓器：上部消化管、胆
- ショックとなりやすい疾患：胆石、胃・十二指腸潰瘍、心筋梗塞

右上腹部
- 関連臓器：肝、胆、右腎
- ショックとなりやすい疾患：胆石、胆嚢炎、腎結石

右下腹部
- 関連臓器：虫垂、尿管、腸、卵巣
- ショックとなりやすい疾患：虫垂炎、卵巣嚢腫茎捻転

下腹部全体
- 関連臓器：骨盤内臓器
- ショックとなりやすい疾患：腎結石、子宮外妊娠

腹部全体
- 関連臓器：腹膜、腸
- ショックとなりやすい疾患：イレウス、腹膜炎、大動脈解離

左上腹部
- 関連臓器：膵、左腎、脾
- ショックとなりやすい疾患：膵炎、胃潰瘍

臍中央部
- 関連臓器：腸
- ショックとなりやすい疾患：虫垂炎、急性腸炎、胆石、腸間膜循環不全

左下腹部
- 関連臓器：尿管、腸
- ショックとなりやすい疾患：腸炎、卵巣嚢腫茎捻転

● 消化器のアセスメント

Q35 腸蠕動の異常には、どんなものがありますか？どうアセスメントすればいいですか？

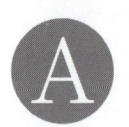

A イレウスの状態がわかります。腸蠕動音の亢進では機械的イレウス、腸蠕動音の消失では麻痺性イレウスや汎発性腹膜炎が疑われます。

腸蠕動音の異常とは

腸蠕動音の異常は「腸の消化機能の停滞もしくは障害」を示します。消化機能の停滞により、消化管内の内圧が上昇するため、付随して嘔気・嘔吐が起こります。

腸蠕動運動の状態からわかるのは、イレウスの状態です。

機械的イレウス（単純性イレウス）では、金属音・有響性音が聴取されます。

一方、麻痺性イレウスでは、腸蠕動音は聴取されません。また、汎発性腹膜炎でも、腸管の麻痺のために腸蠕動音が減弱・消失します。

イレウスの確定診断

多くの場合、イレウスの状態は、以下に示すような画像検査の所見と併せて確定されます。

- **小児の腸重積**：超音波所見でターゲットポイントが出現
- **イレウス**：X線所見でニボーが出現（→p.272）

患者の通常の排便状況の情報を得ておくことも、イレウスの確定判断につながります。

術後患者では、癒着などによってイレウスが習慣性となることもあるため、注意が必要です。

（久間朝子）

文献
1. 岡本和文，森田孝子編：院内急変と緊急ケアQ&A．ナーシングケアQ&A 2006；13：100-101．

「ここがポイント」小児の急変対応②
小児のJCSとGCSはありますか？

小児は認知機能や言語機能が発達途上にあるため、成人のスケールをそのまま適応することは困難です。しかし、小児においても意識レベルの評価は重要であり、重症度を評価するにはスケールを用います。このような小児の特徴をふまえたJCS（表1）・GCS（表2）のスコアや、さらに簡略なAVPU（表3）の評価などを必要に応じて使用します。

GCSスコア12点以下なら重症な頭蓋内損傷が示唆され、スコアが8点未満なら気管挿管と人工呼吸、スコアが6点未満なら頭蓋内圧のモニタリングを考慮します。

（中田 諭）

表1● 乳児に対するJCS

	刺激をしなくても覚醒している状態（1桁で表現）	
	0 正常	0
I	1 あやすと笑う。ただし不十分で、声をだしてわらわない	1
	2 あやしても笑わないが、視線は合う	2
	3 母親と視線が合わない	3
	刺激をすると覚醒する状態（2桁で表現）	
II	1 飲み物を見せると飲もうとする　あるいは乳首を見せるとほしがって吸う	10
	2 呼びかけると開眼して目を向ける	20
	3 呼びかけを繰り返すとかろうじて開眼する	30
	刺激をしても覚醒しない状態（3桁で表現）	
III	1 痛み刺激に対し、払いのけるような動作をする	100
	2 痛み刺激で少し手足を動かしたり顔をしかめる	200
	3 痛み刺激に反応しない	300

坂本吉正：小児神経診断学．金原出版，東京，1978：36より引用

● 消化器のアセスメント

Q36 腹壁緊張の程度から、何がわかりますか？どうアセスメントしますか？

A 腹壁緊張は、腹膜炎を示す重要な所見です。腹膜炎が疑われた場合は、ショックが起こることを想定し、迅速な対応が求められます。

腹壁緊張のことを、デファンス（筋性防御）といいます。腹壁の緊張が高まり、「腹壁を掌で圧迫すると、板のように硬い手ごたえを得るもの」のことです。

筋性防御は、肋間神経・腰神経を介して、腹壁筋の緊張が反射的に亢進することで起こります。筋性防御は、壁側腹膜の緊張を示すため、腹膜炎の診断において重要な理学所見となります。

急性腹膜炎の原因には細菌因子と化学因子があります。

細菌因子が原因の場合、急性虫垂炎、急性胆嚢炎、急性膵炎などの腹腔内の臓器の炎症が、腹膜へ波及することによって生じます。一方、化学因子が原因の場合、外傷・消化管疾患や腸間膜虚血によって消化管穿孔が起こり、消化管液が腹膜に漏出することによって起こります。

急性腹膜炎の診断には理学所見が有用で、消化管穿孔の場合には、腹部単純X線で横隔膜下の空気遊離像（Free Air像）が診断の決め手になります。

腹膜炎をきたしている場合は、ショックとなる場合を想定し、静脈確保、緊急薬剤の準備や救急カートの準備（気道確保を含む）、手術の準備、家族への連絡などが必要です。

腹膜炎の処置は、時間的猶予がない場合が多く、患者や家族への適切な説明、疼痛マネジメント、不安などへの精神的援助が求められます。

（久間朝子）

COLUMN

表2● 乳児・小児に対するGCS

	乳児	小児（幼児）	
開眼（E）	自発的に	自発的に	4
	言葉をかけることによって	言葉をかけることによって	3
	痛みによってのみ	痛みによってのみ	2
	反応なし	反応なし	1
言語反応（V）	のどを鳴らしたり片言を話したりする	見当識があり,適切	5
	怒って泣き叫ぶ	混乱した会話	4
	痛みに対して泣き叫ぶ	不適切な言葉	3
	痛みに対してうめき声を上げる	理解できない言葉または言葉にならない声	2
	反応なし	反応なし	1
運動反応（M）	自発的に目的をもって動く	命令に従う	6
	触ると手足を引っ込める	疼痛刺激の位置がわかる	5
	痛みに対して手足を引っ込める	痛みに対して手足を引っ込める	4
	痛みに対して除皮質体位（異常屈曲）を示す	痛みに対して屈曲を示す	3
	痛みに対して除皮質体位（異常伸展）を示す	痛みに対して伸展を示す	2
	反応なし	反応なし	1

Davis RJ, et al. "Head and spinal cord injury", in Textbook of Pediatric Intensive Care, MC Rogers編. Williams & Wilkins, Baltimore, 1987; James H, Anas N, Perkin RM. Brain Insults in Infants and Children. Grune & Stratton, New York, 1985, およびMorray JP, et al. "Coma scale for use in brain-injured children". Critical Care Medicine 1984; 12: 1018. から引用

表3● AVPU小児反応スケール

A	Alert	清明（年齢に応じた反応）
V	Voice	声に反応する（呼びかけたときのみ反応）
P	Painful	痛みに反応する（爪床を刺激するなどの痛み刺激にのみ反応）
U	Unresponsive	反応しない（どんな刺激にも反応しない）

American Heart Association：PALSプロバイダーマニュアル日本語版. シナジー、東京, 2008：22. より引用

● 消化器のアセスメント

Q37 腹膜刺激症状から、何がわかりますか？どうアセスメントしますか？

A 腹膜刺激症状が見られた場合、急性腹症（虫垂炎、腹膜炎、子宮外妊娠など）と判断できます。触診時に、筋性防御・反動痛・圧痛・波動がないかをアセスメントします。

腹膜刺激症状とは

腹膜刺激症状は、虫垂炎や腹膜炎・子宮外妊娠など、急性腹症で見られる症状です。腹膜に感染・外傷・化学的刺激が起きると、腹膜刺激症状をきたします。

腹膜刺激症状には、デファンス、ブルンベルグ徴候、圧痛、波動などがあります。主として触診によって、その程度を明らかにすることができるため、緊急処置や手術の判断に重要なアセスメント所見となります。

腹膜刺激症状のアセスメント

触診は、患者にとって疼痛や苦痛を伴うものです。触診の前には、非侵襲的な情報を得るために視診や聴診を行っておき、苦痛を最小限に、また苦痛によって他の理学所見を見逃さないように努めることが重要です。

触診によって得られる腹膜刺激症状の所見を**表1**に示します。

体性痛では病変部位に一致して圧痛点を認める場合が多いのですが、内臓痛の場合には圧痛点がはっきりしないことも多くあります。

なお、腹壁緊張を余儀なくされる仰臥位では、疼痛が増強することに注意が必要です。腹壁の緊張を解くために、膝関節を屈曲した側臥位をとらせると、疼痛が軽減しやすくなります。

（久間朝子）

表1●触診によって得られる腹膜刺激症状

所見	時間的特徴
デファンス（筋性防御）	限局性腹膜炎、汎発性腹膜炎 ＊腹壁を手掌で圧迫すると、板のように硬い手ごたえを得るもの
ブルンベルグ徴候（反動痛）	汎発性腹膜炎（消化管穿孔など） ＊疼痛部をゆっくり圧迫していき、急に手を離したときに激しい痛みを生じること
圧痛	胆嚢炎、腹腔内膿瘍 ＊虫垂炎では、マックバーネ点（臍と右上前腸骨棘を結ぶ線上の臍から2/3の点）で起こる
波動	子宮外妊娠破裂、突発性腹腔内出血 ＊腹腔内の腹水・血液貯留

●消化器のアセスメント

Q38 嘔気・嘔吐が続く場合は、どのようなアセスメントが必要ですか？

A 消化器疾患だけではなく、循環器疾患や脳神経疾患である可能性もふまえたアセスメントが重要です。胸痛や背部痛、頸部硬直や瞳孔所見、頭痛や麻痺の有無を併せて確認してください。

緊急性の高い循環器疾患や脳神経疾患との鑑別が重要

嘔吐の原因には末梢性のものと中枢性のものがあり、それぞれが延髄の背外側網様体の嘔吐中枢を刺激することによって生じます（**表1**）。嘔吐の誘因は、消化器疾患だけではありません。そのため、全身状態の把握を行い、原因と緊急性をアセスメントすることが重要です。

循環器疾患との鑑別のためには胸痛や背部痛の有無、脳神経疾患との鑑別のためには項部硬直や瞳孔所見、頭痛、麻痺などの障害の有無を確認します。

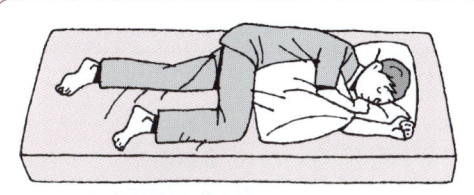

嘔気・嘔吐のうち、食事に関連して生じるのは、消化管障害や妊娠によるものです。一方、食事に関係なく生じる嘔気・嘔吐は、頭蓋内病変（脳血管障害・中枢神経系疾患）や循環器疾患（虚血性心疾患）が疑われ、緊急度が高いため、迅速に対応する必要があります。

嘔吐発生時の対応

嘔吐時には、吐血時と同様に、誤嚥を防ぐために側臥位をとり、気道確保を行います（**図1**）。

嘔吐を繰り返す場合には、水分摂取が困難であることが多く、脱水による代謝性アルカローシスが起きていると考えられます。嘔吐運動による体力の消耗が大きいため、補液を行うとともに安楽肢位の調整、清潔への援助、休息の確保を行う必要があります。

（久間朝子）

図1●嘔吐発生時の体位

回復体位は上記の理想の条件に最も近いといえる。ただし、同じ体位を長時間維持するのは好ましくなく、30分経過したら反対向きにしたほうがよい。

文献
1. 岡本和文，森田孝子編：院内急変と緊急ケアQ&A. ナーシングケアQ&A 2006；13：91-93.
2. 前川剛志監修，山勢博彰，早坂百合子編：急変・救急時看護スキル. 照林社，東京，2004：301-306.
3. 田中周平：消化機能に関わるクリティカルケア看護. クリティカルケア看護のQ&A，山勢博彰編，医学書院，東京，2006：102-104.

表1●嘔気・嘔吐の原因

末梢性嘔吐	消化器疾患	食道炎、胃腸炎、イレウス、食中毒、膵炎、急性胃粘膜病変
	腹膜疾患	腹膜炎
	心疾患	心筋梗塞、狭心症、うっ血性心不全
	その他	妊娠、メニエル病
中枢性嘔吐	嘔吐中枢への刺激	脳腫瘍、脳梗塞、脳出血、髄膜炎、緑内障、クモ膜下出血
	代謝異常	糖尿病性ケトアシドーシス、肝性昏睡
	薬物中毒	モルヒネ、ジギタリス、アドレナリン、利尿薬、抗がん剤

● 消化器のアセスメント

Q39 吐血や下血は、どのようにアセスメントしますか?

A 出血の性状（色）によって、ある程度、出血部位や出血時間を絞り込むことができます。また、吐血の場合は吸引量、下血の場合はおむつ内の出血量を確認し、大量出血によるショックに備えて予測的にかかわることが大切です。

　吐血や下血は、ときに大量出血となってショックに陥ることがあります。全身状態の把握とともに、出血部位・出血量・原因疾患の検索が必要です。病態によっては、緊急内視鏡や手術の適応となる場合もあります。

　出血の色は、消化管内に停滞した時間、出血量や出血速度によって変化します。

吐血のアセスメント（図1-右）

　吐血をアセスメントする際は、喀血との鑑別が必要です。

　喀血は、アルカリ性の泡沫液状で、痰が混入しています。一方、吐血は、酸性で食物残渣が混入しているのが特徴です。

　大量吐血の場合、誤嚥をきたしやすいため、側臥位をとり、気道確保を行う必要があります（→p.73 Q38）。

　出血が少量の場合は、胃液によって変性し、コーヒー残渣状の吐血をきたすことがあります。肝疾患の既往や飲酒歴などの情報も、併せてアセスメントすることが重要です。

下血のアセスメント（図1-左）

　下血のうち、上部消化管出血の場合はタール便、下部消化管出血の場合は鮮血便が見られます。ただし、鉄剤を内服している場合には、タ

図1 ● 吐血・下血の性状と予測される出血部位

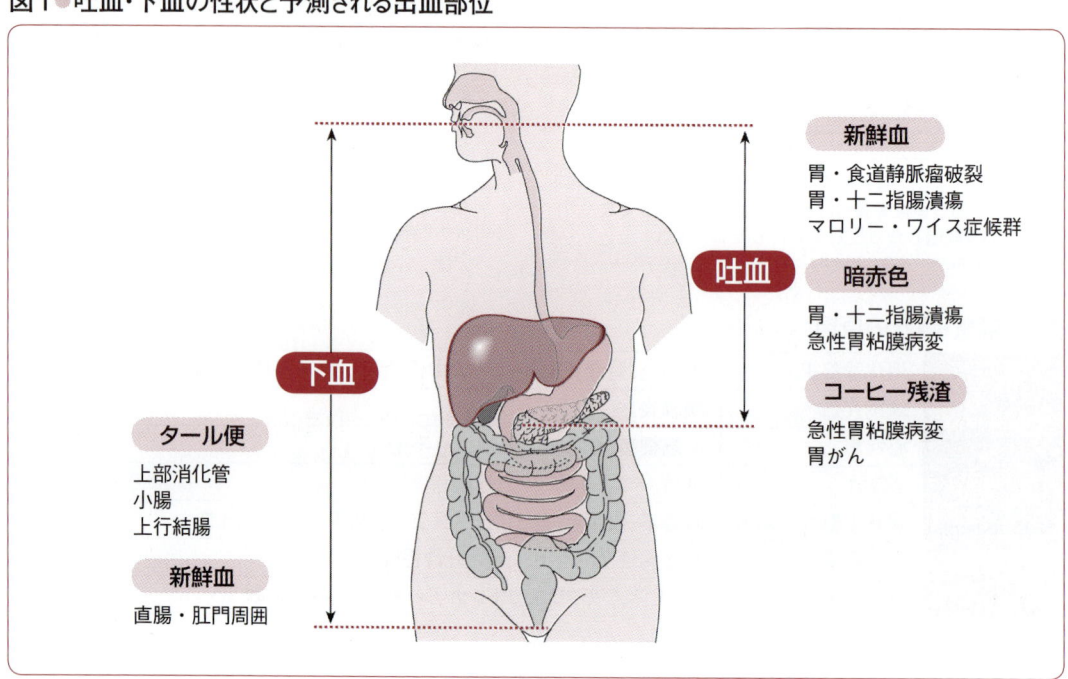

吐血
- 新鮮血
  - 胃・食道静脈瘤破裂
  - 胃・十二指腸潰瘍
  - マロリー・ワイス症候群
- 暗赤色
  - 胃・十二指腸潰瘍
  - 急性胃粘膜病変
- コーヒー残渣
  - 急性胃粘膜病変
  - 胃がん

下血
- タール便
  - 上部消化管
  - 小腸
  - 上行結腸
- 新鮮血
  - 直腸・肛門周囲

表1 ● 出血の程度とショック症状

ショックの程度	出血量	症状	尿量
なし	500mL（体重の10％）	無症状または立ちくらみ、めまい	正常
軽症	1,000mL（体重の15～25％）	軽度頻脈、軽度血圧低下、脱力感、冷汗、口渇、四肢冷感、めまい	軽度減少
中症	1,500mL（体重の25～30％）	頻脈、血圧低下（収縮期90mmHg以下）、不穏、不安、冷感、口渇、反射低下、皮膚蒼白	乏尿
重症	2,000mL以上（体重の40～50％）	頻脈、血圧低下（収縮期70mmHg以下）、虚脱、失神、蒼白強度、体温低下	無尿

杉山貢：消化管出血．標準救急医学 第3版，日本救急医学会監修，医学書院，東京，2001：491．より一部改変引用

ール便が見られるため、鑑別には注意が必要です。

痔核では、鮮紅色の出血が見られますが、血液が便に混入することはありません。また、女性の不正出血との鑑別も必要となります。

下血のうち、最も緊急性が高いのは上腸管膜動脈閉塞です。患者は激しい痛みを訴え、ショックとなります。上腸管膜動脈閉塞では、大量ではないものの、鮮血便に凝血塊が見られるのが特徴です。

動脈閉塞によって、腸管は12～15時間で壊死し、致死的となります。心房細動、動脈硬化症、透析、グラフト術の既往のある患者には、特に注意が必要です。

● 吐血・下血発生時の対応

出血の程度によって、循環血液量の減少によるさまざまな症状が出現します（表1）。吸引量・おむつ内の下血量のカウントは、体液喪失量の想定に非常に重要な情報となります。

出血には噴出性出血と湧出性出血があり、活動性出血や出血量が多い場合には、排出された血液量よりも出血量のほうが多いことを想定し、まずはショックへの対応を行います。

ショックへの対応は、一次救命処置のアルゴリズムに沿って、迅速に実施します。減圧のために、消化管チューブの挿入やSBチューブによるバルーンでの直接的止血法が取られる場合もあります。

また、内視鏡下での止血点クリッピング術や硬化療法の処置を必要とすることもあります。

吐血・下血は体液の喪失であり、貧血の進行をモニタリングしながら補液や輸血を行います。大腸炎などの下血は保存的に治療を行いますが、ショック症状で緊急を要する下血の場合、内視鏡的止血術が行われます。血管造影によって出血箇所を塞栓する他、緊急手術となることもあります。

吐血・下血がある患者の場合、不安に対する援助、不穏による安全面への配慮、被覆や室温調整による体温維持、臭気など環境への配慮を、予測的に行う必要があります。

（久間朝子）

文献
1. 岡本和文，森田孝子編：院内急変と緊急ケアQ&A．ナーシングケアQ&A 2006；13：94-99．
2. 前川剛志監修，山勢博彰，早坂百合子編：急変・救急時看護スキル．照林社，東京，2004：301-310．
3. 松月みどり，臼井千津，川原千佳子編，行岡哲男医学監修：救急ケアQ&A．ナーシングケアQ&A 2004；1（4）：66-70．
4. 田中周平：消化機能に関わるクリティカルケア看護．クリティカルケア看護のQ&A，山勢博彰編，医学書院，東京，2006：105-106．

● 消化器のアセスメント

Q40 持続する下痢は、どのようにアセスメントすればいいですか？

A 脱水による自律神経症状（口渇、眼窩の窪み、倦怠感、めまい、起立性低血圧など）に注意してアセスメントします。発熱を伴う下痢は感染性である危険があるため、感染予防策の徹底・感染拡大防止を念頭に置いた対応が必要です。

下痢では脱水と電解質異常に注意

　下痢は、さまざまな要因により、大腸運動の機能亢進、病変による水分吸収の低下、腸管内細菌繁殖などが起こることで生じます。原因の除去とともに薬物療法が行われますが、感染性か否かを判別するため、周囲に同症状を訴える人がいないか、考えられる感染経路があるか、といった情報を得ることも必要です。

　下痢の場合、便中の水分量が多く、排便が頻繁になります。便中の水分量は通常60～80％ですが、下痢時には80～90％となります。便中の水分量が90％を超えた場合が水様便です。

　下痢は、発生機序によって表1のように分類されます。さらに、発生と経過によって、急性下痢と慢性下痢（1か月以上にわたるもの）とに分類されます。

　下痢が重症化すると、便中のナトリウム濃度が上昇し、カリウム濃度は低下します。つまり、体内のナトリウムが喪失し、細胞外液が低張となることで、細胞外→細胞内への水分移動が生じて細胞外液の欠乏が起こるのです。体液喪失によって脱水となり、電解質バランスが崩れることが多いため、特に高齢者や小児では注意が必要です。

　下痢発生時には、消化管安静のために絶飲食を基本とし、補液によって体液と電解質の補整を行う必要があります。

持続する下痢のアセスメントと対応

　激しい下痢・持続する下痢では、脱水に関連した自律神経症状（口渇、眼窩の窪み、倦怠感、めまい、起立性低血圧など）が起こります。脱水がさらに悪化すると、錯覚や幻覚が生じ、電解質不均衡のために脳・心臓・腎機能が低下し、生命の危機に陥ることもあります。

　発熱を伴う下痢では、細菌感染を視野に入れ、スタンダードプリコーションの徹底、必要であれば隔離や保健所への通達を行います。患者への十分な説明を行い、協力を得ることが感染拡

表1 ● 下痢の分類

分類	特徴
浸透圧性下痢	高浸透圧性の溶質によって、水分が腸管内腔に移動するために起こる。
滲出性下痢	炎症により、腸管壁の透過性が亢進し、滲出液が腸管内腔に移動することで起こる。
分泌性下痢	消化管粘膜液の分泌過剰によって起こる。
腸管運動異常による下痢	腸管運動亢進もしくは低下によって起こる。

表2 ● 下痢を起こす疾患

分類		疾患
感染性下痢	細菌性	赤痢、コレラ、腸炎ビブリオ、病原性大腸炎、偽膜性腸炎
	ウイルス性	伝播性下痢、感冒
	原虫	寄生虫、真菌
	全身性重症感染症に続発するもの	
非感染性下痢	中毒	有毒魚介、金属、きのこ
	食事	暴飲暴食
	物理	イレウス、冷却、放射線治療

大防止につながります。同時に、患者の渡航歴などの情報を確認することも必要です。

下痢は、身体にとって有害な物質を排出する生体反応です（表２）。しかし、体液喪失と頻繁な排便行為による患者の不快感は大きく、清潔への援助や安全面、アメニティの工夫などを行い、不要なエネルギー消費をおさえることが求められます。

(久間朝子)

文献
1. 岡本和文，森田孝子編：院内急変と緊急ケアQ&A．ナーシングケアQ&A 2006；13：96-97.
2. 前川剛志監修，山勢博彰，早坂百合子編：急変・救急時看護スキル．照林社，東京，2004：307-310.
3. 松月みどり，臼井千津，川原千佳子編，行岡哲男医学監修：救急ケアQ&A．ナーシングケアQ&A 2004；1（4）：61-63.

急変時にもよく用いられるMRI。X線やCTと何が違うの？ COLUMN

MRI（磁気共鳴画像装置）は、Magnetic Resonance Imaging systemの略で、最近では数多くの診断に用いられます。MRIは磁気を使用した装置ですが、この原理について簡単に説明しておきましょう。

MRIは、磁場にある電子核が特定の周波数の電波に共鳴して出す波形を用いた画像です。核磁気共鳴（NMR）[*1]という現象を利用して、その電波が出た位置を整理しているのです。

断層画像という点ではX線やCTとよく似た画像に見えますが、CTとは全く異なる物質の物理的性質に着目した撮影法で、CTでは得られない３次元的な情報を知ることができます。

とはいえ、MRIは、すべての疾患や診断に使用するのではなく、疾患や病態ごとに必要性を判断して撮影されます。救急の場面でMRIが用いられるのは、主に脳梗塞の診断時です。

脳卒中患者は、しばしば意識障害を伴い、その疾患を疑うときには、必ずといってよいほどCT検査が行われます。でも、なぜすべての患者にMRIを行わないのでしょうか？

MRI検査はCT検査に比べ撮影準備や時間が長くかかり、実施に伴う費用も高額です。一方、CT検査は迅速に実施でき、ある程度の確定診断が可能です。また、断層で撮影された出血所見（CTでは白く描かれる）から、出血量を測定することまでできます。

しかし、初期の脳梗塞では低吸収領域である梗塞所見が描かれにくく、診断が困難となるため、MRIによる梗塞所見の鑑別を行うわけです。本来は、水分子が多く活動された脳は黒くなりますが、脳梗塞患者では発作初期でも水分子の動きが緩慢となり、細胞の浮腫が起こります（図１）。

(佐藤憲明)

図１●脳梗塞患者のMRI画像

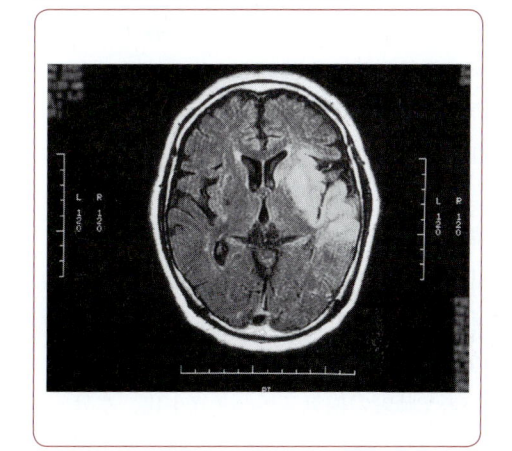

*1 核磁気共鳴（NMR：nuclear magnetic resonance）：身体内の水素原子に一定の周波数の電波を当てると水素原子の核が振動し、共鳴することで周波数と同じ電波を放出する現象。

● 消化器のアセスメント

Q41 腸閉塞(イレウス)とその緊急度は、どのようにアセスメントしますか?

A 発熱を伴う急激な腹痛・嘔吐が生じた場合は、絞扼性イレウスが疑われます。腸閉塞は、敗血症の原因となるだけでなく、全身状態が重篤となるため、注意深いアセスメントが必要です。

発熱を伴う急激な腹痛・嘔吐はイレウスを疑う

　腸閉塞(イレウス)は、機械的イレウスと機能的イレウスに分類されます。

　機械的イレウスのうち、腸管の閉塞によって血流障害をきたして腸管壊死に陥り、緊急手術の適応となるものを「絞扼性イレウス」といいます。絞扼性イレウスでは、急激な腹痛と嘔吐を訴え、発熱を伴うことが多いのが特徴です。

　また、床上安静や長期臥床の患者では、消化管の弛緩や腹部筋力の低下などによって排便できず、腸閉塞となる場合もあります。

　腸閉塞によって通過障害が生じると、拡張した消化管から腸液・ガスの吸収障害と腸内細菌の異常繁殖が起こり、敗血症が発生する危険が高くなります。浮腫となっている腸管によって、血流障害や肺野の換気スペース狭小化、水分・電解質喪失などが起こるため、全身状態が相互関連しながら重篤となりやすい状況です。

イレウスのアセスメント

　イレウスの主たる症状は、腹部膨満感・嘔気・嘔吐・排ガスの消失です。

　麻痺性イレウスでは腹痛を認めます。また、閉塞性イレウスでは間欠的、絞扼性イレウスでは持続性の腹痛が生じます。

　腸蠕動音は亢進し、金属音(metaric sound)が聴取されるのが特徴です。麻痺性イレウスでは蠕動音は低下します。血液検査では代謝性アルカローシスを示し、腹部単純X線で、腸管ガ

表1 ● イレウスの分類

	血流障害あり	血流障害なし
通過障害あり	●絞扼性イレウス ●腸捻転による腸管虚血	●癒着性イレウス ●腸重積症 ●ヘルニア嵌頓
通過障害なし	●上腸間膜動脈血栓塞栓症	●麻痺性イレウス

スの小腸拡張やニボー像が確認されます。

イレウス発生時の対応

　閉塞性イレウスの場合は、腸管内圧の減圧目的で、イレウスチューブや胃管を挿入・留置します。

　イレウスチューブを留置している場合、チューブを鼻翼に固定してはいけません。腸蠕動によってチューブを進め、イレウスが解除できるよう、たるみをもたせて頬部に固定するようにします。また、間欠的に陰圧をかけて排液を促すこともあります。

　イレウスは通過障害と血流障害に分けられます(表1)。

　一般に血流障害があれば緊急性が高く、特に絞扼性イレウスは緊急手術の適応となり、一刻も早く絞扼を解除して血流を回復させ、壊死した腸管を切除する必要があります。

　その他、頻回にイレウスを繰り返す場合、癒着性イレウスなども手術適応となります。

　イレウスチューブや胃管からの排液は、腸管内容物であるため、多くの場合、臭気を伴います。環境整備や、絶飲食に関連した配慮が必要となります。

(久間朝子)

● 消化器のアセスメント

Q42 腹部膨隆・膨満時には、どのようなアセスメントが必要ですか？

A 視診によって、膨隆している部位が、腹部全体なのか、それとも局所的なのかを見きわめます。全体的に膨隆している場合は、腹水・鼓腸・宿便を疑って対応する必要があります。

まずは膨隆が「全体的」なのか「局所」なのかを見きわめる

腹部膨隆が生じた場合には、視診を行い、全体的膨隆か局所的膨隆かを見きわめます（表1）。

腹部が膨隆している場合、腹水貯留、消化管ガス貯留、腹腔内出血が起きている危険性があります。

全体的な腹部膨隆をきたす病態として、急変の危険性があるのは「腹水（fluid）」「鼓腸（flatus）」「宿便（feces）」です。

局所的な腹部膨隆の場合には、その部位に一致した病変を疑います。鼠径部や大腿部に膨隆がある場合は、鼠径ヘルニアや大腿ヘルニアの嵌頓（かんとん）が疑われます。

腹部膨隆のアセスメント

腹壁が拍動している場合は、腹部大動脈瘤が疑われます（→p.80 Q43）。

腹壁の皮下出血は、腹腔内出血のサインである可能性があります。

腹壁の膨隆は、腹腔内圧の上昇を意味し、腹水ドレナージなどの減圧が必要な場合があります。

腹部が膨隆し、腹腔内圧が上昇すると、横隔膜が挙上されるため、呼吸が速迫で浅表性となりやすいため、ファーラー位で足を曲げる姿勢をとり、腹壁の緊張をやわらげるように援助します。

（久間朝子（きゅうま ともこ））

表1● 腹部膨隆をきたす疾患

	病態	特徴
全体的な腹部膨満	腹水	多量であれば波動を確認できる。まれに臍ヘルニアを伴う。
	卵巣嚢腫	側腹部に打診で鼓音を確認する。腹部中央が、より膨隆する。
	鼓腸	麻痺性イレウスに特徴的な所見である。打診で鼓音を確認する。小児では、ヒルシュスプルング病[*1]も考慮する。
局所的な腹部膨満	心窩部・右季肋部	剣状突起と臍の間は、腹壁ヘルニアの好発部位である。呼吸性移動がある。急性胃拡張・肝疾患で起こる。
	側腹部	水腎症
	下腹部	卵巣嚢腫
	鼠径部、大腿部	鼠径ヘルニア、大腿ヘルニア

[*1] ヒルシュスプルング病：先天的な直腸の神経節細胞の欠如により、排便困難になる疾患。

● 消化器のアセスメント

Q43 腹部大動脈瘤の部位と緊急度は、どのようにアセスメントしますか？

A 腹部の聴診で血管雑音が聴取できる場合は、腹部大動脈瘤の可能性が高いと判断できます。腹痛や拍動の自覚、腰背部痛や下半身の激しい疼痛がある場合には、病状が進行しており、緊急度が高い状況です。

　腹部大動脈瘤では、腹部の聴診で、腹壁に収縮期の血管雑音を聴診することができます。

　瘤の大きさによって手術適応が決まりますが、切迫破裂または破裂となれば、ショックとなり、生命に危機が及びます。緊急手術や透視下処置の適応となるため、緊急度が高い病態です。

　破裂や瘤による血管閉塞によって、腹部より末梢の循環不全をきたすことが多いため、特に術前と術後の比較が重要です。

　瘤径が男性で5cm、女性で4.5cmである場合、破裂前に手術を行いますが、自覚症状がない場合も多くあります。

　進行すると腹痛が生じ、なかには拍動を自覚することもあります。瘤径が大きくなると、圧排によって腰背部痛が生じます。また、切迫している場合、患者は、下半身の激しい疼痛を訴えます。

　50～80歳の男性に最も多く発生しますが、腹部大動脈瘤は家族性の傾向があるため、高血圧・喫煙の有無について情報を得ておくと、予測性を持ったかかわりが可能となります。

症状出現時は緊急度が高い

　腹部大動脈瘤は無症状のことが多いですが、腹痛（腰背部痛）、血圧低下、拍動性腹部動脈瘤の触知などの症状が出現したときには、破裂もしくは切迫破裂の状況にあることがほとんどです。したがって、これらの症状が見られた場合、患者は循環血液量減少性ショック状態にあると判断し、早急な対応が必要です。

　対応の緊急度はショックの状態に準じ、瘤の部位より末梢への血流の途絶によって冷感や脈の緊張の低下が見られます。血圧は10mmHg以上の左右差を認めますが、全症例ではありません。初期の段階では血圧の変動は小さく、脈拍のみが上昇し、心拍出量を代償します。また、臍周囲に動脈性の雑音を聴取し、腎動脈の拍動を臍2横指下で確認します。

　動脈瘤が破裂すると、ショックを認め、腎への血流は途絶し、腎不全を併発します。緊急手術としては、人工血管置換術が行われますが、致死的となる場合も多く、初期のアセスメントが重要になります。

（久間朝子）

文献
1. 八木倫子：腹痛．ナースのための救急・集中治療，坂田育弘編著，メディカ出版，大阪，2005：144-148．
2. 廣野二美：急性腹症．救急看護急性期病態にある患者のケア，高橋章子編著，太田宗夫 医学監修，医歯薬出版，東京，2001：87-198．

●消化器のアセスメント

Q44 激しい腹部の痛みで、消化器系以外に疑わなければならない疾患は、何ですか？

A 特に注意しなければならないのは、急性心筋梗塞や解離性大動脈瘤です。患者が上腹部の痛みを訴えた場合は、虚血性心疾患を疑った対応が必要です。

腹痛の経時的評価が重要

急性心筋梗塞や解離性大動脈瘤では、上腹部が痛むことがあります。

心筋梗塞では、むしろ「胸痛」に特化した症状である場合は少なく、「腹痛」「嘔気」「呼吸困難」「動悸」などの症状が付随して起こることが多いため、注意が必要です。

心筋梗塞や狭心症といった虚血性心疾患では、患者の自覚している疼痛を、経時的に評価する必要があります。消化器疾患と併せて、疼痛の性質や持続時間などから原因となっている病態を推測することが重要です。

循環器疾患を疑う場合の対応

1 心筋梗塞

心筋梗塞の場合、意識消失や心停止となるリスクが高くなります。

心電図、トロポニンT、ラピチェック®といった検査を行い、緊急手術（冠動脈バイパス術）やインターベンションの適応となります。

ショックを想定して、経時的バイタルサインの追跡、血管確保、緊急薬剤投与、酸素投与などを行う必要があります。

2 解離性大動脈瘤

解離性大動脈瘤では、多くの場合、背部痛を伴います。疼痛部位は、解離の進行に伴って移行するのが特徴です。

治療法は、Stanford分類によって決められます（→p.200 Case5）。分類A（胸部上行動脈に解離があるもの）は、外科的手術の適応です。分類B（解離が下行大動脈にとどまるもの）は、破裂予防と疼痛管理を主体に保存的治療が選択され、血圧コントロールを厳重に管理することで対応します。

（久間朝子）

文献
1. 八木倫子：腹痛．ナースのための救急・集中治療，坂田育弘編著，メディカ出版，大阪，2005：144-148．
2. 廣野二美：急性腹症．救急看護急性期病態にある患者のケア，高橋章子編著，太田宗夫 医学監修，医歯薬出版，東京，2001：87-198．

● 代謝・内分泌のアセスメント

Q45 代謝・内分泌の急変を見逃さないためのアセスメントのコツは？ 代表的な異常のサインと緊急度を教えてください。

A 「意識」と「呼吸」に注目してアセスメントしましょう。代謝・内分泌疾患に関する急変で、最も緊急度が高いのは低血糖です。ただし、甲状腺クリーゼやテタニー、高アンモニア血症も念頭に置いてアセスメントすることが重要です。

代謝・内分泌に関する急変の多くは、原疾患の急性増悪や二次的合併症によって起こります。そのため、患者の基礎疾患や投薬歴と内容、急変の経験、自己管理のコンプライアンスについて、情報を得ておく必要があります。

代謝・内分泌に関する急変で、最も多いのは「意識障害」「呼吸パターンの変調」です。これらの症状は緊急度が高いため、患者を発見した際に入眠状態と間違えないようにアセスメントする必要があります。

また、先天的代謝異常（小児のミトコンドリア脳筋症など）をもつ患者の場合、前駆症状がなく、突然の呼吸停止や心停止をきたすことがあるため、注意が必要です。

● 代謝・内分泌による急変とは

1 低血糖

低血糖時には、交感神経緊張と中枢神経障害が出現します（表1）。中枢神経障害をきたすと、不可逆的損傷によって脳浮腫が起き、致死的となります。

血糖の低下が著しく急激であればあるほど、交感神経症状が強く出現します。血糖の低下がゆるやかな場合には、中枢神経障害症状が強く出現することもあります。

糖尿病性昏睡の場合、患者が自覚している前駆症状（気が遠くなる感じ、気分不良、眠気など）が潜在している場合があります。前駆症状の兆候を見逃さずに血糖測定を行う、食事・投薬状況を知っておくなどの対応が必要です。

2 甲状腺クリーゼ

甲状腺クリーゼは、甲状腺疾患のコントロールが不良なときに何らかのストレスが加わって甲状腺ホルモンの作用が過剰となり、複数の臓器機能が破綻した状態です。

甲状腺クリーゼの患者は、眼球突出があり、落ち着きがなく発汗が多いのが特徴です。心房細動の頻脈で、時に心不全となり、発熱や頻回な下痢により、代謝は亢進します。これらの重篤化によって、不穏やせん妄、意識障害を引き起こすこともあります。

甲状腺クリーゼは、バセドウ病のコントロール不良時に出現しやすいのですが、高齢者はこれらの症状を呈さないこともあるので注意が必要です。

3 テタニー

テタニーは、血液中のカルシウムやマグネシウムが低下し、四肢の筋肉に拘縮が起こることです。

振戦やチアノーゼ・筋攣縮を伴い、手指は屈曲したまま数分間持続します。重篤な場合、喉頭筋・呼吸筋にも影響が及びます。また、心電図ではQT延長が見られます。

テタニーは、副甲状腺機能低下症、過換気症候群、原発性アルドステロン症で起こります。

発症した場合、グルコン酸カルシウムの投与

表1 ● 低血糖の症状

交感神経症状	発汗、振戦、動悸、顔面蒼白、多呼吸、頻脈、高血圧
中枢神経障害症状	頭痛、視力障害、錯乱、失見当識、記銘力低下、意識レベル低下、神経学的異常、けいれん

表2 ● 高アンモニア血症による昏睡度分類

昏睡度	精神症状その他
Ⅰ	睡眠・覚醒リズムの逆転、多幸気分、抑うつ
Ⅱ	失見当識、異常行動、傾眠、羽ばたき振戦
Ⅲ	興奮、せん妄、嗜眠、羽ばたき振戦
Ⅳ	昏睡
Ⅴ	深昏睡

を行います。心理的ストレスによる過換気症候群には、ペーパーバッグでの再呼吸を促し、安心できるかかわりを行います。

4 高アンモニア血症

　肝疾患などで尿路回路が阻害されると、腸管や腎臓で生成されたアンモニアが処理できず、高アンモニア血症に陥ることがあります。

　アンモニアには神経毒性があり、神経細胞のエネルギー産生の低下、神経伝達物質の低下を引き起こすだけでなく、脳血液関門を容易に移行することで脳浮腫をきたします。これが、肝性脳症です。

　この肝性脳症が持続すると、脳の血流量や代謝が低下し、意識障害などの精神症状、羽ばたき振戦、多幸気分、異常行動、せん妄などの神経学的変化が見られます。また、不随意運動やミオクローヌスも見られ、これらが遷延すると昏睡となります（表2）。

　これらの症状は、便秘などの便通異常や感冒などの感染を契機に出現することもあるため、予防や早期発見・対処が必要です。補液、もしくは経口や浣腸で高濃度アミノ酸液を投与し、経時的な変化の確認を行うとともに、転倒・転落などの危険を回避する必要があります。

（久間朝子）

COLUMN

「ここがポイント」小児の急変対応③
乳児や小児の場合、どのように胸骨圧迫をすればいいですか？

　乳児は、乳頭間線のすぐ下を二本指法もしくは胸郭包み込み両母指圧迫法を用いて圧迫します。幼児以上では、胸部中央の乳頭間線を片手もしくは両手の手掌の付け根で圧迫します。

　乳児・小児の胸骨圧迫は、①深さは胸の厚みの1/3までしっかり圧迫する、②圧迫のテンポは約100回/分とする、③胸骨圧迫と人工呼吸の回数比は30：2（2人法では15：2）であることは、成人と共通です。しかし、以下の点が異なることに注意が必要です。

● **乳児の場合**
　両乳頭を結ぶ線より、少し足側の胸骨の部位を圧迫します。救助者が1人の場合は「二本指法」、2人の場合は「胸郭包み込み両母指圧迫法」を用います。

二本指法　　　**胸郭包み込み両母指圧迫法**

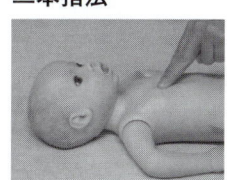

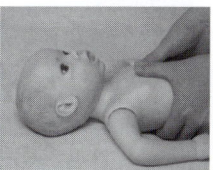

　胸郭包み込み両母指圧迫法では、胸骨圧迫時に4本の指で胸郭を絞り込むような動作を加えます。二本指法より高い冠動脈還流圧が得られ、適切な胸骨圧迫の強さと深さが安定して得られるのが特徴です。

● **小児の場合**
　1～8歳の小児は、両乳頭を結ぶ線の胸骨の部位を、片手または両手の付け根で圧迫してください。

（中田 諭）

● 代謝・内分泌のアセスメント

Q46 代謝・内分泌が原因の急変は、どのような疾患・患者状態で起きやすいのですか？

A 最も注意が必要なのは、糖尿病による高血糖・低血糖です。血糖値の異常（200mg/dL以上あるいは55mg/dL以下）では、意識障害が出現します。

最も急変を起こしやすい疾患は「糖尿病」です。高血糖・低血糖ともに、浸透圧異常や電解質バランスの不均衡などをきたし、全身管理が必要となります。

糖尿病による意識障害は「血糖値が200mg/dL以上あるいは55mg/dL以下」となった場合に出現します。

糖尿病性昏睡とは（表1）

糖尿病性昏睡は、①糖尿病性ケトアシドーシス（1型糖尿病に多い）、②高浸透圧性高血糖症候群（2型糖尿病に多い）、③低血糖性昏睡、の3つに大別されます。

糖尿病性ケトアシドーシスは、インスリンの中止や外傷・手術が原因で起こりやすくなります。細胞内外の脱水、酸性であるケトン体によってアシドーシスとなるのが特徴です。

非ケトン性高浸透圧性昏睡は、糖尿病性ケトアシドーシス以上に著しい高血糖と高浸透圧を示しますが、ケトアシドーシスを伴わないのが特徴です。高浸透圧性高血糖症候群は、特に高齢者に多く、多くの場合、前駆症状に乏しく、下痢や感染などを引き金として発症します。

低血糖性昏睡は、不適切なインスリン投与量（多い）、運動量の増加、食事時間の遅れなどによって、血糖低下作用が血糖上昇作用よりも上まわった場合に生じます。

（久間朝子）

表1●糖尿病性昏睡の症状と所見

	糖尿病性ケトアシドーシス	高浸透圧性高血糖症候群
前駆症状	口渇、多飲、多尿、悪心、腹痛、食欲不振	前駆症状に乏しい　失語、幻覚、振戦、麻痺
呼吸	クスマウル呼吸、アセトン臭	呼吸障害、アセトン臭
体温	低下	上昇
血糖値	中〜高度上昇：300〜1,000mg/dL	中〜高度上昇：600〜1,500mg/dL
血中ケトン体	著明に上昇：3〜5mmol/L	軽度上昇
ケトン体	強陽性	陰性
pH	7.3以下	正常
CO_2	10mEq/L以下	正常
HCO_3	15mEq/L以下	16mEq/L以上
浸透圧	軽度上昇	著明に上昇

●代謝・内分泌のアセスメント

Q47 意識障害のアセスメントで、電解質にも注意しなければならないのはなぜですか？

A 高浸透圧や細胞内への水分移動の関係から、脱水が起こる危険性があるためです。電解質異常は、意識障害の他、ショックなど致命的な状況を招きやすくなります。

高ナトリウム血症に要注意

　高ナトリウム血症は、脱水によって生じるものと、細胞外の浸透圧が高くなることで細胞障害が起こるものがあります。

　体液喪失に伴う高ナトリウム血症は、ナトリウムだけでなく、大量の水分が身体から喪失したときに生じ、死に至ることもあります。また、細胞外液が細胞内液より高浸透圧になると細胞内脱水となり、細胞の核の崩壊が起こります。

　脳細胞が障害されると脳症となり、意識障害、けいれんなどが見られ、死亡することがあります。高ナトリウム血症の原因をつきとめ、適切な補液をすることが必要です。

　高ナトリウム血症は、口渇機能障害、水分摂取困難、利尿薬投与、不感蒸泄の増加によって起こり、特に高齢者の場合は注意が必要です。

「低カリウム」に要注意

1 高浸透圧性高血糖症候群

　高浸透圧性高血糖症候群の場合、高浸透圧によって低カリウムとなります。

　重症であれば体重あたり水分75〜100mL/kg、ナトリウム8mEq/kg、カリウム6mEq/kgを喪失するといわれています。そのため、脱水の程度を評価しながら補整していく必要があります。

2 高血糖

　高血糖の場合、インスリンの投与よりも脱水の補整が必要です。十分な補液を行わずにインスリン投与を行うと、細胞内へ急激に水分が移動し、ショックとなる危険性があるからです。

　加えて、低カリウム血症によって致死的不整脈が出現することとなります。そのため、心電図上のT波高のモニタリングも有効です。

（久間朝子）

● 代謝・内分泌のアセスメント

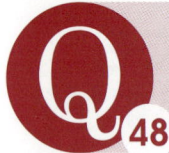

Q48 糖尿病患者の急変時、アシドーシスのアセスメントを行うのはなぜですか？

A アシドーシスとアルカローシスの判断は、酸塩基平衡の異常の有無・程度を知ることです。重症度や緊急度の判別だけでなく、治療法の模索に必要です。

「急変している」ということは、身体に何らかの侵襲が加わった状態です。侵襲時には、身体の状態を平衡にするため、さまざまなホルモンや機能が代償的にはたらきます。代謝性のアシドーシス・アルカローシス（つまりは酸塩基平衡の異常）を知ることは、傷害されている組織や原疾患の検索、平衡状態を維持するための治療法を模索することにつながります（表1）。

糖尿病性ケトアシドーシスに要注意

糖尿病による意識障害のなかで問題になるのは、代謝性アシドーシスである「ケトアシドーシス」です。ケトアシドーシスが発生した場合には、インスリン投与とともに、補正が必要となります。

1 糖尿病性ケトアシドーシスの病態

糖尿病性ケトアシドーシスは、Ⅰ型糖尿病に最も一般的で、インスリン濃度が基礎代謝量に満たなくなったときに発症するものです。

インスリンが欠乏すると、ブドウ糖の代わりに筋肉やトリグリセリドを代謝してエネルギーを得るようになりますが、筋肉異化やグルカゴン過剰によって糖新生が刺激されるようになります。

すると、それまでケトン体生成を阻害していたインスリンが欠乏し、ケトン体生成が進行してしまいます。その結果、アセトンやβヒドロキシ酢酸が産生され、代謝性アシドーシスをきたします。これが糖尿病性ケトアシドーシスです。

インスリン欠乏によって高血糖になった場合、浸透圧利尿となり、尿からの水分や電解質を急激に喪失し、脱水状態になります。また、高血糖に対してインスリン療法が行われた場合、インスリンによってカリウムは細胞内に移動するため低下し、低カリウム血症となります。

このように、ケトアシドーシスは、脱水やアシドーシスによるショックを呈する場合があり、生命を脅かす状況に陥りやすく、即時に適切な対応をしないと予後不良となります。

2 糖尿病性ケトアシドーシスの症状

嘔気・嘔吐、口渇や皮膚乾燥などの脱水症状が見られ、アシドーシスを代償するために深く速いクスマウル呼吸を呈します。

また、産生されたアセトンによって、呼気にはアセトン臭（果物のような香り）が見られます。

その他、急性脳浮腫をきたし、頭痛や意識障害となることもあります。急性脳浮腫は特に小児に多く、呼吸停止となる場合もあります。

3 糖尿病性ケトアシドーシスの治療

糖尿病性ケトアシドーシスの治療としては、脱水の改善、高血糖へのインスリン療法、低カリウムの予防と補正、アシドーシスの補正を行います。

症状または徴候を見つけたとき、あるいは糖尿病患者が感染徴候や脱水症状や違和感を訴えたときには、血糖値や尿中ケトン体の確認を行い、即時に対応することが求められます。

その他、下痢や嘔吐などによっても酸塩基平衡は崩れやすく、その程度を見ることによって、重症度や緊急度を判別することができます。

（久間朝子）

表1 ● 侵襲時の酸塩基平衡

	原因
代謝性アシドーシス	**酸の蓄積と重炭酸塩の喪失** ● 組織の酸素欠乏と乳酸蓄積　● 糖尿病性ケトアシドーシス ● 腎不全による重炭酸塩再吸収低下　● 下痢による重炭酸塩喪失
代謝性アルカローシス	**酸の減少と重炭酸塩の増加** ● 嘔吐による胃酸の喪失
呼吸性アシドーシス	**換気不全によるCO_2増加** ● 胸水貯留　● 横隔膜運動低下
呼吸性アルカローシス	**過換気によるCO_2低下** ● 不安、疼痛、脳炎　● 低酸素 ● 低カリウム血症

II 急変時のアセスメント

電解質が不安定なときの"急変の前ぶれサイン"の見抜き方

COLUMN

　手術後・透析後と基本的に電解質異常のタイプや状況は異なりますが、看護師も電解質異常についてしっかりモニタリングし、その推移を把握する必要があります。電解質のモニタリングは、血液検査の数値を見ていくしか方法がありません。

　手術後は、手術の種類や状況により投与された輸液の量や種類も異なります。体液が大量に喪失する手術では、NaやKのバランスが崩れ、手術終了時に維持液が投与されるのが一般的です。

　しかし、維持液に含まれるKは20mEq/Lと乳酸リンゲル液より多く、Kが高値となる場合もあります。また、腎不全患者に維持液を使用することはまれですが、腎不全患者はKの処理能力が低いことから、早期に異常が現れるのが特徴的です。

　ほとんどの手術症例では、術後血液検査が指示され、看護師も採血を行いますが、手術時と比較した電解質の値も把握しておきましょう。もちろん血清Naなどその他の項目もチェックが必要ですが、ここではK値にまつわる注意点を述べます。

　高カリウム血症による代表的な症状には、四肢や口唇・舌のしびれ感、筋の攣縮、脱力感、

図1 ● 血清K値と心電図の関係

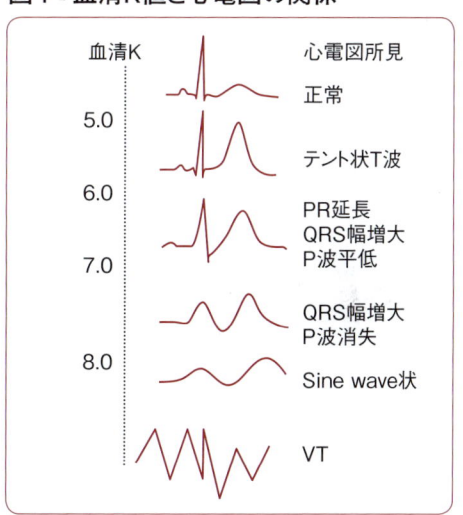

血清K	心電図所見
	正常
5.0	テント状T波
6.0	PR延長 QRS幅増大 P波平低
7.0	QRS幅増大 P波消失
8.0	Sine wave状
	VT

桑原道雄：高カリウム血症. 救急医療の実際1990；20（5）：244-248. を参考に作成

四肢麻痺や、時に腹痛、嘔気・嘔吐などがあります。他覚的所見としては、心ブロックなどの不整脈、重症例では致死的不整脈の出現や心静止に陥ることもありますので、モニター心電図によるモニタリングも必要となります。血清K値の変化に基づく心電図波形を**図1**に示しますので、観察時の参考としてください。

（佐藤憲明）

● 代謝・内分泌のアセスメント

Q49 尿のアセスメントで代謝・内分泌の急変を見抜くには、どこに着目すればよいですか？

A 尿糖と尿ケトン体に注目しましょう。糖尿病性ケトアシドーシスでは、尿糖・尿ケトン体が、高浸透圧性非ケトン性昏睡では尿糖が、それぞれ陽性となります。

糖尿病性ケトアシドーシスでは、インスリン産生低下によってブドウ糖の細胞への取り込みが減少し、脂肪分解の亢進と脂肪酸の生成が行われます。これが肝に取り込まれてケトン体を産生し、代謝性アシドーシスとなります。

尿検査では、尿糖・尿ケトン体が陽性になります。

高浸透圧性高血糖症候群では、高度の脱水によって血漿浸透圧が上昇し、細胞内脱水と浸透圧利尿で血液が濃縮された状態となります。このような状態では、血糖はさらに上昇し、インスリン抵抗性が高まって血糖値の急上昇が見られます。

尿検査では、尿糖が陽性となります。

（久間朝子）

表1●糖尿病性ケトアシドーシスと高浸透圧高血糖症候群の特徴や検査所見

		糖尿病性ケトアシドーシス	高浸透圧高血糖症候群
糖尿病の病態		インスリン依存状態	インスリン非依存状態
発症前の既往、誘因		インスリン注射の中止または減量、インスリン抵抗性の増大、感染、心身ストレス、清涼飲料水の多飲	薬剤（降圧利尿薬、グルココルチコイド、免疫抑制薬）、高カロリー輸液、脱水、急性感染症、火傷、肝障害、腎障害
発症年齢		若年者（30歳以下）が多い	高齢者が多い
前駆症状		激しい口渇、多飲、多尿、体重減少、はなはだしい全身倦怠感、消化器症状（悪心、嘔吐、腹痛）	明確かつ特異的なものに乏しい。倦怠感、頭痛、消化器症状
身体所見		脱水（+++）、発汗（-）、アセトン臭（+）、クスマウル大呼吸、血圧低下、循環虚脱、脈拍頻かつ浅、神経学的所見に乏しい	脱水（+++）、アセトン臭（-）、血圧低下、循環虚脱、神経学的所見に富む（けいれん、振戦）
検査所見	血糖	300～1,000mg/dL	600～1,500mg/dL
	ケトン体	尿中（+）～（+++）	尿中（-）～（+）
	HCO$_3^-$	10mEq/L以下	16mEq/L以上
	pH	7.3未満	7.3～7.4
	浸透圧	正常～330mOsm/L	350mOsm/L以上
	Na	正常～軽度低下	>150mEg/L以上
	K	軽度上昇	軽度上昇
	Cl	95mEq/L未満のことが多い	正常範囲が多い
	脂肪酸	高値	ときに低値
	BUN/Cr	高値	著明に高値
鑑別を要する疾患		脳血管障害、低血糖、代謝性アシドーシス、急性胃腸障害、肝脾疾患、急性呼吸障害	脳血管障害、低血糖、けいれんを伴う疾患
注意すべき合併症（治療経過中に起き得るもの）		脳浮腫、腎不全、急性胃拡張、低カリウム血症、急性感染症	脳浮腫、脳梗塞、心筋梗塞、心不全、急性胃拡張、横紋筋融解症、腎不全、動静脈血栓、低血圧

日本糖尿病学会編：糖尿病治療ガイド2010．文光堂，東京，2010：74．から一部改変引用

●代謝・内分泌のアセスメント

Q50 低血糖では、冷汗や意識障害だけに着目していればよいですか？ 他に、見逃してはならない症状などはありますか？

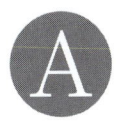

A 冷汗は低血糖が起きた段階で出現する症状ですが、意識障害は低血糖がかなり悪化してから出現する症状であることに注意が必要です。これらの症状に加え、心悸亢進・気分不良、振戦やめまい、人格変化や異常行動なども見逃さないようにしましょう。

いわゆる低血糖症状が起きないケースもある

　低血糖が起きると、発汗・心悸亢進・気分不良などの自覚症状が主に現れます（表1）。時に、意識障害となることもあり、高血糖よりも予後が悪いことが知られています。

　低血糖を頻繁に起こしていると、脳内で血糖値を調整する機能が作用しにくくなります。そのため、低血糖が起こっても、交感神経刺激症状である発汗・心悸亢進・気分不良などが出現しないこともあるため、注意が必要です。

　血糖値が50mg/dL以下となっても血糖調整機能が作用しなかった場合は、低血糖発作を起こさないまま、人格変化・記銘力低下・異常行動などの中枢神経症状が出現します。

　また、血糖値が10～20mg/dL以下となっても血糖調整機能が作用しなかった場合には、低血糖発作を起こさないまま、意識がなくなり、死亡することもあるといわれています。

　低血糖による意識障害を未然に防ぐためには、患者特有の低血糖発作の出現パターンを知っておくことが重要です。患者が、必ずしも発汗や心悸亢進を症状として自覚しているとはいえず、なかには振戦やめまいといった自律神経症状を訴えることもあります。

無症状性発作（Silence Attack）にも要注意

　糖尿病の患者は、神経障害のために、疼痛を訴えないことがあります。

　例えば、心筋梗塞の場合、患者の主訴として「胸痛」や「背部痛」が重要な情報となります。しかし、糖尿病患者は痛みを訴えないことも多いのです。これらは「無症状性発作（silence attack）」といわれています。

（久間朝子）

表1●低血糖の症状と対策

血糖値（mg/dL）	症状	対策
40～50	空腹感、軽い頭痛、あくび	ジュース半本程度
30～40	あくび、倦怠、脱力感、無表情、会話の停滞、冷汗、頻脈、ふるえ、顔面蒼白または紅潮	クッキー数枚。改善しなければジュース、砂糖など。
25～30	（低血糖昏睡前期）奇異な行動、意識喪失	グルカゴンかブドウ糖注射。意識消失がなければ経口的にブドウ糖を補う。
25以下	けいれん、深い昏睡	ブドウ糖の注射と点滴

● 代謝・内分泌のアセスメント

Q51 ショックを伴う急変時に、血糖値のモニタリングが重要なのはなぜですか？

A 侵襲によりストレスホルモンが放出され、高血糖や耐糖能低下が起こるためです。

ショックのときには高血糖が起きる（図1）

生体に侵襲が加わると、サイトカイン、カテコラミン、グルカゴン、グルココルチコイドの分泌が増加します（表1）。これらは、ストレスホルモンと呼ばれ、肝のグリコーゲン分解や筋タンパクからの糖新生を促進するため、高血糖となります。

また、インスリン作用に拮抗する成長ホルモンによって、インスリン感受性が低下し、高血糖と耐糖能が低下します。

このようなホルモンのはたらきにより、血糖値のモニタリングが必要となるのです。

（久間朝子）

文献
1. 佐藤道代：糖尿病性昏睡. 救急ケア, 中村恵子 監修, 学習研究社, 東京, 2003：301-307.
2. 赤井裕輝：高血糖. 救急・集中治療 2003；15(3)：251-256.
3. 小川道雄：知っておきたい侵襲キーワード. メジカルビュー社, 東京, 1999.

表1 ● ホルモンの侵襲時の変化

	侵襲時の反応	生体作用
コルチコトロピン放出因子 副腎皮質刺激ホルモン	分泌増強	糖新生、血糖値上昇 カテコラミンの補強作用
甲状腺刺激ホルモン 甲状腺刺激ホルモン放出刺激ホルモン	分泌抑制	基礎代謝亢進 心機能促進
成長ホルモン 成長ホルモン放出刺激ホルモン	分泌増強	タンパク同化 血糖値上昇
バソプレッシン	分泌増強	抗利尿作用、血管収縮

Check! ショック時には、侵襲によって、さまざまなホルモンが作用する。これらのホルモンはストレスホルモンとも呼ばれ、身体の平衡状態保持に大きく関与している。反面、それぞれの作用により、血糖値上昇や血管収縮、尿量低下などが生じる。

図1 ● ショック時に高血糖が起きるまで

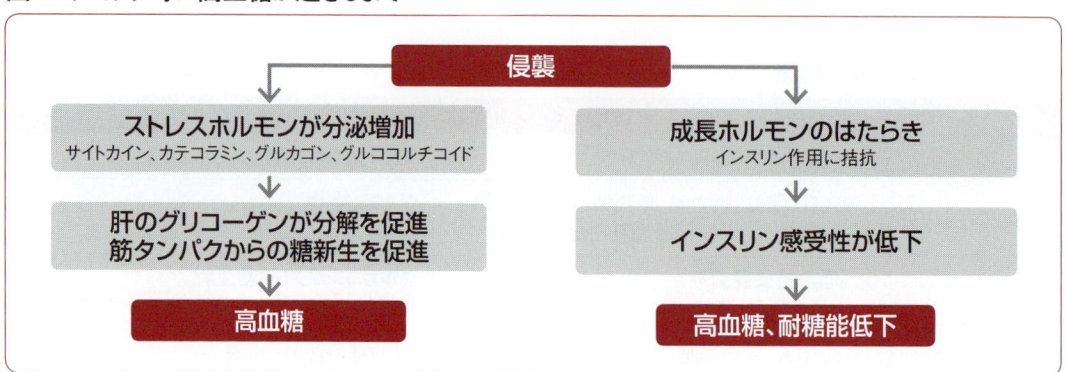

侵襲
↓
- ストレスホルモンが分泌増加
  サイトカイン、カテコラミン、グルカゴン、グルココルチコイド
  ↓
  肝のグリコーゲンが分解を促進
  筋タンパクからの糖新生を促進
  ↓
  高血糖

- 成長ホルモンのはたらき
  インスリン作用に拮抗
  ↓
  インスリン感受性が低下
  ↓
  高血糖、耐糖能低下

Part III

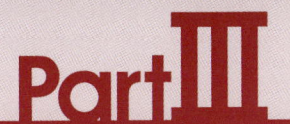

知っておきたい
急変時に行う処置・対応のコツ

- 体位や患者移動　　　　　　　　　　92
- 吸引・異物除去　　　　　　　　　　98
- 輸液路の確保　　　　　　　　　　　105
- 除細動　　　　　　　　　　　　　　111
- 緊急ペーシング　　　　　　　　　　117
- 酸素療法　　　　　　　　　　　　　121
- 胃管挿入・胃洗浄　　　　　　　　　136

● 体位や患者移動

Q1 急変発生時、まず最初にとったほうがいい体位は何ですか？ また、それはなぜですか？

A 意識がない場合は、気管挿管に備えて、まずは「仰臥位」をとります。その後、循環に異常があれば「下肢挙上位（ショック体位）」、呼吸と循環が安定していれば「側臥位（回復体位）」とします。意識がある場合は、患者が安楽な姿勢をとって安静を保つことを優先しましょう。

「臥位」がよい場合

1 意識がなければまずは仰臥位にする

「急変」と認識したら患者の意識を確認します。

患者の意識がない場合、もしくは応答不能な場合には、ただちに仰臥位をとります。なぜなら、仰臥位であれば気管挿管が必要となった場合に、すぐに実施できるからです。

一次救命処置（BLS）[*1]に沿って「A（airway：気道確保）・B（breathing：呼吸）→C（circulation：循環・脈拍）」を確認し、心肺蘇生が必要な場合はただちに開始してください。

会話が可能であれば、「A：気道」は確保されている状態です。応援を呼び、安静を保つことが優先されますので、まずは患者に安楽な体位を聞き、「B：呼吸」「C：脈拍」を確認します。

2 意識がなく、循環に異常があれば下肢挙上位にする

「C：循環」に異常があるショック状態では、頭部挙上は極力避け、必要時、静脈還流量を増すために、下肢挙上位（ショック体位）をとります（図1）。

以前は、トレンデレンブルグ位（頭低位・骨盤高位）がショック体位として推奨されていましたが、この体位では心拍出量が必ずしも増加せず、脳浮腫の助長や、横隔膜挙上によって呼吸機能が低下する可能性も指摘されているので避けましょう。

3 呼吸と循環が安定していれば回復体位にする

意識がなくとも、「B：呼吸」「C：循環」が安定していれば、「A：気道」を確保し、回復体位をとります（図2）。

4 嘔吐がある場合は右側臥位にする

患者が嘔吐を伴う場合は、吐物の誤嚥・窒息を防止するために、側臥位をとります。側臥位によって気道が確保でき、吐物を口角より排出することが可能となるためです。

可能であれば、胃の逆流防止のために、胃側（噴門部）を上にした右側臥位をとるのが望ましいでしょう。

「座位」がよい場合（図3）

意識がある患者の場合、患者が安楽な姿勢をとるようにします。病態によっては座位のほうが安楽なこともあるため、一律に臥位をとらせず、患者の訴えを聴いて適切な体位を保つ必要があります。

1 左心不全があれば患者は起座位をとる（→p.34 Q10）

呼吸困難が、臥位で増強・起座位または半座位で軽減するという「起座呼吸」は、一般に、

図1●ショック体位（下肢挙上位）

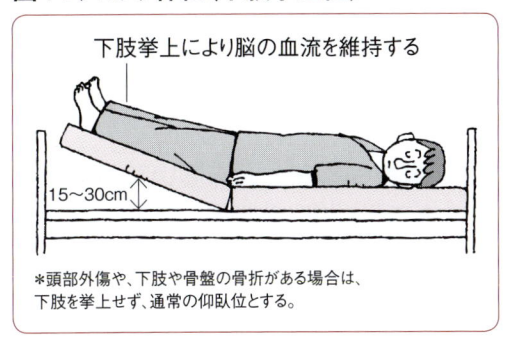

下肢挙上により脳の血流を維持する

15～30cm

＊頭部外傷や、下肢や骨盤の骨折がある場合は、下肢を挙上せず、通常の仰臥位とする。

図2●回復体位

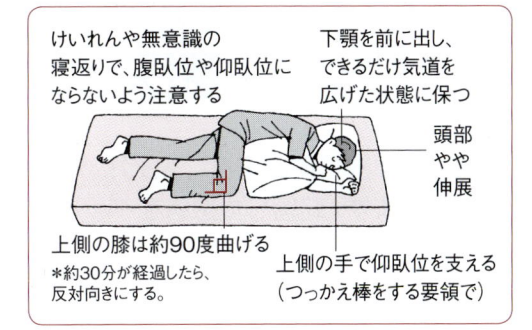

けいれんや無意識の寝返りで、腹臥位や仰臥位にならないよう注意する

下顎を前に出し、できるだけ気道を広げた状態に保つ

頭部やや伸展

上側の膝は約90度曲げる

上側の手で仰臥位を支える（つっかえ棒をする要領で）

＊約30分が経過したら、反対向きにする。

図3●起座位

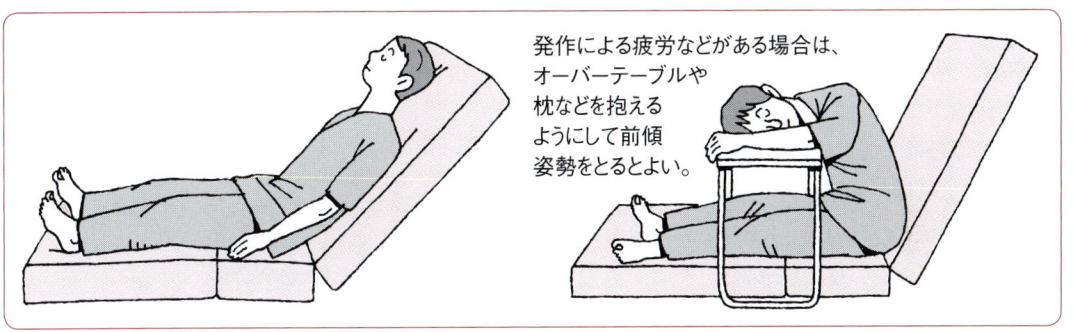

発作による疲労などがある場合は、オーバーテーブルや枕などを抱えるようにして前傾姿勢をとるとよい。

左心系の機能低下・僧帽弁膜症などによる左心不全の主要徴候として知られています。

左心不全の状態で臥位をとると、右心系への静脈還流の増加に伴い、肺血流の増加から肺うっ血・肺コンプライアンスの減少をきたし、呼吸仕事量の増大を招きます。起座位では、この変化が軽減するため、患者は自ら起座位をとろうとします。

2 強度の呼吸困難でも患者は「起座位」をとる

起座呼吸は左心不全に特異的なものではなく、気管支喘息や肺炎・気管支炎などでも見られます。

これらの疾患では、肺血流量の問題よりも、気道分泌物の喀出が臥位では困難となること[1]、座位のほうが臥位に比べて機能的残気量が増大することが理由であると考えられています。

動かさないほうがよい場合

患者が転倒し、頭部打撲・外傷が疑われる場合は、医師が判断するまで頸部を保護し、頭部・体幹を動かしてはいけません（→p.94 Q2）。脊椎・脊髄損傷の可能性を考え、脊椎固定が維持できるように、多数の医療者や固定具などを集めてから移動を考慮します。

しかし、ABC（気道・呼吸・脈拍）に異常がある場合には、その解除・対応が優先されます。

（田村富美子）

文献
1. 日本救急医学会ホームページ：医学用語解説集．http://www.jaam.jp/html/dictionary/［2011. 2. 17アクセス］．

＊1 BLS：(basic life support)：一次救命処置

III 知っておきたい急変時に行う処置・対応のコツ

体位や患者移動

● 体位や患者移動

Q2 転倒・転落した可能性のある患者を発見したら、何に注意し、どう対処すればよいですか？

A 頭部打撲の場合、ABCに異常がなければ、脊椎保護を念頭に置いて対応します。転落した患者をベッドに戻す際は、1人で行わず、応援者とともにバックボードなどを用いて行いましょう。また、手足の骨折が疑われる場合は、無理に整復しようとしてはいけません。

まず、①受傷機転（どのように倒れたのか）、②疼痛部位、③神経障害（四肢の動き・痺れ、知覚など）の有無を確認します。

神経障害がなく、疼痛部位から捻挫や打撲が疑われる場合は、患者にとって安楽な体位をとり、冷却して医師の診察を待てばよいでしょう。

臥位で倒れている場合、BLS（一次救命処置）[*1]に沿って患者の意識を確認し、患者が訴えられるようであれば、前述と同様に対応します。

図1●頭部保持

頭頸部を動かさないように保持する

「頭部を打った」と考えられる場合

1 ABCに異常がなければ「脊椎保護」を優先

頭部打撲の場合、頸椎・頸髄損傷の可能性を考え、頭頸部を動かさないように、声をかけながら、頭部を保護して接触します（図1）。

転落した場合や、激しく頭部から転倒した場合、脊椎・脊髄損傷を常に念頭に置き、応援者や医師が来るまで、頭部・体幹を動かさないように安静を保ちます。

ただし、意識がない場合には、ABC（気道・呼吸・脈拍）を確認します。ABCの状態が不十分と判断したら仰臥位として、ABCの異常がある場合には、その解除・対応を優先してください。

2 ベッドへ戻す際は大勢の応援者とともに行う

病室外（廊下など）で倒れて臥位となっているところを発見した場合には、ただちにベッドやストレッチャーに戻すことよりも、前述の脊椎保護を考慮する必要があります。

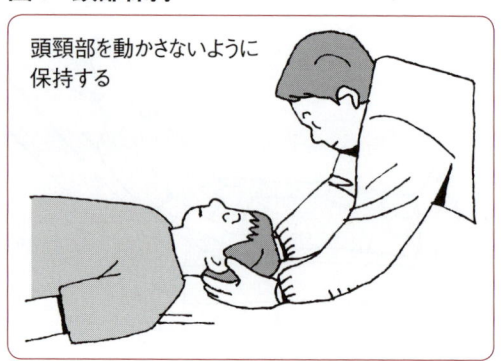

ベッドなどに戻す際は、1人で行わず、大勢の応援者とともに、バックボードや救急カートの背板などを用いて頭頸部・体幹をひねらないように戻すことが重要です（図2）。

頭部以外を打った場合

1 骨折が疑われる場合の対応

外傷に伴い、手足が変形している場合は、骨折が強く疑われます。医師が来るまで、そのままの状態で安静を保ち、変形した四肢を無理に戻さないようにしましょう。

移動が必要な場合、痛みが強ければ、簡易固定として三角巾・シーネなどを用いると、痛みが軽減する場合もあります。

図2 ● バックボード

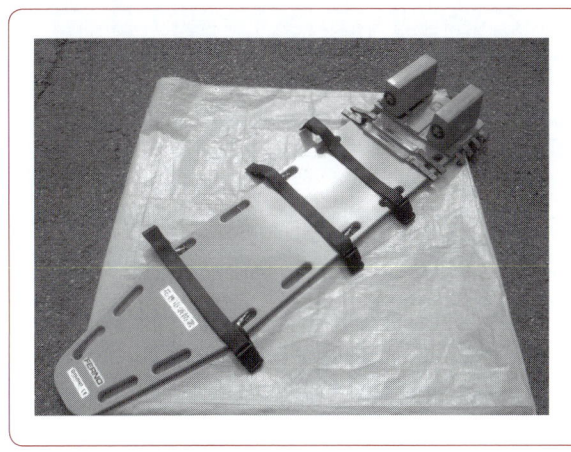

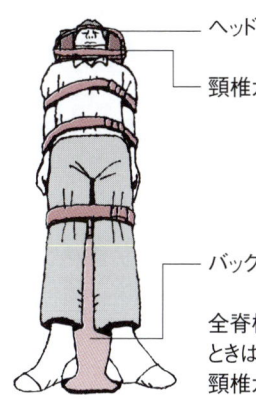

- ヘッドイモビライザー
- 頸椎カラー
- バックボード

全脊椎固定が必要なときは、ヘッドイモビライザーや頸椎カラーなども使用する。

2 打撲部位を避けて介助する

骨粗鬆症がある（または疑われる）患者は、打撲部位を容易に骨折してしまいます。

倒れている患者を抱き起こす際、例えば上肢の打撲部位をつかんで介助すると、悪化を促す危険性があるので、疼痛部位を確認のうえ、その部位を避けて介助する必要があります。

（田村富美子）

*1 BLS：(basic life support)：一次救命処置

COLUMN

「ここがポイント」小児の急変対応④
小児の気管挿管では、カフ付チューブとカフなしチューブ、どちらを使用したほうがよいですか？

一般に、小児の場合、カフ付チューブはカフの気道粘膜への刺激による気道狭窄の可能性などの理由で使用しないことが多いです。しかし、重症な小児の呼吸管理にはカフ付チューブが必要で、その際は適切な管理が望まれます。

小児の声門下はもともと細く、カフがなくても陽圧換気が可能です。また、同じ外径のカフ付チューブは、カフなしチューブより内径が細くなるため、気道抵抗が増加します。

小児の気管の最狭部は輪状軟骨部であり、小さな児では、輪状軟骨部にカフがかかることで抜管後に声門下狭窄をきたす可能性があります。

●カフ付チューブ使用時の注意点

カフ付チューブには、①カプノメーターの示す値の信頼性が上がる、②一酸化窒素や吸入麻酔を行う場合は室内の汚染が防止できる、③トリガー感度が上昇し自発呼吸との同調性が高まる、などの利点があります。

カフ付チューブ使用時には、0.5mm小さいチューブの選択を考慮し、カフ圧は20cmH_2O以下で管理します。

また、小児は気管が短く、カフがあることによりさらに安全域が狭くなるため、固定の位置の確認を適切に行うことが大切です。挿入が深くなると容易にチューブ先端が気管分岐部にまで達し、挿入が浅くなるとカフが声帯にかかることがあることを知っておきましょう。

（中田 諭）

●体位や患者移動

Q3 急変対応で、患者を移動（部屋移動）するのはどんな場合ですか？ どのタイミングで、どんな点に注意すればいいですか？

A　ABCが保たれていれば、一次対応後に専門部署へ移動します。トイレなどで急変した場合は、まずは一次対応が可能な部屋へ患者を移動します。ABCが保たれていなければ、その場で心肺蘇生を開始します。すぐにAEDが用意できるなら除細動1回施行後、不可能ならただちに専門部署へ移動します。

急変を認知したら、BLS（一次救命処置）[*1]に沿って意識とABC（気道・呼吸・脈拍）を確認し、一次対応を行います（図1）。

移動のタイミングは、その場所で「人的・物的に処置・対応が可能か」「今後予測される治療・処置に対応できるか」がポイントとなります。

ただし、心肺蘇生は、場所を問わず、ただちに開始してください。

病棟での急変の場合

1 ABCが安定している場合

❶一次対応後に専門部署への移動を検討

ABCが不安定でなければ、通常は、一次対応（生体監視情報のモニタリング開始、静脈確保、酸素療法など）を行った後、集中治療領域・救急外来などの専門部署への移動の必要性を、早期に判断します。

日ごろから、院内・部署内における急変時搬送部署・部屋を確認しておきましょう。

❷緊急コールを行ったらその場で応援を待つ

緊急コールや、緊急時対応チームのシステムをもつ病院もあります。

緊急コールを行った場合は、その場を動かず、BLSに沿った対応を続けながら応援を待ちます。

❸病棟で対応する場合は観察室や個室を選択

一般病棟内での対応を余儀なくされる場合は、ナースステーション近くの観察室や個室を選択します。

大部屋の場合は、他の患者に影響を及ぼすため、ただちに個室移動を考慮したほうがよいでしょう。

1 心肺蘇生が必要な場合

ABCが保たれておらず、心肺蘇生の必要がある場合は、AED（自動体外式除細動器）[*2]が到着するまでの時間によって対応が異なります。

AEDがすぐ到着するのであれば、初回作動もしくは評価を待って、適切な専門部署への移動を考慮するのが望ましいでしょう。なぜなら、VF（心室細動）[*3]やpulselessVT（無脈性心室頻拍）[*4]が原因だった場合、1回目の除細動をいかに早期に行うかが鍵となるからです。

AED到着に時間を要する場合は、ただちに専門部署への移動を考慮します。

病棟以外での急変の場合

トイレや浴室などでの急変発生（または発見）では、まず、応援を呼び、意識とABCが確保できるかを確認します。

図1 ● 患者移動のタイミング

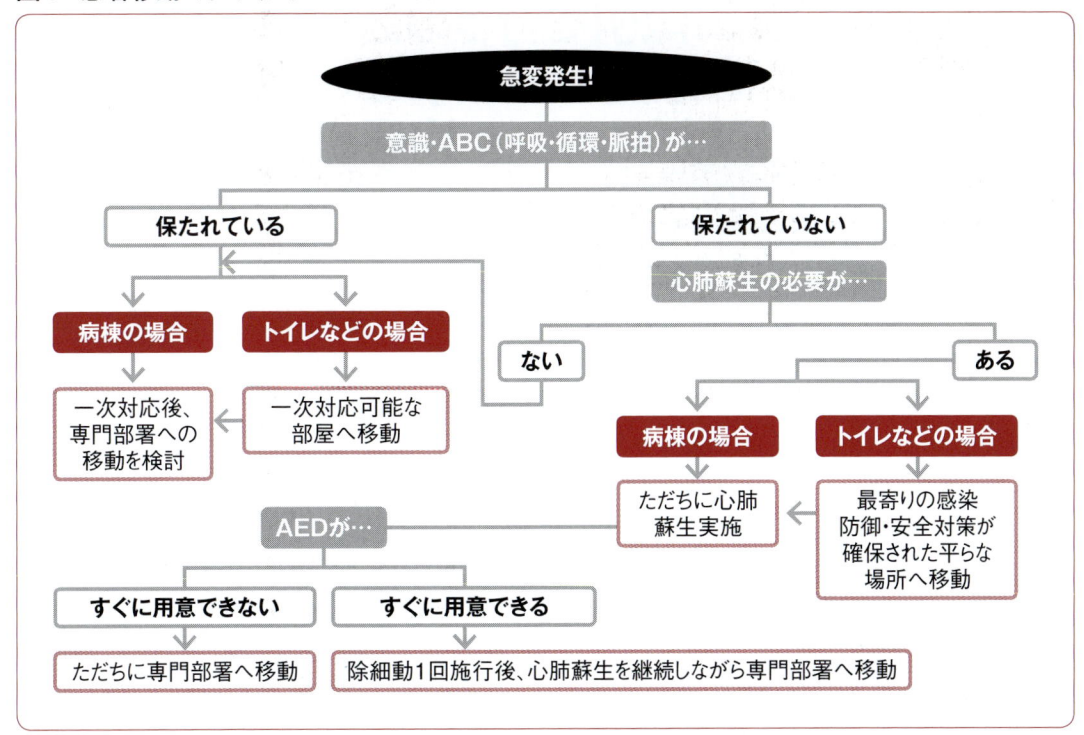

```
急変発生！
   ↓
意識・ABC（呼吸・循環・脈拍）が…
   ├─ 保たれている
   │    ├─ 病棟の場合 → 一次対応後、専門部署への移動を検討
   │    └─ トイレなどの場合 → 一次対応可能な部屋へ移動
   └─ 保たれていない
        └─ 心肺蘇生の必要が…
             ├─ ない
             │    （→保たれているへ）
             └─ ある
                  ├─ 病棟の場合 → ただちに心肺蘇生実施
                  └─ トイレなどの場合 → 最寄りの感染防御・安全対策が確保された平らな場所へ移動
                        ↓
                       AEDが…
                        ├─ すぐに用意できない → ただちに専門部署へ移動
                        └─ すぐに用意できる → 除細動1回施行後、心肺蘇生を継続しながら専門部署へ移動
```

1 心肺蘇生が必要な場合

意識とABCが確保できない場合は、最寄りの「感染防御・安全管理が確保されている平らな場所」で、心肺蘇生を開始します。

2 意識とABCが安定している場合

ABCが不安定でなければ、対処に適した部屋へ、ストレッチャーもしくは車椅子で移送します。搬送手段は、基本はストレッチャーを使用し、仰臥位で搬送します。

ただし、患者が会話可能で、ABCやバイタルサインが安定している場合は、車椅子を用いた座位での移動も可能です。

ストレッチャーに患者を乗せる前には、①ストッパーがかかっているか、②頭・足側が逆になっていないか、の2点を必ず確認しましょう。

頭部打撲の可能性が高い場合は、バックボードが使用できれば活用してください（→p.94 Q2 図2）。

（田村富美子）

---

*1 BLS：（basic life support）：一次救命処置
*2 AED（automated external defibrillator）：自動体外式除細動器
*3 VF（ventricular fibrillation）：心室細動
*4 pulseless VT（pulseless ventricular tachycardia）：無脈性心室頻拍

● 吸引・異物除去

Q4 急変時に、吸引を行うのは、どんな場面ですか？ 急変時の吸引で、すべきこと、してはいけないこと、注意点は何ですか？

A 吸引は、気道分泌物・血液・吐物・異物などで気道閉塞が起きた場合に行います。吸引は、患者の苦痛や意識を確認しながら実施します。十分に吸引できなくても、意識がなくなったら、すぐに心肺蘇生を開始します。また、鼻腔吸引は鼻出血を助長するおそれがあり、注意が必要です。

　吸引は、気道開放手段です。貯留物（気道分泌物、血液、吐物など）や異物などを気道から除去し、気道閉塞を回避するために行います。

　患者が、咳嗽などで貯留物や異物を排出できない場合には、ただちに吸引ができるように準備しておきます。つまり、気道閉塞の危険性が高い患者のベッドサイドや救急カートには、必ず吸引器を準備しておく必要があるのです。

　気道閉塞は、食物残渣などの嘔吐物や吐血・鼻出血・喀血などを誤嚥し、誤嚥物が気道に流入することで起こります。流動物を誤嚥した場合、意識のある患者が完全気道閉塞に至ることは少ない[1]ことから、意識がなくなった時点で心肺蘇生法を念頭に置き、エアウェイの挿入など確実な気道確保を行う必要があります。

急変時の吸引に用いる物品

1 吸引器

　吸引器には、設置型と携帯型があります（図1）。主に、携帯型は在宅や院外で用いられる機器、設置型は中央配管を使用して行う吸引器全般を指しています。

　設置型の吸引器を使用する場合や、迅速な気道開通が求められる急変時には、クランプして－300mmHg（－40kPa）以上の陰圧が得られるように、ダイヤルや圧調整を行います。

2 吸引カテーテル

　吸引カテーテルには、日常の口腔・鼻腔・気管吸引に使用される「軟性カテーテル」と、中咽頭吸引に使用する「硬性カテーテル（ヤンカーサクションなど）」があります（表1）。

　硬性カテーテルは、粘度の高い分泌物や粒子状物質の吸引にすぐれています。そのため、食物や嘔吐物の誤嚥が疑われる場合は、硬性カテーテルを用いたほうがよいでしょう[2]。

急変時の吸引の注意点

1 いたずらに気管吸引を繰り返さない

　上気道からの吸引で、下気道の分泌物・貯留物を除去するには、限界があります。効果的に吸引できない場合は、いたずらに気管吸引を繰り返してはいけません。

　吸引は、患者の苦痛や意識を確認しながら行い、途中で意識がなくなった場合には、ただちに心肺蘇生法へ切り替えます。

2 鼻腔吸引の注意点

❶出血傾向のある患者では出血に注意

　鼻腔吸引を強力に行った場合、主に鼻腔粘膜の出血を起こすことがあります。そのため、出血傾向のある患者に対して鼻腔吸引法で吸引を行う場合には、特に注意が必要です。

表1 ● 吸引カテーテルの種類

カテーテルのタイプ	用途
軟性	● 粘度の低い分泌物の中咽頭および鼻咽頭からの吸引 ● 気管吸引 ● 歯を食いしばった患者における留置エアウェイを介した咽頭後方の吸引
硬性	● 中咽頭の効果的な吸引。特に粘度の高い粒子状物質がある場合（細かい食物残渣など） ヤンカーサクション

図1 ● 吸引器の種類

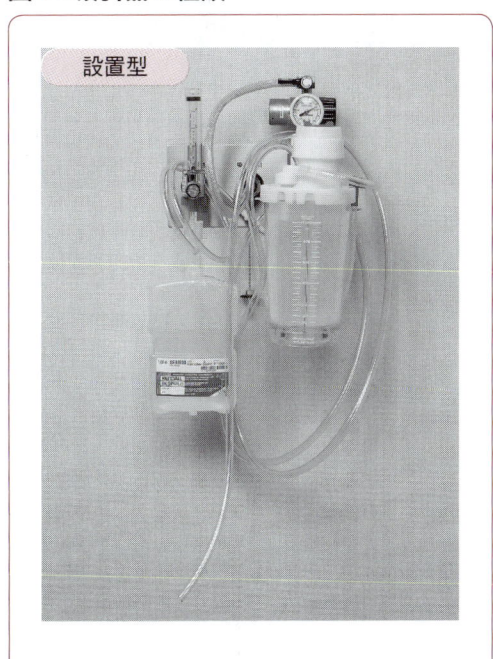

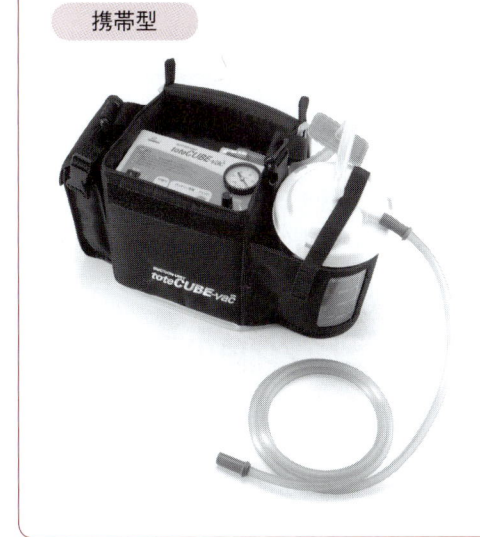

設置型

携帯型

❷ 鼻出血の患者には鼻腔吸引を行わない

　鼻出血で、患者が吐き出せない状況では、鼻腔ではなく、口腔から咽頭以下の吸引とします。じかに鼻腔吸引すると、出血を助長する危険性があるためです。

　鼻出血の場合の吸引は、咽頭の貯留物を吸引することが目的となります。

（田村富美子）

文献
1. 日本版救急蘇生ガイドライン策定小委員会編著：成人の気道異物除去について．救急蘇生法の指針 市民用・解説編 改訂3版，日本救急医療財団心肺蘇生法委員会監修，へるす出版，東京，2006：42-47.
2. American Heart Association著，日本ACLS協会，日本循環器学会監修：吸引．AHA ACLSプロバイダーマニュアル AHAガイドライン2005準拠 日本語版，バイオメディスインターナショナル，シェパード，東京，2007：29-30

● 吸引・異物除去

Q5 吸引時には、どんな種類・サイズのチューブを使用しますか？ 吸引物の種類・性状から、急変の原因や緊急度を把握できますか？

A 患者が成人なのか小児なのか、また、吸引内容がどの部位に存在するのかによって、選択されるチューブの種類・サイズは異なります。吸引内容から、ある程度、急変の原因予測が可能ではありますが、最も大切なのは「気道開通・気道確保」だということを忘れてはいけません。

チューブの種類とサイズの選択基準

軟性カテーテルと硬性カテーテルの適応と選択は、p.98 Q4 表1を参照してください。

上気道吸引で軟性カテーテルを用いる場合、成人患者では10～14Fr（内径3.3～4.6mm）、乳幼児では4～8Fr（内径1.3～2.6mm）を選択します。

人工気道（気管チューブ・気管切開チューブ）の患者では、気管チューブの内径1/2以下を選択してください（**表1**）。

吐物・血液・ピンク色の痰に要注意

吸引内容の種類や性状によって、急変の原因を予測できる場合があります。急変の原因予測は、吸引内容だけでなく、随伴症状や現病歴、既往歴と併せて判断されます。

しかし、最も重要で優先されるべきことは、急変の原因を診断することではありません。気道分泌物や喀血・嘔吐物・固形物などの異物によって、完全・不完全を問わず気道閉塞に陥らないように予防するために、体位と吸引によって気道開通・気道確保を行うことが、最も大切です。

1 嘔吐物の場合（→p.76 Q40）

嘔吐を引き起こす緊急性・重症度の高い病態として、急性の脳血管障害（クモ膜下出血、脳出血、脳梗塞など）に伴う頭蓋内圧亢進症状が挙げられます。

また、消化管通過障害（消化管病変、腸閉塞など）や、急性膵炎・消化管穿孔による腹膜刺激症状として、激しい腹痛とともに認められる場合も、緊急性が高いといえます。

2 血液の場合（→p.73 Q38）

吐血の場合、食道・胃・十二指腸といった上部消化管出血が疑われます。誤嚥予防とともに、出血性ショックを伴うか否か、早急に判別する必要があります。

急な大量喀血では、気管支・肺病変（気管支拡張症、進行性結核、肺がんなど）が疑われます。また、まれに、大動脈瘤破裂時に見られる場合もあります。

3 血液が混入した「ピンク色の痰」の場合

重症の肺水腫では、心原性・非心原性によらず、泡沫状・水様の血液が混入したピンク色の痰が見られます。このような痰が吸引された場合は、重症呼吸・循環不全に陥っている可能性が高いといえます。

気管チューブに吸引カテーテルが挿入しにくい場合の対応

何らかの原因による気管チューブの閉塞や狭窄、あるいは気道閉塞が起きていることが考え

表1 ● 吸引カテーテルのサイズ

気管チューブ内径 (ID：Inner Diameter)	気管吸引用カテーテルの 適正サイズ（外径）
3.0mm	4～6Fr（1.3～2mm）
4.0～5.0mm	8Fr（2.6mm）
5.0～6.0mm	8～10Fr（2.6～3.3mm）
6.0～6.5mm	10Fr（3.3mm）
7.0～7.5mm	10～12Fr（3.3～4.0mm）
8.0～8.5mm	12Fr（4.0mm）
9.0mm	12～14Fr（4.0～4.6mm）

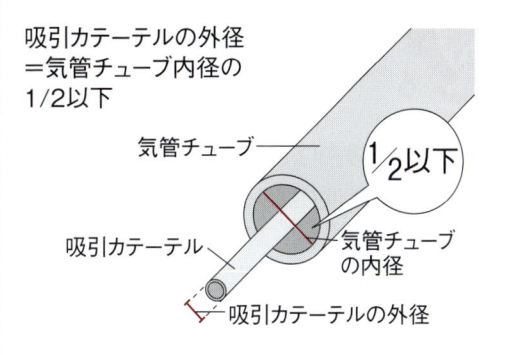

吸引カテーテルの外径
＝気管チューブ内径の
1/2以下

られます。それらの原因を考え、対処する必要があります。

1 気道閉塞

気道閉塞による場合は、人工呼吸器装着中であれば気道内圧の上昇、換気量の減少、同調不良が見られます。

自然呼吸であっても、吸気努力が強く、吸気中に高音の雑音が聴かれる、呼吸数の上昇、経皮的酸素飽和度（SpO_2）の低下、チアノーゼを呈するなどの症状を認めた場合は、気道閉塞症状が疑われます。その場合、吸引よりもバッグ換気による呼吸補助を優先します。

2 気管チューブの閉塞・狭窄

気管チューブの内腔が外的要因で狭くなり、吸引カテーテルが挿入できない場合もあります。

経口・経鼻気管チューブは、咽頭の弯曲部位で内腔が狭まり、吸引チューブが挿入しづらくなることがあります。この場合、患者の頸部の向きや体位で開通する場合もあります。

また、バイトブロックが外れたり、サイズが小さい場合、患者が気管チューブを噛んでしまうことがあります。なかでも、スパイラルチューブは噛み跡がつきやすく、内腔が狭くなりやすい素材でできています。この場合は、吸引カテーテルサイズを下げる、もしくは滅菌蒸留水・生理食塩液などで湿らして潤滑を増すことで、挿入できる場合もあります。なお、局所麻酔スプレーは内壁に膜を作り、かえって害となる可能性があるため、勧められません。

いずれにしても、気道分泌物の貯留や外的要因によって、チューブの内腔狭窄が疑われる場合、完全閉塞による急変を防ぐため、早期に気管チューブ・気管切開チューブの交換を行うことが重要です。

（田村富美子）

文献
1. 佐藤道代：吸引チューブが挿入困難なときの対処方法は？．道又元裕編，人工呼吸ケアのすべてがわかる本，照林社，東京，2001．143-145．

● 吸引・異物除去

Q6 口腔吸引を行っても分泌物や異物が取りきれないときはどうすればよいですか?

A 口腔吸引は、その目的を考慮して、異物の性状や存在する部位に適したカテーテルを使用し、確実に気道確保を行ったうえで実施します。気道異物が疑われる場合は、吸引に固執せず、意識がなくなったらただちに心肺蘇生に切り替えることが重要です。

吸引は最小限にとどめるのが基本

　気道分泌物や軟性の異物を除去する際、発声が可能で協力が得られる完全閉塞でない患者では、咳嗽を促し、咳嗽介助を行うのが基本です。

　吸引の適応となるのは、自己喀出ができない場合や、十分な咳嗽でも喀出できない場合です。吸引は侵襲的手技であることを認識し、患者の苦痛に配慮する必要があります。

　咳嗽を誘発させるだけの目的で鼻腔・口腔吸引を行うことは、確実性に欠けるため、すすめられません。吸引は、盲目的に行う手技であるだけでなく、上気道の常在菌を下気道に押し込んでしまうことにもなります。そのため吸引は、最小限としてください。

　また、気道異物が疑われる場合には、吸引に固執してはいけません。途中で意識がなくなった場合は、ただちに心肺蘇生法へ切り替える必要があります（→p.103 Q7）。

吸引をうまく行うコツ

1 適切な種類のカテーテルを選択する

　吸引カテーテルは、目的・吸引部位に適したカテーテルを選択します。

　気道異物が疑われたときに行う中咽頭吸引には、ヤンカーサクションのような「硬性カテーテル」が適しています（→p.98 Q4 表1）。

2 確実な気道確保を行う

　意識障害に伴う舌根沈下によって、気道確保が困難な場合は、経鼻エアウェイを挿入するなど「A：気道」を確実に確保したうえで、鼻腔吸引を行います（図1）。

3 上気道吸引は嘔吐反射を誘発し得る

　上気道（口・鼻腔、咽・喉頭）に気道分泌物が貯留している場合、意識障害のある患者であれば、口腔・鼻腔から深めにカテーテルを挿入し、咽・喉頭まで吸引できることもあります。

　しかし、意識のある患者の場合、上気道吸引が嘔吐反射を誘発する場合もあり、苦痛も伴うので、やはり最小限とすべきです。

（田村富美子）

図1●経鼻エアウェイ

ゼリーなどの潤滑剤をエアウェイに塗布したら、片手でエアウェイを持ち、外鼻孔より顔面に垂直の方向に静かに挿入する。

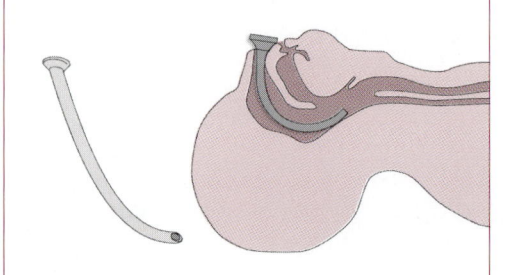

鼻翼～耳朶までの長さのサイズを選択する。

● 吸引・異物除去

Q7 気道異物がある場合、異物除去のための第一選択は何ですか？ 異物が除去できないときは、どうしますか？

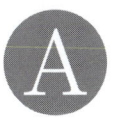

A 窒息のサインが見られたら、まずは「意識・反応があるか」を確認します。意識・反応があれば、ハイムリック法を実施します。意識・反応がなければ心肺蘇生を優先します。その際は、気道確保を行いながら口を開けて異物を探し、見つけたら徒手的に除去します。

　気道閉塞を早期に認識することは、良好な転帰の鍵となります。窒息は、必ずしも呼吸の異常を伴わないときもあります。「窒息のサイン（図1）」を早期に判別することが重要です[1]。

　万国共通の窒息のサイン（ユニバーサル・チョーキングサイン）、話すことができない、呼吸がまったくできない、咳嗽がまったくできない、吸気中に高音の雑音が聴かれる・もしくはまったく聴かれない、チアノーゼを呈するなどの場合は、完全気道閉塞と認識し、迅速な対応が必要です。

●「窒息のサイン」が見られたら…

1 意識・反応がある場合

　完全気道閉塞を認識した場合、意識・反応があれば、腹部突き上げ法（ハイムリック法、図2-A）によって異物除去を試みます。患者が横臥している場合には、その状態のままで腹部突き上げ法を行います（図2-B）。

　極度の肥満者や妊婦などの場合は、腹部突き

図1● 窒息のサイン（ユニバーサル・チョーキングサイン）

ユニバーサル・チョーキングサインに加えて以下の状態が観察されたら完全気道閉塞である。
- チアノーゼ
- 話すことができない
- 呼吸がまったくできない
- 咳嗽がまったくできない
- 吸気中に高音の雑音が聴かれる、もしくはまったく聴かれない

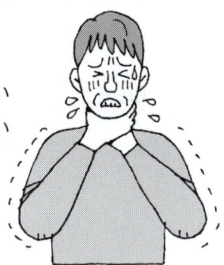

図2● ハイムリック法

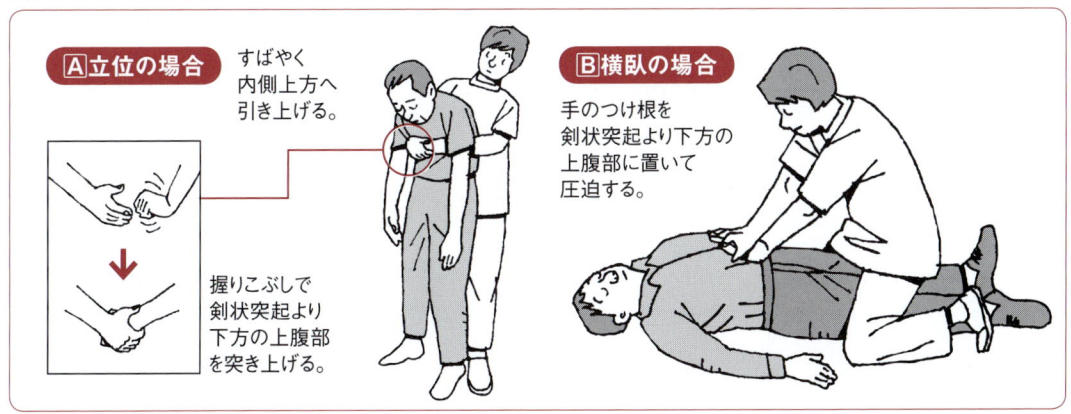

A 立位の場合　すばやく内側上方へ引き上げる。
握りこぶしで剣状突起より下方の上腹部を突き上げる。

B 横臥の場合　手のつけ根を剣状突起より下方の上腹部に置いて圧迫する。

図3 ● 乳児の背部叩打法・胸部突き上げ法

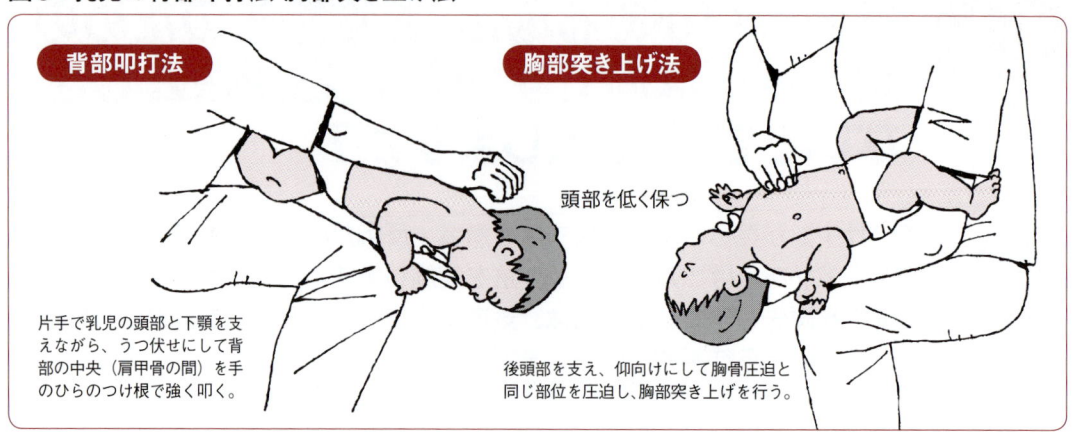

背部叩打法
片手で乳児の頭部と下顎を支えながら、うつ伏せにして背部の中央（肩甲骨の間）を手のひらのつけ根で強く叩く。

胸部突き上げ法
頭部を低く保つ
後頭部を支え、仰向けにして胸骨圧迫と同じ部位を圧迫し、胸部突き上げを行う。

上げ法ではなく、胸部突き上げ法（胸骨圧迫の位置）を実施します。

なお、1歳未満の乳児の場合には、背部叩打法と胸部突き上げ法（胸骨圧迫の位置）を、5回ずつ繰り返してください（図3）。

2 意識・反応がない場合

意識・反応がなくなった場合には、緊急コールなどで応援を呼び、気道確保後、異物が見えれば徒手的に除去を試み、心肺蘇生を開始します。人工呼吸のための気道確保のたびに患者の口を開けて異物を探し、あれば指で取り除きます。心肺蘇生中の胸骨圧迫によって胸腔内圧が上昇することで、異物が除去されたり、気道が開通したりすることもあります。

意識がない場合、喉頭鏡が使用可能であれば、直視下に異物を取り除く[2]こともできますが、決して時間を要してはならず、心肺蘇生が優先されます。また、マギール鉗子を用いて異物除去を行うこともあります（図4）。

なお、対象が小児で、自分1人だけで対応しなければならない環境では、心肺蘇生法を2分間（5サイクル）行ってから通報してください。

図4 ● マギール鉗子

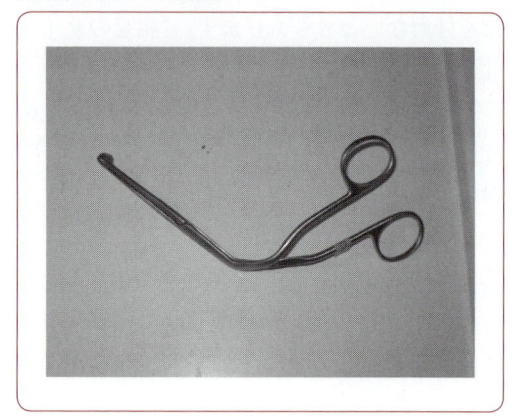

（田村富美子）

文献
1. American Heart Association著：窒息の解除. AHA BLSヘルスケアプロバイダーマニュアル AHAガイドライン2005準拠 日本語版, 日本蘇生協議会監修, バイオメディスインターナショナル, シェパード, 東京, 2007：59-65.
2. 日本版救急蘇生ガイドライン策定小委員会編著：気道異物除去. 救急蘇生法の指針 改訂3版 医療従事者用, 日本救急医療財団心肺蘇生法委員会監修, へるす出版, 東京, 2007：30-32.

● 輸液路の確保

Q8 急変時の静脈確保は、一般の静脈確保とどう違いますか？ ラインを取る部位など、特別な方法をとる必要はありますか？

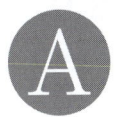

A できるだけ太い静脈留置針を用いて、迅速に確保できる末梢静脈を選んで穿刺します。末梢静脈が確保できない場合は中心静脈を確保します。静脈確保が困難な場合には、骨髄路確保やカットダウンを行うこともあります。

急変時の静脈確保は、循環異常に対する輸液・薬剤投与のために行われます。

一般の静脈確保と大きな違いはありませんが、とにかく急変対応のために行うことをふまえ、末梢静脈が素早く確保できる部位を選択します。例えば、肘関節のところに血管の走行が確認できているなら、"関節部位で屈曲すると輸液が流れなくなるから"という理由で、静脈確保をためらう必要はありません。

ただし、穿刺する部位は、心臓に近い位置（下肢よりは上肢、外頸静脈）のほうが、よりよいとされています。また、負傷部位がある場合には、その部位を避けて穿刺する必要があります。

● 急変時の静脈確保

静脈確保は、できるだけ太い静脈留置針（14～18G）を用いて行います。静脈路を確保したら、ただちに採血を行った後、輸液ルートを接続するとよいでしょう。

可能であれば、1本ではなく、複数の静脈路を確保します。2本以上の静脈路が確保できれば、1本目は急速大量輸液やポンピング対応（輸液ルートの側管から注射器で急速に輸液を押し流す）、2本目は輸血、3本目は等張電解質輸液、などと管理することもできるからです。

● 静脈確保が困難な場合の対応

どうしても静脈路の確保が困難な場合には、①比較的穿刺しやすく合併症の少ない静脈（大腿静脈など）にシングルタイプの中心静脈ラインを留置する、②骨髄路の確保（→p.108 Q11）、③カットダウン（外科的に皮膚を切開して走行静脈を露出する）の実施などを行うことがあります（図1）。

（冨岡小百合）

図1 ● 静脈確保困難時の対応

骨髄路の確保

脛骨が選択されることが多い。

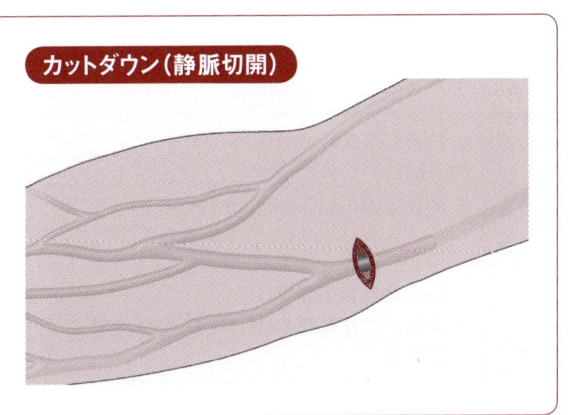

カットダウン（静脈切開）

●輸液路の確保

Q9 中心静脈路と末梢静脈路、急変時にどちらを先に確保すべきですか？ 違いはありますか？

A 末梢静脈路を優先的に確保します。末梢静脈路は、迅速・安全に確保できますが、薬剤が全身に循環するまでに時間がかかります。一方、中心静脈路は、確保に技術を要するものの、すみやかに薬理作用が発現するのが特徴です。

　急変時は迅速な対応が必要なため、確保に時間を要する中心静脈路よりは、即座に確保できる末梢静脈路を優先します（図1）。

　中心静脈確保が行われるのは、末梢静脈確保が困難な場合です。しかし、急変時の患者は重症であるため、多くの場合、末梢静脈路だけでは不十分で、中心静脈からの輸液投与が必要となります。また、中心静脈路は、血液浄化法や中心静脈圧測定、高カロリー輸液投与のルートとしても使用されます。

　もともと中心静脈路があるときは、まずそのルートを使用します。のちほど、輸血や多数の薬剤投与が必要になってくる場合を想定して、末梢静脈路を確保しておいたほうがよいでしょう。

　なお、前述したように、急変時の静脈路は、1本より2本以上確保しておくことが望ましいでしょう（→p.105 Q8）。

（冨岡小百合）

表1●静脈路の特徴

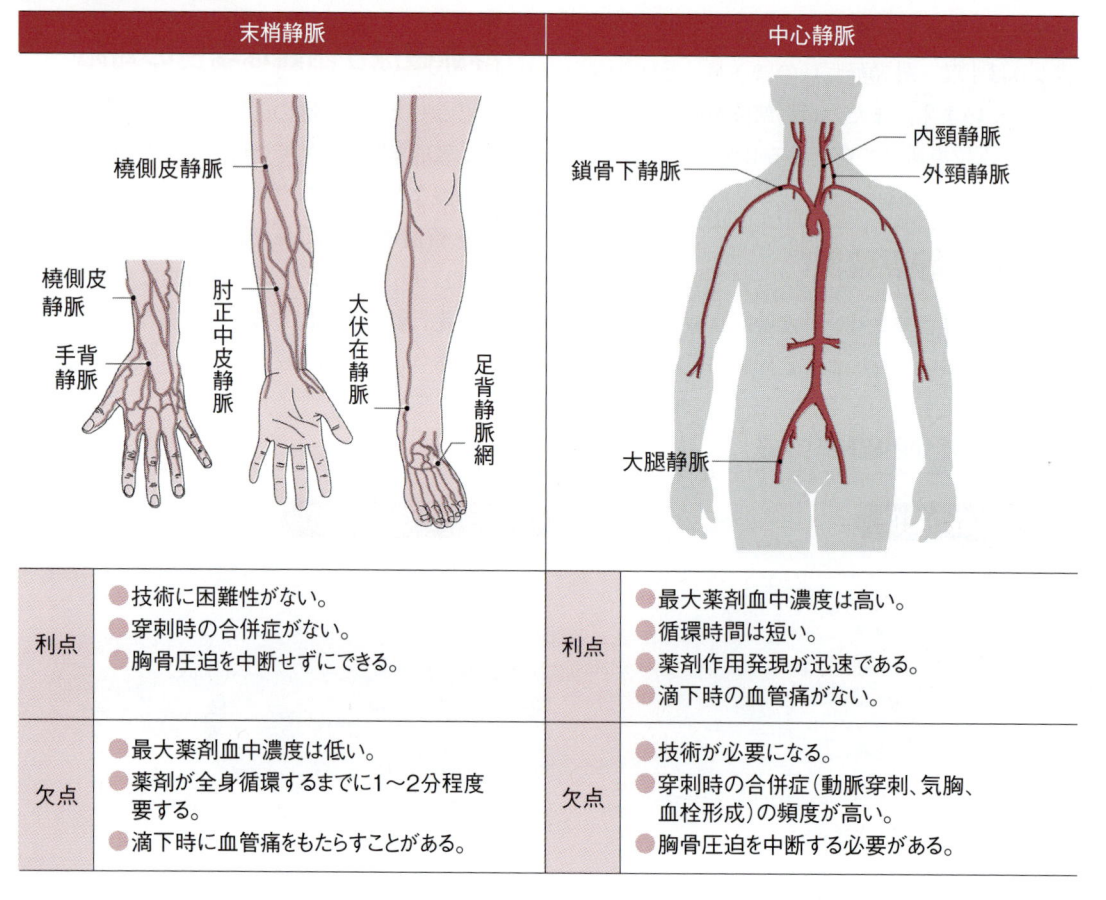

	末梢静脈		中心静脈
利点	●技術に困難性がない。 ●穿刺時の合併症がない。 ●胸骨圧迫を中断せずにできる。	利点	●最大薬剤血中濃度は高い。 ●循環時間は短い。 ●薬剤作用発現が迅速である。 ●滴下時の血管痛がない。
欠点	●最大薬剤血中濃度は低い。 ●薬剤が全身循環するまでに1〜2分程度要する。 ●滴下時に血管痛をもたらすことがある。	欠点	●技術が必要になる。 ●穿刺時の合併症（動脈穿刺、気胸、血栓形成）の頻度が高い。 ●胸骨圧迫を中断する必要がある。

末梢静脈：橈側皮静脈、橈側皮静脈、手背静脈、肘正中皮静脈、大伏在静脈、足背静脈網

中心静脈：鎖骨下静脈、内頸静脈、外頸静脈、大腿静脈

● 輸液路の確保

Q10 「大量輸液」の指示があるときには、どの部位から、どのように輸液を行いますか？中心静脈と末梢静脈、どちらが優先？

A まずは、即座に確保できる末梢静脈路が優先です。末梢静脈路から輸液を投与しながら、中心静脈路を確保します。

急変時に大量輸液を必要とする場合は、まず、即座に確保できた末梢静脈路から輸液投与を開始します。大量なので、1本よりも2本以上、太い留置針を用いて、心臓に近い位置（上肢）に確保された末梢静脈路を使用するのが望ましいでしょう。

末梢静脈路から輸液を滴下しながら、シングルタイプで内径が大きく、比較的短い中心静脈ルートで中心静脈路を確保します。

末梢静脈路にも中心静脈路にもルートがある場合、双方から大量輸液を行います。どちらのルートを主にするかは、医師に確認します。

なお、輸液ラインは、不用意に長くしてはいけません。また、大量輸液の際には、体温低下をきたしやすいので、加温した輸液を投与してください。

（冨岡小百合）

せん妄のアセスメントスケール「ICDSC」とは？　COLUMN

ICDSCは、せん妄の診断基準（DSM-Ⅳ）に沿った8項目を医療者の観察によって評価するスケールです（表1）。8時間ごと、あるいは24時間前の情報から判断し、4点以上で「せん妄あり」と評価します。

（佐藤憲明）

表1 ● ICDSC

このスケールはそれぞれ8時間のシフトすべて、あるいは24時間以内の情報に基づき完成される。明らかな徴候がある＝1ポイント；アセスメント不能、あるいは徴候がない＝0で評価する。それぞれの項目のスコアを対応する空欄に0または1で入力する。

1. 意識レベルの変化；(A)反応がないか、(B)何らかの反応を得るために強い刺激を必要とする場合は評価を妨げる重篤な意識障害を示す。もしほとんどの時間(A)昏睡あるいは(B)昏迷状態である場合、ダッシュ（―）を入力し、それ以上評価を行わない。(C)傾眠あるいは、反応までに軽度ないし中等度の刺激が必要な場合は意識レベルの変化を示し、1点である。(D)覚醒、あるいは容易に覚醒する睡眠状態は正常を意味し、0点である。(E)過覚醒は意識レベルの異常ととらえ、1点である。	
2. 注意力欠如；会話の理解や指示に従うことが困難。外からの刺激で容易に注意がそらされる。話題を変えることが困難。これらのうちいずれかがあれば1点。	
3. 失見当識；時間、場所、人物の明らかな誤認。これらのうちいずれかがあれば1点。	
4. 幻覚、妄想、精神異常；臨床症状として、幻覚あるいは幻覚から引き起こされていると思われる行動（例えば、空をつかむような動作）が明らかにある。現実検討能力の総合的な悪化。これらのうちいずれかがあれば1点。	
5. 精神運動的な興奮あるいは遅滞；患者自身あるいはスタッフへの危険を予防するために追加の鎮痛薬あるいは身体抑制が必要となるような過活動（例えば、静脈ラインを抜く、スタッフを叩く）。活動の低下、あるいは臨床上明らかな精神運動遅滞（遅くなる）。これらのうちいずれかがあれば1点。	
6. 不適切な会話あるいは情緒；不適切な、整理されていない、あるいは一貫性のない会話。できごとや状況にそぐわない感情の表出。これらのうちいずれかがあれば1点。	
7. 睡眠/覚醒サイクルの障害；4時間以下の睡眠、あるいは頻回な夜間覚醒（医療スタッフや大きな音で起きた場合の覚醒を含まない）。ほとんど1日中眠っている。これらのうちいずれかがあれば1点。	
8. 症状の変動；上記の徴候あるいは症状が24時間のなかで変化する（例えばその勤務帯から別の勤務帯で異なる）場合は1点。	

Bergeron N et al: Intensive Care Delirium Screening Ckecklist: evaluation of a new screening tool.Intensive Care Mad 2001; 27: 859-864より、Dr.Nicolas Bergeronの許可を得て逆翻訳法を使用し翻訳（翻訳と評価：卯野木 健、水谷太郎、桜本秀明）

● 輸液路の確保

Q11 骨髄内輸液って何ですか？ どんな物品を用いて、どのように行うのですか？ ラインはどのように準備するのですか？

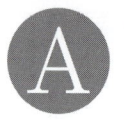

A 骨髄内輸液針（または骨髄穿刺針）を用いて、骨髄から輸液を投与する方法です。ラインは、一般的な輸液セット・三方活栓・延長チューブ（ロックなしタイプ）で構成されます。

骨髄から輸液投与を行うことを「骨髄内輸液」といいます。骨髄内に投与された輸液は、骨髄中にある静脈洞に流入し、骨髄の中心静脈を経て、骨からの流出静脈から循環系へと流れます。骨髄輸液路からは、静脈路から投与する輸液・薬剤の投与が可能です。

骨髄路は、主に静脈路確保が困難な幼小児の輸液路として確保されますが、成人においても行われます。

穿刺箇所は、鎖骨・胸骨・大腿骨・脛骨・上腕骨・踵骨・腸骨が可能です（図1）。幼小児では、脛骨結節からやや下の内側の平坦部が選択されます。鎖骨と胸骨は、成人のみに選択されます。

骨髄内輸液の実際

骨髄内輸液に用いる物品を図2に示します。骨髄内輸液針の代替品として、骨髄穿刺針（マルク針）を用いることもあります。

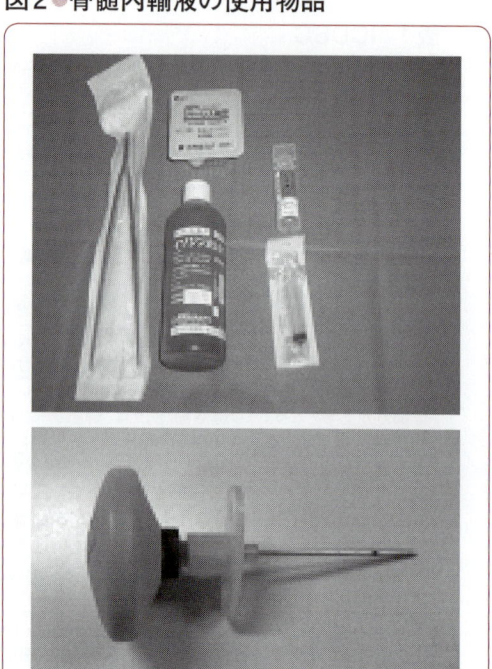

以下に、骨髄内輸液の方法を示します。

図1●代表的な骨髄穿刺部位

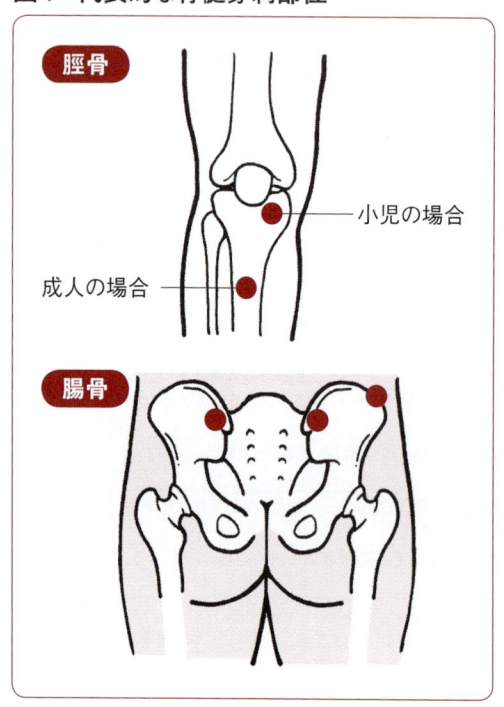

脛骨
小児の場合
成人の場合

腸骨

図2●骨髄内輸液の使用物品

図3 ● 骨髄内輸液の方法

A 穿刺の実際

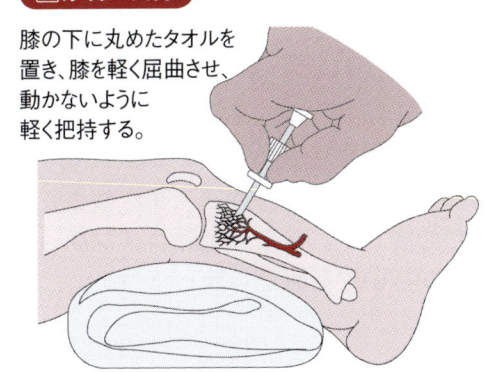

膝の下に丸めたタオルを置き、膝を軽く屈曲させ、動かないように軽く把持する。

B 輸液ラインの構成

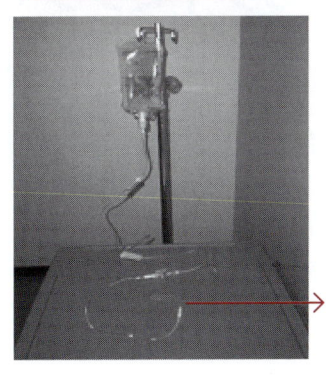

→ 接続部はロック式でないものがよい

表1 ● 骨髄内輸液の合併症と注意事項

合併症	注意事項
● 位置不良による骨膜下への輸液漏れ 　→コンパートメント症候群 ● 骨髄炎　● 敗血症 ● 脂肪塞栓　● 骨髄の損傷 ● 不適切な針のサイズによる骨折 ● 小児→骨端線損傷による成長障害	● 清潔操作で行う（清潔手袋装着）。 ● 負傷部位のない側で穿刺する。 ● 骨髄内輸液路がある側の大腿動静脈穿刺は避ける。骨髄内穿刺前に大腿静脈を穿刺していたら反対側からの穿刺とする。 ● 失敗したならば、反対側の穿刺とする。 ● 合併症予防の観点から長時間の留置は望ましくない。患者の状態を見計らいながら、すみやかに他の輸液路（静脈路）を確保する。

1 骨髄穿刺（脛骨結節下の平坦部を穿刺する場合：図3）

①穿刺部位を特定し、消毒する。
②膝の下に丸めたタオルを敷き、膝を軽く屈曲させ、動かないように把持する。
③穿刺位置の皮膚を軽く伸展させる。
④皮膚を貫いたらやや下向きに（足側に）針を進める。針が髄腔に達すると、挿入時に感じた抵抗感がなくなり、針から手を離しても針は立ったままとなる（髄腔に入っていなければ針はぐらつく）。
⑤支えていなくても針が立ったままになっているのを確認したら、10mLほどの生理食塩液を注入し、注入時の抵抗や腫脹がなければ、骨髄内に位置していると判断できる。骨髄・血液が吸引できることからも髄腔内に入っていることは確認できるが、針が髄腔内に入っていても吸引できないことがあるため、生理食塩液の注入によって確認する。

2 輸液ラインへの接続

　骨髄内輸液のラインは、通常の輸液セット・三方活栓・延長チューブで作成します。
　骨髄内輸液針に接続する先端は、ロックなしの延長チューブのほうがよいとされています。これは、ロック付きだと針の位置が変わりやすいためです。
　骨髄内輸液の合併症と注意事項を表1に示します。

（冨岡小百合）

● 輸液路の確保

Q12 動脈ライン（Aライン）確保は、どんな目的でどのタイミングで行いますか？ 介助時の注意点は？ ライン管理のポイントは？

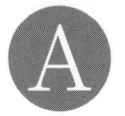

A 血行動態が不安定で、血圧の経過を経時的に観察する必要がある患者に対して実施します。ライン確保時に、穿刺部位の四肢を強く押さえすぎると、末梢動脈が触知しにくくなるため、注意が必要です。また、動脈ラインから採血する場合には、気泡や接続部のゆるみがないかを確認しましょう。

動脈ラインの確保は、血行動態が安定しない状況において、リアルタイムに血圧の経過をとらえ、不測の事態に対応するために実施されます。

また、動脈ラインが確保されていれば、頻回な採血を要する場合にも、対応が可能です。

動脈ライン確保時の介助のポイント

動脈ラインは、多くの場合、橈骨動脈や足背動脈に留置されます（図1）。末梢動脈が触知できれば、穿刺部位が特定でき、確保は困難ではありません。

動脈ライン確保の介助にあたっては、以下の3点に注意する必要があります。
① 穿刺部位の四肢を強く押さえすぎない（末梢動脈触知がわかりにくくなるため）。
② 穿刺直後の体動で抜けてしまわないように、体動を抑制する。
③ 空気が混入しないように動脈ラインを接続する。動脈圧波形が描画できるか確認し、ゼロ点校正を行う。

動脈ラインの管理のポイント

経時的に動脈ラインから採血を行う場合は、

図1 ● 動脈ラインの留置部位

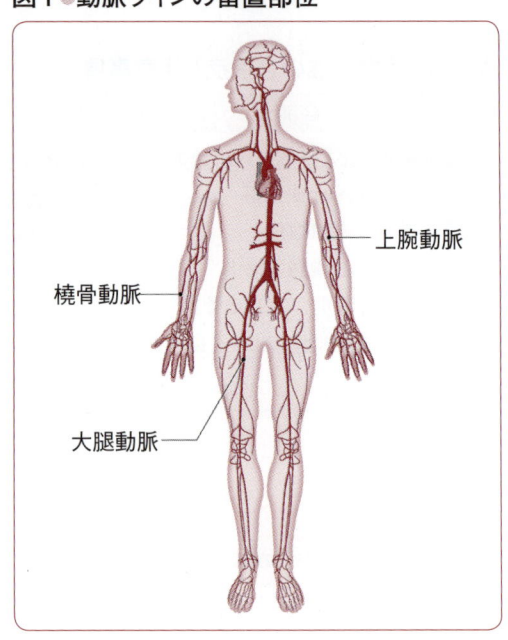

上腕動脈
橈骨動脈
大腿動脈

気泡や接続部のゆるみが生じていないことを確認します。気泡や接続部のゆるみは、動脈圧波形が減衰する要因となるため、十分な注意が必要です。

また、動脈ラインの加圧バッグの圧が低下してきていないかも確認しましょう。特に、頻回な採血を行う場合は、加圧バッグの圧が低下しやすくなります。

（冨岡小百合）

● 除細動

Q13 除細動は、何のために行いますか？ どのようなメカニズムで、患者状態を回復させるのですか？

A 心臓の上下を囲むようにパドルを当てて通電させることで、VF（心室細動）やpulseless VT（無脈性心室頻拍）など、心筋が無秩序に興奮している状態を正常に戻すために行います。

除細動の適応となるのは、心臓の電気的活動（脱分極と再分極）のリズムが乱れ、心臓のはたらき（収縮と拡張）が停止した状況です。いわゆる心室細動（VF）や、無脈性心室頻拍（pulseless VT）がそれにあたります（図1）。

除細動を行って通電させることで、心筋全体を脱分極させ、無秩序に興奮している心筋をリセットし、本来の電気的活動を取り戻すことができます。

患者の右前胸部（胸骨右縁）と左側胸壁（乳頭外側）に、心臓を上下で囲むようにパドルを当てて通電させるのがポイントです（→p.112 Q15）。

（冨岡小百合）

図1 ● 心室細動と無脈性心室頻拍

心室細動（VF：ventricular fibrillation）
- 無秩序で不規則な基線の揺れが特徴。
- P波、QRS波、T波は消失し、形、幅、大きさがまちまちの心室波形が不規則に連続する。

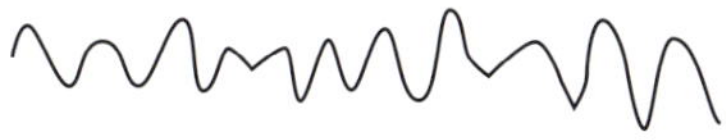

無脈性心室頻拍
（pulseless VT：pulseless ventricular tachycardia）
- P波は認められず、幅広いQRS波が、250回以上/分の頻拍で出現するのが特徴。
- 単形成である場合が多い。

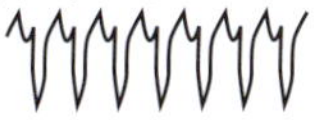

● 除細動

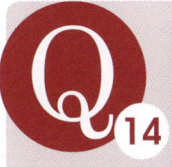

Q14 除細動の適応でないのに、誤って除細動を実施すると、どうなりますか？ 安全な判断方法は？

A 誤って除細動を施行すると、致死的不整脈・心停止を誘発・促進してしまう危険性がありますので、十分な注意が必要です。必ず「頸動脈が触れない」ことを確認してください。

除細動の適応でない不整脈の患者に除細動を実施してしまうと、致死的不整脈（心室細動）を出現させたり、心停止を促進させたりする危険性があります。

除細動が適応となる心室細動や無脈性心室頻拍の場合は「頸動脈が触れない」のが特徴です。

リードが外れていないか、心電図の感度・誘導を変えてみることで、除細動が必要な波形であるかを見きわめましょう。

（冨岡小百合）

●除細動

Q15 マニュアル式除細動器とAEDは、どう違いますか？ どう使い分けますか？

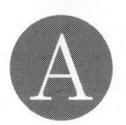

A マニュアル式は「基本的に、医師が設定を切り替えて用いる除細動器」、AEDは「ほぼ自動的に働き、一般市民でも使える除細動器」と考えればよいでしょう。一般的に、BLS（一次救命処置）ではAED、ACLS（二次救命処置）ではマニュアル式を用います。

AEDとは（図1）

　AED（自動体外式除細動器）[*1]は、医療従事者以外の一般市民（AED講習を受けた者が望ましい）も使用できる除細動器です。主に、公共施設・人の利用が多い施設などに設置されています。

　AEDは、開始ボタンを押し、音声指示に従って操作します。パッドを貼ると、自動的に除細動の必要性の有無を解析し、必要と解析した場合は、決まったエネルギー量が自動的に充電されます。

　操作者は除細動ボタンを押すだけで、それ以外はすべて自動化されている除細動器がAEDなのです。

マニュアル式除細動器とは（図2）

　マニュアル式除細動器は、設定を切り替えて、複数の機能を使い分けるタイプの除細動器で、モニタ機能がついているのが特徴です。機種によって異なりますが、以下のような機能があります。
①AEDモード（自動解析）
②手動モード（出力設定、充電、放電すべてを手動で行うもの）
③TCP（経皮的ペーシング）[*2]モード　など。

　マニュアル式除細動器は、原則として、医師（または医師の指示のもとで）しか使用できません。ただし、AEDモードが搭載されているマニュアル式除細動器ならば、AEDモードに切り替えれば、看護師でも使用できます。

AEDとマニュアル式除細動器、どう使い分けるか

1 AEDよりマニュアル式が近くにある場合

　看護師しかいない状況で心肺停止に遭遇した場合、AEDよりもマニュアル式除細動器がすぐ近くにあったとしても、AEDモードのないマニュアル式除細動器は使用できません。

　その場合には、BLS（一次救命処置）[*3]を行いつつ、AEDまたは医師の到着を待つことになります。

2 BLSでAEDを使った場合

　BLSでAEDを使ったのであれば、そのままAEDをACLS（二次救命処置）[*4]に使用できます。特に、心電図モニタ機能付のAEDなら、支障なく継続使用が可能です。

　しかし、心電図モニタ機能のないAEDの場合、心電図モニタで心停止のリズムが何であるかの判断や、TCPを行う場合などに支障をきたすため、できればマニュアル式除細動器に取り換える必要があります。

　自施設の除細動器にどのような機能があるのかを把握しておきましょう。

（冨岡小百合）

図1 ● AED

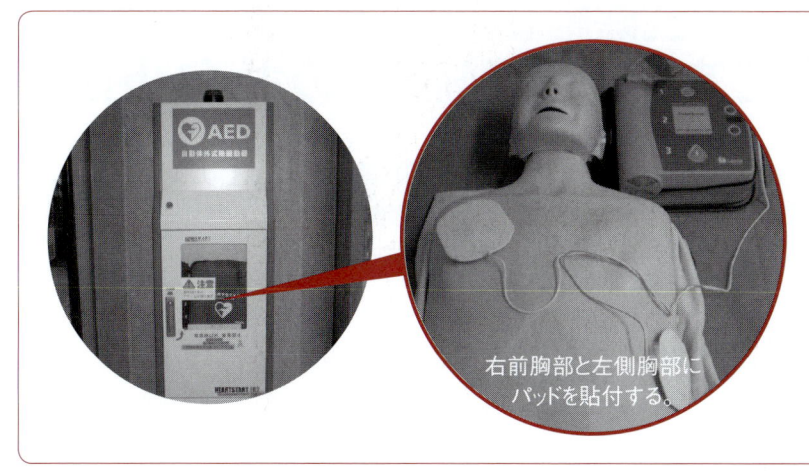

右前胸部と左側胸部にパッドを貼付する。

パッド貼付部位が汗などで濡れていると十分な電気エネルギーが心臓に伝わらないので、水分を拭き取り、乾いているのを確認してから貼付する。
別の貼り薬をしていた場合は、貼り薬を剥がしてパッドを貼付する。
植え込み型ペースメーカを装着している患者は、その部位を避けて（8cmほど離す）貼付する。

図2 ● マニュアル式除細動器

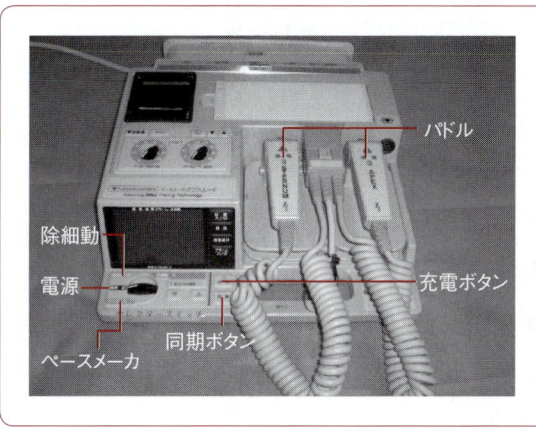

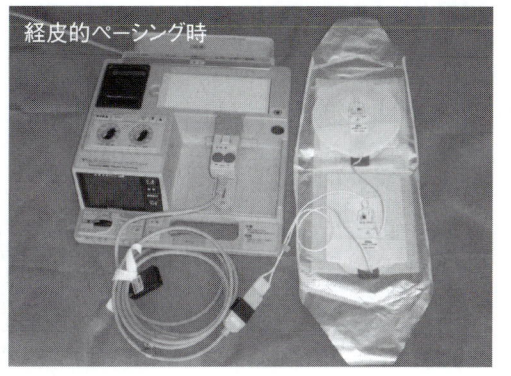

パドル
除細動
電源
充電ボタン
ペースメーカ
同期ボタン

経皮的ペーシング時

---

*1　AED（automated external defibrillator）：自動体外式除細動器
*2　TCP（transcutaneous pacing）：経皮的ペーシング
*3　BLS（basic life support）：一次救命処置
*4　ACLS（advanced cardiovascular life support）：二次救命処置

除細動

● 除細動

Q16 マニュアル式除細動器は、どのように使用するのですか？ 除細動実施のポイントは？

A リードを装着し、パッドシートまたはパドルを患者に装着した状態で充電し、誰も患者に触れていないことを確認してから放電します。除細動では非同期ボタン、カルディオバージョンでは同期ボタンを選択してください。

マニュアル式除細動器は、医師が使用するものですが、状況によっては、医師の指示のもとで看護師が使用することもあります。使用法をしっかり理解しておく必要があります。

●「同期」と「非同期」

除細動器には、同期ボタンと非同期ボタンがあります。

非同期とは、モニタ波形に関係なく放電させるもので、これを通常、除細動といいます。

同期とは、モニタ波形（QRS波）を読み取り、タイミングを計って放電させるもので、これをカルディオバージョンといいます。カルディオバージョンは、心房細動・心房粗動・発作性上室頻拍（PSVT）などの不安定頻拍（図1）が対象となります。これらの不安定頻拍には、電気的活動が不安定な「受攻期」があります。受攻期に電気刺激が加わると、心室細動を起こす（ショックオンT）危険性があるため、必ず同期させて放電しなければならないことを覚えておきましょう。

マニュアル式除細動器の使用方法（心室細動・無脈性心室頻拍の場合）を図2に示します。

（冨岡小百合）

図1 ●カルディオバージョンの対象となる不安定頻拍

心房細動（Af：atrial fibrillation）
- 小刻みに揺れる基線と、不規則に出現するQRS波が特徴。
- P波は認められない。

心房粗動（AF：atrial flutter）
- 鋸歯状の基線（F波＝非常に早い連続したP波）が特徴。
- QRS波は、さまざまな伝導比で出現。RR間隔はPP間隔（鋸の歯の間隔）の倍数となる。

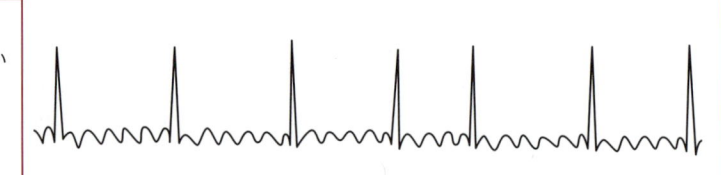

発作性上室頻拍（PSVT：paroxysmal supraventricular tachycardia）
- 正常なQRS波形を呈する頻脈。
- P波は異型だが、前の心拍のT波と重なり、わかりにくいことが多い。

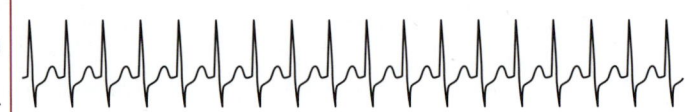

図2 ● マニュアル式除細動器の使用方法

① 手袋を装着し、除細動器の電源を入れ、リードを装着する。

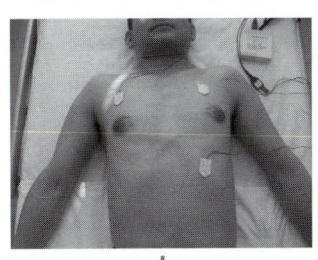

② 除細動器を必要とする心電図波形であることを確認し、非同期ボタンを選択する。

③ 患者の右前胸部と左側胸壁にパッドシート（なければ、生理食塩液で濡らしたガーゼ）を貼る。または、ジェルを塗ったパドルを、患者の右前胸部と左側胸壁に押さえるように密着させる。

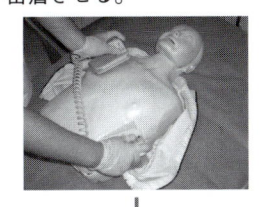

④ パドルを患者に当てた状態で、エネルギーレベルを設定し、充電する（200〜360J）。

⑤ 充電している間に、誰も患者に接触していないことを確認し、最後にモニタ上除細動を必要とする心電図波形であることを再確認してから、放電する。

⑥ すみやかに胸骨圧迫を再開する（→Q17）。

● 除細動

Q17 除細動後は、どう対応すればよいですか？

A すみやかに胸骨圧迫を開始します。2分後に脈を確認し、脈や体動が確認できたら、胸骨圧迫を中止します。ただし、再度、除細動が必要になる場合があるため、パッドなどは装着したままにしておいてください。

　除細動を必要とする状況は、心肺蘇生を実施している状況です。そのため、ただちに胸骨圧迫を実施する必要があります。

　胸骨圧迫を2分間継続した後、脈の触知を確認します。

　脈が確認できた場合、あるいは患者に体動が現れた場合は、胸骨圧迫を中止します。

　ただし、心電図モニタ波形を確認し、除細動を要する波形でなくても、再度同様の波形が出現する可能性はあるため、パッドなどはそのままの状態にしておきましょう。

（冨岡小百合）

● 除細動

Q18 除細動器の一相性と二相性って何ですか？ どう違うのですか？

A 「電気の流れ方」が違います。電流が一方向に流れるのが「一相性」、反対側にも流れるのが「二相性」です。はっきりした根拠はないものの、二相性のほうが、低いエネルギーで高い効果を得られるとされています。

従来の除細動は、除細動時の電流の流れ方が一方向に流れる「一相性」です。近年、電流の流れが反対方向にも流れる「二相性」が普及してきましたが、まだ十分に普及したといえる状況ではありません（図1）。

二相性は、一相性と比べて低いエネルギーレベルで除細動ができ、心筋への障害が少ないとされています（表1）。また、2005年版ガイドラインでは、除細動の初回時の成功率は、一相性より二相性のほうがより高いと報告されています。しかし、どちらが心拍再開や生命予後に優れているかという根拠はありません。

自施設の除細動器はどのタイプなのかを確認しておく必要があります。　　（冨岡小百合）

図1 ● 一相性と二相性

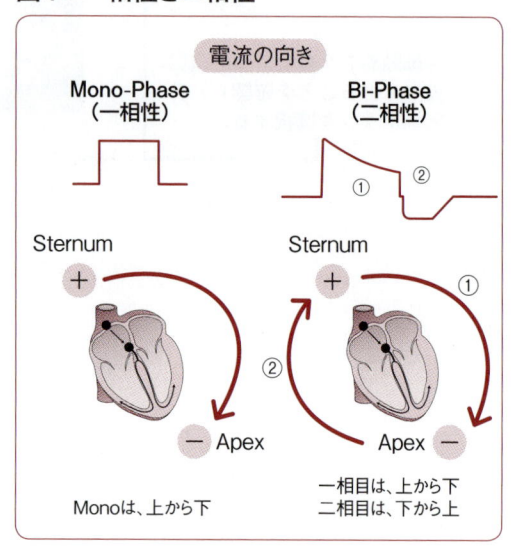

電流の向き

Mono-Phase（一相性）：Sternum（+）→ Apex（−）　Monoは、上から下

Bi-Phase（二相性）：①Sternum（+）→ Apex（−）、②反対方向　一相目は、上から下　二相目は、下から上

表1 ● 除細動とカルディオバージョンの至適エネルギー数

	適応波形	一相性除細動器	二相性除細動器
除細動	●心室細動 ●無脈性心室頻拍 ●（不安定な）多型性心室頻拍	360J	メーカー推奨値 不明な場合は200J
同期下カルディオバージョン	不安定な頻脈性不整脈 ●心房細動 ●心房粗動 ●上室性頻拍 ●単形性心室頻拍	（以下のエネルギーを漸増） 100〜200、300、360J 50、100、200、300、360J 50、100、200、300、360J 100、200、300、360J	100〜120J またはメーカー推奨値

● 緊急ペーシング

Q19 ペーシングって何ですか？ どんな場合に、どのように行うの？ 体外式ペーシングと経皮的ペーシングの違いは？

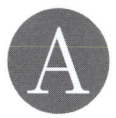

A 刺激伝導系の異常によって乱れた心臓のリズムを正常に戻すために実施します。洞不全症候群、房室ブロック、めまいや失神を伴う徐脈性不整脈が適応です。緊急の場面で実施されるのは、一時的にカテーテルを留置する体外式ペーシング、または、体表面にパッドを貼って行う経皮的ペーシングです。

● ペーシングとは

　ペーシングとは、心臓のリズムをつかさどる刺激伝導系（洞結節や房室結節など）に何らかの異常が生じ、心臓のリズムが乱れる状況に対し、障害された刺激伝導系に代わって心臓のリズムを正常に保つ機械（ペースメーカ）を使うことをいいます。

　ペーシングの適応となるのは、洞不全症候群、房室ブロック、めまいや失神などの症状を有する徐脈性不整脈などです（表1）。

● ペーシングの種類（図1）

　ペーシングの方法には、①**植込み式ペースメーカ**（恒久的ペースメーカ）、②**体外式ペースメーカ**、③**経皮的ペースメーカ**の3種類があります。

　緊急ペーシングで使用されるのは、経皮的ペースメーカや体外式ペースメーカです。

　体外式ペースメーカは、一時的にペーシングカテーテルを挿入し、ジェネレーターに接続してペーシングを行うものです。一方、経皮的ペースメーカは、体表面にパッドを貼用してペーシングを行うものです。

（冨岡小百合）

表1 ● ペーシングの適応

①洞性徐脈	②洞房ブロック
③洞停止	④徐脈頻脈症候群
⑤眩暈や失神を起こす場合	

図1 ● ペースメーカの種類

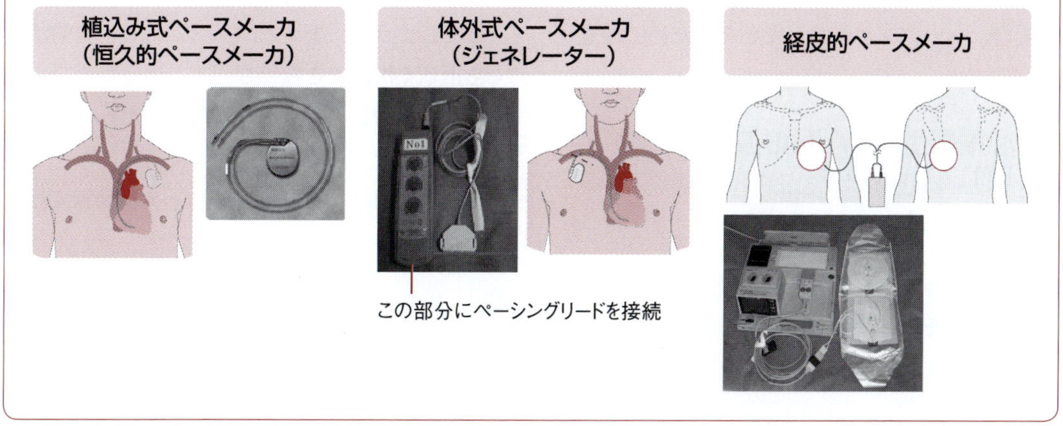

植込み式ペースメーカ（恒久的ペースメーカ）／体外式ペースメーカ（ジェネレーター）／経皮的ペースメーカ

この部分にペーシングリードを接続

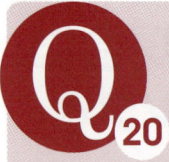

● 緊急ペーシング

Q20 緊急ペーシングでは、何を準備し、どのように行いますか？ ペーシング実施中は、何をどのように観察すればよいですか？

A 緊急ペーシングは、迅速に急変対応できる準備を整えたうえで実施します。通常、まずは経皮的ペーシングを実施します。電極が剥がれていないか、ペーシング波形が現れているか、ペーシングのリズムに合った脈が触知できるか、の3点を必ず確認しましょう。

緊急ペーシングを行う場合には、酸素・気道確保の準備・吸引・パルスオキシメータ・静脈路確保をすぐに行えるように準備し、急変に備えることが重要です。

まずは、即座に対応できる経皮的ペーシングを行い、その間に体外式ペーシングの準備を進めます。しかし、経皮的ペーシングは、意識がある患者にとって、痛みや不快感をもたらすものであるため、鎮痛薬や鎮静薬の使用を考慮する必要があります。

経皮的ペーシングの手順を図1に示します。

ペーシング実施中の観察ポイント

1 ペーシング電極が剥がれていないか

ペーシング電極が剥がれないように貼用できているかを確認します。正しく貼用できていない場合、ペーシング作動ができないため、注意が必要です。

2 心電図上に「VVI」の波形が現れているか

ペーシングモードを表1に示します。
経皮的ペーシングは、VVI（心室を刺激し、心室の電位を感知し、心室電位を感知した場合にペースメーカーの刺激発生を抑制する）です。心電図モニタで、ペーシングが正しく作動しているか（設定された心拍数が確保されているか、異常なところにスパイクが出ていないか）を確認します。

ペーシング不全となると、高度徐脈、心停止をきたす危険があります。

3 ペーシングリズムの脈が触知できるか

ペーシングリズムの脈が触知できるかを確認します。筋の収縮による誤認を避けるため、右側の頸動脈・大腿動脈で確認するのがポイントです。

ペーシング実施中の注意点

ペーシングを開始したら、その作動状況を確認できるまで、患者に触れてはいけません。触れてしまうと、不要なノイズが入り、作動状況を正しく把握できなくなってしまうからです。正常に作動していることが確認された後なら、触れても大丈夫です。

脈の確認は、右側の頸動脈・大腿動脈で行ってください。

（冨岡小百合）

表1 ● ペーシングモード（ICHDコード）

第1文字（ペーシング部位）	第2文字（センシング部位）	文字（反応様式）
A：心房	**A**：心房	**I**：抑制型
V：心室	**V**：心室	**T**：トリガー（同期）型
D：心房と心室の両方	**D**：心房と心室の両方	**D**：抑制と同期の両方型

図1 ● 経皮的ペーシングの実施手順

①除細動器をペーシングモードに切り替え、ペーシング用電極を前胸部（胸骨左縁）と背部（前胸部電極の真裏）に貼り、ペーシング用ケーブルに接続する。

電極の貼り方

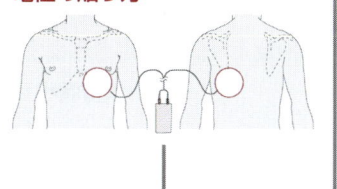

②心拍数を設定する。患者の自発心拍数より、10〜20高く設定するのがポイントである。

③出力電流レベルを0にしておく。

④ペーシング開始ボタンを押す。

⑤心電図モニタを見ながら最適出力を設定する。一般的には、脈を捕捉する最低出力の10％高い値に設定する。

⑥心拍の捕捉を確認する。

⑦心電図モニタで波形（自己波形、ペーシング波形）を確認し、脈拍を確認する。バイタルサインのチェックも行う。

ペーシング波形：VVI

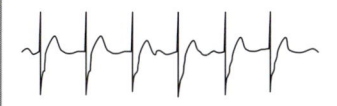

「ここがポイント」小児の急変対応⑤

小児の気管チューブの固定は、何を目安に決めればよいですか？

COLUMN

経口挿管の固定位置を決めるときは、「12＋（年齢÷2）」または「気管チューブの内径×3」をめやすにします。

気管挿管の実施者に、チューブの先端が声門を超えたことを確認します（新生児で2cm、乳児で3cm、幼児で4cm、学童で5cm程度）。Portex® 社の気管チューブには、チューブに声門マーカーがついており、挿管時に声門マーカーが声門を超えて見えなくなった部位が、おおよそ適切な深さとなります（カフなしチューブに限る）。

胸部X線撮影では、気管チューブ先端が第2胸椎の高さにあることを確認します。

● **チューブ固定に関する注意点**

小児の気管は短く（新生児の気管は約5cm）、カフなしチューブが多く用いられており、確実な固定が必要です。テープで固定する際は、可動する下顎ではなく、上顎のほうを中心に行います。

気管チューブは、頭部の前屈により深くなり、後屈により浅くなります。また、腹部膨満のある小児は、腹圧が上がることで気管分岐部が上方に押し上げられて、深い管理となることに注意します。

処置ごとに左右の呼吸音を聴取し、リークの状態や片肺挿管の有無を確認しましょう。

（中田 諭）

● 緊急ペーシング

Q21 すぐに体表面ペーシングを行う場合と、しばらく様子を見る場合がありますが、違いは何ですか？

A 「薬剤への反応」や「症状」の有無によって、ペーシング実施のタイミングが異なります（表1）。しばらく様子を見るのは、症状が再燃する可能性があり、すぐに対応できるようにするためだと考えられます。

薬剤に反応がない徐脈（進行する徐脈）、めまいや失神を起こす場合、循環動態が不安定で心停止が予測され、緊急性が高い場合は、簡易で迅速に使用できる経皮的ペーシングを実施します。

薬剤に反応がある、症状が緩和されているが再燃の可能性もある場合、スタンドバイモードとしてのペーシング設定にしておきます。

スタンドバイモードの場合、ペーシングレートは、患者の心拍数より低く設定されます。

(冨岡小百合)

表1●緊急ペーシングとペーシング準備の適応（AHAガイドライン2005）

クラス I	①心拍数が著しく遅く、アトロピンに反応せず、血行動態的な症状がある危険な徐脈 （完全房室ブロック、症状のある2度房室ブロック、症状のある洞不全症候群、薬剤起因性の徐脈など）。 症状としては、収縮期血圧80mmHg未満、意識状態の変化、胸痛、肺水腫が含まれる。
クラス IIa	①薬物療法に反応しない、補充調律を伴う徐脈 ②薬物過量、アシドーシス、電解質異常による高度徐脈やPEAによる心停止患者へのペーシング ③スタンバイペーシング：急性心筋梗塞に合併した特別な調律に対するペーシングの準備 　＊症状を伴う洞機能不全 　＊MobitzⅡ型の2度房室ブロック 　＊完全房室ブロック 　＊新しく出現した左、右あるいは交代制性の脚ブロック、2枝ブロック
クラス IIb	①薬剤治療やカルディオバージョンに不応性の上室性頻拍、心室頻拍に対するオーバードライブペーシング ②徐脈心静止による心停止

●酸素療法

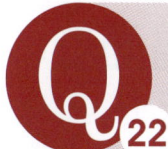

Q22 急変時の酸素投与であっても、加湿は必要ですか?

A 低濃度の酸素投与であれば加湿は不要です。しかし、急変時には高濃度酸素を投与する可能性が高いこと、患者の状態変化によって流量や投与方法が変更される可能性が高いことから、加湿の準備だけはしておきましょう。

鼻や口を介した自然呼吸の場合は、鼻腔での自然な加湿が期待できます。しかし、気管切開や気管挿管の患者では、鼻腔などからの加湿効果が得られないため、加湿が必要となります。

加湿の必要性は、酸素の投与量や投与方法によって異なります。

一般的に「吸入酸素濃度40%（流量5L/分）程度」なら加湿は不要

酸素療法ガイドライン[1]では、室内の湿度が十分に保たれていれば、鼻カニュラでは3L/分、ベンチュリーマスクでは酸素流量にかかわらず酸素濃度40%までは加湿する必要はないとされています。

通常の酸素マスクでの加湿に関する報告はありませんが、ベンチュリーマスクにおいて「酸素濃度40%までなら酸素と空気の混合により、乾燥した酸素が直接鼻腔を刺激することはない」という結果から考えると、吸入酸素濃度が約40%となる5L/分までの流量であれば、加湿は不要と考えられます。

低濃度での酸素吸入において、加湿が不要とされる理由[1,2]を**表1**にまとめます。

ただし、これらは「加湿しなくてもよい」という目安であり、「加湿してはいけない」という意味ではありません。酸素の投与量が減ったからといって、無理に加湿器を外す必要はないのです。

表1 低濃度の酸素投与の際に加湿が不要とされる理由

- 鼻腔にはもともと加湿機能がある。
- 1回換気量に占める酸素（配管から）の割合が少ない（酸素2L投与下では室内気を90%以上吸入している）。
- 加湿しないことによって気道から失われる水分は少ない。
- 室温では加湿器の効果は低い。
- 加湿の有無による自覚症状に差がないという報告がある。
- 加湿用蒸留水の細菌汚染の報告がある。

また、室内の加湿が十分に行われていることも重要です。至適湿度（冬場40～60%、夏場45～65%）を保てるように管理してください。

急変時は「加湿の準備」をしておくのが理想

急変や緊急の際は、酸素を高濃度で投与することが多くあります。

また、患者の状態変化に応じて酸素の投与方法や流量が変更されることが考えられるため、加湿の準備をしておくことが望ましいでしょう。

（濱本実也）

文献
1. 日本呼吸器学会肺生理専門委員会　日本呼吸管理学会酸素療法ガイドライン作成委員会編：酸素療法ガイドライン．メディカルレビュー社，東京，2006：27-28．
2. 宮本顕二：経鼻的低流量（低濃度）酸素吸入に酸素加湿は必要か？．日本呼吸器学会雑誌2004；42(2)：138-144．

● 酸素療法

Q23 急変時の酸素療法は、どのような場面で、どんな目的で行いますか？ 適応を的確に見きわめる方法はありますか？

A 酸素療法は、組織への酸素供給が低下した場面で、呼吸仕事量・心仕事量の増加を改善するために行われます。「室内空気を吸入した状態で$PaO_2 < 60$ Torr、$SaO_2 < 90\%$」が酸素療法の適応ですが、PaO_2やSaO_2が正常であっても、低酸素症（＝組織の低酸素が疑われる）場合には、酸素投与を行います。

　酸素は、生体を維持するうえで必要不可欠な要素です。組織への酸素供給が十分に行われない場合は、細胞のエネルギー代謝が障害されてしまいます。これに対して、吸入気の酸素濃度を上げて、組織に十分な酸素を供給することを目的に行われる治療が、酸素療法です。

　組織への酸素供給が不足すると、その代償反応として呼吸仕事量や心仕事量が増加しますが、酸素を投与することにより、これらを改善することができます。

「低酸素症」と「低酸素血症」（図1）

　低酸素症は、生体の組織に十分酸素が供給できず、組織代謝が不十分な状態のことです。「組織低酸素」ともいわれます。一方、低酸素血症は、動脈血中の酸素含量が減少している状態のことです。低酸素症と混同しないように注意しましょう。

　低酸素症を引き起こす主な原因を**表1**にまとめます。動脈血酸素分圧が正常（＝低酸素血症でない）場合であっても、組織への運搬能力が低下しているときや、組織での酸素需要が高まっているときには、酸素供給が不十分となり、低酸素症になることを理解しておくことが重要です。

酸素療法の適応

　急性呼吸不全では、一般に「室内空気を吸入

図1 ● 低酸素症と低酸素血症

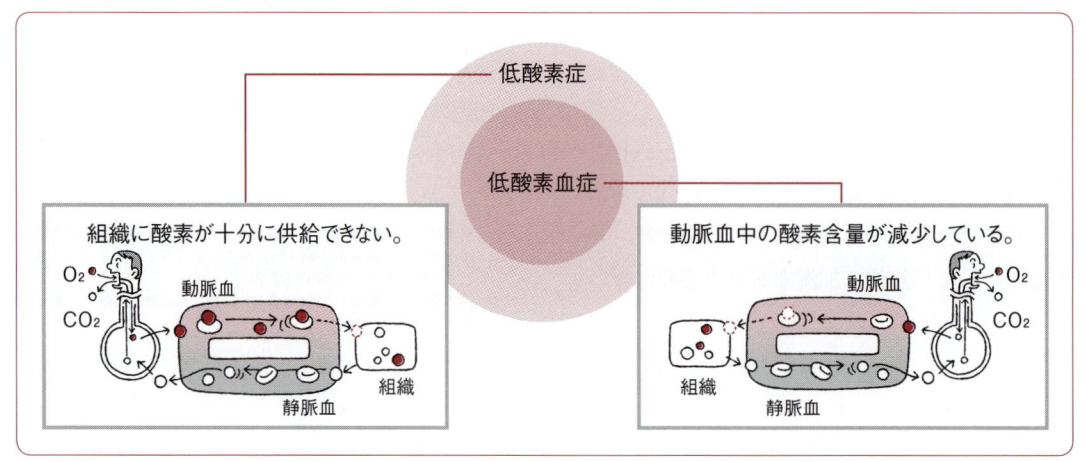

低酸素症
　組織に酸素が十分に供給できない。
低酸素血症
　動脈血中の酸素含量が減少している。

表1 ● 低酸素症の主な原因

低酸素血症	● 動脈血中の酸素含量が減少している状態。その結果、酸素供給量は低下する。 ● 気道狭窄や肺の病変による低酸素や、貧血などによる血液の酸素運搬能力の低下が原因となる。
組織低灌流	● 血流量の低下により酸素が組織へ十分に運搬されない状態。 ● 血管病変やショック、心不全などが原因となる。
組織酸素利用能の低下	● 酸素供給量は正常だが、細胞の障害により組織がそれを利用できない状態。 ● 硫化水素やシアン化合物による中毒などが原因となる。
酸素需給バランスの失調	● 酸素供給量は正常だが、組織の酸素消費量の増加により、供給がこれに追いつかず、酸素不足になる状態。 ● 敗血症や熱射病などが原因となる。

した状態でPaO_2[*1]＜60Torr、SaO_2[*2]＜90％」の場合は、酸素投与の適応となります。この基準は、酸素投与開始後の投与量変更の目安でもあります。

PaO_2やSpO_2[*3]が正常であっても、低酸素症を認める場合（貧血やショック状態など）には、酸素投与を行います。例えば、重症外傷や急性心筋梗塞の患者への酸素投与などです。

原因疾患が何であれ、組織の低酸素が疑われる（あるいはリスクが高い）場合には、酸素療法の適応となるのです。

（濱本実也）

*1 PaO_2 (arterial O_2 pressure)：動脈血酸素分圧
*2 SaO_2 (arterial O_2 saturation)：動脈血酸素飽和度
*3 SpO_2 (percutaneous O_2 saturation)：経皮的酸素飽和度

● 酸素療法

Q24 酸素投与法には、どんな種類がありますか？ 急変の状態に応じて、どのように選択されますか？

A 酸素投与法には、低流量システム（鼻カニュラ、酸素マスク）、高流量システム（ベンチュリーマスク、ネブライザー付酸素吸入器）、リザーバーシステム（リザーバー付酸素マスク、リザーバー付鼻カニュラ）があります。急変時には、「供給すべき酸素濃度」と「$PaCO_2$上昇の危険性」をアセスメントしたうえで、適切な方法を選択します。

酸素投与の種類（表1）

酸素投与の方法は、以下に示す3種類に分けられます。

① **低流量システム**：患者が必要とする1回換気量以下の酸素を供給する方法。酸素とともに室内の空気を吸入することで、換気量の不足分を補う。
② **高流量システム**：1回換気量以上の酸素ガスを供給する方法。設定した酸素濃度を、常に患者に供給することができる。
③ **リザーバーシステム**：酸素をリザーバー内に蓄えて吸うことで、高濃度の酸素を効率的に吸入させることができる方法。

それぞれの具体的な方法と特徴を表1にまとめます。

酸素投与方法の選択

急変時には、「患者に供給したい酸素濃度」や「$PaCO_2$上昇の危険性」などを評価して、投与方法を選択します（→p.126 Q25）。

1 呼吸不全の場合

呼吸不全の患者に対する酸素投与では、多くの場合、使用しやすく、耐容性の高い「鼻カニュラ」が第一に選択されます。ただし、50％以上の濃度の酸素供給が必要な場合は、リザーバーマスクなどに変更する必要があります。

また、Ⅱ型呼吸不全[*1]の患者では、$PaCO_2$[*2]上昇に注意が必要です。アシドーシスが進行する場合、ベンチュリーマスクによる酸素濃度の管理が必要になる場合もあります[1]。

2 出血がある場合

重症外傷などによる出血（もしくは大量出血のリスク）がある患者では、組織低酸素を防ぐため、リザーバーマスクによる高濃度酸素の投与が行われます。

（濱本実也）

文献
1. 日本呼吸器学会肺生理専門委員会 日本呼吸管理学会酸素療法ガイドライン作成委員会編：酸素療法ガイドライン，メディカルレビュー社，東京，2006：27-28.

*1 Ⅱ型呼吸不全：呼吸不全（$PaO_2<60$Torr）のなかでも高二酸化炭素血症（$PaCO_2>45$Torr）を伴うもの。
*2 $PaCO_2$（arterial CO_2 pressure）：動脈血二酸化炭素分圧

表1 ● 酸素投与方法の種類と特徴

投与方法	酸素濃度（酸素流量）	特徴
低流量システム		
鼻カニュラ 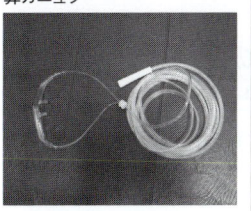	22～24％（1～6L） 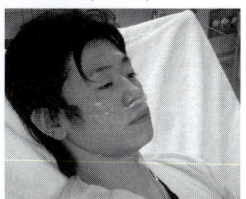	● 酸素を吸入しながら会話や食事が可能。 ● 吸入酸素濃度は流量1Lごとに4％上昇する（1～6Lの範囲）が、同じ流量でも患者の呼吸パターンによって変化する。 ● 低濃度酸素吸入に適する。 ● 流量6L以上でも酸素濃度は変わらない。6L以上では不快感が強く、鼻粘膜が乾燥するため6L/分以下で投与する。
酸素マスク 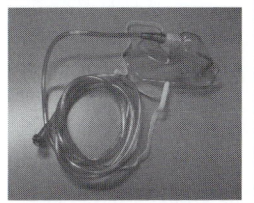	40～60％（5～8L） 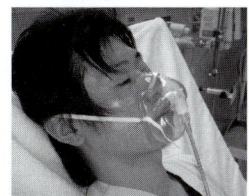	● 同じ流量でも、患者の呼吸パターンやマスクのフィッティングによって吸入酸素濃度は変化する。 ● 呼気の再呼吸による$PaCO_2$の上昇の危険がある。 ● 再呼吸を防ぐため、酸素流量は5L以上にする。 ● 低濃度酸素吸入には適さない。
高流量システム		
ベンチュリーマスク 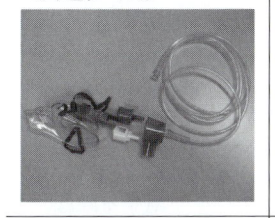	24～50％（推奨量） 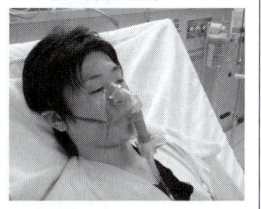	● 筒（ベンチュリー管）の内部にジェット流の100％酸素ガスが流れ、このときの陰圧により周囲の空気を取り込むことで、設定の酸素濃度を吸入することができるシステム。 ● 患者の換気量に関係なく、安定した酸素濃度を維持できる。 ● 設定濃度によって推奨される酸素流量が決められている。 ● 流量が多いため「音が大きい」「顔や目への刺激」「気道内の乾燥」「会話の障害」などがある。
ネブライザー付酸素吸入器（インスピロン®） 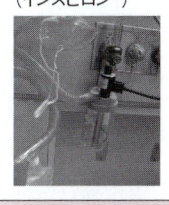	35～100％：大人では50％まで（6～15L） 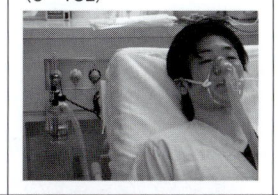	● ベンチュリーマスクにネブライザー機能を備えたもの。 ● 加湿機能が高く、痰の粘度を低下させて喀出を助ける。 ● 投与流量は6L/分以上が望ましい。 ● 流量が多いため「音が大きい」「顔や目への水滴の付着」「不快感」などがある。 ● 35％・40％・50％・60％・70％・100％があるが、実際に使えるのは50％までである（流量が出せないため）。
リザーバーシステム		
リザーバー付酸素マスク 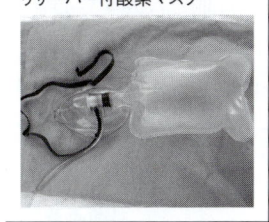	60％以上（6L以上） 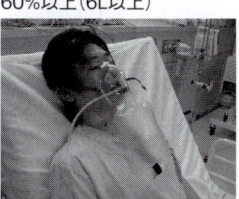	● 高濃度の酸素吸入ができる。 ● リザーバーマスクのバッグと酸素供給口の間と、マスクの両側の孔に通常一方向弁がついており、呼気相の酸素をリザーバー内にため、吸気時にたまった酸素を吸入する。 ● 安全バルブのはたらきにより、呼気のCO_2再吸入は起こらない。
リザーバー付鼻カニュラ 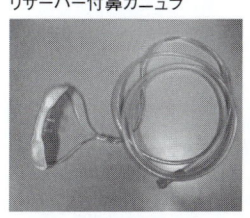	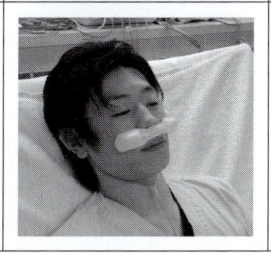	● 呼気時に酸素がリザーバーに蓄えられ、吸気時に通常供給される酸素に付加して吸入することで、効率よく酸素を吸入できる。 ● 酸素節約効果が高く、これを目的に使用されることが多い。 ● 鼻カニュラの半分以下の流量で同等の酸素濃度が得られる。 ● リザーバーに水滴がつくとリザーバー機能が得られなくなるため、加湿器との併用は避ける。

● 酸素療法

Q25 急変時の酸素投与の実施のポイントは? それぞれの使い方のポイントは?

A 急変時の酸素投与では、適切なPaO₂の維持が優先されるのがポイントです。マスクの密着状況・症状の有無を、継続して観察することも大切です。ベンチュリーマスクでは設定酸素濃度と推奨酸素流量を、リザーバー付酸素マスクではリザーバーが膨らんでいることを、それぞれ確認しましょう。

急変時の酸素投与は「適切な酸素濃度の確保＝PaO_2[*1]の維持・上昇」と「$PaCO_2$[*2]上昇の危険性」を評価して実施されます。ただし、$PaCO_2$が上昇しても、生体が不可逆的な障害を被ることは少ないため、適切なPaO_2の維持・上昇が優先されます。

酸素投与を行う際は、患者に十分に説明を行いましょう。

特に、マスクによる「重症感」や「圧迫感」は、患者の不安を増強し、呼吸困難を助長することがあるため、マスクの密着の程度や症状有無を、継続的に観察することが重要です。

酸素投与の方法と使い方のポイントを**表1**にまとめます。

以下に、特に注意が必要なベンチュリーマスクとリザーバー付酸素マスクの使用ポイントを示します。

ベンチュリーマスク使用時のポイント

ベンチュリーマスクを使用する際は、必ず「設定酸素濃度」と「推奨酸素流量」を確認します。

推奨酸素流量とは、酸素と空気が混合した合計流量が30L/分（健康成人の換気量）以上になるように設定した流量のことを指しています。設定どおりの酸素濃度を得るためには、推奨される酸素流量を流す必要があります。なぜなら、それ以下の流量では、吸入酸素濃度が低下してしまうからです。

ネブライザー付酸素吸入器（インスピロン®）の場合、混合ガス総流量30L/分以下では、患者の吸気流速に追いつかず、周囲の空気を吸い込んでしまい、吸入酸素濃度が低下する可能性があります。

通常、35％の酸素濃度を得るためには6L以上、40％では8L以上、50％では11L以上の酸素流量が必要となります。

リザーバー付酸素マスク使用時のポイント

リザーバー付酸素マスクを使用する際は、リザーバーの効果を十分に得るため、「リザーバーが膨らんでいること」を確認することが重要です。

患者の吸気時にリザーバーがしぼんでしまう場合は、患者の換気量に対して、酸素流量が不足していることを示しています。この場合には、酸素流量を調節する（上げる）か、マスク両側の一方向弁を調節する（片側だけ外す）必要があります。

ただし、一方向弁を除去した場合は、外気を吸入することになるため、吸入酸素濃度が低下することに注意してください。

（濱本実也）

---

*1 PaO₂（arterial O₂ pressure）：動脈血酸素分圧
*2 PaCO₂（arterial CO₂ pressure）：動脈血二酸化炭素分圧

表1 ● 酸素投与の方法と使い方のポイント

種類	使い方
鼻カニュラ	①口呼吸や鼻閉がないことを確認する。 **Point!** 酸素の流出口は、片側だけでも同じ効果が得られるため、片側のみの鼻閉であれば使用可能。 ②流出口を鼻に当て、両側の耳にゴムをかけて顎の下で長さを調節する。
酸素マスク	①マスクを顔に当て、ゴムを引っ張って長さを調整する。 ②マスク鼻部の金属（ノーズクリップ）を鼻の上で絞り、フィットさせる。
ベンチュリーマスク	①酸素マスクと同様にフィッティングを行う。 ②投与する酸素濃度のベンチュリー管を用いてマスクとチューブを接続し、推奨される酸素流量を流す。 **Point!** 酸素濃度は、ベンチュリー管の種類を変えることで調節する。推奨酸素流量以下では、吸入酸素濃度は低下する。 **ベンチュリー管の種類** | 色 | 流量(L/分) | 濃度(%) | |---|---|---| | 青 | 4 | 24 | | 黄 | 4 | 28 | | 白 | 6 | 31 | | 緑 | 8 | 35 | | ピンク | 8 | 40 | | オレンジ | 12 | 50 |
ネブライザー付 酸素吸入器 （インスピロン®）	①酸素マスクと同様にフィッティングを行う。 ②ネブライザーを組み立て、熱棒のコンセントを差し込む。 ③投与したい酸素濃度にダイヤルを合わせ、推奨される酸素流量を流す。 **Point!** 推奨酸素流量以下では、吸入酸素濃度は低下する。 ⑤蛇腹内に水が溜まらないよう、ウォータートラップを最低位に固定する。
リザーバー付酸素マスク	①酸素マスクと同様にフィッティングを行う。 ②リザーバーが膨らんでいることを確認する。 **Point!** リザーバーが吸気の途中で空になる場合は… A：吸気量が不足しないように、酸素の流量を上げる。 B：マスクの側方のゴム弁を片側だけにする。この場合は、室内の空気を吸い込むことになるため、吸入酸素濃度は低下する。

● 酸素療法

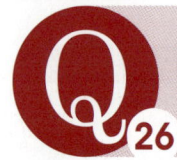

Q26 酸素投与の合併症には、どんなものがありますか？ 急変時は、何に注意すべきですか？

A 酸素投与の合併症は、CO_2ナルコーシスと酸素中毒です。特に、高濃度酸素投与によって起こる「慢性Ⅱ型呼吸不全患者のCO_2ナルコーシス」や「酸素中毒による肺障害」に注意する必要があります。

酸素投与中は「CO_2ナルコーシス」「酸素中毒」などの合併症に注意が必要です。

CO_2ナルコーシス

CO_2ナルコーシスは、高二酸化炭素血症によって生じる中枢神経症状（意識障害）です（図1）。肺胞低換気[*1]を伴うため、低酸素血症を示します。

主な症状は意識障害・高度の呼吸性アシドーシス・自発呼吸の減弱などですが、初期には呼吸促迫・頻脈・CO_2の血管拡張作用による頭痛・神経刺激症状・末梢血管拡大による発汗などの症状を呈します。

CO_2ナルコーシスを起こすと考えられる主な疾患は、胸郭の異常を伴う呼吸器疾患（COPD[*2]など）や、中枢神経障害（脳血管障害、中毒など）、重症筋無力症などの神経筋疾患などです。

● 慢性Ⅱ型呼吸不全患者への高濃度酸素投与は要注意

臨床上最も注意が必要なのは「慢性Ⅱ型呼吸不全の患者に対して、不用意に高濃度酸素を投与すると、CO_2ナルコーシスを誘発する」ということです。

慢性Ⅱ型呼吸不全患者の呼吸は、延髄のCO_2受容器ではなく、末梢のO_2受容器（血中O_2濃度の低下を感知して呼吸中枢に刺激を送る受容器）によって制御されています。この状態で酸素を吸入すると、血中O_2濃度が上昇するため、呼吸抑制が生じ、その結果、血中CO_2濃度が上昇してナルコーシスを招くのです。

慢性Ⅱ型呼吸不全の患者（＝慢性的に$PaCO_2$が上昇している患者）に酸素を投与する場合は、低濃度の酸素から開始し、血液ガスデータやSpO_2[*3]（SpO_2は90％台前半、PaO_2[*4]は60～70Torr）を評価しつつ、吸入酸素濃度を調節する必要があります。

しかし、重度の低酸素血症がある場合には、不整脈などの致死的な病態を引き起こす危険性があるため、$PaCO_2$[*5]のコントロール（CO_2ナルコーシスの予防）より、PaO_2のコントロール（低酸素状態の改善）が優先されます。

酸素中毒

酸素中毒とは、高い酸素分圧と長時間の酸素吸入によって、中枢神経系や肺などが障害されることです。酸素中毒の発生は、酸素濃度は関与しないといわれています[1]。

酸素中毒は、抗酸化防御機構の処理能力を超えた活性酸素（フリーラジカル）の産生、サイトカインやフリーラジカルの放出による肺胞上皮細胞と血管内皮細胞の障害などによって発生します。

急性酸素中毒では、筋肉のけいれん、心窩部や前胸部の不快感、嘔気、錯乱、幻覚や幻聴などの症状を認めます。短時間であっても、けいれん発作や昏睡が出現することがあります。

図1 ● CO₂ナルコーシスの発生機序

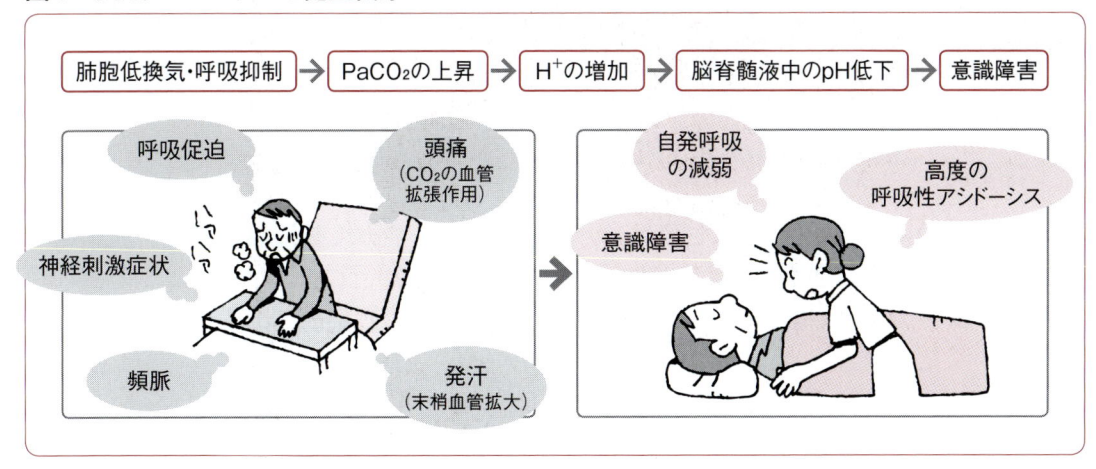

肺胞低換気・呼吸抑制 → $PaCO_2$の上昇 → H^+の増加 → 脳脊髄液中のpH低下 → 意識障害

- 呼吸促迫
- 頭痛（CO_2の血管拡張作用）
- 神経刺激症状
- 頻脈
- 発汗（末梢血管拡大）

→

- 自発呼吸の減弱
- 意識障害
- 高度の呼吸性アシドーシス

長時間の高濃度酸素投与による肺障害に注意が必要

　高濃度酸素吸入によって生じたフリーラジカルの影響により、肺障害が生じた場合、気道粘膜や肺胞の障害により、気管・気管支炎症状の出現や肺コンプライアンスの低下などが出現します。

　酸素中毒が発生する酸素分圧と吸入時間に関する一定の見解はありませんが、肺障害の多くは、吸入酸素濃度50％以上の酸素を長時間吸入した場合に認められます。そのため、PaO_2は60Torr以下を目標に、なるべく早く吸入酸素濃度を下げていくように努める必要があります[1]。

（濱本実也）

文献
1. 日本呼吸器学会肺生理専門委員会　日本呼吸管理学会酸素療法ガイドライン作成委員会 編：酸素療法ガイドライン，メディカルレビュー社，東京，2006：68．

---

*1 肺胞低換気：肺胞に空気が入りにくい状態。肺胞まで到達するガス量が減少し、二酸化炭素が排出できなくなる。
*2 COPD（chronic obstructive pulmonary disease）：慢性閉塞性肺疾患
*3 SpO_2（percutaneous O_2 saturation）：経皮的酸素飽和度
*4 PaO_2（arterial O_2 pressure）：動脈血酸素分圧
*5 $PaCO_2$（arterial CO_2 pressure）：動脈血二酸化炭素分圧

● 酸素療法

Q27 もともと酸素投与を行っている患者のSpO₂が低下した場合、酸素濃度・流量を上げれば対応できますか？

A SpO₂低下の原因をアセスメントしないまま、やみくもに酸素濃度・流量を上げてはいけません。まずは、適切に酸素投与が行われていること（処置・ケアの影響や酸素トラブルがないこと）、機器の異常がないことを確認してください。

SpO₂が低下している患者を発見したときは、「酸素投与が適切に行われているか」「本当にSpO₂が低下しているのか」「緊急性はあるか」を判断する必要があります。

酸素濃度や酸素の流量を上げれば、一時的にSpO₂は改善するかもしれません。しかし、原因に対する適切な処置が行われなければ、再び悪化する危険性があります。緊急性を判断し、医師へ報告すると同時に、原因を検索することが重要です。

以下に、判断・対応のポイントを示します。

●「酸素投与が適切に行われているか」の確認

SpO₂の低下は、患者の身体的な要因だけでなく、処置・ケアなどの影響や酸素トラブルなど、外的な要因によっても起こります。

患者に投与されるべき酸素が適切に投与されているか、酸素の濃度や流量は適切か、チューブ接続部のリークやチューブ屈曲の有無を確認する必要があります。

●「本当にSpO₂が低下しているのか」の確認

SpO₂の測定が正しく行われているかは、「機械の異常」「測定と感度」「身体所見」などによって判断します。

機械の異常については、「接続部のゆるみ・破損の有無」「感知部分の汚染の有無」「発光が安定しているか」を確認します。

測定や感度に影響を及ぼす要因[1]として、異常ヘモグロビン、色素、循環不全、体動、マニキュアなどが挙げられます。患者の体動や低灌流、強すぎる圧迫などは、SpO₂の値に影響を及ぼすため、確実に測定できているかを確認することが必要です（表1）。

SpO₂は、呼吸状態を評価する1つの指標にすぎません。SpO₂低下を確認した場合は、患者のバイタルサインや呼吸状態の変化、自覚症状や末梢冷感・チアノーゼなどを評価することが重要です（表2）。

●「緊急性の判断」の確認

通常、SpO₂が低下しても、通常100〜95％以内の変化であれば、PaO₂や呼吸状態の変化は大きくありません。しかし、SpO₂が95％以下になった場合、呼吸状態が急速に変化する可能性が大きくなります。

「SpO₂ 90％以下」は、重篤な低酸素血症を意味することが多いため、酸素投与量の増加や緊急処置の準備、医師への早急な報告が必要です。

表1 ● SpO₂の値に影響を及ぼす因子

原因	使い方
体動やセンサーのずれ	センサーの装着部の揺れにより、数値が不安定になる。
測定部分の血液低灌流・末梢循環不全	心不全やショック状態など、末梢循環不全を起した患者では、測定部分の血流不足により数値が不安定になる。
圧迫	センサー部分の圧迫が強い場合、センサーが静脈の拍動を感知し、測定値が低下する。
その他	マニキュアや絆創膏、皮膚の色素沈着、異常ヘモグロビン、直射日光など

　緊急時、看護師の判断で酸素濃度などを変更することはありますが、その際は、患者のそばを離れずに、その結果（効果や合併症）を評価することが重要です。

（濱本実也）

表2 ● SpO₂低下時の患者観察の内容

- バイタルサイン
- 呼吸パターン（努力呼吸の有無）
- 胸郭の動き
- 呼吸音・左右差
- 呼吸困難の有無（出現時の状況）
- 末梢冷感、チアノーゼの有無

文献
1. 川瀬正樹, 濱本実也：夜勤のドクターコール. 日総研, 愛知, 2007：186.

アドレナリンとノルアドレナリンはどう違うの？　COLUMN

　ドパミンやノルアドレナリンは、いずれもL-チロシンから合成されます。L-チロシンは、L-ドーパを経て、ドパミン→ノルアドレナリン（ノルエピネフリン）→アドレナリン（エピネフリン）という生合成の経路をたどります。生合成の過程でノルエピネフリンにメチル基がついたものがエピネフリンです。

　化学構造が異なるため、受容体との感受性（親和性）も異なります。エピネフリンはβ作用が強く、ノルエピネフリンはα作用が強いなどの特徴があるため、病態に合わせて使い分けます。

　ノルエピネフリンは、α₁作用によって血管収縮を起こし、末梢血管抵抗と血圧を上昇させます。

　エピネフリンは、血管収縮をもたらすα₁作用よりも末梢抵抗の減少をもたらすβ₂作用のほうが強く現れるため、気管支に対しては喘息の急性発作の際に、気管支平滑筋を弛緩（拡張）させる目的で用いられます。また、エピネフリンは、心機能亢進をもたらすβ₁作用も有することから、心拍出量を増加させ、血圧を上昇させます。

（森 洵子）

● 酸素療法

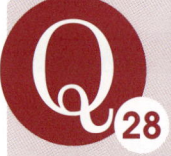

Q28 気管挿管後の酸素投与は、どんな方法で、どのくらいの流量で行いますか？二次救命処置のときの酸素投与にも、リザーバーバッグは必要ですか？

A 気管挿管後は、バッグバルブマスク（BVM）やジャクソンリースを用いて投与します。流量は、患者の状態によって異なります。なお、二次救命処置時にBVMを用いて酸素投与を行う場合は、リザーバーバッグを用いて高流量（10L以上）としてください。

挿管してから人工呼吸器を装着するまでの間は、BVM（バッグバルブマスク）[*1]やジャクソンリースなどを用いた酸素投与や補助換気が行われます。

また、BVMやジャクソンリースは、人工呼吸器を装着している患者が移動する際にも用いられます。

BVMとジャクソンリースの違い（表1）

1 自己膨張機能の有無

BVMは「自己膨脹型」です。外気を吸い込みながら自ら膨らむため、酸素がないところでも使用できます。

一方、ジャクソンリースは「非自己膨脹型」です。ガス（酸素など）と患者の呼気によって膨らむため、酸素が十分に供給されている環境でなければ使用できません。

2 バッグの構造の違い

BVMのバッグは厚めですが、ジャクソンリースのバッグは薄いため、バッグをもむことにより、手で肺の状態（抵抗や呼気の戻り具合など）を直接感じ取ることができます。

また、バッグに換気調整弁がついており、PEEPをかけるなど、気道内圧を調整することができます。ただし、弁を完全に閉じてしまうと気道内圧が上昇し、肺損傷を起こす可能性があるので注意が必要です。そのため、操作はBVMのほうが容易であるといえるでしょう。

3 再呼吸の影響の有無

BVMは、外気を吸い込むため再呼吸は少なくなっています。しかし、ジャクソンリースは、患者の呼気をバッグ内にためるため、低流量の酸素投与では、再呼吸による二酸化炭素の上昇に注意が必要です。

BVMとジャクソンリースの使い分け

1 高濃度酸素投与時はジャクソンリースのほうが適する

投与する酸素の量は、患者の状態によって異なりますが、高濃度の酸素を投与する場合には、ジャクソンリースのほうが適しています。

2 緊急時にはジャクソンリースを使える場面でもBVMを必ず準備する

緊急時には、多くの場合、手技が容易で、酸

表1 ● BVMとジャクソンリースの特徴

BVM（バッグバルブマスク）

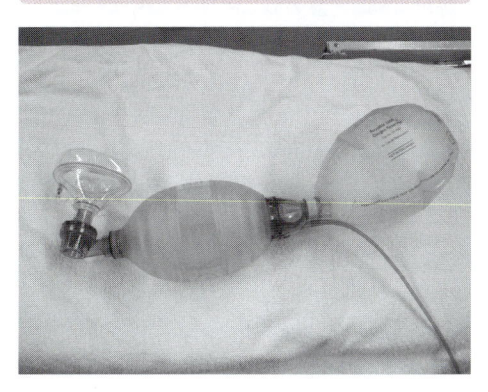

- 自己膨張機能あり。自らが膨らむため、大量の酸素を供給しなくても人工換気ができる（＝緊急時にすぐ対応できる）。
- バッグ自体が硬いため、手に肺の状態が伝わりにくい。
- コンパクトで持ち運びやすく、操作が容易である。
- 再呼吸が少ない。
- 高濃度の酸素を投与するためには、リザーバーバッグが必要。

ジャクソンリース

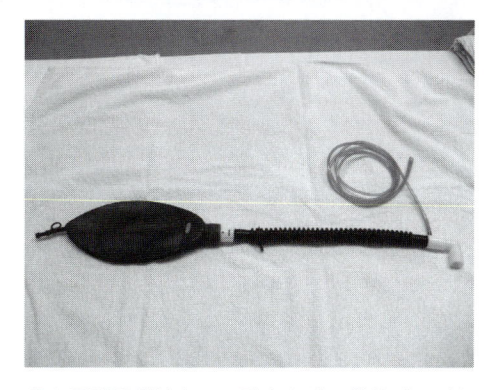

- 自己膨脹機能なし。酸素などの供給ガスがなければ膨らまない。
- バッグが軟らかいため、換気の際に手に肺の状態が伝わりやすい。
- 換気調整弁があるため、気道内圧調整能がある。
- PEEPをかけた用手人工換気が可能。

素などの準備が不要なBVMを用います。酸素が十分に供給できる環境であれば、ジャクソンリースを使用することもありますが、長時間の輸送や酸素トラブルなどの発生に対応するために、BVMも準備しておくことが望ましいといえます。

二次救命処置では高濃度の酸素を投与する必要があるため、BVMを使用する場合はリザーバーバッグをつけ、10L以上の高流量で酸素を投与します。換気中はリザーバーが常に膨らんでいることを確認しましょう。

上気道狭窄など、気道の確保を目的とした挿管や、換気補助を目的とした挿管の場合、酸素化に問題がない患者に対しては、BVMを用いる際にリザーバーバッグをつけなくてもよいといえます。

ただし、上記の疾患でも、呼吸停止に陥れば、一時的に高濃度酸素が必要となりますので、BVMを使用するときはリザーバーバッグをつける必要があります。

3 細やかな呼吸管理が必要な場合はジャクソンリースのほうが適する

「肺と呼吸の観察」という点から見ると、換気時に手で肺の情報を得られるジャクソンリースは、非常にすぐれた装置です。

ジャクソンリースであれば、換気を行いながら、自発呼吸の有無や程度、加圧時の抵抗（コンプライアンス）、痰の貯留の有無などを評価することができます。そのため、細やかな呼吸管理を必要とする患者（肺疾患など）に対しては、多くの場合、ジャクソンリースを用います。

（濱本実也）

---

*1 BVM（bag valve mask）：バッグバルブマスク

● 酸素療法

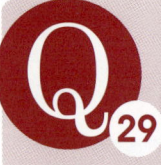

Q29 酸素投与量を上げても酸素飽和度が上がらない場合は、何が原因だと考えられますか？どんな対処が必要ですか？

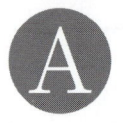

A 主にシャント（肺胞でのガス交換ができない血流）が原因だと考えられます。シャントの場合、原因が改善しないと、酸素投与量を上げても酸素化は改善しません。

低酸素血症の成因は、①肺胞低換気、②換気血流比不均等分布、③拡散障害、④シャント、の4つです（図1）。これらの要因が、単独もしくは複数重なりあうことで、低酸素血症が起こります。

酸素の投与量（酸素濃度）を上げても酸素化が改善しない場合、主な原因はシャントであると考えられます。

低酸素血症の要因

1 肺胞低換気

肺胞低換気は、肺胞へ取り込まれる吸入ガス量（換気量）の低下によるもので、酸素を取り込むことができずに低酸素血症となります。

また、同時に、二酸化炭素を呼出できず、高二酸化炭素血症を呈します。

2 換気血流比不均等分布

換気血流比不均等分布は、換気と血流のバランスが悪い状態のことです。血流に比べて換気量が多く無駄な換気を行っている（＝換気血流比が大きい）場合や、換気の少ない肺胞に多くの血流がある（＝換気血流比が小さい）場合など、肺胞でのガス交換の効率は悪くなります。

3 拡散障害

拡散障害は、肺胞と毛細血管の間のガスの移動（拡散）が、間質の炎症や浮腫などによって障害された状態です。

4 シャント

シャントとは、肺胞でのガス交換を行っていない（＝換気のない）血流のことで、酸素化されない血液が動脈に入ることになります。

当然、シャントの範囲が広ければ広いほど（＝換気のない血流の量が多ければ多いほど）、酸素化は悪化します。

シャントでは「無気肺の改善」が最も重要

シャントでは、酸素投与量を上げても思うように酸素化は改善しません。

シャントでの肺胞と血流の関係を図2に示します。

図2-①では、Aは正常にガス交換が行われ、PaO_2 100Torr、SaO_2 98％の血液がCに向かって流れています。一方Bは、肺胞がつぶれているためガス交換を行うことができず、「PaO_2 40Torr、SaO_2 75％」のまま、Cに向かって流

図1 ● 低酸素血症の4つの成因

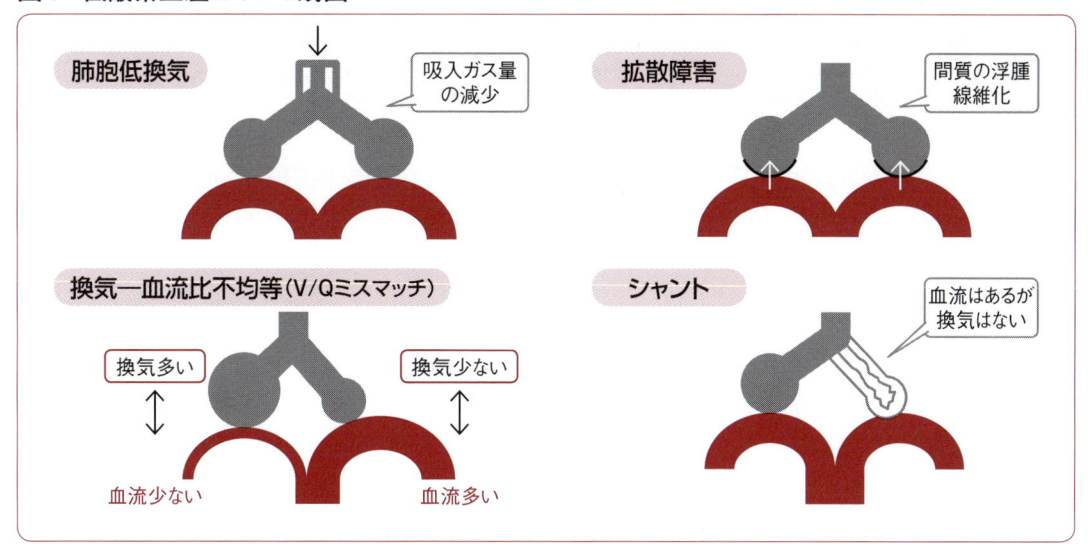

肺胞低換気 — 吸入ガス量の減少

拡散障害 — 間質の浮腫・線維化

換気一血流比不均等（V/Qミスマッチ） — 換気多い／換気少ない、血流少ない／血流多い

シャント — 血流はあるが換気はない

図2 ● シャントでの肺胞と血流の関係

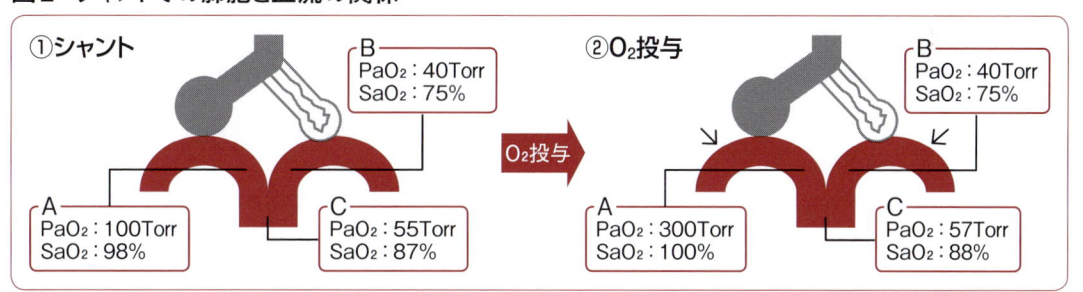

①シャント
- A: PaO_2：100Torr, SaO_2：98%
- B: PaO_2：40Torr, SaO_2：75%
- C: PaO_2：55Torr, SaO_2：87%

→ O_2投与

②O_2投与
- A: PaO_2：300Torr, SaO_2：100%
- B: PaO_2：40Torr, SaO_2：75%
- C: PaO_2：57Torr, SaO_2：88%

れることになります。その結果、Cでの血液中の酸素の量はAとBのSaO_2の平均値〔$(98+75)÷2≒86.5$〕になります。SaO_2 87%の血液のPaO_2は、55Torr程度となり、低酸素血症を呈することになります。

では、この状態で酸素を投与するとSaO_2は改善するでしょうか？

酸素投与後の変化を図2-②に示します。酸素投与によってAのPaO_2を300Torr、SaO_2を100%まで上昇させたとしても、CではSaO_2は88%〔$(100+75)÷2≒87.5$〕となり、著しい改善は期待できません。

シャントを起こす代表的な原因は、無気肺です。無気肺は、気道閉塞や肺水腫、ARDS（急性呼吸窮迫症候群）[*1]などによって生じます。酸素化を改善するためには、これらの原因を改善することが必要です。例えば、去痰不全による無気肺が原因の場合は、単純に酸素濃度を上げるのではなく、排痰・吸引・加湿・ドレナージといった援助により、無気肺を改善することが重要となります。

（濱本実也）

文献
1. 尾野敏明：呼吸生理の「なぜ？　どうして？」．エキスパートナース2003；19（14）：15．

[*1] ARDS（acute respiratory distress syndrome）：急性呼吸窮迫症候群

● 胃管挿入・胃洗浄

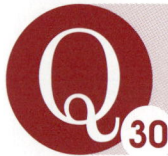

Q30 急変時の胃管挿入は、どのような場合に、どんな目的で行いますか？

A 胃内容物の吸引（腸管内の減圧、嘔吐・誤嚥予防）、胃内の状況評価（出血・胃液）、胃洗浄（中毒や体温異常）、胃内への薬物投与などを行うために、胃管を挿入します。

胃管挿入は「胃内容物の吸引」「胃内洗浄」「胃内への注入」などを行う目的で、臨床では非常に多く実施されます。急変時における胃管挿入は、疾患の診断や治療・予防など、さまざまな意味をもっています。

方法としては、経鼻胃管挿入と経口胃管挿入の2種類がありますが、多くの場合、経鼻胃管挿入が行われます。ただし、経口挿管が行われている患者（特に出血のリスクの高い患者）では、経口胃管挿入のほうが患者の不快が少なく、チューブ挿入時の合併症（鼻出血、鼻のびらんなど）を回避できます。

急変時の胃管挿入の適応（表1）

1 胃内容物の吸引

胃管からの吸引により、出血や胃液など、胃内の状況を評価することができます。

イレウスの患者に対しては、持続的に胃液やガスを吸引して、腸管の減圧を図ります。胃管挿入は、単純性イレウスや機能的イレウスの保存的治療として一般的に行われています。一時的に症状を緩和する目的で、胃管が挿入されることも多くあります。

また、人工呼吸器やNPPV[*1]を装着しており、多量の空気吸引による腹部膨満などがある患者に対しては、胃管挿入によって空気を吸引します。

なお、意識障害やショック状態の患者に対して、嘔吐や誤嚥を予防する目的で胃管を挿入することもあります。

蘇生時には、胸骨圧迫に伴って流入してきた胃内の空気を減圧する目的もあります。

2 胃内洗浄（→p.137 Q31）

服毒や薬物の誤飲など、急性の中毒患者では、胃管挿入によって薬物を吸引し、胃内を洗浄することで、薬物の排除を行います。

また、高体温や低体温の患者の体温を正常化するため、お湯や水による胃洗浄を行い、中枢部から解熱・復温を図ることもあります。

3 胃内への注入

中毒患者に対し薬毒物を吸着したり、吸収を阻害したりする場合に、胃管から吸着剤や拮抗薬を投与します。

（濱本実也）

[*1] NPPV（noninvasive positivepressure ventilation）：非侵襲的陽圧換気

表1●胃管挿入の適応

	原因	使い方
胃内容物の吸引	●胃内容物や空気の排除による減圧 ●胃内容物の確認	●イレウス ●開腹術後など ●NPPV使用時の空気の誤飲 ●気管挿管時
胃内洗浄	●胃内容（薬物・毒物など）の排除、希釈 ●胃出血の除去、洗浄、止血	●服毒、薬物誤飲など急性中毒 ●吐血（上部消化管出血など） ●低体温・高体温
胃内への注入	●薬物の投与 ●吸着剤、拮抗（解毒）薬	●気管挿管中

● 胃管挿入・胃洗浄

Q31 胃管挿入時、どんな点に注意が必要ですか？挿入後の観察・管理のポイントは？

A 挿入時には、挿入の目的に合ったサイズの胃管を使用し、気管内への誤挿入が起きないように注意します。挿入後は、排液の量・性状、患者の苦痛・症状の変化などを継続して観察します。胃洗浄や胃内への薬物投与を行う場合は、必ず「確実に胃内に胃管が留置されていること」を確認しましょう。

胃管挿入時の注意点

胃管を挿入するときは「気管内への誤挿入」が起きないよう、十分に注意する必要があります。

1 誤挿入を避けるポイント（表1）

強い咳嗽反射を認める場合は、気管内に誤挿入されている可能性があるため、一度抜去してやりなおします。

意識のない患者の場合、嚥下を促すことができません。また、咳嗽反射がないことも多いため、気管内へ誤挿入しないよう、十分な注意が必要です。

なお、服毒患者で胃洗浄を目的とする場合は、薬物が十二指腸へ流入することを防ぐため、左側臥位・約15度の頭低位としてください（→p.139 Q32）。

2 胃管のサイズ・挿入する長さ

選択される胃管のサイズは、挿入する目的によって異なります。成人では、一般的に、留置目的では14〜16Fr、服毒患者の洗浄目的では28〜32Fr、消化管出血の洗浄では16〜18Fr、胃管栄養（薬物）投与目的では8〜12Fr前後のものを用います。

胃管を挿入する長さは、眉間から剣状突起までの長さが目安とされています。成人では50〜60cm、小児では25cm程度です（図1）。

表1 ● 誤挿入を避けるためのポイント

体位	●左側臥位（特に服毒患者）または仰臥位で、頭部を軽く前屈させる。
挿入方向と挿入手技	●最初の10cm程度は、鼻孔から喉頭に向けて、まっすぐに挿入する。その後は、チューブをねじるように、ゆっくりと進める。 ●強い咳嗽反射を認める場合は、一度抜去してやりなおす。
チューブの固さ	●チューブが細くコシがない場合は、チューブを冷やすと、固くなり、挿入しやすくなる。
挿入困難な患者	●患者の口腔内に指を入れ、胃管を喉頭後壁に沿って進める。 ●挿入が困難な場合は、喉頭鏡を用いて直視下で挿入する。 ●カフを減圧することもある（ただし、誤嚥のリスクがあるため可能な限り避ける）
挿入後の確認	●胃管から空気を注入し、胃泡音を確認する。 ●胃液を吸引する（試験紙でpHを確認することが望ましい）。　●X線で位置を確認する。

表2 ● 胃管挿入中の主な合併症

合併症	原因	対応
誤嚥	チューブの気管内挿入や抜去、逆流など	● すみやかにチューブの留置位置を確認し、必要なら入れ替えを行う。 ● ヘッドアップする。
鼻出血	挿入時の鼻粘膜損傷など。 ● 挿入時に出血を認めなくても、その後の治療や全身状態の悪化によって出血傾向が悪化した際、急に鼻出血を認めることがある。	● 出血量が多い場合は、タンポンなどで止血を図る。
胃出血	過度な胃管吸引	● 吸引圧を調節する。
	身体的・精神的ストレス	● 制酸剤や胃酸分泌抑制などの薬物投与による治療が行われる。
咽頭痛	チューブの刺激	● 可能ならチューブサイズを細くする。 ● うがいにより症状が軽減することがある。
食道のびらん	チューブの刺激	● チューブの早期抜去。 ● 柔軟なチューブを使用する。
鼻孔・皮膚のびらん	不適切な固定 ● 鼻翼にチューブを押しつけるように固定した場合に頻発する。	● 固定の位置を変更する。 ● 必要に応じて皮膚保護材を使用する。

胃管挿入後は、留置の位置・挿入の長さを確認し、紐やテープなどでしっかりと固定します。

胃管の管理

胃管挿入中の主な合併症を**表2**にまとめます。胃管挿入中の管理において、最も重要なのは「誤嚥の予防」です。

排液量や性状の変化を確認します。また、洗浄時には、注入量と回収量などを観察するだけでなく、患者の苦痛や症状の変化などを継続的に観察してください。

特に、気管への誤挿入や誤嚥の有無を評価することが重要であり、胃洗浄・経口薬投与など胃内へ何かを注入する際は、そのつど、管が胃に確実に留置されていることを確認しましょう。

（濱本実也）

図1 ● 胃管を挿入する長さのめやす

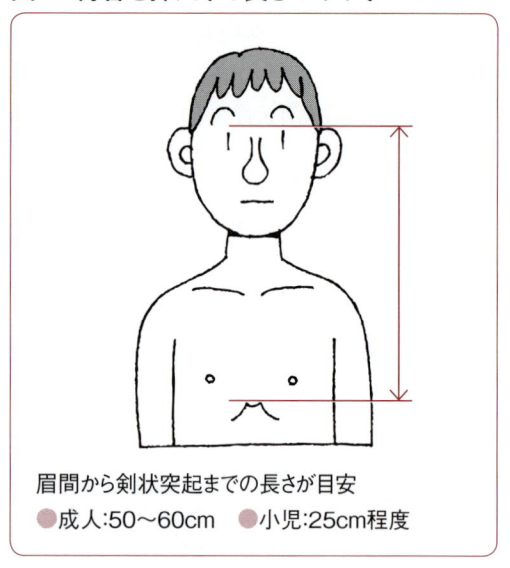

眉間から剣状突起までの長さが目安
● 成人：50〜60cm　　● 小児：25cm程度

●胃管挿入・胃洗浄

Q32 胃洗浄は、どのような場合に行いますか？ 冷水での胃洗浄と温水での胃洗浄では、適応が異なりますか？

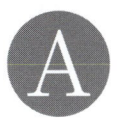

A 急性中毒（服毒）、消化管出血、体温調節（低体温・高体温）に対して行われます。急性中毒では意識障害の有無と摂取物質の確認、消化管出血では排液の色とバイタルサインの確認、体温調節では電解質バランス異常に注意が必要です。

胃洗浄は、主として、①**服毒などの急性中毒**、②**消化管出血**、③**体温調節**などを必要とする場合に行われます（図1）。

胃洗浄の目的によって、洗浄の適応（適応時間）や手順、洗浄水の温度などが異なります。

急性中毒に対する胃洗浄

急性中毒における胃洗浄の目的は「未吸収物質の除去」です。

吸収率は、摂取してから洗浄が行われるまでの時間が長ければ長いほど高くなるため、毒性物質の経口摂取後1時間以内に施行することが望ましい[1]とされています。

ただし、三環系抗うつ薬やアスピリンでは、腸運動低下により胃内停滞時間が延長するため、摂取後1時間以上が経過している場合でも、胃洗浄を実施することが多くあります。

1 注意点

胃洗浄を行う際は、意識障害の有無と摂取物質を確認することが重要です。

意識障害がある患者や、洗浄中に誤嚥の危険が予測される患者、嘔吐により誤嚥性肺炎が惹起される可能性がある患者（灯油など）の場合は、気管挿管下で胃洗浄を実施します。

洗浄後には、活性炭の投与が推奨されています。活性炭は、毒物を吸着し、吸収を阻害するはたらきをもつためです。

2 「胃洗浄の禁忌」への対応

また、腐食性の毒物（次亜塩素酸などの強酸、洗剤などの強アルカリなど）の場合は、胃洗浄は禁忌とされています。胃洗浄の禁忌[1]を表1に示します。

強酸性や強アルカリ性の物質を摂取した場合は、タンパク質のもの（牛乳や卵白など）を飲ませて、不活化させることがあります。

消化管出血に対する胃洗浄

消化管出血における胃洗浄の目的は、①**出血および出血の活動性の判断**、②**止血効果**、③**内視鏡の前処置**（観察視野の確保）などです。

胃洗浄による止血は、冷却水による粘膜・血管の収縮を期待して行われますが、効果のほどは不明です。

排液の色によって出血の活動性を判断します。色が薄くならないときは、緊急内視鏡によるすみやかな止血処置が必要となります。

また、バイタルサインの変動に注意し、出血性ショックへの移行を見逃さないよう注意しましょう。

図1 ● 胃洗浄時の体位

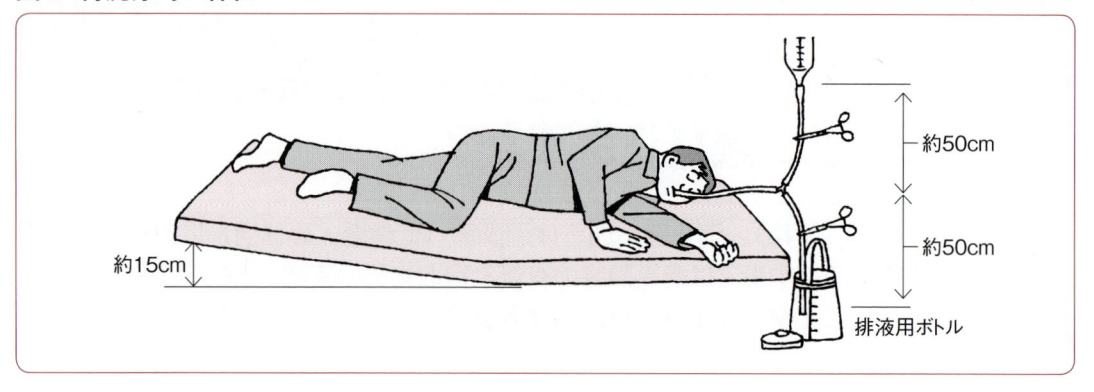

約15cm　約50cm　約50cm　排液用ボトル

表1 ● 胃洗浄の禁忌

基本的禁忌	● 石油製品、有機溶剤など化学性肺炎を起こす毒性物質を摂取した場合 ● 強酸、強アルカリなどの腐食作用のある毒性物質を摂取した場合 ● 胃切除術後など、出血や穿孔の可能性がある場合 ● 出血性素因、食道静脈瘤、血小板減少症がある場合
気管挿管下で施行	● 意識障害やけいれん、咽頭反射が消失している場合 ● 有機溶剤と他の毒性が高い物質の同時服用が考えられる場合

体温調節を目的とした胃洗浄

　高体温症や低体温症の患者に対して、冷却や加温の手段として胃洗浄を行う場合です。

　多くの場合、高体温では40℃以上、低体温では32℃以下で、積極的に洗浄を実施します。

　体温調節に対する胃洗浄では、大量の洗浄が行われるため、水・電解質のバランスに注意が必要です。生理食塩液を使用した場合は高ナトリウム血症、水を使用した場合は低ナトリウム血症が起こり得ます。

(濱本実也)

文献
1. 日本中毒学会学術委員会：急性中毒の標準治療 消化管除染．中毒研究2003；16：79-82．

Part IV

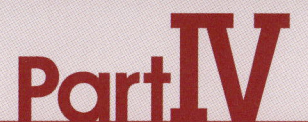

症状と事例で見る急変対応「こんなとき、どうする?」

● 呼吸困難・SpO_2の低下	142
● 血圧低下	154
● 意識障害	165
● 不整脈	174
● けいれん	184
● 胸痛	192
● 乏尿・多尿・血尿	202
● 腹痛	210
● 中毒・縊首・墜落・溺水	219
● 出血	230

● 呼吸困難・SpO₂の低下

Case 1 夜間、患者が「息が苦しくて横になれない」と訴えている！

心筋炎で、本日の午後4時に入院となった56歳男性。日中の血圧は110/65mmHg、自覚症状は歩行時の息切れであった。夜勤の看護師が巡視しているとき、患者がベッド上で座っているのに気づいた。様子を伺うと「息が苦しくて横になれない」と言う。
血圧は85/50mmHg、心拍は124回/分、呼吸回数は35回/分、SpO₂は88％であった。発汗著明で、顔面は蒼白。すぐに酸素投与を開始し、当直医をコールした。

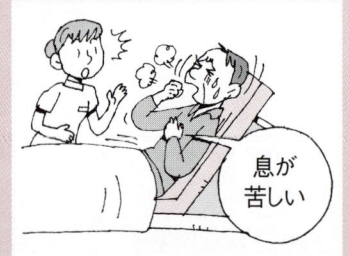

何が起こっている？

□ 肺水腫の可能性

患者は「息が苦しくて横になれない」と訴えています。この表現から、患者は「呼吸時に起座位をとらざるを得ない状態（＝起座呼吸）」であることが予測されます。

起座呼吸は、うっ血性心不全や呼吸器系疾患の悪化などから、呼吸困難感が引き起こされたときに見られる特徴的な姿勢です（→p.34 Q10）。

うっ血性心不全は、左室機能低下によって肺毛細管圧が大きく上昇し、水分が間質腔および肺胞に大量流入した状態です（図1）。

心臓ポンプ機能の低下が生じると、血液を十分に駆出できなくなるため、肺や全身循環の血管に血液がうっ滞し、肺の毛細血管圧が上昇します。加えて、心拍出量の低下によって、腎への血流も低下して尿量が減少し、全身の循環血液量が増加することで、うっ血症状が出現するのです。

慢性心不全を有する患者は、血液のうっ滞が生じやすい状態にあります。リズム異常（心房細動や心房粗動など）や高血圧症、水分の過剰摂取などがあると、肺水腫が引き起こされる場合があります。

事例の患者は、心筋炎で入院していますから、炎症の進行によって心機能低下が起こり、肺水腫の状態となっていることが考えられるのです。

うっ血性心不全をきたす病態は、他にも、心筋梗塞、弁膜疾患、心筋疾患（拡張型心筋症、肥大型心筋症など）、代謝性疾患（甲状腺疾患など）などがあります。

どう対応する？

- 起座位の保持：楽な姿勢をとるよう伝える。無理に臥位を促さない。
- 酸素化の評価：SpO₂の測定。可能ならば動脈血液ガス分析値（特にPaO₂）のチェック。
- ただちに酸素療法を開始する（高二酸化炭素血症に注意しながら実施）。
- 陽圧換気（NPPV[*1]または気管挿管）の準備を行う。
- モニタを装着する（不整脈の有無やST変化を確認）。
- 12誘導心電図の確認（心筋梗塞の診断）
- フィジカルアセスメントを実施する。
  ・肺の聴診（coarse crackle（コースクラックル）、fine crackle（ファインクラックル）、

図1 ● うっ血性心不全の病態

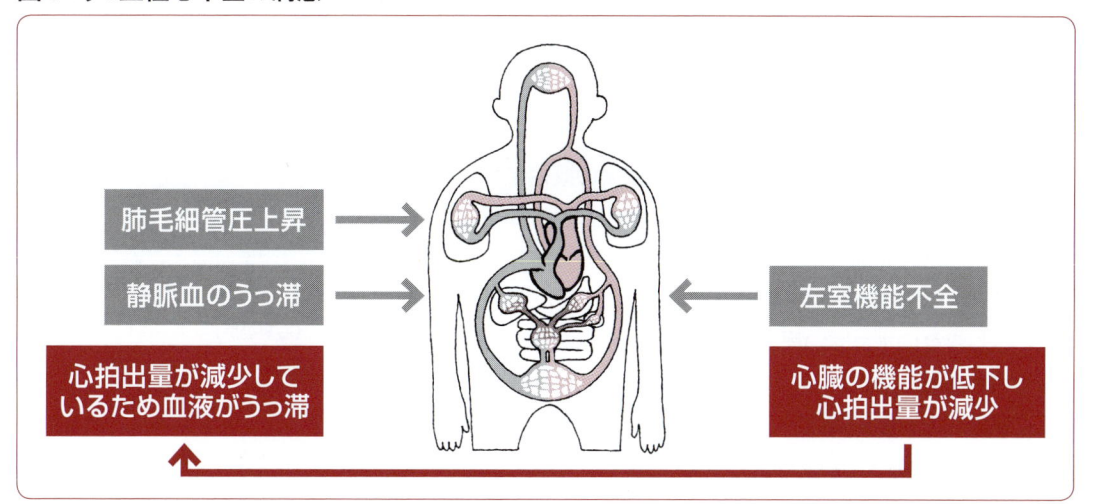

肺毛細管圧上昇 →
静脈血のうっ滞 →
← 左室機能不全

心拍出量が減少しているため血液がうっ滞
心臓の機能が低下し心拍出量が減少

rhonchus（ロンクス）など：聴取の有無、聴取範囲、程度）
・喀痰の性状・量の観察
・皮膚湿潤・チアノーゼ・浮腫の有無、部位、程度
・頸静脈の努張の有無、程度
● 全身状態の評価：胸部X線、採血、心臓超音波（心エコー）
● 必要時には利尿薬を使用する。

その後どうなる？

● ただちに心筋炎の治療を行うが、呼吸困難感が持続し、酸素化が保たれない場合には、陽圧換気を導入する。
● 心機能低下が著しい場合には、カテコラミンを使用して血行動態の維持を図る。その後も効果が乏しい際には、補助循環（IABP[*2]やPCPS[*3]）が導入される。
● NPPVを選択した場合は、意識清明下で陽圧換気を行うことになるため、呼吸状態のみならず、精神的援助を行って苦痛の除去に努める。
● 行われた治療の効果を定期的に観察し、呼吸困難感の軽減とSpO$_2$データをモニタリングする。

（八木橋智子）

[*1] NPPV（non-invasive positive pressure ventilation）：非侵襲的陽圧換気
[*2] IABP（intraaortic balloon pumping）：大動脈バルーンパンピング法
[*3] PCPS（percutaneous cardio pulmonary support）：経皮的心肺補助装置

● 呼吸困難・SpO₂の低下

Case 2 呼吸困難感を訴え、水っぽい痰を吹いている！

狭心症で昨日入院した75歳男性。糖尿病の既往あり。心臓カテーテル検査結果は、LMT（左冠動脈主幹部）90％狭窄。待機的に冠動脈バイパス術施行予定。

患者は「呼吸困難感が1時間ほど前から出現し、痰が増えた」と言い、しきりに水っぽい痰を喀出している。胸痛はないが、軽度の圧迫感があると話す。

心電図モニタは洞調律で、心拍数の増加が軽度あるのみ。ST変化は不明瞭。SpO₂は、前勤務者の記録では97％前後だったが、現在は88％に低下。

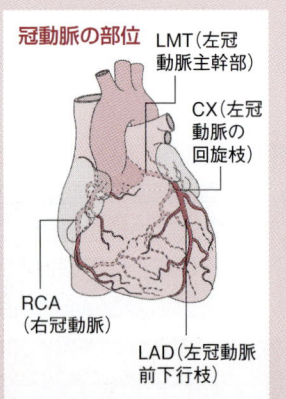

冠動脈の部位
- LMT（左冠動脈主幹部）
- CX（左冠動脈の回旋枝）
- RCA（右冠動脈）
- LAD（左冠動脈前下行枝）

何が起こっている？

1 心不全の増悪

冠動脈病変の変化（狭窄の進行または閉塞）による心機能低下から、心不全が疑われます。既往症に心疾患がある場合、最も疑われるのは「心不全の増悪」です。

事例の患者には、冠動脈の狭窄がありますから、病変に変化が生じると心拍出量が低下し、肺毛細管圧が大きく上昇し、水分が間質腔と肺胞に大量流入する可能性が高くなります。肺水腫では、一般的に淡いピンク色で泡沫状の痰が見られます。

低心機能状態の患者では、輸液量や経口摂量の増加など、わずかな循環血液量増加によっても心不全が進行することがあります。

2 無症候性心筋虚血

事例のように糖尿病の既往がある患者の場合、急性心筋梗塞を発症していても「激しい前胸部痛」を自覚するとは限りません（→p.27 Q5）。

無症候性心筋虚血である可能性も視野に入れ、主訴だけで病態を判断せず、鑑別診断を進めていく必要があります。

どう対応する？

□ 心筋梗塞の鑑別と酸素化の改善（表1）

- 心電図や心臓超音波（心エコー）などを実施し、ST-Tの変化や異常Q波の有無、壁運動の異常の有無を確認する。
- 同時に、酸素化改善の処置を実施する。酸素投与量を増やしてもSpO₂が改善しない場合は、NPPV（非侵襲的陽圧換気）[*1]の実施も考慮する。
- 減量となった薬剤（利尿薬、カテコラミン等）、輸液・経口摂取量の急激な増加、リズム不整（心房細動、房室ブロック等）など、心拍出量に影響のある変化がないか確認し、対応する。

その後どうなる？

- すみやかに原因の検索を行う。冠動脈の狭窄部位に何らかの変化があった場合は、著しく心機能が低下するため、病状が急激に変化する可能性が高い。
- 水分出納バランス・心臓超音波所見などから循環血液量増加を認めた場合は、輸液の減量、利尿薬投与などの処置が行われる。
- 著明な心機能低下が心不全の原因である場合

は、カテコラミン、補助循環装置の使用などが選択される。
- LMT（左冠動脈主幹部）*2病変に対して、すみやかな処置が必要と判断された場合、内科的治療（PCI：経皮的冠動脈形成術）*3もしくは外科的治療（CABG：冠動脈バイパス術）*4が選択される。

（八木橋智子）

---

*1 NPPV（non-invasive positive pressure ventilation）：非侵襲的陽圧換気
*2 LMT（left main trunk coronary artery）：左冠動脈主幹部
*3 PCI（percutaneous coronary intervention）：経皮的冠動脈形成術
*4 CABG（coronary artery bypass graft）：冠動脈バイパス術

表1 ● アセスメントに必要なデータと検査内容

- 心電図
- 利尿薬使用
- カテコラミン使用（血圧低下時）
- 抗不整脈薬使用
- 酸素療法
- 水分出納チェック
- 輸液減量
- 心拍数、血圧、SpO_2の継続的なモニタリング
- 心臓超音波
- 心臓カテーテル検査準備
- 採血（生化学検査、心筋トロポニンT）

「気管挿管困難」って予測できる？　COLUMN

気道確保の方法として、まず選択されるのがバッグバルブマスクによる換気です。バッグバルブマスクでは十分に換気できない場合などには気管挿管を実施しますが、現実的には、気管挿管の実施が困難なケース（喉頭展開を行っても声門が確認できない、外傷などによる頸部・顔面の損傷、上気道の狭窄など）もあります。

気管挿管が困難かどうかを迅速に予測するためのツールとして「LEMONの法則（表1）」があります。アセスメントの結果、気管挿管が困難な可能性が高いと判断された場合には、輪状甲状靱帯切開の準備もしておくとよいでしょう（→p.18 COLUMN）。

（佐藤憲明）

表1 ● LEMONの法則（米国National Airway Management Courseによる）

外観 Look externally	● 顎や口にあるひげ：バッグバルブマスクの密着と換気の妨げとなる。 ● 肥満：気管挿管・換気ともに困難を伴う。 ● 顔面の変形・下部顔面の外傷・入れ歯を外したことなどによる頬部の陥没のためマスクの密着、バッグによる換気の困難を伴う。 ● 出っ歯・口蓋や下顎の急な後退・猪首のため経口による気管挿管が困難となる。
3-3-2の法則による評価 Evaluate the 3-3-2 rule	● 経口挿管が可能かどうか、口腔軸として口に3本、咽頭軸として顎の下の3本、喉頭軸として首の上部に2本指を当て評価する。まず、十分に開口してもらい上下の門歯間に指が3本入るか見る。次におとがいと口腔底（下骨）間に指3本を当て下顎のスペースを見る。最後に甲状切痕と口腔底間に指2本を当て喉頭が顎より十分低い位置かを見る。
Mallampati スコア Mallampati	● 口腔内に喉頭鏡と気管チューブ（ETT）が同時に入るスペースがあるかを評価する。口腔内が十分に見え、気管挿管に困難を伴わない「クラスI」から、硬口蓋しか見えず非常に困難が予想される「クラスIV」までの段階からなる。 Mallampati スコア： クラスI：軟口蓋・口蓋垂・口峡・口蓋弓が見える →挿管困難なし クラスII：軟口蓋・口蓋垂・口峡が見える →挿管困難なし クラスIII：軟口蓋および口蓋垂の基部のみ見える →やや挿管困難 クラスIV：硬口蓋しか見えない →非常に挿管困難
気道閉塞 Obstruction	● 喉頭の腫瘍・喉頭蓋炎・扁桃周囲膿瘍など上気道の閉塞を呈し得る病態や異物・気道への外傷・血腫が見られるときには、バッグマスクによる人工換気や喉頭鏡の使用が困難となる。
頸部の可動性 Neck mobility	● 頸椎損傷など頸部の外傷、リウマチ性関節炎などの全身性の関節疾患、高齢者では、頭頸部の可動性が制限され、気管挿管および人工換気にも困難をきたすことが多い。頸部損傷の疑いがないならば、頭頸部が後方上向きにできるかすばやくチェックする。

黒田啓子：喉をおさえてもがき苦しんでいる！．場面別どう見る！　どう動く！　急変対応マニュアル，佐藤憲明編著，照林社，東京，2010：96-103を参考に作成．

● 呼吸困難・SpO₂の低下

Case 3 呼吸困難感を訴えた後、意識がもうろうとしている！

重症肺炎で人工呼吸管理を行っていた患者。日中に抜管したが、自力での排痰は困難であった。喀痰の性状は粘稠で、経鼻より多量に吸引されていた。
現在、SpO_2は50％台に低下。チアノーゼがあり、冷汗著明である。

何が起こっている？

□ 無気肺による低酸素血症

　分泌物の貯留によって気道狭窄が生じた結果、大規模な無気肺（シャント）によってガス交換障害が起きている可能性があります。シャント率が30％を超えている場合、低酸素血症となります。

　この事例では、十分な酸素が取り込まれず、低酸素血症が引き起こされているため、チアノーゼを認めています。

　一般的に、酸素飽和度（SpO_2）が50％以下になると、意識障害をきたすといわれています。発汗やチアノーゼの所見からも、酸素分圧（PaO_2）の著明な低下が予測されます（図1）。

図1 ● 酸素解離曲線

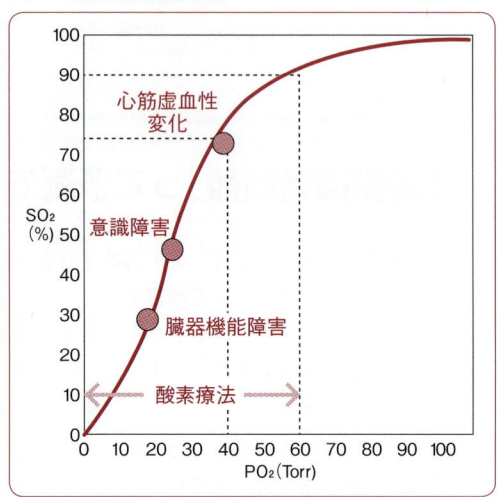

（グラフ：縦軸 SO_2(%) 0〜100、横軸 PO_2(Torr) 0〜100。心筋虚血性変化、意識障害、臓器機能障害、酸素療法の範囲を示す）

●ただし、SpO_2が上昇していない場合、むやみに吸引を行ってはいけない。吸引が引き金となり、低酸素血症を助長させて、循環が破綻し、心停止を招くこともあるためである。

どう対応する？

● ただちに気道確保（頭部後屈顎先挙上）または側臥位をとり、呼吸状態を確認する。同時に人を呼び、処置が行える場所への移動の準備を進め、緊急対応ができる物品をそろえる。
● 患者の状態は、刻々と変化していくと考えられるため、変化を把握できるように、モニタリング（SpO_2や心拍数など）を確実に行う。
● 処置が可能で、十分なモニタリングが行える場所へ移動後、酸素投与や徒手的換気で、ある程度SpO_2を上昇させた後、呼吸困難の原因となっている分泌物を除去するため、気管吸引を実施する。必要時は気管挿管を実施する。

その後どうなる？

● 分泌物が除去でき、酸素化が改善すれば、酸素投与で様子観察が可能である。
● 酸素化の改善が困難な場合は、ただちに気管挿管を行う。
● 処置後も「分泌物の性状」「咳嗽力の評価」「脱水の有無」など、排痰にかかわる情報を収集していく必要がある。
● ときに、呼吸筋のトレーニング、脱水の改善のための補液など、患者に必要な処置やケアを見出だすことが重要である。

（八木橋智子）

● 呼吸困難・SpO₂の低下

Case 4 抜管後、強い喘鳴と呼吸困難感が出現!

急性大動脈解離で、1週間前に緊急手術が施行された患者。状態が安定したため、本日朝9時に抜管。抜管直後は、嗄声は強いものの酸素化は保たれていた。
約1時間後、顔面の発汗が見られ、SpO₂の低下と喘鳴が強くなり、呼吸困難感を訴え始めた。呼吸音を聴取したところ、気管呼吸音でrhonchusが吸気・呼気ともに強く聴かれた。

● 何が起こっている?

☐ 気道浮腫

1週間挿管されていたことから、声門下の気道に長期にわたって挿管チューブ（カフなど）による物理的刺激が加わっていたことによる気道浮腫の存在が疑われます。

侵襲の大きい手術後には、体液バランスが乱れ、多くの細胞外液が血管外へ漏出しています。全身の浮腫の残存も重なり、抜管後に限局した気道浮腫が生じることもあります。そこへ、咳嗽力や筋力の低下により分泌物が貯留し、さらなる気道狭窄を招き、肺胞低換気をきたした状態だと考えられます。

強い喘鳴が聴かれる場合、気管支喘息発作との鑑別が難しいかもしれません。気管支喘息は、細気管支内腔の分泌物貯留と、細気管支壁の局在性の浮腫、または細気管支平滑筋の攣縮によるものです。そのため、気管支喘息発作では、吸気よりも呼気に強いwheeze（ヒューヒューという高い音）が聴かれること、吸気時より呼気時に呼吸困難感が出現するのが特徴です。

● どう対応する?

- 早急に、フィジカルアセスメントを含めた呼吸の評価と、気管挿管の準備（酸素投与・吸引・徒手式換気器具・救急カートなど）を行う。再挿管時には、前回挿入されていたチューブと同じ径のものと、1サイズ細いものを準備する。また、モニタリングと鎮静の準備も併せて実施する。
- 酸素化が保てず、明らかに気道浮腫であれば、再挿管が必要となる。再挿管が必要な場合は、患者が再挿管に対してどのように理解しているか確認し、必要性について十分に説明する。具体的には、再び話せなくなってしまうことや、挿管チューブによる喉の痛みに対応していくことを説明する。
- 呼吸困難感が軽度で、酸素化が維持できている場合は、再挿管は行わない。その場合、できるだけ呼吸しやすい体位（座位、ファーラー位など）とし、確実な酸素投与で対応することもある。

● その後どうなる?

- 再挿管後は、気道が確保でき、酸素化の改善と呼吸困難感の軽減が期待できる。数日は気管挿管管理となるため、患者の精神的援助と安全の確保に努める必要がある。
- 全身の体液バランスを考慮し、再び抜管する時期を検討する。
- 局所の浮腫の改善を期待し、ステロイド投与を数日行うこともある。
- 非侵襲的陽圧換気（NPPV）[*1]も準備しておく。

（八木橋智子）

[*1] NPPV（non-invasive positive pressure ventilation）：非侵襲的陽圧換気

● 呼吸困難・SpO₂の低下

Case 5 体位変換・吸引後、SpO₂が急に低下した！

ARDS（急性呼吸窮迫症候群）で人工呼吸器が装着されている患者。
体位変換を行い、その直後に気管吸引を実施した。
それまでSpO₂は98％を維持していたが、吸引後より92％へ低下した。患者は循環維持のためにノルアドレナリンを使用していることもあり、末梢冷感を認めていた。

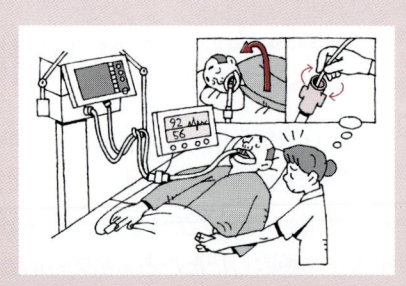

何が起こっている？

1 換気血流比不均等分布による低酸素血症

人工呼吸器を装着している患者は、換気血流比不均等分布（図1）が生じやすい状態にあります。そこへ体位変換を実施したことで、換気と血流のアンバランスが生じ、低酸素血症をきたした可能性が高いと考えられます。

2 不必要な吸引による低酸素血症

体位変換の直後に気管吸引を行っていますが、この行為が引き金となって低酸素血症が引き起こされる場合もあります。
主気管支に分泌物があることを確かめて吸引が必要と判断して行ったのか、十分なアセスメントを行ったうえで吸引を実施していたか、が問題となります。

3 人工呼吸器に関連したトラブル

体位変換を行ったことで、人工呼吸器回路や気管チューブに何らかの問題（回路外れや閉塞など）が生じた場合は、直後にSpO₂が低下します。

4 末梢循環不全による不確実なモニタリング

強い末梢循環不全が存在している患者では、SpO₂測定に影響を及ぼす場合があります。

どう対応する？

1 換気血流比不均等分布による低酸素血症の場合

- SpO₂の改善が見られない場合は、存在しているシャントを改善させる（PEEPをかける、1回換気量を増やすなど）。また、体位ドレナージや気管支鏡などで効果的な吸引を行い、無気肺を改善する。
- 体位変換を行い、血流の変化を期待する。

2 看護ケアの見なおしが必要な場合

①不必要な吸引による低酸素血症に対して

- 気管吸引は、十分なフィジカルアセスメントを行い、主気管支に分泌物が存在しているかを確かめたうえで実施する。
- 吸引前には100％酸素投与を行い、短時間でケアを終了する。
- 吸引前・吸引中・吸引終了後も、必ずSpO₂をはじめとする血行動態モニタリングを行う。

②人工呼吸器に関連したトラブルに対して

- 人工呼吸器装着患者の体位変換は、必ず2人で行い、安全の確保に努める。

図1 ● 換気血流比不均等分布

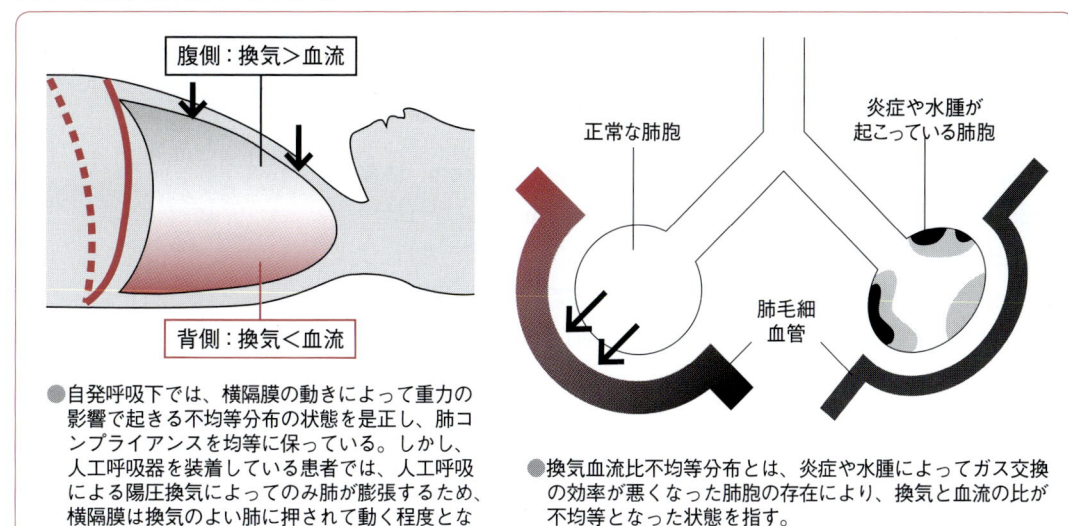

- 腹側：換気＞血流
- 背側：換気＜血流

- 自発呼吸下では、横隔膜の動きによって重力の影響で起きる不均等分布の状態を是正し、肺コンプライアンスを均等に保っている。しかし、人工呼吸器を装着している患者では、人工呼吸による陽圧換気によってのみ肺が膨張するため、横隔膜は換気のよい肺に押されて動く程度となる。

- 正常な肺胞
- 炎症や水腫が起こっている肺胞
- 肺毛細血管

- 換気血流比不均等分布とは、炎症や水腫によってガス交換の効率が悪くなった肺胞の存在により、換気と血流の比が不均等となった状態を指す。

図2 ● SpO₂モニタのセンサ（プローブ）の種類

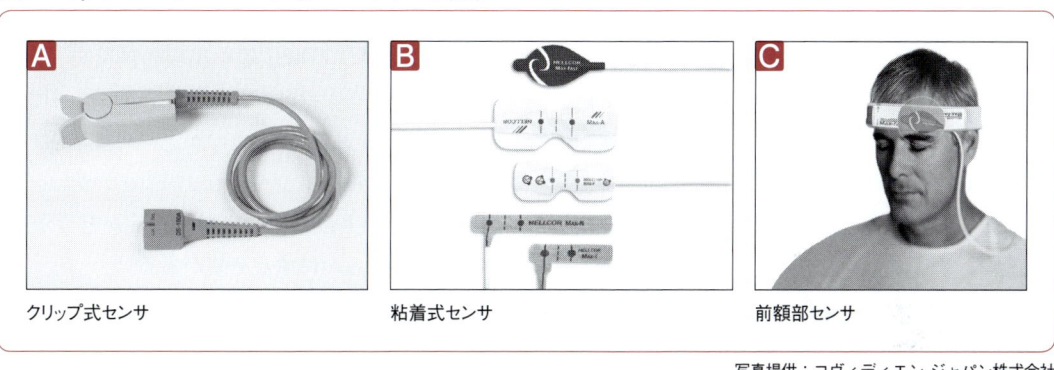

A クリップ式センサ
B 粘着式センサ
C 前額部センサ

写真提供：コヴィディエン ジャパン株式会社

③ モニタリングが不確実である場合

- 確実なSpO₂モニタリングを行うための工夫が必要となる。
- SpO₂測定器具には、さまざまなタイプのものがあるので、患者に適した物品を選択する。
- 粘着式センサは、クリップ式に比べて動脈拍動を阻害しにくく、連続測定に適している（図2-B）。
- 手指での測定が困難な場合は、耳朶や前額部での測定を行うこともある（図2-C）。

その後どうなる？

- 呼吸状態が不安定な患者の場合、看護処置1つで状態が大きく変化することもある。そのため、患者に合わせたケアや処置が行えるように、看護計画などを活用し、統一性をもって実施することを徹底すべきである。
- 患者の変化が何を現すのか判断できるよう、日ごろからフィジカルアセスメントを行う必要がある。

（八木橋智子）

● 呼吸困難・SpO₂の低下

Case 6 術後はじめてのトイレ歩行後、突然、患者のSpO₂が低下した！

胃切除術を受け、術後3日目の78歳女性。身長は156cm、体重は65kg。術後は創痛が強く、なかなか歩行訓練が進まなかったが、本日、尿道カテーテルが抜去となり、3日ぶりにトイレ歩行を行った。トイレから部屋に戻り、しばらくしたところで、突然、患者が呼吸困難感を訴え、97〜98％だったSpO₂が、90％まで低下していた。

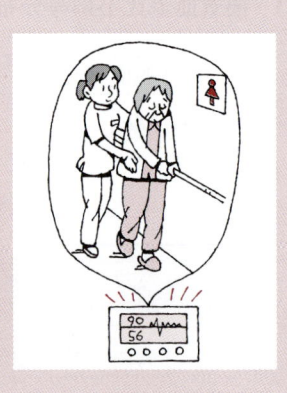

● 何が起こっている？

1 肺塞栓症

術後、長時間の安静臥床によって静脈系の血流が停滞すると、血液凝固をきたし、血栓が形成されることがあります（血栓塞栓症、表1）。

安静度の拡大後、突然症状が起こった場合は、静脈系および右心系に形成された血栓が、血管壁を離れて、静脈血に乗り、右心室を通って、肺動脈へ達し、閉塞を起こすことがあります（高度肺塞栓）。

閉塞の部位や程度にもよりますが、両側の肺動脈が閉塞した場合には、突然死することもあります。

2 術後肺合併症の出現

患者の受けた侵襲の程度によっても影響の度合いが異なりますが、循環血液量が減少した状態であると、喀痰の粘稠度が増し、無気肺を誘発する原因となることもあります。

また、術後は、発熱などによる不感蒸泄の増加や、経口摂取の制限などからも、脱水傾向に陥りやすくなります。脱水状態のときは、気道の繊毛運動が低下し、気道分泌物の移動が低下します。

加えて、痛みや体位の制限などによる咳嗽力の低下が重なると、容易に無気肺が形成されてしまいます。

なお、開腹術後の患者は、開胸術を受けた患者に比べ、無気肺の合併率が優位に高いとされています。

● どう対応する？

- SpO₂低下・呼吸困難感出現の前後で、患者がどのような行動をとっていたのか、引き金となったのは何だったのかを、可能な限り明らかにする。
- まずは、血栓遊離による肺塞栓症かどうかを、早急に明らかにする必要がある。

1 肺塞栓症の場合の対応

- 酸素投与を開始する。
- 心電図モニタ、12誘導心電図の観察を行う。
- 心臓超音波（心エコー）検査で右心系の評価を行う。
- 急変時に備え、救急カートやPCPS（経皮的心肺補助装置）[*1]の準備を行う。
- 動脈造影検査の準備を行う（IVC[*2]フィルター挿入含む）。
- 抗凝固薬の使用も行われる。

2 無気肺の場合の対応

- SpO₂をモニタしながら酸素投与を実施する。
- 動脈血液ガス分析値と酸素飽和度の把握を行う。
- フィジカルアセスメント：肺の聴診を行い、

呼吸音減弱の部位やrhonchusの有無などを聴取する。
- 体位ドレナージ：分泌物の存在と部位が明確になったらそのターゲットに合わせて実施する。
- 気道の加湿を行う。
- 咳嗽力の評価、咳嗽時の介助を行う。
- 胸部X線撮影を実施する。
- 無気肺の程度によってはNPPV（非侵襲的陽圧換気）[*3]を考慮する。
- 気管吸引、ときには気管支鏡による排痰を行う。

その後どうなる？

1 肺塞栓症の場合

- 肺塞栓症の場合は緊急的に検査、処置を行うことになり、場合によってはPCPS（経皮的心肺補助装置）装着が必要となることもある。とにかく病態の把握と緊急性の評価が最も重要である。
- 診断の確定後は、治療として血栓溶解薬を使用することになるため、その効果の評価や患者の状態変化を密に観察していく。

2 無気肺の場合

- 無気肺の場合は全身状態の評価を行い、原因となっているものを可能な限り除去していく方法を考える。
- 体液管理、リハビリテーション、呼吸筋群の評価を含めた効果的な咳嗽、患者の酸素化をモニタしながら離床を促し、有効な咳嗽が行えるよう援助していく。

（八木橋智子）

表1 血栓塞栓症の原因

1. 血管内皮表面が不整（動脈硬化、感染症、外傷など）となり、凝固過程が始まる
2. 血流がきわめて遅くなると局所の凝固前駆物質（トロンビンなど）の濃度が高まる

[*1] PCPS (percutaneous cardio pulmonary support)：経皮的心肺補助装置
[*2] IVC (inferior vena cava)：下大静脈
　　NPPV (non-invasive positive pressure ventilation)：非侵襲
[*3] 的陽圧換気

● 呼吸困難・SpO₂の低下

Case 7 心不全患者が、輸血中に呼吸困難感を訴えた!

心筋梗塞で入院し、心臓カテーテル検査後から胃出血を認め、輸血を行うことになった70歳男性。RCC-LR（赤血球濃厚液）2単位を輸血後、FFP-LR（新鮮凍結血漿）2単位の輸血を開始した。15分後、突然、呼吸困難感を訴えた。SpO₂は98％から90％へ低下した。

● 何が起こっている？

1 心不全の増悪

心不全の患者は、心臓ポンプ機能の低下や心拍出量の減少によって、肺や全身循環の血管に血液がうっ滞した状態になっています。肺の毛細血管圧が上昇し、全身の循環血液量が増加している状態であるため、心臓の予備能力が低くなっています。そこに輸血を実施したことで、さらに循環血液量が増加し、肺の毛細血管圧の上昇をきたし、呼吸困難感を引き起こしたと考えられます。

そのような場合、中心静脈圧の上昇、頸静脈の怒張、末梢の冷感や皮膚の湿潤が見られます。

2 輸血によるアナフィラキシーショック

また、輸血使用によるアレルギー反応の可能性も否定できません。アナフィラキシーショック（anaphylactic shock）は、血管系や組織を介した広い範囲のアレルギー反応です。ヒスタミン放出により、全身的な血管の拡張と毛細血管透過性の亢進によって、多量の血液喪失をもたらす病態です。

アナフィラキシーショックの場合は、血圧低下、気道狭窄、呼吸困難感が生じます。

● どう対応する？

- 輸血を中止する。
- 血液ガス分析値、胸部X線検査所見を確認する。
- 酸素療法を実施する。
- 利尿薬投与の準備を行う。
- 輸液の減量を行う。
- 尿量と水分出納をチェックする。
- NPPV（非侵襲的陽圧換気）*¹、気管挿管の準備を行う。
- 昇圧薬、ステロイド、アドレナリンを準備する。

● その後どうなる？

1 心不全が増悪している場合

- 腎機能に問題がなく、利尿薬の使用などで尿の流出があり、かつ血行動態の乱れがなければ、酸素化の改善が認められる。ただし、一時的にNPPVを使用し、酸素化の改善と呼吸仕事量の軽減を期待する。
- 腎機能障害などにより治療の効果が乏しく、心不全の改善が見られない場合は、CHDF（持続血液濾過透析）*² を行い、除水を開始することもある。

2 アナフィラキシーショックの場合

- 喘息様発作や細気管支平滑筋の攣縮による窒息を起こす可能性があるため、特に呼吸状態の観察を中心に、病状の変化を密に観察する。

（八木橋智子）

*1 NPPV（non-invasive positive pressure ventilation）：非侵襲的陽圧換気
*2 CHDF（continuous hemodia filtration）：持続血液濾過透析

● 呼吸困難・SpO₂の低下

Case 8 中心静脈カテーテル挿入直後、患者が呼吸困難を訴えた！

急性膵炎のため入院となった患者に、担当医師がCVC（中心静脈カテーテル）を鎖骨下静脈から挿入した。
挿入直後よりSpO₂が徐々に低下し、呼吸困難を訴えはじめた。
ただちに胸部X線を撮ったところ、右肺に気胸を認めた。

● 何が起こっている？

□ CVC挿入時の肺損傷による気胸

中心静脈カテーテル挿入に伴う合併症には、気胸、血胸、動脈穿刺、皮下血腫、不整脈などがあります。

気胸は、穿刺時に肺を損傷してしまうことで、空気が胸腔へ漏れ出てしまい、肺が虚脱してしまった状態です。

特に、穿刺部位が鎖骨下静脈アプローチの場合、気胸のリスクが高くなります（図1）。

図1 ● 肺・内頸静脈・鎖骨下静脈の位置関係

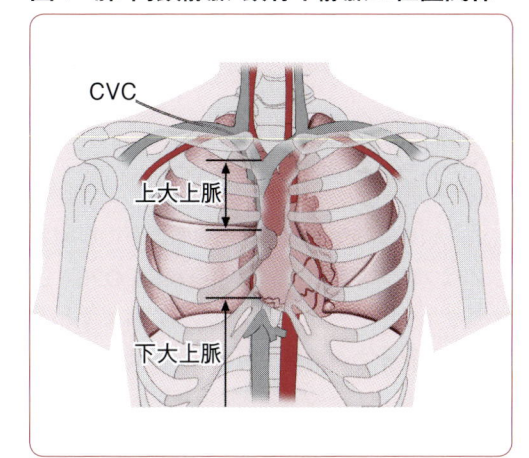

● どう対応する？

- フィジカルアセスメントを実施する。
- 酸素投与を実施する。
- 通常の気胸であれば、これ以上の低換気になることは珍しく、酸素投与を行い、胸部X線撮影による診断を待つ。
- 不用意な陽圧換気は緊張性気胸のリスクを伴う。

● その後どうなる？

- 気胸の程度にもよるが、胸部X線所見から脱気が必要と判断された場合は、ただちに胸腔ドレナージを行う。ドレーン挿入後も定期的に評価を実施する。
- ドレーン挿入中は、痛みや体動の制限などによる苦痛が生じるため、ラインの管理や精神的援助が必要となる。

（八木橋智子）

文献
1. Guyton C, Hall JE：ガイトン臨床生理学．早川弘一監訳，医学書院，東京，2002．
2. 道又元裕：人工呼吸ケア「なぜ・何」大百科．照林社，東京，2005．
3. 尾野敏明 編著：これで万全！ 人工呼吸ケアのルール50．メディカ出版，大阪，2008．
4. 道又元裕 編著：根拠でわかる 人工呼吸ケア ベスト・プラクティス．照林社，東京，2008．

*1 CVC（central venous catheter）：中心静脈カテーテル

● 血圧低下

Case 1 消炎鎮痛薬の坐薬を挿肛したら、血圧が低下した!

肺炎で入院中の80歳代女性。
体温が38.5℃あるため、発熱時指示に従って、ジクロフェナクナトリウム（ボルタレン®）坐剤25mgを挿肛した。
30分後に訪室し、血圧を測定したところ、血圧が130/80mmHgから96/70mmHgに低下していた。

何が起こっている？

□ 低容量性ショックまたはアナフィラキシーショック

消炎鎮痛薬の坐薬挿入後の血圧低下の原因としては、低容量性ショック（→p.58 Q26）とアナフィラキシーショックが考えられます。ともに重症化する可能性があるため、すみやかな対応が必要です。

高熱のある患者に解熱薬を使用した場合、基礎疾患による発熱のための脱水に加えて、解熱薬が視床下部体温調節中枢に作用し、皮膚血管を拡張させることで血圧低下を招きます。これは低容量性ショックと同様の病態です。

投薬から症状が出現するまでの時間は、低容量性ショックでは15分〜数時間、アナフィラキシーショックでは15分〜1時間です。

どう対応する？

1 医師・看護師への応援の依頼と準備

● 人員を確保し、呼吸・循環障害による急変対応の器材を準備しておくことが必要である。

2 静脈確保・輸液開始

● 低容量性ショックであっても、アナフィラキシーショックであっても、できるだけ太い留置針で静脈確保し、大量輸液（1,000mL/時間以上）を行う。
● アナフィラキシーショックの場合は、アドレナリン（ボスミン®など）0.3〜0.5mLの皮下注射、アルブミン製剤の使用やステロイドの投与も考慮する。また、膀胱留置カテーテルを挿入し、尿量の観察も行う。

3 バイタルサインおよび他の症状の観察

● 血圧・脈拍・意識レベル・尿量などとともに、患者の状態の変化から、低容量性ショックとアナフィラキシーショックを鑑別する必要がある。
● 呼吸器症状（嗄声、喘鳴、上気道浮腫、呼吸困難など）、皮膚症状（発赤、瘙痒感、蕁麻疹など）があれば、アナフィラキシーショックである（表1）。
● アナフィラキシー症状のなかで呼吸器症状が出現している場合、気道閉塞による窒息の可能性があり、気管挿管や気管切開などの気道確保が必要になる。この悪化の徴候を見逃さないことが重要である。

その後どうなる？

● 低容量性ショックの場合、迅速な対応ができれば予後は良好だが、血圧低下が遷延した場合、脳障害などの合併症が発生する可能性がある。

表1 ● アナフィラキシーの主な症状

皮膚、粘膜症状	皮膚の紅潮、口腔内違和感、蕁麻疹、瘙痒感、浮腫
呼吸器系	喉頭浮腫や気管支けいれんによる呼吸困難、喘鳴、咳嗽
循環器系	心悸亢進、血圧低下、不整脈、心筋虚血
神経系	口唇や四肢末端のしびれ、めまい、失神、けいれん、失禁、不安感
消化器系	嘔気・嘔吐、腹痛、下痢、便意

表2 ● NSAIDsの主な副作用

1. 過敏症、発疹、ショック、虚脱、過度の体温低下、四肢冷感
2. アナフィラキシー様症状
3. 悪心、嘔吐、下痢、口内炎、消化性潰瘍・穿孔、胃腸出血、直腸・肛門出血（坐薬）
4. 浮腫、尿量減少、高血圧、腎障害、心不全
5. 肝障害、膵炎
6. 出血傾向、骨髄障害、溶血性貧血
7. 眠気、めまい、中毒症状（大量）、無菌性髄膜炎
8. アスピリン喘息

● アナフィラキシーショックの場合、病態悪化による多臓器不全のため、死亡する危険性がある。

知っておくべきポイント

● 消炎鎮痛薬の坐薬には、ジクロフェナクナトリウム（ボルタレン®）、インドメタシン（インダシン®、インテバン®）などがある。これらは、NSAIDs（非ステロイド性抗炎症薬）[*1]と総称され、多くは鎮痛・消炎、解熱、抗血小板作用を併せもつ。

● NSAIDsの坐薬は効力が強く、効果発現までの時間が短いため、手術後や経口摂取が困難な患者によく使用される。

● NSAIDsの副作用を表2に示す。消炎鎮痛薬は、日常的かつ容易に使用されがちだが、ショックやアナフィラキシー症状など、生命の危機に直結する副作用が多い薬である。医療従事者は、その副作用を充分に認識して使用することが重要である。

● 特に、循環動態が不安定な患者や、高齢者に対してNSAIDsを使用する場合は、十分な観察が必要である。

（芝田里花）

文献
1. 草場敦他：消炎鎮痛薬. 最新 救命救急ケア・マニュアル, 平澤博之編, 医学芸術社, 東京, 2002：170-181.
2. 中野眞汎編：くすりの効き方 薬効別要点. 医薬ジャーナル社, 大阪, 1999.
3. 岡本和文編：アナフィラキシーショック患者の輸液管理とケアは, どうしたらよいの？. 輸液管理とケアQ＆A—こんなとき, どうしたらよいの？—, 総合医学社, 東京, 2007：177-179.
4. 石松伸一編著：看護師・研修医のための急変対応101の鉄則, 照林社, 東京, 2008：32-33.

[*1] NSAIDs（non steroidal anti-inflammatory drugs）：非ステロイド性抗炎症薬

● 血圧低下

Case 2 体位変換後、血圧が低下した!

多発外傷のため、ICUで人工呼吸管理を行っている患者。体位変換を行ったところ、それまで120/78mmHgあった血圧が、94/70mmHgに低下した。

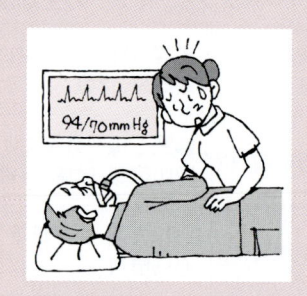

何が起こっている?

1 重力の影響による体液分布の不均衡

通常、体位変換による循環動態の変化は一過性です。均衡を保持しようとして、体内でさまざまな代償反応が起こります。

しかし、重症患者では、相対的な循環血液量不足、自律神経の障害、筋弛緩薬投与による下肢ポンプ機能の低下などによって、生体の恒常性を維持するメカニズムに異常をきたしているため、体位変換で容易に循環動態の変動が生じます(図1)。

2 ライントラブルによる薬剤投与不良

血行動態作動薬を使用している場合、体位変換による輸液ラインの屈曲や外れにより、輸液が正確に投与できていないことが原因で、血圧低下を招くことがあります。

3 肺塞栓や脂肪塞栓の発生

低酸素血症を伴う血圧低下の場合は、肺塞栓などの可能性もあります。

4 疼痛による神経原性ショック

神経原性ショックは、疼痛によって自律神経系が刺激され、血管緊張が虚脱することで生じます。激しい疼痛だけでなく、強度の不安・恐怖などの情動亢進によっても、同様の機序で神経原性ショックが起こります。

疼痛によるショックは、徐脈を呈するのが特徴です。

5 出血の増加

骨盤骨折などによる出血性患者の場合、体位変換による再出血により、ショックに陥る場合があります。

どう対応する?

1 体位変換の中断・患者の観察

●以下に当てはまる場合、体位変換を中断し、2分以内に改善が見られなければ元の体位に戻す。
- 収縮期血圧で40mmHg以上の変化
- 拡張期圧で20mmHg以上の変化
- 心拍数で30以上の変化
- SpO_2が90%以下へ低下
- 呼吸数が30回/分以上に増加

2 輸液ラインの確認

●ラインの屈曲、接続部の外れ、輸液ポンプやシリンジの作動不良がないか確認する。

3 原因検索のための検査

●血液ガス分析などの検体検査、胸部X線や造影CTなどの画像検査を施行する。

4 大量輸液

●生理食塩液や乳酸リンゲルを急速投与。

図1 ● 体位変換で起こる循環動態の変化

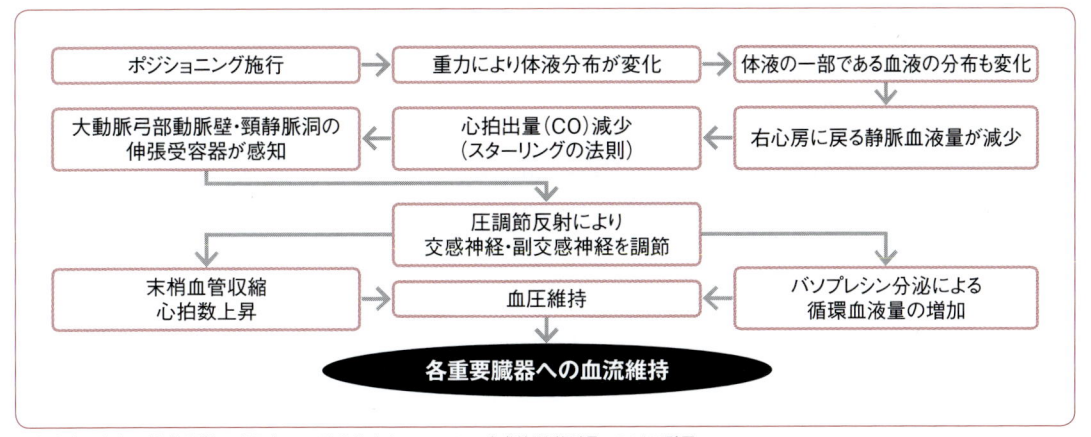

```
ポジショニング施行 → 重力により体液分布が変化 → 体液の一部である血液の分布も変化
                                                              ↓
大動脈弓部動脈壁・頸静脈洞の ← 心拍出量（CO）減少 ← 右心房に戻る静脈血液量が減少
伸張受容器が感知           （スターリングの法則）
                          ↓
                    圧調節反射により
                    交感神経・副交感神経を調節
                    ↓                    ↓
末梢血管収縮 → 血圧維持 ← バソプレシン分泌による
心拍数上昇                循環血液量の増加
        ↓
    各重要臓器への血流維持
```

塚本圭介：患者の体位調整の考え方は？. 重症集中ケア2008；7（7）特別増刊号：26より引用.

表1 ● ポジショニングの主な禁忌

ポジショニングの絶対的禁忌	①固定されていない頭部・頸部損傷　②活動性の出血　③循環動態が不安定な場合
ポジショニングの相対的禁忌	①頭蓋内圧亢進症状を認める場合　②活動性の喀血　③肺塞栓　④肋骨骨折 ⑤コントロール不能な高血圧　⑥不整脈が出現している場合 ⑦疼痛があり、十分な鎮静が行われていない場合

5 原因疾患の治療

● 輸液、酸素投与、鎮痛薬の投与などを行う。

その後どうなる？

● 重力の影響で、体液分布の均衡が崩れたことが原因ならば、体位を元に戻せば血行動態が安定すると考えられる。
● ライントラブルが原因の場合は、迅速な対応ができれば血行動態が安定する。
● いずれの場合も原因を確認し、対応していくことが必要である。血圧低下が遷延した場合、脳などに不可逆性の変化を起こすことも考えられる。

知っておくべきポイント

● 重症患者では、血圧を調整する循環システム、骨格筋ポンプ、圧受容器反射などの機能低下が起きているため、体位変換に十分な注意が必要である。
● 体位変換により、酸素消費量は安静時より20％増加するといわれている。心拍出量が低下した重症患者に体位変換を行うと、さらに血圧低下や心拍数増加をきたすことがある。ポジショニングの禁忌を表1に示す。
● 体位変換は、モニタ波形、脈拍、呼吸、SpO_2、血圧の変化をモニタリングしながら行う。
● 重症患者の体位変換は介助者2名以上（不必要な酸素を消費しないよう、患者負担を最小限にとどめられるような人員を確保）で行う。また、挿入されているライン類に注意を払うことも重要である。
● 体位変換は段階的に行う。循環動態が不安定なときには、高性能のエアマットや除圧用具を利用し、体位変換の間隔を開け、身体の傾斜はゆるやかにする。

（芝田里花）

文献
1. 岡本和文編：重症患者の体位変換はどうしたらよいの？. 全科に必要なクリティカルケアQ＆A, 総合医学社, 東京, 2005：88-89.
2. 古賀俊彦編著：体位ドレナージ療法ガイドライン. EBM呼吸ケアハンドブック, 照林社, 東京, 1998：217-223.
3. 寺岡美千代：体位変換のポイント. HEART nursing2007；秋期増刊：207-213.
4. 森本雅志, 寺岡美千代, 森沢知之：血行動態が不安定な患者への体位変換の試み―的確なフィジカルアセスメントの重要性―. 呼吸器ケア2006；4（11）：1133-38.
5. 塚本圭介：患者の体位調整の考え方は？. 重症集中ケア2008；7（7）：25-26.

● 血圧低下

Case 3 点滴交換後、血圧が低下した!

消化管出血で入院中の80歳代男性。心筋梗塞の既往あり。
入院時から500mL/6時間で持続点滴を行っていたが、4本目の輸液交換後、呼吸困難感を訴えた。
血圧を測定したところ、140/84mmHgから100/70mmHgに低下していた。

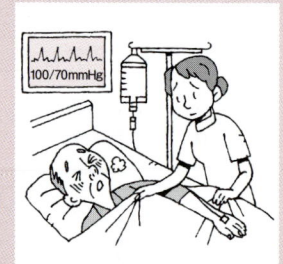

● 何が起こっている?

大きく分けて、①輸液治療そのもの（もしくは不適切な輸液治療）が要因となる場合と、②人為的要因による場合があります（表1）。

1 輸液治療そのものによる血圧低下

過剰輸液やrefilling*1による心不全や肺水腫の発症、アナフィラキシーショック、血糖や電解質異常によって血圧低下が起こります。心不全のリスクが高い患者では、輸液量が過剰になると、急激に心臓のポンプ機能の失調に陥り、肺水腫や心不全になります（図1）。

また、ショック時や循環血液量の減少をきたしたときには大量輸液・輸血を行いますが、サードスペース*1に漏れ出た水分が血管内に戻ってくると（refilling）、循環血液量が一時的に過剰となります。その結果、肺水腫や全身浮腫をきたし、呼吸・循環状態が悪化する可能性があります。

点滴内容が変更されており、発疹や呼吸困難を伴っていればアナフィラキシーショックを疑います。

2 人為的要因による血圧低下

人為的要因としては、輸液製剤や薬剤の種類・量・速度・輸液ルートが不適切、薬剤の配合禁忌を未確認で投与、循環作動薬の誤投与、などが考えられます。

表1● 輸液交換時における急変の要因

輸液治療そのもの（もしくは不適切な輸液治療）
● 輸液過剰やrefilling
● アナフィラキシーショック
● 血糖値や電解質異常
人為的要因
● 輸液製剤や薬剤の種類、量、速度、輸液ルートの誤り
● 薬剤の配合禁忌を確認せず投与
● 循環作動薬の不適切投与

図1● フランク・スターリングの法則

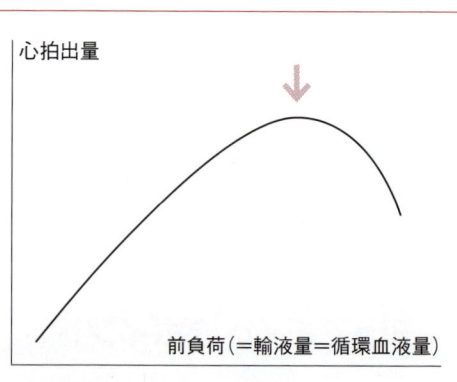

（縦軸：心拍出量、横軸：前負荷（＝輸液量＝循環血液量））

● 点滴や輸血によって循環血液量を増やせば、心拍出量はある程度までは増える。
● 一定量を超えると（↓）逆に心拍出量は減少し、うっ血性心不全になる。

どう対応する?

1 輸液内容・流量のチェック

- 輸液が正しく投与されているか、患者氏名、点滴内容、流量、などの確認を行う。

2 臨床症状・検査所見のチェックと評価

- バイタルサインのチェックを行い、患者の状態を把握する。
- 心不全や肺水腫が起こっていないか、呼吸状態の観察（呼吸困難の有無・呼吸音の聴取）、頸静脈の怒張、中心静脈圧の上昇、血液ガス分析、心エコー検査などを行う。
- 鑑別診断として、アナフィラキシー症状が出現していないか観察する。また、血液検査を行い、血糖や電解質の異常をチェックする。

3 輸液の中止とライン交換

- アナフィラキシー症状が出現している場合は、滴下中の輸液を中止する。
- ラインを交換し、大量輸液を行う。
- 輸液過剰やrefillingによる心不全や肺水腫の場合は、利尿薬を投与する。

その後どうなる?

- 肺水腫の場合は、尿量が確保できれば状態は改善する可能性が高くなる。しかし、反応が悪い場合、心原性ショックに陥ることも考えられる。
- アナフィラキシーショックの場合、病態悪化による多臓器不全のため、死亡の危険性がある。
- 人為的要因の場合、低血圧が遷延すれば、全身状態が悪化する可能性がある。

知っておくべきポイント

- 体液の増減に伴う各指標の変化について**表2**に示す。
- 患者の既往歴を確認しておく。

(芝田里花)

文献
1. 河野勝彬：輸液療法の原則．経静脈治療オーダーマニュアル2001、和田孝雄編、大塚製薬配付資料；459-470.
2. 佐藤憲明：治療時の急変への対応．看護技術2003；49（12）：1106-1112.

*1 refilling：サードスペースに漏れ出た水分が血管内に戻ること。
*2 サードスペース：細胞外液成分としての血管内成分が組織間に移行し、浮腫として溜まった状態。

表2 ● 体液の増減による各指標

体液相	項目	増加した場合	減少した場合
血漿量（血液量）	血圧	上昇	低下
	脈拍数	減少：収縮期血圧＞脈拍	増加：収縮期血圧＜脈拍
	CVP（中心静脈圧）	上昇：＞15cmH$_2$O	低下：＜5cmH$_2$O
	心胸郭比	増加	減少
	外頸静脈	怒張	虚脱
	Hb、Hct、TP	溢水で低下	脱水で上昇
組織間液	皮膚	浮腫	ツルゴール（皮膚の張り）の低下
細胞外液	中枢神経系	頭痛、嗜眠、けいれん、昏睡	口渇、興奮、振戦、昏睡
	皮膚	finger pitting	
総合評価	尿量	＞4mL/kg/時	＜0.5mL/kg/時

河野勝彬：輸液療法の原則．経静脈治療オーダーマニュアル2001、和田孝雄編、大塚製薬配付資料；459-470より引用．

● 血圧低下

Case 4 心筋梗塞後、血圧が低下し、患者の脈圧が狭まっている!

前壁の心筋梗塞のため入院中の患者。
入院後は、収縮期間血圧120mmHg前後でコントロールできていたが、30分前の血圧測定時の記録では、98/60mmHgと低下している。
気になって再測定してみたところ98/80mmHgであり、脈圧が狭まっていることがわかった。

何が起こっている?

□ 心外閉塞・拘束性ショックによる1回心拍出量の低下

脈圧は、収縮期血圧と拡張期血圧の差のことであり、1回心拍出量に比例します（**表1**）。脈圧が収縮期血圧×0.25以下に狭小化した場合には、末梢血管抵抗の増大、心収縮および拡張の障害・血液流出の障害（心タンポナーデや緊張性気胸など）などによって、1回心拍出量が低下している状況と判断します。つまり、通常のショックの状況と考え、早急な対応が必要です。

重症ショックでは、収縮期血圧・拡張期血圧ともに下がります。これに対して心外閉塞性ショックでは、例外はありますが、発生当初の収縮期血圧は不変で、拡張期血圧が上昇する（低下しない）ことが特徴的です。

血圧低下とともに脈圧の狭小化が見られた場合（→p.58 Q26 表1）は、原因疾患の可能性を念頭に置いて、診断・治療を行う必要があります。

表1 ● 脈圧とは

脈圧＝収縮期血圧－拡張期血圧	
正常な状態	収縮期血圧×0.3〜0.4
1回心拍出量低下	収縮期血圧×0.25以下

どう対応する?

1 心タンポナーデが原因の場合

● 心タンポナーデとは、心嚢腔内に血液、漿液、空気などが貯留して心嚢内腔圧が上昇し、右心系での拡張期の血液充満が制限され、循環不全に陥った状況である。
● 原因としては、急性心筋梗塞後の心破裂、大動脈解離、医原性（カテーテルなどによる穿孔）、胸部外傷、感染症などがある。
● Beckの3徴（血圧低下、静脈圧上昇、心音減弱）に加え、外頸静脈の怒張、奇脈（吸気時に収縮期圧が10mmHg以上低下）、胸内苦悶、心電図上低電位や、心エコー検査による心嚢液貯留（echo-free space）を証明できれば、心タンポナーデと診断できる。
● 治療は、心嚢穿刺・ドレナージ（**図1**）、心嚢開窓術、開胸、心膜切開による液の排除である。

2 肺塞栓症が原因の場合

● 肺塞栓症は、エコノミークラス症候群といわれる長時間飛行や、狭い空間における同一姿勢の保持と脱水によって、発症する。
● 院内で起こる肺塞栓症は、手術やカテーテル検査後の安静中に、下肢・骨盤内静脈に形成された血栓が、安静解除後の起立・歩行・排便に伴う下肢筋肉の収縮と静脈還流量の増加

図1 ● 心嚢穿刺

心嚢穿刺部位と経路および目標
穿刺針は左季肋部を越えさせ、頸部左側～左肩方向へ向かわせる

心嚢穿刺部位の位置関係
胸骨、心膜、皮膚、心筋、45度、腹直筋、横隔膜、心嚢液

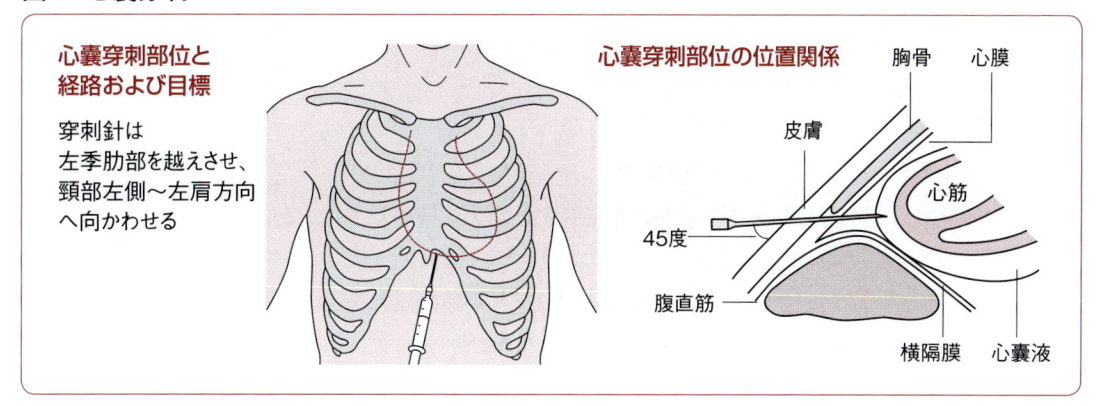

によって、遊離することで発症する。
- 自覚症状は、呼吸困難、胸痛、失神、発熱、咳嗽、喘鳴、冷汗、動悸など多彩であるが、97％の症例では、呼吸困難、胸痛、頻呼吸が認められる。突然の呼吸困難、胸痛で原因が確定できない場合は、肺塞栓症を念頭に置く必要がある。
- 診断は、血液検査によるDダイマーの上昇と造影CTによって確定される。
- 酸素投与を行い、重篤な場合は人工呼吸管理が必要になる。低血圧が持続する場合は輸液負荷を行い、カテコラミンを使用する。
- 肺塞栓症の治療としては、血栓溶解薬の投与、カテーテル下血栓除去術を考慮する。内科的治療に反応しない場合は、PCPS（経皮的心肺補助）[*1]の導入が必要となる。

3 緊張性気胸が原因の場合

- 緊張性気胸は、患側の胸腔内圧が異常に上昇することにより、患側肺の虚脱、横隔膜の低位、健側への縦隔偏位、静脈還流障害による心拍出量の低下をきたしている状態である。
- 主な症状としては、胸痛、呼吸窮迫、頻脈、皮下気腫、頸静脈怒張、チアノーゼがある。
- 診断は、造影CT検査を施行すれば容易にできる。
- 治療として、胸腔穿刺・胸腔ドレナージによる脱気処置と酸素投与が行われる。確実な胸腔ドレナージができれば、状態は劇的に改善する。
- 緊張性気胸は、人工呼吸器装着中に発症することがある。

● その後どうなる？

- 肺塞栓症も緊張性気胸も、病態が急激に悪化して死亡する可能性があるため、緊急対応が必要である。
- 原因が解除されれば劇的に状態が改善されることもあるため、患者の状態を予測した対応が重要である。

（芝田里花）

文献
1. 多賀紀一郎：中心静脈ライン穿刺後に息が苦しい．院内急変と緊急ケアQ＆A―このケースにこの対応！―，岡元和文，森田孝子編，総合医学社，東京，2006：131．
2. 壇原高他：呼吸困難．稲田英一編．呼吸・循環イラストレイテッド．学研メディカル秀潤社，東京，2010：166-171．
3. Schell HM, Puntillo KA著，井上智子監訳：ショック．Q&Aで学ぶ重症患者ケア，エルゼビア・ジャパン，東京，2008：116-120．

*1 PCPS（percutaneous cardio pulmonary support）：経皮的心肺補助装置

● 血圧低下

Case 5 輸血を行ったら、血圧が低下した!

消化管出血で入院中の患者。ヘモグロビンが低下したため、輸血を行うこととなった。輸血前の血圧は110/78mmHg。
輸血を開始し、5分後に患者が気分不良を訴えたため、血圧を測定したところ、80/60mmHgに低下していた。脈拍は100回/分、呼吸は30回/分である。

何が起こっている?

輸血による副作用の種類を表1に示します。輸血開始後、早い時期に血圧低下が出現した場合、主に下記の3つの要因が考えられます。

1 不適合輸血による溶血

不適合輸血には、ABO血液型不適合輸血と不規則抗体不適合輸血があります。

①ABO血液型不適合輸血

ABO血液型不適合輸血では、輸血開始後5分以内に、輸血を投与している血管に沿った熱感の自覚、胸内苦悶、腹痛、悪寒戦慄、発熱、嘔吐、呼吸困難が出現します。
血圧は、一過性の上昇の後に低下し、ショック状態となります。
死亡率は20%といわれています。

②不規則抗体不適合輸血

不規則抗体とは、妊娠や輸血によって産生される抗A・抗B以外の抗体のことです。Rh(D)抗体が代表的ですが、ABO血液型に比べて症状が軽微で、症状出現時時間もやや遅い(輸血開始後1〜数時間)とされています[1]。

2 即時型非溶血性副作用

蕁麻疹や発熱などのアレルギー反応は、妊娠や過去の輸血による感作で産生された白血球・血小板・血漿タンパクなどに対する抗体が原因とされています。症状は概して軽症で、抗ヒスタミン薬や解熱薬の投与で対処します。
アナフィラキシーは、血漿成分に対する抗体が関与するという報告もありますが、原因は完全に解明されていません。

3 TRALI(輸血関連急性肺障害)

TRALI(輸血関連急性肺障害)[*1]は、輸血中あるいは輸血後6時間(多くは1〜2時間)以内に起こる肺障害です。
低酸素血症($PaO_2/F_IO_2 \leq 300$、もしくは、$SpO_2 < 90\%$ room air)と、胸部X線上の両側肺水腫を特徴とし、発熱や血圧低下を伴うこともあります。
発生機序として、主に輸血血液中の抗白血球抗体が関与する可能性が指摘されていますが、患者血液中の抗白血球抗体によるという報告もあります。

どう対応する?

1 輸血中止・ライン交換・大量輸液

- 症状が現れた場合、ただちに輸血を中止する。そして、患者と輸血用血液の血液型および輸血量を確認する。
- ラインは針の根元からすべて交換する。その際、残存の血液を注射器で吸引する。

2 救急治療の実施

- 18G以上の輸液ルートを確保し、生理食塩液または細胞外液製剤の急速投与、ハプトグロ

表1●輸血による副作用の種類

感染性	細菌性	即時型	敗血症性ショック
	ウイルス性	遅発型	肝炎ウイルス、HIVなど
非感染性	溶血性	即時型	ABO血液型不適合
		遅発型	不規則抗体による溶血性貧血
	非溶血性	即時型	発熱、蕁麻疹、アレルギー反応、アナフィラキシー反応・ショック、TRALI、容量負荷
		遅発型	移植片対宿主病、同種抗体産生

表2●輸血開始後初期に必要な検査

血液検査	RBC、WBC、Ht、Hb、血小板
生化学検査	電解質、腎機能(BUN、クレアチニン)、溶血(AST、ALT、LDH、BILなど)、ハプトグロビン
凝固線溶検査	PT(プロトロンビン時間)、APTT(活性化部分トロンボプラスチン時間)、フィブリノーゲン、Dダイマー
血液型検査 交差適合検査	血液型の再検査(交差適合試験の検体の一部は保存)
血液ガス分析	pH、PaO$_2$、PaCO$_2$、BE(塩基過剰)、乳酸
尿検査	潜血、溶血の有無
胸部X線検査	肺水腫の有無

ビン投与、ステロイド投与、フロセミド投与(尿量の維持)、DIC(播種性血管内血液凝固症候群)[*2]に対するFFP-LR(新鮮凍結血漿)[*3]の投与、酸素投与、呼吸・循環管理を開始する。
- 膀胱留置カテーテルを挿入し、尿量と尿色の観察も行う。

3 臨床症状のチェックと評価

- バイタルサインをチェックし、患者の状態を把握する。
- 血管に沿った熱感、胸内苦悶、腹痛、悪寒戦慄、発熱、嘔吐、呼吸困難、ショック状態、尿の色などを評価する。

4 報告と応援の依頼

- 患者状態が悪化する可能性があるため、医師・リーダー看護師へ報告し、人員を確保する。
- モニタの装着、救急カートの準備を行い、急変に備える。
- 必要な検査を行う(表2)。後日の検証のため、検体を保存する。

5 患者および家族への説明

- 早期に、起こっている現状の事実を、患者および家族に説明する。

その後どうなる?

- 溶血性副作用の場合、ショック状態となり、尿毒症から多臓器不全をきたし、死に至る可能性がある。
- これらの副作用・合併症を認めた場合には、すぐに輸血部門あるいは輸血療法委員会に報告し、記録を保存するとともに原因を明らかにするよう努める。
- 類似の事態の再発防止対策として、人為的過誤(患者間違い、転記・検査・検体採取ミスなど)による場合は、発生原因および講じられた予防対策を記録に残しておく。

知っておくべきポイント

1 輸血開始後の観察のポイント

- 輸血開始前にバイタルサインの測定を行う。
- 輸血開始時は、ゆるやかに投与する。
- 輸血開始後15分以内に起こる副作用は、重篤化する可能性が高いため、輸血開始後5分は患者のそばを離れず観察し、15分以内は頻回な観察を行う。
- 意識のない患者は、呼吸・循環動態の観察とともに、溶血による尿の色調（褐色尿）に注意する。
- 輸血開始後15分程度は、頭痛・胸部不快感・悪寒・血尿などの副作用の出現や、発熱・蕁麻疹などのアレルギー反応の出現に注意する。

2 救命のための輸血のポイント

- 出血性ショックをきたしている大量出血例に対しては、血液型判定などの時間を待たず、緊急輸血をしなければならないことがある。
- 同型の赤血球輸血が準備できないときは、救命を第一に考え、O型の赤血球輸血を行う。
- 日本ではO型Rh（－）の血液が入手困難であるため、O型Rh（＋）で代用することが、ガイドラインで認められている。

(芝田里花)

文献
1. 八木啓一：輸血の副作用と合併症．標準救急医学 第4版，日本救急医学会監修，島崎修次編集代表，医学書院，東京，2009：190-193.
2. 藤田浩：最新輸血のケアQ＆A．照林社，東京，2008.
3. 厚生労働省医薬食品局血液対策課；「輸血療法の実施に関する指針（改訂版）」2007年．http://www.mhlw.go.jp/new-info/kobetu/iyaku/kenketsugo/yuketuchiryou07/dl/yuketuchiryou07a.pdf #search=.
4. 浅香えみこ：治療時の急変への対応．看護技術2003；49（12）：92-95.
5. 石井明代：異型血輸血．緊急事態ナーシングマニュアル，高橋章子編，医歯薬出版，東京，2004：140-143.

＊1 TRALI（transfusion-related acute lung injury）：輸血関連急性肺障害
＊2 DIC（disseminated intravascular coagulation）：播種性血管内凝固症候群
＊3 FFP-LR（fresh frozen plasma-LR）：新鮮凍結血漿

COLUMN

「ここがポイント」小児の急変対応⑥
小児の場合も、成人と同じ方法で気道確保をするのですか？

基本は同じく頭部後屈顎先挙上です。しかし、乳児は後頭部が大きいため、フラットなベッドでは前屈位になりやすく、過度な頭部後屈は気道閉塞をきたすため、肩枕を使用します。

●バッグバルブマスク換気では肩枕を使用

乳児は、後頭部が大きいため水平なベッド上では頭部が前屈位になり、気道が狭窄してしまいます。また、乳児の過度な頭部の後屈は、下咽頭での舌根による気道狭窄の原因となることがあります。そのため、仰臥位になったとき、外耳道が肩の線より前方になるように肩枕を入れる必要があります。外傷や頸髄損傷が疑われる場合は、下顎挙上法を用いてください。

●適切なサイズのマスク選択も重要

小児は、年齢によって顔面の大きさが異なるため、複数のサイズのマスクを準備する必要があります。一般的に、新生児～乳児は円型のマスク、乳幼児以上は成人と同じ形のマスクを用います。マスクは、鼻と口を覆い、顔面にフィットしてガスの漏れが少ないものを選択してください。

マスクを顔面にフィットさせ、母指と示指で「C」の字を描くようにマスクを保持し、中指・薬指・小指で「E」の字を描くように下顎を保持し頸部を軽く進展させます（ECクランプ法）。マスクの圧迫部位とサイズは適切なものを選択し、眼球が圧迫されないように注意します。

●気管挿管時はスニッフィングポジション

バッグバルブマスク換気の場合は肩枕が有用ですが、気管挿管時は頭部の安定と喉頭鏡での気管を確認しやすくするため、頭部の下に円座などを入れ、スニッフィングポジション（においをかぐように鼻を前に出すような形）をとります。

(中田 諭)

● 意識障害

Case 1 ベッドから転落した数時間後、患者の意識が消失!

2日前からめまいがあり、検査目的で入院していた78歳男性。「トイレへ行こうと起き上がったところ、ベッドから転落した」と、本人からナースコールがあった。

訪室したときは、意識レベル清明。左後頭部に挫創はあったが、体表に外傷はなく、明らかな四肢の運動麻痺もない。瞳孔は3mm大で左右差なく、対光反射も正常。血圧141/72mmHg、脈拍78回/分、呼吸数20回/分、経皮的酸素飽和度98%であった。

症状を尋ねると「少し頭が痛い」と言う。主治医へ報告し、頭部CT撮影を行ったが、出血所見はなかったため、翌日の朝に再度CT撮影を行うこととなった。

約4時間後、次に様子を見るため訪室したときは、いびきをかいて入眠していたため、声をかけなかった。

翌朝、検温のために声をかけたところ患者が反応せず、意識がないことに気づき、主治医をコールした。

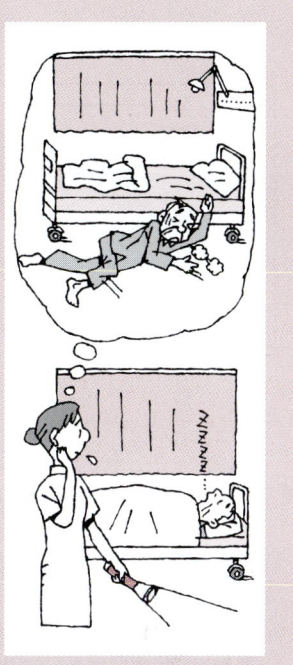

何が起こっている?

外傷性頭蓋内血腫

転倒直後のCTでは出血もなく、外傷も表面の挫創程度だったのに、数時間後に出血するなんてなぜ? と思うかもしれません。

外傷性頭蓋内血腫は、解剖学的位置関係から、硬膜外血腫、硬膜下血腫、脳内血腫(脳挫傷)に分類されます(図1)。いずれも頭部外傷によって損傷された脳表部の血管が破綻して出血し、血腫を形成するものです。これらは強い外傷で起こることが多いため、脳自体の損傷も強く、通常は受傷直後から意識障害をきたします。

しかし、なかには脳自体が損傷されず、血管の損傷が主体の場合があります。その場合、血腫の増大に伴って脳が圧排され、受傷当初にはなかった意識障害が徐々に出現してきます。高齢者の転倒による受傷や、スポーツ外傷などではしばしば見られる症状です。

頭蓋内の出血は、頭部CTでは高吸収域(白く写る)として描出されます[1]。しかし、受傷直後の超急性期には、損傷を受けた脳が高吸収域とならないことも多く、数時間〜数日かけて、頭蓋内血腫として明らかになることもあります[2]。

本事例でも、転落直後は意識レベル清明で、神経学的異常所見も見られませんでしたが、転落後、少なくとも24時間は、意識レベルや神経学的所見を注意深く観察する必要があった、といえます。

さらに、本事例では、2度目の訪室時に、いびきをかいて入眠していた、とあります。いびきは重要なサインであるため、見逃してはいけません。通常の睡眠でもいびきはかきますが、外傷後の患者のいびきは、意識障害による舌根沈下で気道が閉塞している可能性があると認識し、入眠なのか意識障害なのかを確認することが重要です。

図1 ● 硬膜外血腫・硬膜下血腫・脳内血腫の発生部位

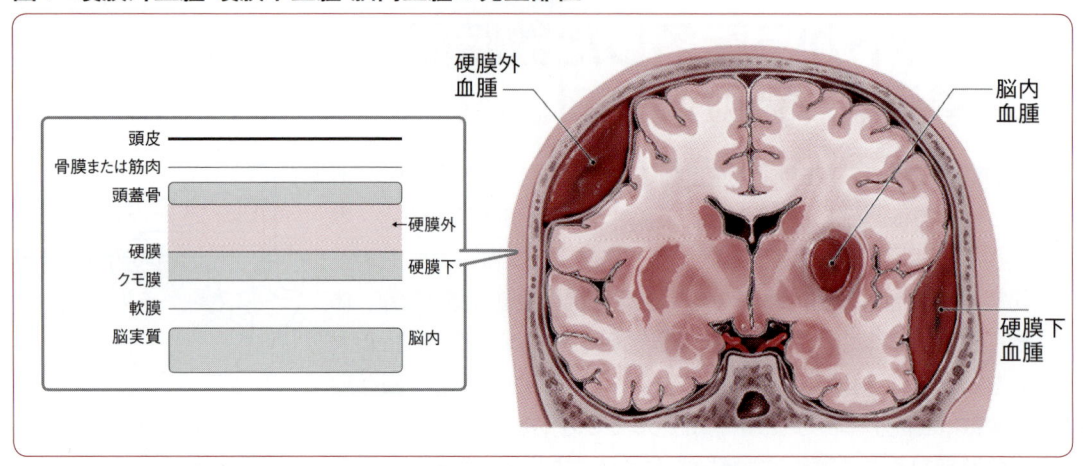

表1 ● 発見（来院）から10分以内に行うべき項目

① 気道・呼吸・循環の確保とバイタルサインの評価
② 酸素投与
③ 静脈路の確保と血液検査
④ 簡単な神経学的検査（意識レベル、麻痺、瞳孔所見など）
⑤ 血糖値の測定と是正
⑥ 12誘導心電図
⑦ CTの準備と脳卒中チームへの連絡

- ECS：3桁
- 脳ヘルニア徴候

- 気管挿管の考慮
- 早期にCT
- 脳外科コンサルト

＊初期対応と同時に鑑別を行う。

ECS（Emergency coma scale）2003

I桁 覚醒している（自発的な開眼、発語または合目的動作をみる）	
見当識あり	1
見当識なしまたは発語なし	2
II桁 覚醒できる（刺激による開眼、発語または従命をみる）	
呼びかけにより	10
痛み刺激により	20
III桁 覚醒しない（痛み刺激でも開眼、発語および従命がなく、運動反応のみをみる）	
痛みの部位に四肢をもっていく、払いのける	100L
引っ込める（脇を開けて）または顔をしかめる	100W
屈曲する（脇を閉めて）	200F
伸展する	200E
動きがまったくない	300

日本神経救急学会・日本脳神経外科救急学会案

どう対応する？

□ アルゴリズムに準拠した対応

● 脳卒中の疑いがある患者に対しては、救急対応（BLS）と同様、脳卒中初期診療アルゴリズムに準拠して対応する（図2）[3]。
● 脳卒中では治療開始が早ければ早いほど損傷部位を拡大させず、予後も良好であるとされており、発見（来院）から10分以内に行うべき項目（表1）や、25分以内に行うべき項目（表2）についても明示されている。
● 本事例は、翌朝の頭部CTで急性硬膜下血腫と診断された。CT上、脳の圧排所見もあり、意識障害も出現したため、緊急手術にて血腫除去を行った。
● 脳浮腫や出血など、二次性脳損傷へ進展しないように、術後も管理することが重要である。

その後どうなる？

● 多くの事例では意識障害の進行とともに、急

図2 ● 脳卒中初期診療アルゴリズム

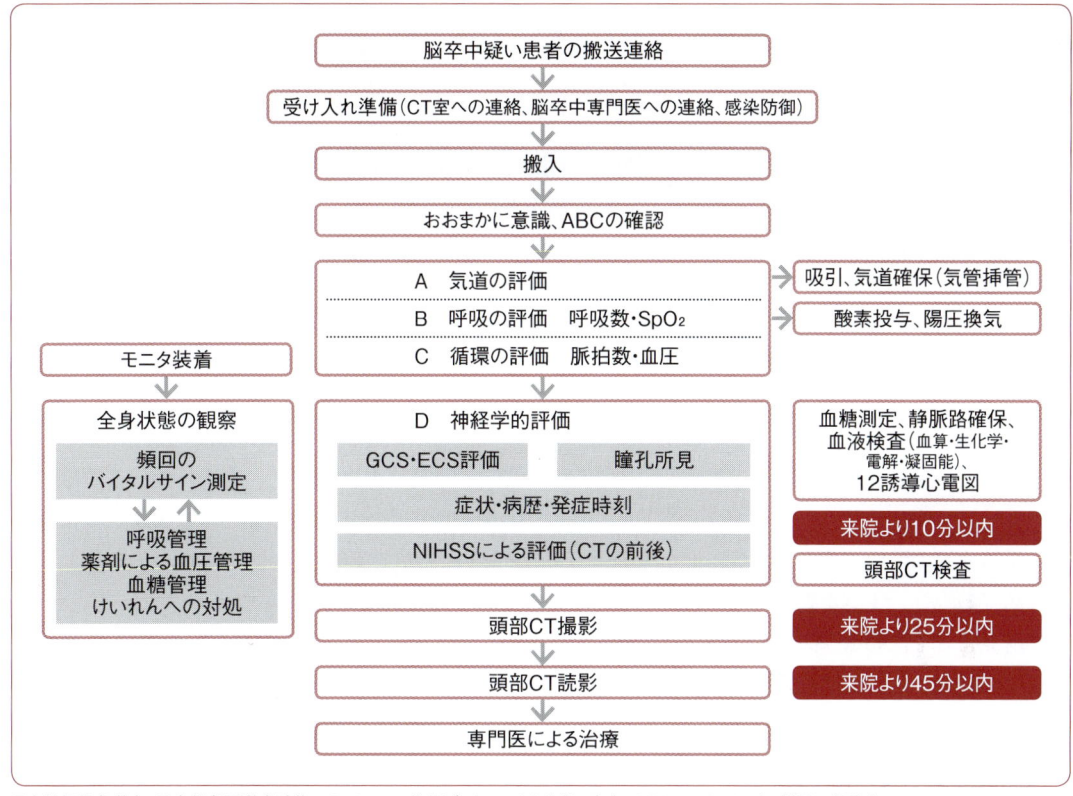

```
脳卒中疑い患者の搬送連絡
         ↓
受け入れ準備(CT室への連絡、脳卒中専門医への連絡、感染防御)
         ↓
        搬入
         ↓
おおまかに意識、ABCの確認
         ↓
A  気道の評価        → 吸引、気道確保(気管挿管)
B  呼吸の評価 呼吸数・SpO₂  → 酸素投与、陽圧換気
C  循環の評価 脈拍数・血圧

モニタ装着
  ↓
全身状態の観察
  ↓
頻回のバイタルサイン測定
  ↓
呼吸管理
薬剤による血圧管理
血糖管理
けいれんへの対処

D  神経学的評価       血糖測定、静脈路確保、
 GCS・ECS評価  瞳孔所見  血液検査(血算・生化学・
 症状・病歴・発症時刻      電解・凝固能)、
 NIHSSによる評価(CTの前後)   12誘導心電図
                  【来院より10分以内】
         ↓        頭部CT検査
     頭部CT撮影       【来院より25分以内】
         ↓
     頭部CT読影       【来院より45分以内】
         ↓
    専門医による治療
```

日本神経救急学会, 日本救急医学会監修：ISLSコースガイドブック. へるす出版, 東京, 2006：19-22. より引用一部改変.

表2 ● 発見(来院)から25分以内に行うべき項目

① 詳しい既往歴の聴取
② 発症時間の確定
③ 必要な身体診察
④ 神経学的検査(ECS・GCSとNIHSS[*1]を確定)
⑤ CTの撮影

} 来院後45分以内にCTの読影を終える。

[*1] NIHSS(National Institute of Health Stroke Scale)：脳卒中重症度評価スケール

激な悪化を見ることが多い。手術によっても救命が困難なケースも多く、社会復帰できるのはわずかである。
● 頭部外傷の急性期には、状態が変化する可能性があると認識して、観察・対応に臨んだほうがよい。

(露木菜緒)

文献
1. 平野照之：Brain Attack の画像診断：最近の進歩. プラクティス 2010；27(5)：507-515.
2. 杉田学：外傷性遅発性脳内出血. 知っておきたい急変のシグナルと対応, 富岡譲二監修, 櫻井利江編集協力, 日本看護協会出版会, 東京, 2005：17-21.
3. 日本救急医学会, 日本神経救急学会監修：ISLSコースガイドブック. へるす出版, 東京, 2006.

[*1] BLS(basic life support)：一次救命処置

● 意識障害

Case 2 安静解除後、はじめての歩行。患者が、突然意識を失って倒れた！

自転車で転倒し、下腿骨（腓骨）の骨折で入院となった肥満体型の54歳女性。入院後すぐに臥床し、徒手的整復とギプス固定による保存療法が行われた。
1週間後にギプスを取り、看護師が付き添い、はじめて松葉杖歩行を行ったところ、胸痛・呼吸苦を訴え始め、意識を失って倒れこんでしまった。
浅い頻呼吸で発汗を認め、橈骨動脈は弱く、頻脈で冷感があった。

● 何が起こっている？

入院後すぐの臥床、その後のベッド上安静、はじめての歩行、主訴が胸痛・呼吸苦、肥満、理学所見としては頻脈・頻呼吸のショック状態。これらの状況から、肺血栓塞栓症（PTE）[*1]を強く疑います。

□ 肺血栓塞栓症（PTE）

PTEは、一般的にエコノミー症候群として知られています。飛行機に長時間乗っていた人や、災害時の被災者に発症したことから、数年前より広く認知されるようになりました。院内で発生するPTEの70％弱が手術後に発症しており、整形外科・産婦人科・消化器外科などに多いといわれています[1]。

PTEは、長期臥床により、下腿の血流うっ滞・血管内膜の傷害・血液凝固能の亢進などが起こって形成された血栓が、離床に伴って遊離し、肺動脈を塞栓することで起こります。つまり、PTEは深部静脈血栓症（DVT）[*2]に起因して起こるといえるのです。以上のことから、2004年に、DVTとPTEを含む「静脈血栓塞栓症（VTE）[*3]予防ガイドライン」が発行されました。

本事例は、整形外科の肥満患者であり、PTEのリスクが高い患者です（**表1**）[2]。また、下肢骨折においてはDVT・PTEが高頻度で起こることが明らかとなっており、受傷後いつでも発生する可能性があるため、骨折治療におけるVTE予防は必須となっています[3]。

従来、VTEの予防には、弾性ストッキングや間欠的空気圧迫法による理学的療法が推奨されていましたが、2008年に米国胸部疾患学会（ACCP）[*4]のガイドラインが改定され、基本的な予防法が抗凝固療法に統一されました。

しかし、抗凝固療法は、予防効果は高いもの

表1 ● 肺血栓塞栓症（PTE）のリスクファクター

環境因子	長時間の航空機飛行、肥満、たばこ、高血圧、無動（長期臥床や麻痺）
自然因子	加齢
疾病	PTEやDVTの既往、がん、うっ血性心不全、慢性閉塞性肺疾患、糖尿病、精神疾患（抗精神病薬内服）、長期の中心静脈カテーテル留置、ペースメーカー留置、植込み型除細動器留置、脳卒中、下肢静脈瘤
外科関連	外傷、整形外科術後、一般外科術後、産婦人科術後、泌尿器科術後、脳神経外科術後
血栓性素因	アンチトロンビンⅢ・プロテインC・プロテインS欠乏症、抗リン脂質抗体症候群、高ホモシステイン血症、活性化プロテインC抵抗性

Goldhaber SZ. Pulmonary embolism. *Lancet* 2004；363：1295-1305. を元に作成。

の、出血といった重篤な合併症が起こりやすく、注意が必要です。

どう対応する？

- 意識消失であるため、救急対応を行う。
- 救急コール、救急カート、ストレッチャーを依頼する。
- 気道確保し、呼吸がなければ人工呼吸、循環がなければ胸骨圧迫を行う。
- 人員と物品が集まったら、救急処置できる場所へ移動する。
- バイタルサインの測定（心電図モニタ・パルスオキシメータ装着、血圧測定）を実施する。
- 静脈確保（可能なら18G以上）と採血を行う。
- 酸素投与を行う。
- 原因検索の介助（超音波検査、CT、肺換気血流シンチグラフィなど）を実施する。

その後どうなる？

- PTEは、早期に診断し、適切な治療および再発予防を行うことが重要である（図1）。
- PTE・DVTの診断には、D-ダイマー、静脈エコー、肺動脈造影CTなどが有用である。
- PTEと診断された場合、治療の第1選択は抗凝固療法となる。重症度や合併疾患の状況により、血栓溶解療法や下大静脈フィルターなどを使用する[4]。
- 呼吸・循環管理としては、経皮的酸素飽和度を90％以上に維持するように酸素投与を実施し、必要に応じて気管挿管・人工呼吸器管理を行う。低血圧に対しては昇圧薬を使用し、循環虚脱や心停止に陥る可能性の高い症例はPCPS（経皮的心肺補助装置）[*5]を導入することもある[4]。

（露木菜緒）

文献
1. 黒岩政之, 古谷仁, 瀬尾憲正, ほか：2008年日本麻酔科学会・周術期肺血栓塞栓症発症調査結果の報告. 心臓2010；42（7）：988-989.
2. 前原潤一：肺血栓塞栓症. 知っておきたい急変のシグナルと対応, 富岡譲二監修, 櫻井利江編集協力, 日本看護協会出版会, 東京, 2005：10-16.
3. 阿部靖之：下肢骨折における静脈血栓塞栓症（VTE）の予防. 日本医事新報2010；(4472)：58-64.
4. 井上聡己, 古家仁：肺血栓塞栓症/深部静脈血栓症（静脈血栓塞栓症）. 麻酔2010；59（7）：865-868.
5. Goldhaber SZ. Pulmonary embolism. Lancet 2004; 363: 1295-1305.

---

*1 PTE（pulmonary thromboembolism）：肺血栓塞栓症
*2 DVT（deep vein thrombosis）：深部静脈血栓症
*3 VTE（venous thromboembolism）：静脈血栓塞栓症
*4 ACCP（American College of Chest Physicians）：米国胸部疾患学会
*5 PCPS（percutaneous cardio pulmonary support）：経皮的心肺補助装置

図1 ● 肺血栓塞栓症（PTE診断プロトコール）

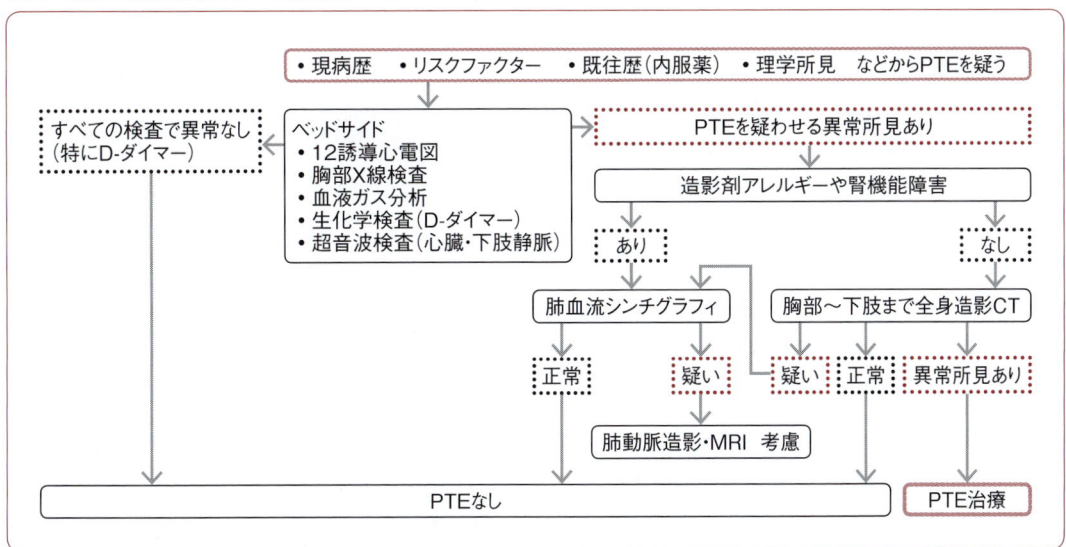

前原潤一：肺血栓塞栓症. 知っておきたい急変のシグナルと対応, 富岡譲二監修, 櫻井利江編集協力, 日本看護協会出版会, 東京, 2005：10-16. より引用一部改変

● 意識障害

Case 3 脳梗塞患者の血圧が上昇した！

79歳男性。起床後、左の太ももから足先にかけてしびれが出現。昼ごろ、トイレへ行こうとするが、ふらついて歩けなかった。患者の呂律がまわっていないことに気づいた娘が、救急車を要請。
救急外来到着時、血圧142/78mmHg、脈拍78回/分、体温36.4℃、左片麻痺・呂律障害を呈しており、MRIにて右内包放線冠の脳梗塞と診断された。心房細動の既往があり、ワルファリンカリウム（ワーファリン）を内服しているため、アルテプラーゼ静脈注射による血栓溶解療法は選択できなかった。
夕方、看護師が検温に訪室すると、血圧188/76mmHg、脈拍50回/分、チェーン・ストークス様の呼吸となっており、意識が混濁し始めていた。

● 何が起こっている？

☐ 頭蓋内圧亢進

脳梗塞の急性期は、虚血に対して反応性に血圧が上昇することが知られています。これは脳還流圧を維持し、虚血周辺部（ペナンブラ）の側副血行を促進させると考えられています[1]。脳梗塞急性期では、降圧治療が虚血の増悪をもたらすこともあり、血圧管理に対しては基本的に降圧療法を行わないことが、脳卒中ガイドラインでも推奨されています[2]。

また、脳梗塞急性期の血圧上昇は、①**脳浮腫による頭蓋内圧の上昇**、②**気道閉塞や呼吸中枢不全による低酸素血症**、③**膀胱充満**、④**不穏・精神的緊張**、⑤**頭痛**などが原因になっている場合があるので、降圧療法を検討する前にこれらの要因を除外する必要があります[3]。

本事例では、血圧上昇のほかに徐脈と脈圧の開大（収縮期血圧と拡張期血圧の差が大きくなる）が生じています。これをクッシング現象といい、頭蓋内圧が収縮期血圧の50％以上に上昇すると、血管が圧迫されて脳血流が減少することに対する代償反応として脳血流を維持しようとするために起こるとされています。

クッシング現象は、頭蓋内圧亢進によるバイタルサインで代表的なものですが、呼吸パターンの変化も見逃せません。初期にはチェーン・ストークス呼吸、進行すると過呼吸、失調性呼吸、徐呼吸、無呼吸となっていきます（図1）。

つまり、本事例では、脳梗塞が進行して浮腫が著明となり、頭蓋内圧が亢進してクッシング現象・異常呼吸・意識障害が出現していると考えられます。

頭蓋内圧亢進は、進行すると脳ヘルニアから脳死に至る非常に重要な病態であり、早期発見と対応が求められます。

● どう対応する？

- 意識混濁であるため、救急対応を行う。
- 救急コール、救急カートを搬送する。
- バイタルサインの測定（心電図モニタ・パルスオキシメータ装着、血圧測定）を行う。
- チェーン・ストークス呼吸であるため、酸素投与を開始する。徐呼吸や無呼吸へ移行しないか観察し、十分な呼吸ができなければ、気道確保、人工呼吸を開始する。
- 可能であればファーラー位とし、血液の自然還流を促す。

図1 ● 頭蓋内圧亢進と呼吸障害

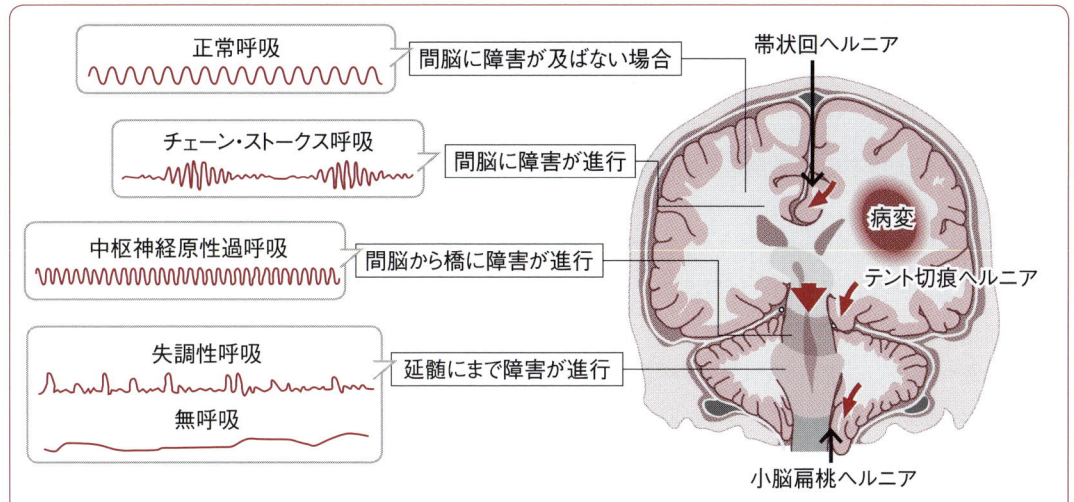

- 正常呼吸 — 間脳に障害が及ばない場合
- チェーン・ストークス呼吸 — 間脳に障害が進行
- 中枢神経原性過呼吸 — 間脳から橋に障害が進行
- 失調性呼吸／無呼吸 — 延髄にまで障害が進行

帯状回ヘルニア／病変／テント切痕ヘルニア／小脳扁桃ヘルニア

- 意識障害と同時に、特有のバイタルサインの変化にも注意する。
- 呼吸のリズムや深さは、橋と延髄にある呼吸中枢によって調節されているが、それより上部にある間脳や中脳が障害された場合も、特有の呼吸パターンが出現する。
- 例えば、テント切痕ヘルニアなどの進行に伴い、脳へのダメージが間脳→中脳→橋→延髄へと進んできた場合、間脳が障害されると、最初はあくびや深いため息がときどき混ざる状況となる。次に、ため息呼吸が起こり、意識レベルが徐々に低下してチェーン・ストークス呼吸になる。中脳から橋の上部まで障害が広がると、中枢性過呼吸といわれる大きな呼吸が持続する。延髄まで障害が及ぶと、リズムも深さもばらばらな失調性呼吸が見られはじめ、放置すると下顎呼吸から呼吸停止に至る。

川口正一郎：バイタルサインの変化でみる脳血管障害急性期のアセスメント. BRAIN NURSING 2006；22(10)：27-33. を参考に作成

表1 ● 頭蓋内圧亢進症状への対応法

保存的治療	浸透圧薬：グリセオール®、D-マンニトール
	副腎皮質ステロイド
	低体温療法
	バルビツレート療法
外科的減圧術	外減圧術：骨弁除去術、側頭下減圧術
	内減圧術：前頭葉切除術、側頭葉切除術
	腫瘍除去術：血腫除去術
	髄液ドレナージ術：脳室ドレナージ術、脳室-腹腔短絡術

- 意識レベル・瞳孔所見・神経学的所見の観察を実施する。
- CT・治療の準備を行い、すみやかに実施する。

その後どうなる？

- 浮腫が進行すると、頭蓋内圧亢進症状により致命的となる場合があり、外科的な治療を含めた対応が必要になる。
- CTで頭蓋内圧亢進の程度と原因を確認し、ただちに脳圧降下薬を投与するとともに、外科的な減圧術などを選択する（表1）[4]。

（露木菜緒）

文献
1. 藤堂謙一, 北川一夫：脳梗塞急性期の高血圧. 血圧 2006；13(7)：6-7.
2. 藤本茂：脳梗塞・脳出血急性期の血圧管理. 脳神経外科速報 2009；19(10)：1176-1181.
3. 西塔依久美：脳卒中の病態生理・治療と看護介入のポイント. 重症集中ケア 2008；6(6)：49-67.
4. 川口正一郎：バイタルサインの変化でみる脳血管障害急性期のアセスメント. BRAIN NURSING 2006；22(10)：27-33.

● 意識障害

Case 4 患者が激しい頭痛を訴えた直後、意識を失った!

整形外科に入院中の45歳男性。1時間前に、めまいと後頭部の痛みを自覚していた。
突然激しい頭痛がしたので、しばらく様子を見たが、改善しないためナースコールしたという。意識清明で麻痺はなく、血圧100/69mmHg、脈拍100回/分だった。
主治医へ報告し、患者のところへ戻ると、再度、激しい頭痛と嘔吐があり、意識レベルがJCSでⅢ-300（痛み刺激にも開眼しない状態）に低下。呼吸は失調性で9回/分、SpO₂は97%、血圧228/118mm Hg、脈拍108回/分、瞳孔散大、対光反射は緩慢だった。

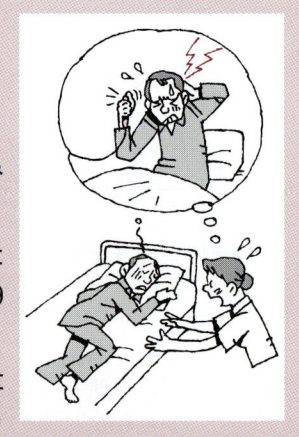

何が起こっている?

☐ クモ膜下出血

クモ膜下出血（SAH）[*1]の臨床症状は、「突然の激しい頭痛」を特徴とします。しばしば嘔吐を伴いますが、片麻痺など症状の左右差はなく、神経学的な異常所見が出現することはあまりありません。意識は清明から昏睡までさまざまですが、発症時に一過性に意識を失い、短時間で意識が改善する場合があります。この一過性の意識消失も、クモ膜下出血には特徴的です。また、多くの場合、発症初期には頸部硬直が認められません[1]。

クモ膜下出血は、重篤な出血をきたす前に、少量の出血による警告症状を呈することがあります。警告症状には頭痛が多く、嘔気・嘔吐、一過性の意識消失、めまいなどがあります。なお、動眼神経麻痺（瞳孔散大・眼球運動障害・眼瞼下垂）を伴う場合は、脳動脈瘤の可能性が高いと考えられます。

本事例も、突然の激しい頭痛と嘔吐、意識消失が現れているため、クモ膜下出血が強く疑われます。1時間前のめまいと後頭部痛は、警告症状だった可能性があります。

どう対応する?

● 頭蓋内血腫と同様、脳卒中初期診療アルゴリズム（→p.167 図2）に沿って対応する。

1 気管挿管

● 本事例のように、心停止ではない場合、血圧・頭蓋内圧の変動による再出血を避けるため、十分な酸素化や前投薬（リドカイン塩酸塩、フェンタニル、プロポフォールなど）を行ってから気管挿管を実施する（RSI：迅速気管挿管）[*2]。
● クラッシュ挿管[*3]は、血圧上昇や頭蓋内圧変動をもたらし、脳出血のリスクを高めるため、実施を避ける。
● 気管挿管後、積極的な過換気は脳血流の低下をきたすため、$PaCO_2$は30〜35mmHgを下限とする[2]。

2 厳重な血圧管理

● クモ膜下出血は、24時間以内に再出血をきたす危険が高いため、厳重な血圧管理が必要となる。
● 目標収縮期血圧は120〜130mmHgとする[2]（表1）。本事例も血圧228/118mmHgであるた

表1 ● 目標血圧調整：脳出血とSAH

保存的治療	●BP：180/105mmHg　●発症前血圧　●血腫増大あればBPs：120～140mmHg
SAH	●BPs：120～130mmHg

図1 ● Torsade de pointes（トルサード・ド・ポアン）

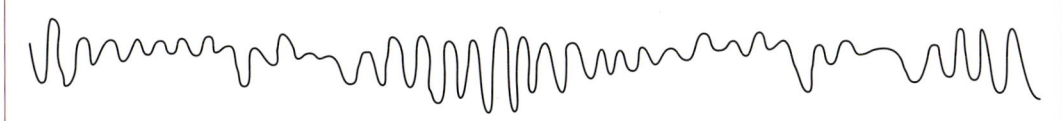

●QT延長に伴うVT。
●QRSは多形で基線を軸としてねじれ、回転するように周期的に変化する不整脈。

- め、降圧が必要である。
- ただし、降圧薬を使用する際は、RSIに使用する前投薬で血圧が低下することを考慮する必要がある。前投薬を行ってもなお目標血圧に達しないときは、ニトロプルシドナトリウムやジルチアゼム塩酸塩などの降圧薬を使用する（ニカルジピン塩酸塩は、出血事例には禁忌）。
- 痛み刺激は少なくし、ケアも愛護的に行う。

その後どうなる？

- 重症のクモ膜下出血では、ときに急激な頭蓋内圧上昇によってカテコラミン大量放出が起こり、肺水腫をきたすことがある[2]。気管挿管後は、PEEPをかけた人工呼吸器管理、利尿薬の考慮も必要である。
- カテコラミンの大量放出により、心室頻拍、トルサード・ド・ポアン（Torsade de pointes、図1）、房室ブロックなどの不整脈を生じる可能性もある。
- 徐脈が出現した場合はクッシング現象を疑う。高齢者や糖尿病患者では、急性心筋梗塞の合併や、カテコラミン大量放出により広範な心室壁の可逆的な収縮力低下と心基部の過収縮を起こし、たこつぼ型心筋障害[*4]を合併することがあるため、注意が必要である。
- クモ膜下出血は、再出血の予防が最も重要である。さらに頭蓋内圧のコントロール、全身の合併症の改善が予後に大きくかかわる（再出血率は初回発作当日、6時間以内が多い）。
- 治療としては開頭クリッピング術、血管内治療による脳動脈瘤内塞栓術がある。
- 本事例は初期治療後、自発呼吸の出現、瞳孔も3.0mm大に回復、意識レベルJCSⅢ-100（痛み刺激で払いのけをする）となり、脳血管撮影検査にて前交通動脈瘤と診断され、開頭クリッピング術が行われた。

（露木菜緒）

文献
1. 北原孝雄：クモ膜下出血の取り扱い．ISLSコースガイドブック，日本救急医学会・日本神経救急学会監修，へるす出版，東京，2006：87-93．
2. 安心院康彦，坂本哲也：全身管理．ISLSコースガイドブック，日本救急医学会・日本神経救急学会監修，へるす出版，東京，2006：50-59．

*1　SAH（subarachnoid hemorrhage）：クモ膜下出血
*2　RSI（rapid sequence intubation）：迅速気管挿管
*3　クラッシュ挿管：前投与や鎮静などを行わずに、すぐに気管挿管を実施すること。いきなり気管挿管を実施しないと危険な場合（重症な意識障害や無呼吸、嚥下反射がないなど）や、鎮静の必要がない場合（心肺停止など）に行われる。
*4　たこつぼ型心筋障害：重症のクモ膜下出血患者に多い。カテコラミンの過剰放出が主因とされており、心エコーで左室心筋の局所的な運動異常を呈することが多い。左室心尖部が障害されることから"たこつぼ型"心筋障害と呼ばれる。

● 不整脈

Case 1 心室期外収縮（PVC）が連続で出現している！

「最近、朝方に胸が痛い感じがする」と、内科に受診し、狭心症の精査のため入院した72歳男性。
翌日「なんとなく違和感がある」と訴えがあり、モニター心電図を装着したところ、心室期外収縮が頻発していた。

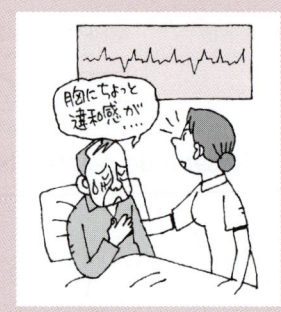

● 何が起こっている？

☐ 致死的不整脈の前段階（ショートラン）

心室期外収縮（PVC）[*1]は、健常者でもしばしば見受けられます。治療の必要のないものが多いですが、基礎疾患や器質的心疾患がある場合には、心室期外収縮の発生頻度が予後に影響することがあります。本事例では、基礎疾患として狭心症の疑いがあり、緊急性が高いと考えられます。

期外収縮とは、洞結節以外の場所の自動能が一時的に高まり、洞調律よりも早いタイミングで発生した興奮波のことです。その興奮波が心室で発生した場合を、心室期外収縮と呼びます。

ショートラン（short run）は、心室期外収縮が3連発以上連続で出現する状態です。心室期外収縮の重症度分類（Lown分類）を表1に示します。ショートランが出現している時点でLown分類Ⅳと判断されるため、すみやかに医師に報告し、継続したモニタ監視を行います。

不整脈のなかでも、特に危険な不整脈を致死的不整脈といいます。致死的不整脈に適切な治療を施さなければ、死に至る可能性があります。緊急性の高い致死的不整脈と、致死的不整脈に移行する可能性の高い不整脈を判断することが重要です。

ショートランは、致死的不整脈に移行する危険性があるため、注意が必要です。

● どう対応する？

1 モニター心電図の確認

心室期外収縮の特徴（図1）
- 先行するP波がない。
- QRS波の幅が広く、洞調律のリズムより早期に出現している。
- T波が逆向きである。

2 患者状態のアセスメント

- 意識レベルの確認（GCS[*2]）
- バイタルサインの測定
- 自覚症状の有無（動悸、めまいなど）
- 心室期外収縮の頻度（表1）だけでなく、本事例のような急性冠症候群（ACS）[*3]や基礎心疾患を伴う場合は重症度が高くなる。その他、PQ時間やQT延長などの連結期の異常や、心拍数などでも重症度を判断する。

3 アセスメント後の対応

- アセスメントした内容をすみやかに医師に報告し、モニタ監視を継続する。
- 呼吸・循環状態を確保する。（酸素投与、末梢静脈確保など）。
- 検査（12誘導心電図、採血、心エコーなど）を実施する。
- 電解質の補正を行う。
- 抗不整脈薬投与の準備を行う。

表1 ● Lown分類（心室期外収縮の重症度評価）

0	心室期外収縮なし
Ⅰ	散発性、孤立性心室期外収縮（心室期外収縮＜30/時）
Ⅱ	頻発性心室期外収縮（心室期外収縮≧1/分、30/時）
Ⅲ	多源性心室期外収縮
Ⅳ	連発する心室期外収縮　a:2連発性　b:3連発以上
Ⅴ	R on T型の心室期外収縮

図1 ● 心室期外収縮の波形

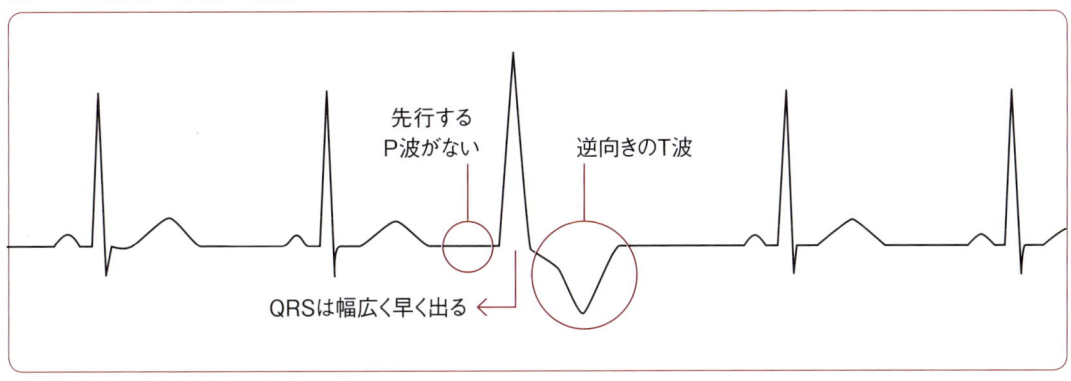

（先行するP波がない／逆向きのT波／QRSは幅広く早く出る）

- 早期除細動の準備をする。
- 自覚症状がある場合、不安の軽減に努める。

その後どうなる？

- 多発性、多源性、連発性などの心室期外収縮を認める場合、危険な不整脈である心室頻拍や心室細動に移行しやすいため、緊急蘇生対応の準備をしておく。
- 狭心症からACSへ移行した可能性が高い場合は、緊急PCI（経皮的冠動脈インターベンション）[*4]の適応となる。
- 無症候時の心電図異常（Brugada症候群[*5]、QT延長症候群[*6]など）は、器質的心疾患がない場合でも起こり得るため、精査する必要がある（心臓カテーテル検査や電気生理検査など）。

（吉次育子）

[*1] PVC（premature ventricular contraction）：心室期外収縮
[*2] GCS（Glasgow Coma Scale）：グラスゴーコーマスケール
[*3] ACS（acute coronary syndrome）：急性冠症候群
[*4] PCI（percutaneous coronary intervention）：経皮的冠動脈インターベンション
[*5] Brugada症候群：J波を伴うST上昇があり、前触れなく起こる心室細動発作を特徴とする突然死症候群。
[*6] QT延長症候群：心電図のQT間隔の異常な延長があり、特徴的な多形性心室頻拍を起こす。

● 不整脈

Case 2 患者の意識はあるのに、心室頻拍（VT）の波形が出現している！

健康診断で心拡大を指摘され、心筋症の検査目的で入院中の43歳男性。入院時より心室期外収縮が出現していたため、モニタを装着していた。
突然モニタのアラームが鳴り、心室頻拍波形を認めたため訪室すると、患者は自覚症状もなく、ベッドに座って読書をしていた。

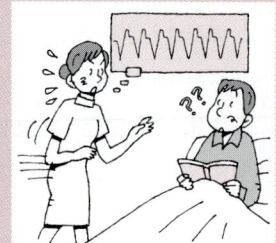

何が起こっている？

☐ 致死的不整脈の前段階（重篤な心室頻拍）

心室頻拍（VT）[*1]とは、RR間隔がほぼ規則正しい頻脈で、QRS波の幅が広く、心室期外収縮が3拍以上連続したものをいいます。

心室頻拍では、即座に循環虚脱となる場合と、意識があり数拍まで自覚症状がない場合があります。しかし、自覚症状がない場合でも、ある程度持続すると動悸・胸部不快・気分不良などの症状が出現します。10秒以上持続すると、血圧が保てず脳虚血から意識低下や失神をきたす場合があります。

心室頻拍が30秒以上持続するものを「持続性」といい、30秒以内に自然停止するものを「非持続性」と呼びます。持続性心室頻拍の場合、循環動態が維持できないことがあり、治療対象となります。

心室頻拍のQRSの波形が、一定で規則正しいものを「単形性心室頻拍」といい、QRSの波形の大きさと向きが刻々と変わるものを「多形性心室頻拍」と呼びます。多形性心室頻拍はより重篤で、すぐに心室細動へ移行しやすいため、注意が必要です。

心室頻拍となる誘因（表1）に対して、治療を開始することが重要です。

どう対応する？

1 モニター心電図の確認

心室頻拍の特徴（図1）
- 心拍数が100回/分以上。140～200回/分前後で起こることが多い。心拍数が100回/分以下の場合は、促進型心室固有調律と呼ばれる。
- QRS波の幅が広い。
- RRの幅は、ほぼ一定である。
- QRS波は、P波と無関係に出現する。

2 患者状態のアセスメント

- 意識レベルの確認を行う。
- バイタルサインを測定する。
- ショック症状の有無（橈骨動脈触知、冷汗、皮膚湿潤など）を確認する。
- 12誘導心電図を実施する。
- 自覚症状の有無（動悸、胸部不快、めまいなど）を確認する。
- 誘因となる疾患（表1）に関する症状の有無を確認する。心原性だけでなく、その他の誘因も考え、呼吸状態や脱水など、全身的な観察を行うことが大切である。

3 アセスメント後の対応

- 持続性心室頻拍が認められ、意識がない場合、すぐに心肺蘇生（CPR）[*2]を開始する。
- 意識がある場合でも脳虚血から失神を起こす

表1 ● 致死的不整脈(VT)の誘因

心原性	呼吸器由来	その他
● 急性冠症候群 ● 慢性冠動脈疾患 　（特に左室機能低下） ● QT延長症候群 ● 心筋症 ● 先天性心疾患 ● 弁膜症　　　　など	● 緊張性気胸 ● 血胸 ● 肺血栓塞栓症 ● 呼吸不全をきたす疾患　など	● 脳血管障害 ● 電解質異常 ● 体温異常 ● 急性中毒 ● 代謝異常 ● ショックのきたす疾患　など

図1 ● 心室頻拍の波形

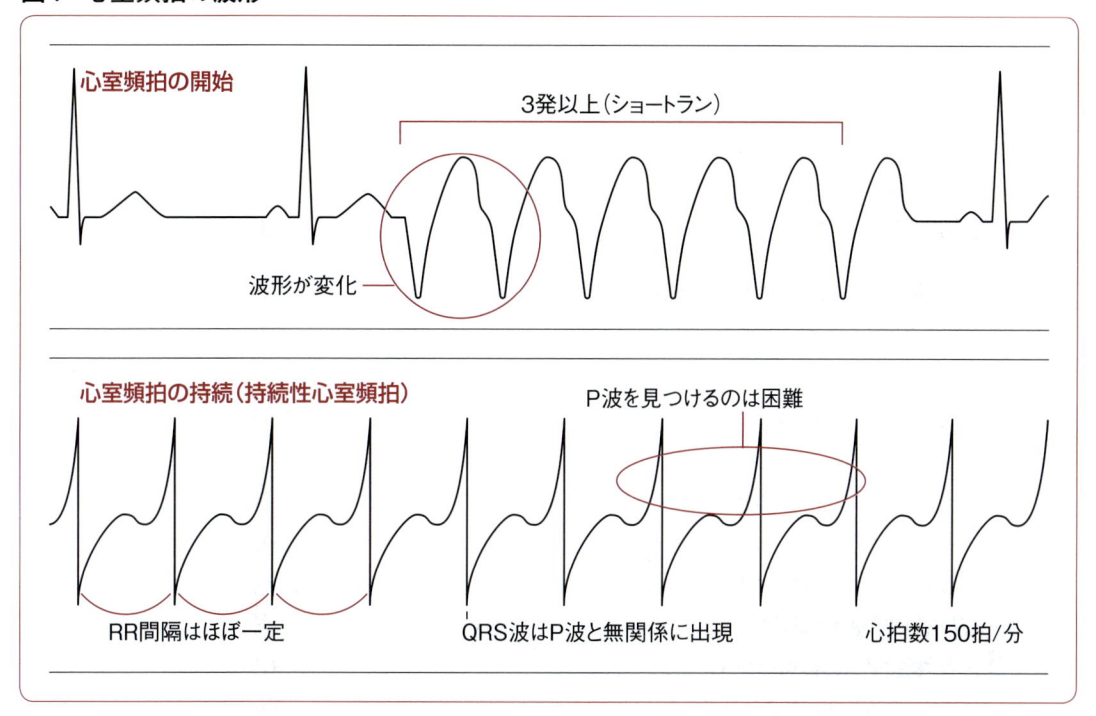

心室頻拍の開始
3発以上（ショートラン）
波形が変化

心室頻拍の持続（持続性心室頻拍）
P波を見つけるのは困難
RR間隔はほぼ一定　　QRS波はP波と無関係に出現　　心拍数150拍/分

可能性があるため、患者のそばを離れず、観察を継続する。
● アセスメントした内容をすみやかに医師に報告する。
● 呼吸・循環状態を確保する（酸素投与、末梢静脈確保など）。
● 抗不整脈薬投与の準備を行う。
● 早期除細動の準備をする。
● 検査（12誘導心電図、採血、心エコーなど）を行う。
● 電解質の補正を行う。
● 集中治療できる環境調整を行う。
● 意識がある患者の場合、検査・治療に対する説明を行い、不安の軽減に努める。

その後どうなる？

● 意識状態が悪化する心室頻拍や心室細動に移行しやすいため、緊急蘇生の準備をしておく。
● 心臓カテーテル検査、電気生理検査を施行する。
● 持続性心室頻拍の場合、植込み型除細動器（ICD）[3]などによる治療を行う。

（吉次育子）

[1] VT（ventricular tachycardia）：心室頻拍
[2] CPR（cardiopulmonary resuscitation）：心肺蘇生
[3] ICD（implantable cardiac defibrillator）：植込み型除細動器

● 不整脈

Case 3 心房細動（Af）でジギタリス内服中、徐脈アラームが鳴った！

心不全の治療のために入院している85歳女性。
頻脈性心房細動も認めるため、ジギタリスを使用し、脈拍コントロールを行っていた。
アラームが鳴ったのでモニター心電図を確認したところ、心拍数30〜40回/分台の心房細動となっていた。

● 何が起こっている？

□ ジギタリス中毒

　徐脈は、一般に60回/分未満の心拍数と定義されますが、一部の人では生理学的に異常がないとされる場合もあるため、臨床所見などと合わせて異常の判断を行う必要があります。

　徐脈により脳血流量が極端に減少すると、めまいやふらつきが起こります。悪化すれば、全身脱力を伴う一過性の意識障害（心血管性失神）を引き起こすこともあるため、注意が必要です。

　ジギタリス製剤には、副交感神経刺激作用による徐脈作用があります。そのため、本事例では心房細動の治療として心室レートを低下させるために、使用していたと考えられます。

　ジギタリス製剤は治療域の幅が狭く、容易に中毒域に入る可能性があるため、血中濃度の確認が必要です。患者の状態によっても、中毒域に陥りやすくなることがあります。

　本事例の患者は高齢であり、腎機能の低下などからジギタリス中毒が生じやすいと考えられます。

　また、ジギタリス中毒の場合、徐脈だけでなく房室ブロックや心室性不整脈などが出現することもあるため、モニタ監視が必要となります。

● どう対応する？

1 モニター心電図の確認

ジギタリス中毒を疑う心房細動の特徴（図1）
- ジギタリス中毒によって出現する、心房細動以外の不整脈の有無を確認する（表1）。
- 通常、心房細動では頻脈になりやすいが、ジギタリス中毒では徐脈となるのが特徴である。

2 患者状態のアセスメント

- 自覚症状の有無（動悸、胸部不快、めまいなど）を確認する。
- 意識レベルの確認を行う。
- バイタルサインを測定する。
- ショック症状の有無（橈骨動脈触知、冷汗、皮膚湿潤など）を確認する。

図1 ● ジギタリス中毒を疑う心房細動の波形

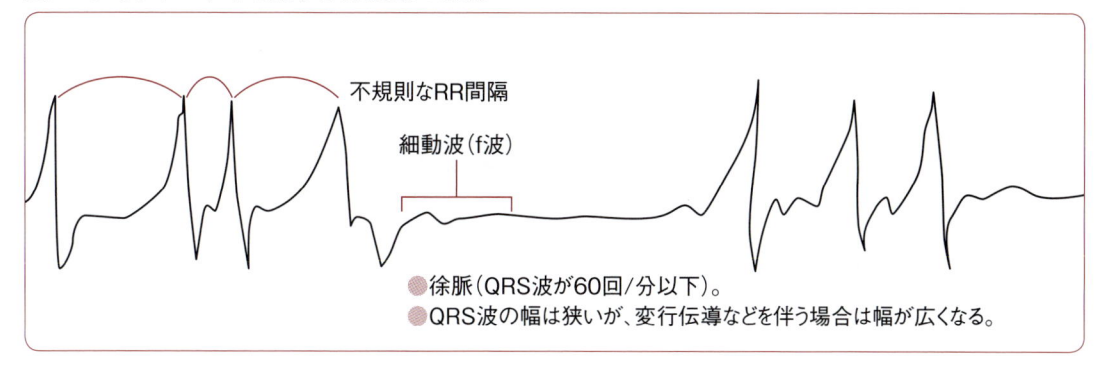

- 不規則なRR間隔
- 細動波（f波）
- 徐脈（QRS波が60回/分以下）。
- QRS波の幅は狭いが、変行伝導などを伴う場合は幅が広くなる。

- 肺うっ血症状（呼吸困難、咳嗽、ピンク色の泡沫痰など）の有無を確認する。
- ジギタリス中毒を疑わせるその他の症状（食欲不振・嘔気などの消化器症状、頭痛、倦怠感など）の有無を確認する。

3 アセスメント後の対応

- ジギタリス中毒が疑われる場合、すみやかに医師に報告し、投与を中止する。
- 採血を行い、ジギタリス血中濃度の測定を行う。
- 継続したモニタ観察を行う。
- 呼吸・循環状態の確保（酸素投与、末梢静脈確保など）を行う。
- 検査（12誘導心電図、採血、心エコーなど）を実施する。
- ジギタリス中毒の促進因子があり、対症療法（電解質補正など）が必要な場合は実施する。
- バイタルサイン、自覚症状により、一時ペーシングなどの治療の準備を行う。
- 患者に、検査・治療に対する説明を行い、不安の軽減に努める。

表1 ● ジギタリス中毒で出現する不整脈と促進因子

不整脈	①心室性期外収縮（二段脈、多形性） ②房室ブロック ③房室解離 ④房室接合部調律 ⑤房室ブロックを伴う心房頻拍 ⑥心室頻拍 ⑦心房細動　　　　　　　　　など
促進因子	①高齢者 ②慢性肺疾患 ③腎障害 ④重症心不全 ⑤電解質異常 ⑥甲状腺機能低下症 ⑦多薬剤併用　　　　　　　　　など

その後どうなる？

- 投与を中止し、再度ジギタリスの血中濃度が1.5ng/mL以下となるようコントロールする。

（吉次育子）

● 不整脈

Case 4 心房細動（Af）で経過観察中。脈拍数が上がっている！

心筋梗塞後に心不全を合併し、治療を行っていた60歳男性。
外来通院中に実施した心電図検査で心房細動となったため、治療目的で入院。
モニタ監視を行っていたところ、心拍数110〜120回/分台の心房細動波形が出現した。

何が起こっている？

□ 心不全の前段階

心房細動は、心房が統一性なく不規則に興奮したことで生じます。

通常、心房細動では頻脈となり、多くの場合、動悸や胸部不快を自覚します。また、頻脈のために拡張時間が短くなり、心拍出量の低下や血圧低下が起こり、心不全の増悪をきたしやすい状態となります。

したがって、頻脈が原因で胸部不快・動悸・意識障害・低血圧・ショック・肺うっ血を併発している場合、あるいは、心筋症や虚血性心疾患などに心房細動を併発している場合には、重篤な障害を引き起こす可能性があることを念頭に置く必要があります。

どう対応する？

1 モニター心電図の確認

心房細動の特徴
- P波が消失し、細動波（f波）と呼ばれる基線の細かい揺れを認める。
- RR間隔はまったく不規則となる。
- QRS幅は狭い（脚ブロックなどを伴う場合は、QRS幅が広くなる）。
- 頻脈となることが多い。

2 患者状態のアセスメント

- 自覚症状の有無（動悸、胸部不快、めまいなど）を確認する。
- モニタ監視により、心拍数の変化を把握する。
- 意識レベルの確認を行う。
- バイタルサインを測定する。
- ショック症状の有無（橈骨動脈触知、冷汗、皮膚湿潤など）を確認する。
- 肺うっ血症状（呼吸困難、咳嗽、ピンク色の泡沫痰など）の有無を確認する。
- 重篤となる基礎疾患（心臓弁膜症、拡張型心筋症や肥大型心筋症などの心筋疾患）の有無を確認する。

3 アセスメント後の対応

- 上記アセスメントした内容を、すみやかに医師に報告し、中止する。
- 継続したモニタ観察を行う。
- 呼吸・循環状態の確保（酸素投与、末梢静脈確保など）を行う。
- 検査（12誘導心電図、採血、心エコーなど）を実施する。
- 心房細動が48時間を超えて持続している場合、血栓予防のための抗凝固療法などの実施について確認する。
- 血行動態が安定している場合は、薬物（抗不整脈薬）による除細動を行う。
- 血行動態が不安定な場合、心拍数が150回/分

図1●心房細動の波形

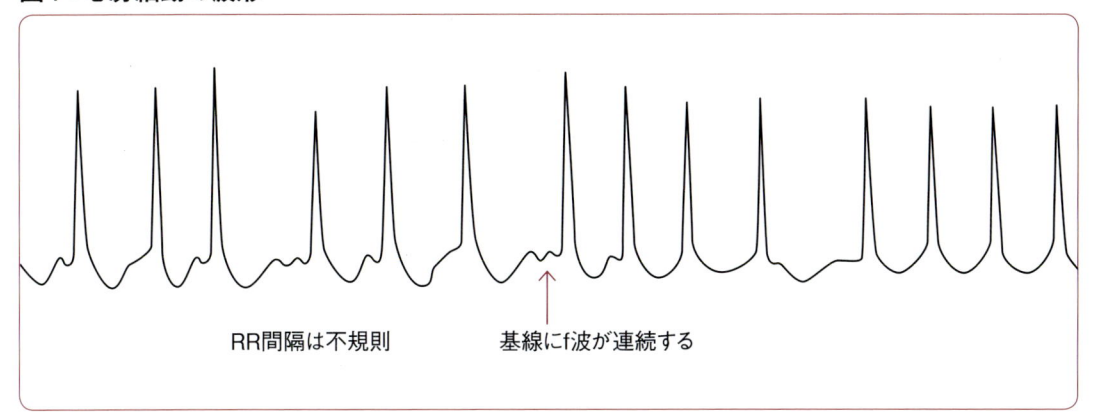

RR間隔は不規則　　基線にf波が連続する

を超える場合などは、鎮静薬の準備や同期型電気的除細動（→p.114 Q16）の準備をしておく。
●症状が強い場合は、不安感も強くなるため、患者に検査・治療に対する説明を行い、不安の軽減に努める。

その後どうなる？

●除細動が困難な場合や、心房細動を繰り返す場合は、脳梗塞を発症していることが多い。
●脳梗塞が疑われる場合は、抗凝固療法とともに、脈拍コントロール目的でジギタリスなどの薬剤を投与する（心拍数は、安静時80回/分以下、運動時でも110回/分未満が目安となる）。

（吉次育子）

COLUMN
「ここがポイント」小児の急変対応⑦
急変時や重症な小児に必要な観察項目と内容

項目	部位・観察項目	解説
意識レベル	表情・機嫌 AVPU・GCS 瞳孔所見・筋緊張・姿勢	AVPUで大まかな評価を行い、異常がある場合必要に応じてGCS・瞳孔所見などの詳細観察 不機嫌・傾眠も意識障害の症状であることを考慮
呼吸パターン	数・パターン	呼吸数の増加・陥没呼吸は頻回に評価する
脈拍の触知	中枢の脈拍（頸動脈・大腿動脈・上腕動脈） 末梢の脈拍（橈骨動脈・足背動脈）	末梢と中枢の脈拍を触れることで循環障害の程度を推測できる 循環不全が生じると末梢の脈拍が触知困難となり、血圧低下は中枢の脈拍が触れなくなる前に生じる 脈の緊張度も評価
毛細血管再充満時間	正常値2秒以内	心拍数とともに小児の循環障害の初期症状。敗血症性ショックでは延長は見られない 環境温度を考慮のこと
皮膚（粘膜）	皮膚色（ピンク・蒼白・チアノーゼ・まだら：大理石様） 冷感・発汗、チアノーゼ	皮膚色や粘膜は末梢組織の血液循環や酸素供給を視覚的に確認が可能 循環障害時は成人より末梢冷感をきたしやすいが環境温度を考慮
尿量	1mL/kg/時間	カテーテル挿入時の尿量は考慮しない
大泉門	膨隆・陥没 緊張度	大泉門の閉鎖していない乳児期の小児では、水分の過不足や頭蓋内圧の変化の確認が可能
体温	中枢温　末梢温	循環不全により較差が大きくなるため、末梢冷感のある小児では中枢温の測定が必要

（中田 諭）

● 不整脈

Case 5 大動脈解離で保存的治療中。心電図が、突然フラットに！

大動脈解離のStanford分類B型と診断され、血圧コントロールを行っている72歳女性。モニタ監視を行っていたところ、突然心電図がフラットになった。

何が起こっている？

☐ 原疾患の増悪・合併症などによる心静止

大動脈解離の治療において保存的治療の対象となる病態を以下に示します。
①Stanford分類のB型（→p.200 Case5 図2）：本事例
②血栓閉鎖型のA型（状況による）

その他、降圧療法を主とした手術前の治療目的として、保存的に見ていることも想定されます。

本事例では、心電図が突然変化していることから、血圧の変動による解離部分の血管破裂などの心原性・心外閉塞性・循環血液量減少性ショックが考えられます。また、冠動脈への血流不足から心筋梗塞の合併・心タンポナーデの進行が起こったことによる急変も想定されます。

しかし、まず第1に確認すべきは、心電図の変化だけでなく患者の状態をアセスメントすることです。

患者のもとへ行き、一次救命処置（BLS）[*1]に準じた意識の確認、呼吸・循環の確認を行い、二次救命処置（ALS）[*2]でのモニタ確認（リード、感度、誘導）を行い、すぐに蘇生チームを集めることが重要です。

どう対応する？

1 患者状態のアセスメント

- 意識レベルの確認（GCS[*3]）
- 呼吸の有無、頸動脈触知の有無
- ショック症状の有無（橈骨動脈触知、冷汗、皮膚湿潤など）
- 誘因となる症状の観察（頸静脈怒張など）

2 モニター心電図の確認

- まず、リードが外れていないかを確認したうえで、心静止波形かどうかを確認する。
- 誘導の変化と感度を上げ、心室細動の出現の有無を確認する。
- 可能であれば、リコール記録からフラットになる直前の波形状態を確認する（徐々に減少したか、突然フラットになったか、など）。

3 アセスメント後の対応

- 患者の意識がない場合、すぐに蘇生チームを集結させる。
- 上記アセスメントした内容をすみやかに医師に報告する。
- 呼吸・循環状態の確保（気管挿管準備、末梢静脈確保など）を行う。
- 薬剤投与の準備を行う。
- 早期除細動の準備を行う。
- 採血、心エコー、簡易検査キット（心筋酵素）の準備などを行う。

図1●心静止の波形

図2●大動脈解離の主な合併症

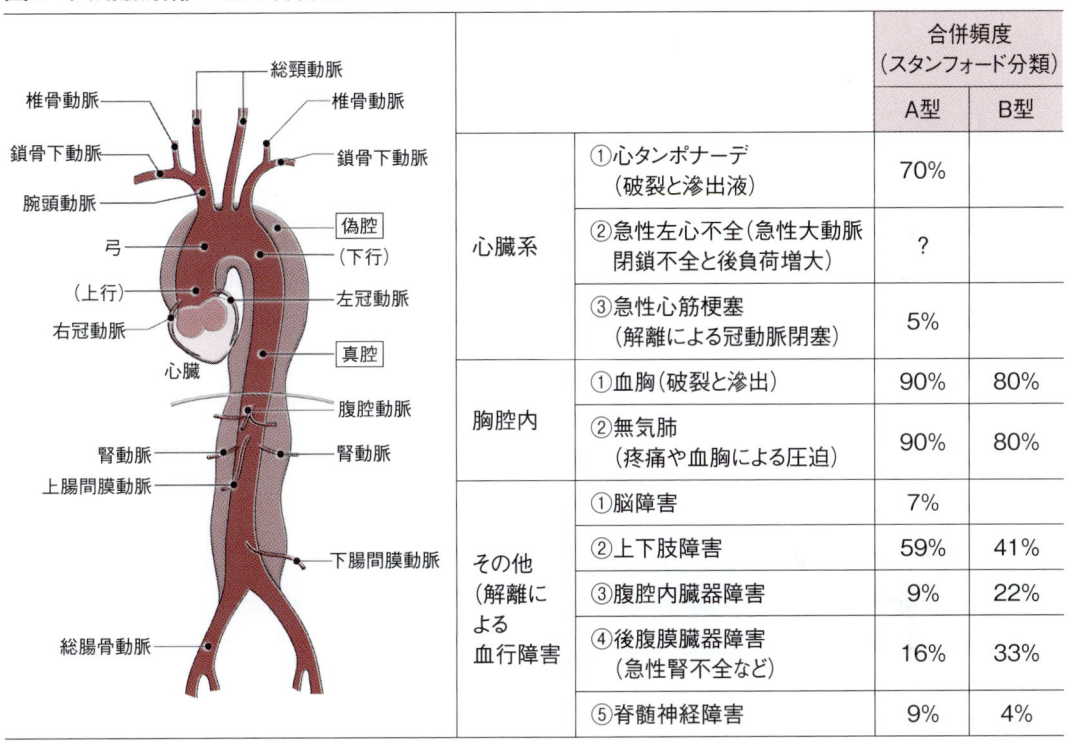

		合併頻度(スタンフォード分類)	
		A型	B型
心臓系	①心タンポナーデ(破裂と滲出液)	70%	
	②急性左心不全(急性大動脈閉鎖不全と後負荷増大)	?	
	③急性心筋梗塞(解離による冠動脈閉塞)	5%	
胸腔内	①血胸(破裂と滲出)	90%	80%
	②無気肺(疼痛や血胸による圧迫)	90%	80%
その他(解離による血行障害)	①脳障害	7%	
	②上下肢障害	59%	41%
	③腹腔内臓器障害	9%	22%
	④後腹膜臓器障害(急性腎不全など)	16%	33%
	⑤脊髄神経障害	9%	4%

- 原因検索のため、カルテ・X線などの準備を行う。
- 集中治療できる環境調整を行う。
- 家族への連絡を行い、現状に対する説明を行う。また、来院時には不安の軽減に努める。

その後どうなる?

- 血管破裂の場合は、緊急手術による対応が想定されるため、緊急開胸などの準備を行う。
- 合併症(図2)が出現した場合、蘇生の状況によりCTや緊急カテーテル検査などを行う場合がある。

(吉次育子)

---

*1 BLS (basic life support):一次救命処置
*2 ALS (advanced life support):二時救命処置
*3 GCS (Glasgow Coma Scale):グラスゴーコーマスケール

● けいれん

Case 1 患者が、突然、身体を震わせて倒れた!

交通事故による脳挫傷で入院中の60歳男性。入院時の意識レベルはJCSで20、瞳孔対光反射の左右差はなく、麻痺も認められなかった。
入院6時間後、モニター心電図の波形が乱れていることに気づいて訪室したところ、患者は全身性間代性のけいれんを起こしていた。

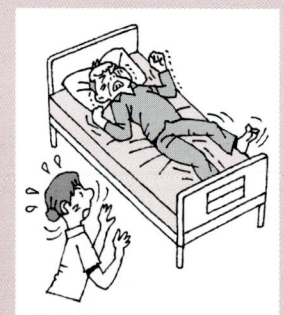

● 何が起こっている?

□ てんかん発作

けいれんは、全身または一部の筋肉の不随意かつ発作的収縮を示す症候名のことです。一方、てんかんは病名を指しています。

一般的に、救急現場では、全身・一部の筋肉が急激に収縮するけいれんを扱います。けいれんのなかには、さまざまな病因による慢性の脳疾患で、大脳皮質神経細胞の過剰で無秩序な興奮によって起こる「てんかん」も含まれます。

てんかん発作の症状は多彩で、運動症状の他に、知覚症状・自律神経症状・精神症状（表1）があります。これらの症状のうち、1つあるいは複数を伴うてんかん発作が生じたときでも、必ずしもけいれんを伴わない場合もあります。けいれんの原因疾患を、表2に示します。

● どう対応する?

1 周囲の安全確保・二次損傷の防止

- 突然の意識消失によって転倒・転落による外傷を負う可能性があるため、患者の周囲の安全を確保する。
- 四肢を損傷する可能性があるため、四肢の無理な抑制は行わない。
- 発作時に舌を嚙まないよう口の中にタオルなどを入れることは、嘔吐の誘発や呼吸状態を悪化させる可能性があるため行わない。

2 バイタルサイン・意識レベルの観察（表3）

- 初期対応は、気道の確保、呼吸・循環の管理であり、意識レベルの評価も重要となる。
- 呼吸状態は、けいれん発作と関連する可能性が高いため、呼吸回数や呼吸パターンを注意深く観察する。
- けいれんが持続する場合は、呼吸停止も考慮し、急激な変化に注意する。気道確保後、100％酸素投与を行い、必要に応じて気管挿管・人工呼吸管理を行う。

3 けいれんの種類と程度の観察

- 強直性か間代性か、また、全身性のけいれんか部分的なけいれんなのかを観察する（表3）。

4 けいれん発作の推移の観察

- 前駆症状（発作前の気分の変調、頭重感、めまい、顔面・四肢のしびれなどの有無）を観察する。
- けいれんの初発部位（身体のどの部位からけいれんが起こったか、身体全身か部分的か、など）、広がり方、時間経過などの観察を行う（p.186 表4）。

5 合併症の予防

- 一過性のけいれんが直接生命にかかわること

表1 てんかん発作で現れる症状（単純部分発作の場合）

運動症状	まばたきなどの運動
知覚症状	焦げたにおいがする、など
自律神経症状	発汗、顔面蒼白、など
精神症状	高次大脳機能障害の症状（時間間隔の変化や怒りなど、言語、記憶、感情、認識、錯覚、構造幻覚などの変化）として出現

表2 発作年齢によるけいれんの原因疾患

新生児 （1か月以内）	低酸素・無酸素脳症・頭蓋内出血・急性中枢性感染症 先天性代謝異常（低血糖・低カルシウム・低マグネシウム・ビタミンB_6欠乏症、フェニルケトン尿症）
乳幼児および小児 （1か月～12歳）	熱性けいれん・遺伝子疾患・中枢性感染症・発育異常・外傷・特発性てんかん
青年期 （12歳～18歳）	外傷・遺伝子疾患・感染症・脳腫瘍 不法薬物使用・特発性てんかん
若年成人 （18歳～35歳）	外傷・アルコール離脱・不法薬物使用・脳腫瘍・特発性てんかん
成人（35歳以上）	脳血管障害・脳腫瘍・アルコール離脱 代謝性疾患（尿毒症・肝不全・電解質異常・低血糖） アルツハイマー病および変性中枢性疾患・特発性てんかん

表3 発作時の観察のポイント

バイタルサイン		胸郭の動き・顔色・口唇色・皮膚色・血圧・脈拍 チアノーゼの有無、SpO_2値（極端な低値はないか）
意識状態		名前を呼んで返事があるか、指示動作に応じるか
どのような型の発作であるか	いつ・どのようなときに発作が起きたか	●睡眠中か覚醒中か　　●どのような状況のときに起きたのか ●発作の誘引と思われるものはあったか ●発作の前兆はあったか
	どのようなけいれんであるか	●強直性か間代性か　　●けいれん重積発作か ●全身に及ぶか、手や足、顔面などの部分発作か ●発作の始まりはどのように広がったか　　●けいれんの持続時間
	発作の姿勢、具体的な変化	●頭部の位置　　●眼球偏位の有無 ●瞳孔の大きさ、形　　●対光反射の有無 ●口角けいれんの有無　　●眼瞼けいれんの有無 ●舌咬傷や流涎の有無
	その他	●外傷の有無　　●尿・便失禁の有無　　●嘔吐の有無

は少ないが、重積状態に陥ると重篤な危機的状態になる。
●けいれん重積状態では、けいれん部位の筋肉の酸素消費量増大や呼吸筋の運動制限による呼吸抑制によって、脳低酸素状態が引き起こされるため、一刻も早く適切な処置を行う必要がある。
●ルート確保の指示があればルートを確保する。

その後どうなる？

●抗けいれん薬の第1選択として、ジアゼパム

表4 ● けいれん発作パターンの種類と分類

発作の起こり方による分類	全般発作	全身けいれん。最初から全身性の発作を生じる。意識障害を伴うことが多い。
	部分発作	発作が身体の一部から始まるもの。単純型（意識障害なし）、複雑型（意識障害あり）、二次型（部分発作が全身に広がる）に分けられる。
発作時の筋収縮パターンによる分類	強直性発作	体幹・四肢に両側性の持続的な筋収縮が生じる。進展筋のけいれんが強度な場合は、後弓反張を呈する。呼吸筋の強直により呼吸運動が停止する。
	間代性発作	全身、特に四肢の筋収縮・弛緩を繰り返す。呼吸運動は不規則に存在。
	強直・間代性発作	強直発作の後に間代発作が続く。
	けいれん重積	けいれんが30分以上持続する。発作後、完全に意識が回復する前に再発作を起こす。

を単独でゆっくり静脈内に投与する。
- けいれんが治まらない場合や再発予防には、フェニトインナトリウムを投与する。
- 意識障害患者と同様、けいれん患者でも低血糖の可能性を考える。低血糖が否定できなければ、ブドウ糖を投与するケースもある。
- 抗てんかん薬（フェニトインナトリウム）は、ブドウ糖を含む補液と併用すると混濁してしまうため、生理食塩液の点滴ルートを用いて、単独ルートで投与する。
- フェニトインナトリウム投与時には、以下の点に注意する。
  ① **加速症状**：急速に静注すると、心停止・一過性の血圧低下・呼吸抑制などの循環呼吸障害を起こすことがある。投与中は血圧・脈拍に注意し、血圧が低下した場合は投与速度をゆっくりにする。血圧低下は、必要量のフェニトインナトリウムに生理食塩液100mLを加え、約30分かけて点滴静注すると起こりにくい。
  ② フェニトインナトリウムは強アルカリ性で、組織障害を起こす恐れがある。そのため、静脈投与のみとし、絶対に皮下・筋肉内・血管周囲には投与しない。
  ③ 静注時、薬液が血管外に漏れると、炎症（疼痛・発赤・腫脹など）や壊死が起こり得るので、慎重に投与する。
- 薬剤使用時には、呼吸抑制、循環動態の変動などの副作用に注意し、継続したモニタ観察を実施する。

（小池伸享）

文献
1. 浦晶, 田中隆一, 児玉南海雄編：標準脳神経外科学 第10版. 医学書院, 東京, 2005：125.
2. 宮崎和子監修, 大岡良枝, 小林繁樹編：看護観察のキーポイントシリーズ 脳神経外科 改訂版中央法規出版, 東京, 1996：198 より引用.

● けいれん

Case 2 妊婦が、突然けいれんし始めた！

持続する嘔気と頭痛を主訴に、妊娠30週の妊婦が来院した。
診察にて、右上腹部に圧痛を認めた。バイタルサインは血圧190/100mmHg、脈拍100回/分、呼吸数24回/分、体温37.3℃。両下肢に浮腫があり、腱反射の亢進も認められた。
尿検査ではタンパク陽性であり、検査結果から子癇前症と診断され、入院となった。
入院2時間後、同室者の「患者の様子がおかしい」とのナースコールで訪室すると、患者は全身けいれんを起こしていた。

何が起こっている？

1 子癇

妊婦のけいれんには、てんかんの治療中だった場合と、妊娠中に新たにけいれん発作を生じる場合とがあります。妊婦の意識障害・けいれんを起こす疾患を表1に示します。

周産期にある妊婦や褥婦が、異常な高血圧を伴うけいれんまたは意識喪失を起こした状態が「子癇」です。

子癇は、妊娠高血圧症候群の病態の1つで、「妊娠20週以降に初めてけいれん発作を起こし、てんかんや二次性けいれんが否定されるもの」と定義されており、分娩前・分娩中・産褥期にも起こる可能性があります。

子癇では、前駆症状として後頭部または頭部全体の頭痛、心窩部痛、嘔気・嘔吐、顔面蒼白などが生じた後、全身性けいれんが出現します。

2 子癇以外によるけいれん

意識障害からの回復が遅い、麻痺などの神経学的な所見があるなどの場合には、子癇以外の原因（→p.184 表2）を考えなければなりません。

これらの疾患には、子癇に続発して起きるものもありますから、何より救命を優先して治療すべきです。

表1 妊婦の意識障害・けいれんの主な原因疾患

- 脳血管障害（脳出血、クモ膜下出血、脳梗塞、動脈瘤など）
- 子癇
- 脳腫瘍
- 代謝異常、糖尿病
- 尿毒症、肝不全
- てんかん
- 外傷
- 中毒

どう対応する？（→p.184 Case1）

- 周囲の安全確保、二次損傷の防止：ドクターコール後、救急カートの準備・応援を要請
- バイタルサイン・意識レベルを観察する。
- けいれんの種類・程度、発作の推移を確認する。
- 医師が到着するまで観察を継続する。

その後どうなる？

- けいれんと意識障害を合併している妊婦の場合、救急処置が最優先となる。人員確保・バイタルサインのチェック、気道確保、静脈確保、胎児心拍数の確認が必要となる。また、酸素投与、適切な抗けいれん治療ならびに降圧治療を行う。分娩前であれば、緊急帝王切開か急速遂娩を考慮する必要がある。
- 次に、可能な限り緊急CTによる脳出血除外診断を行う。脳出血合併時には、即座に脳外科との共同治療を開始する必要があるため、脳外科対応可能な高次医療施設への母体搬送を考慮する必要もある。

（小池伸享）

● けいれん

Case 3 けいれんを起こしている患者の心電図波形がギザギザになっている!

脳梗塞の既往のある患者が、意識障害を主訴に救急外来に搬送された。
病院到着時の意識レベルはJCSの1桁で、一時的な健忘が認められた。
医師の診療中、突然、患者にけいれんが発生。モニター心電図では、ギザギザの波形が見られた。

● 何が起こっている？

1 筋電図の混入

心電図に、不規則で細かい振動が絶え間なく見られた場合、そのほとんどは筋緊張による筋電図の混入が原因です。心電計の切り替えスイッチをSTD、CAL、INSTにしても消失しない波形は、心電計の異常です。

筋電図は、機械が温まると消えることもありますが、甲状腺機能亢進症やパーキンソニズムなどでは、すぐには取り除けません。

2 重篤な不整脈（心室細動など）

本事例では、モニタ波形のQRS波が判明せず、筋電図様にも、心室細動様にも見えました。

モニタ波形は筋電図様に見えても、けいれんは、心室細動をはじめとするさまざまな不整脈疾患によって起こる可能性があるため、その波形が本当に筋電図なのかを見きわめる必要があります。重篤な不整脈が原因で短時間のけいれんをきたすこともあるため、注意が必要です。

● どう対応する？

1 筋電図の混入の場合

●精神的不安から無意識に筋緊張をきたしている場合、再度「電気を通すわけではない」「痛み・かゆみはない」「眠っていればよい」など、患者の不安を取り除くように説明する。筋緊張を取り除くために、5〜10秒間手足を力一杯踏んばらせ、力を抜くよう指示する。筋緊張が強い場合は手足を他動的に伸展させる。
●誘導コードが手足や体幹に接触すると筋緊張が起こることがあるため、身体の位置や姿勢、枕の位置が不適当でないか確認する。

2 心室細動など重篤な不整脈の場合

●ただちに呼吸・循環を確認し、緊急対応を行う。

● その後どうなる？

●心室細動は、きわめて緊急に治療する必要がある。できる限り迅速な心肺蘇生開始・除細動の実施が重要である。洞調律を維持するため、抗不整脈薬を投与する場合もある。
●心臓発作後2〜3時間以内に心室細動が起こった場合でも、ショックや心不全が見られなければ、ただちに除細動を行うことで95％は洞調律に回復し、予後も良好である。
●ショックや心不全が見られる場合は、心室に重大な損傷がある。この場合は、ただちに除細動を行っても洞調律に回復するのは30％であり、蘇生後患者の70％が機能を回復することなく死亡している。
●心室細動から回復しても、再発作の危険がある。心室細動が治療可能な疾患によって誘発されている場合は、その疾患の治療を行う。薬剤による再発予防、除細動器の外科的な埋めこみ（再発時に電気ショックを与えて洞調律に修正する）なども行われる。　(小池伸享)

●けいれん

Case 4 弓部大動脈置換術を施行した患者。術後3時間に、けいれんが発生!

高血圧の既往がある69歳女性。高血圧で内科的治療中である。
以前、急性大動脈解離（DeBakey Ⅲb型）と診断され、保存的に加療していたが、定期診察のCTで偽腔の拡大が認められ、上行弓部大動脈人工血管置換術を施行。術後約3時間後、けいれんが発生した。

何が起こっている?

術後合併症（脳障害）

胸部大動脈は、上行・弓部・下行の3部位に分けられ、弓部大動脈からは、上肢や脳に行く動脈が分枝しています（右1本、左2本）。このうち左の脳と上肢に行く血管の分かれる以降を遠位弓部と呼びます（→p.183 図2）。弓部の手術中には脳への血流を維持し続けることが必須となるため、高本法など脳への灌流が必要になり、分枝血管に人工的な操作（カニュレーションなど）が加わることから、術後、2%程度の患者に脳合併症が起こる可能性があります。

術後に脳障害をきたす合併症の原因はさまざまで、動脈硬化による硬化片の塞栓、不適切な脳灌流による低酸素脳症などが考えられます。これらの合併症は、脳浮腫による頭蓋内圧亢進、けいれんなど、種々の症状を引き起こします。

どう対応する?

● けいれん発生時の対処は、Case 1（→p.184）と同様。医師が到着するまで観察を継続する。
● 術後の意識障害やけいれんが出現した場合、第1選択として、頭部CTを行う。術後患者は、検査への移動などにより、循環動態に変化を起こす可能性があるため、注意が必要である。
● 血圧・心拍数・SpO_2モニタの観察を継続し、緊急時に備えて末梢ラインより薬剤投与ができるようにすることも重要である。

表1 ● 手術の影響で起こり得る合併症

① 脳神経合併症（意識障害、脳浮腫、脳出血、脳梗塞、脊髄麻痺など）
② 肺合併症（呼吸不全、肺炎など）
③ 心臓合併症（心筋梗塞、心不全、心タンポナーデなど）
④ 腎不全（透析など）
⑤ 出血（再開胸止血術など）
⑥ 肝障害（黄疸など）
⑦ 感染（縦隔炎、創部感染など）
⑧ 消化器合併症（胃潰瘍、腸閉塞など）
⑨ 不整脈
⑩ その他（アレルギー性ショック、など）

その後どうなる?

● 発生した脳梗塞に対しては対症療法が行われる。術後脳梗塞に対して経動脈的血栓溶解療法の報告は散見されるが、経動脈的rt-PA投与の報告はほとんどない。
● 弓部大動脈置換術の術直後における看護のポイントは、合併症に関する確認である（表1）。
  ・大動脈瘤手術全般おける最大の合併症は、術後出血であり、血圧をコントロールする。
  ・次に、脳低灌流や脳塞栓による脳合併症が危惧され、覚醒の遅れ、麻痺、けいれんなどの出現に留意する。
  ・粥状硬化の強い場合は、腹部臓器や下肢への末梢側塞栓症が危惧され、腹部症状、尿量減少、血尿、下肢虚血などに留意する。
  ・高齢者・喫煙者が多く、低体温下手術では呼吸器合併症を併発しやすいので留意する。

(小池伸享)

● けいれん

Case 5 突然の高熱とともに、けいれん発作を起こした小児が搬送されてきた!

3歳5か月の男児が、けいれんを主訴に救急車にて搬送されてきた。救急隊現着時にはけいれんは治まっており、体温測定の結果、39.0℃の発熱を認めた。母親によれば、けいれんは全身性で、目は上転し、顔色が悪く、けいれん持続時間は3分程度。
救急外来到着時には、意識レベル清明で発声も認められ、気道は開通していた。呼吸回数、呼吸様式ともに正常範囲内であり、SpO₂は酸素投与なしで99％。
母親に対し、けいれん時の状況を確認していたところ、突然、再度けいれんが発生した。

● 何が起こっている?

1 発熱による熱性けいれん

小児は成人に比べると、中枢神経系が構造的・機能的に未熟であるため、けいれんに対する閾値が低く、けいれんを起こしやすいのが特徴です。乳幼児および小児（1か月～12歳）のけいれんの原因としては、発熱・遺伝子疾患・中枢性感染症・発育異常・外傷・特発性てんかんなどが挙げられます（→p.184 表2）。

発熱による熱性けいれんには、単純性熱性けいれんと複雑性熱性けいれんがあります。複雑性熱性けいれんは再発しやすいといわれており、退院時に両親への指導が必要です。

けいれん発作の分類については、Case 1を参照してください（→p.186 表4）。

2 熱性けいれん以外の疾患

熱性けいれんと鑑別すべき重要な疾患に、てんかん、髄膜炎および脳炎があります。脳炎は、頻度は少ないものの、発熱・意識障害・けいれんなどを呈し、熱性けいれんとの鑑別が難しい疾患です。

脳炎を疑う症状として重要となるのは「意識の変容」です。高熱に伴って小児がうわごとを言うことはよくありますが、意味不明のことを言う、異常に興奮する、あるいは逆にもうろうとするなどの状態が長く続く場合は、脳炎を疑う必要があります。

● どう対応する?

①熱性けいれんの場合

● 成人と同様、けいれん時には、まず周囲の安全確保・二次損傷の防止につとめる。

● けいれんの持続時間、種類・程度の観察を行いつつ、初期対応としてABC（Airway：気道確保、Breathing：呼吸管理、Circulation：循環管理）の安定化に努め、意識レベルの評価、けいれん発作の観察を行う（→p.184 Case 1）。

● 嘔吐が見られるときは吸引を行うが、咽喉頭部への強い刺激など嘔吐を誘発するような吸引は禁忌であろう。そのため、側臥位にして誤嚥を防ぐ。けいれん重積発作では、分泌物の増加・呼吸停止が起こることもあるため注意する。

● 舌根沈下・呼吸抑制があれば、確実な気道確保を実施し、必要時には補助換気を行う。また、状況に応じて救急カートを準備し、蘇生処置が実施できるようにする。

- けいれん時には呼吸状態、循環動態に変化が生じるため、心電図、酸素飽和度をモニタする。
- 静脈確保がなされていれば、抗けいれん薬の投与が実施されるため準備しておく。静脈確保できない場合は骨髄内投与を考慮する。
- 医師の指示により、直腸内投与・頬粘膜投与・鼻腔内投与などさまざまな投与方法が考えられるため、状況に合わせた準備をしておく。

②脳炎の場合

- 脳炎のほとんどは、ウイルスによって起こる。原因ウイルスを表1に示す。ウエストナイル脳炎と日本脳炎を除く急性脳炎は、感染症法で5類感染症に指定されており、保健所への届出が義務づけられている。
- 発熱・意識障害・けいれんが見られる場合は脳炎を疑い、以下に示す検査を実施する。
  ① **脊髄液の検査**：脊髄液中の細胞数・タンパク質が増加していれば脳炎と判断される。また、髄液中のウイルスに対する抗体を調べることで、原因究明が可能である。
  ② **脳波**：意識障害に応じて徐波が目立ち始め、てんかん性の変化が現れる。
  ③ **画像検査**：CTやMRIでは、炎症が強い部位に異常が認められる。SPECT（脳血流シンチグラム検査）*1では、炎症部位の血液が目立って増加していることがわかる。この変化は、脳炎が進行して障害が進むにつれ、血流低下が生じることを意味する。
- 単純ヘルペス脳炎には、アシクロビルやビダラビンの点滴が有効である。インフルエンザウイルスに対しては、アマンタジン塩酸塩やザナミビル水和物（リレンザ®）が効果を上げている。
- RNAウイルス（日本脳炎ウイルス、流行性耳下腺炎ウイルス、風疹ウイルスなど）に対しては、ガンマグロブリン大量投与が行われる。しかし、いまだ効果の高い薬剤はなく、死亡例や後遺症が多く見られるのが現状である。

表1●脳炎の原因ウイルス

- 単純ヘルペス脳炎ウイルス
- EBウイルス
- サイトメガロウイルス
- 日本脳炎ウイルス
- 流行性耳下腺炎ウイルス
- 風疹ウイルス　　　　　　　　　など

その後どうなる？

- 小児のけいれん発作では、誤嚥防止のため体位を側臥位とし、発作の症状（意識障害の程度、チアノーゼの有無、けいれんの左右差の有無など）を観察する。
- ほとんどの発作は数分以内に改善し、薬物治療などが不要となるケースもある。
- けいれん重積状態（15分以上続く発作）となった場合は、医師に報告し、抗けいれん薬（ジアゼパムなど）の静注などによって、発作をなるべく早く止める必要がある。
- その後、けいれんの処置の他、発熱の原因を特定し、熱性けいれんと似て非なる疾患（中枢神経感染症など）を除外するための診察と検査を行う。

（小池伸享）

文献
1. 山浦晶, 田中隆一, 児玉南海雄編：標準脳神経外科学　第10版. 医学書院, 東京, 2005；125.
2. 宮崎和子監修：看護観察のキーポイントシリーズ　脳神経外科　改訂版. 中央法規出版, 東京, 1996；198.
3. 坂田久美子：急にけいれんが起きた！. EMERGENCY CARE 2007；20（7）：688-693.
4. 西郷和真：けいれん. EMERGENCY CARE 2006；19（228）：174.
5. 中村恵子：救急ケア. 学習研究社, 東京, 2003；326-329.
6. 大野泰正：血圧が急上昇した！ーけいれん・分娩子癇ー. ペリネイタルケア2009；28（1）：19-22.
7. 佐藤和美：けいれん. 小児看護2005；28（3）：296-301.
8. 林北見：けいれん重積の治療ガイドライン. 小児診療2008；71（3）：402-410.
9. 伊予田邦昭：熱性けいれんー最新の診断と治療・管理ー. 小児診療2008；71（3）：468-471.
10. 須田久雄, 伊藤翼：上行ー弓部大動脈瘤に対する外科治療（現況と問題点）. カレントテラピー1996；14（9）：81-86.

● 胸痛

Case 1 不安定狭心症の患者が、早朝に胸痛を訴え、冷汗をかいている！

不安定狭心症で、カテーテル検査のために入院した50歳男性。早朝（午前5時）にナースコールがあり、病室を訪れたところ、冷や汗をかいており、苦しそうに「急に胸が痛くなった」と訴える。血圧は94/60mmHg、脈拍は90回／分で整脈、呼吸は24回／分、SpO_2は95％であった。

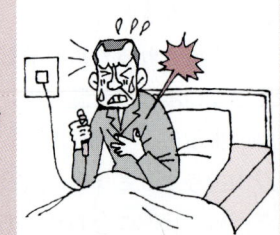

何が起こっている？

☐ 冠攣縮の発生によるショック状態

不安定狭心症による胸痛発作で、夜間から早朝にかけて起こる発作は、冠攣縮によるものと考えることができます。

冠攣縮とは、冠動脈が一過性に異常に収縮した状態と定義されています。

冠攣縮が持続すると、冠動脈内に血栓が形成されやすくなります。このような場合には、攣縮が解除されても血栓性狭窄が残り、急性心筋梗塞症や突然死に進展する可能性があるため、間違いなく早急な対応が必要となる場面です。

さらに、冷汗を伴っているのは、ショック状態であるか、強い痛みのためではないかと予測できます。

どう対応する？

1 問診と同時に脈拍・呼吸をチェック

●問診で聴取する内容を以下に示す。
　・何分前から、どの部位が、どの程度痛むか（いちばん痛いときを10とし、どの程度か数字で表す）。
　・他に症状はないか（頭痛、嘔気など）。
　・労作後（トイレ歩行など）ではないか。
●問診を行いながら、脈拍（速いか遅いか、リズム不整の有無、脈圧の強さ）と呼吸（速いか遅いか、喘鳴の有無）を確認する。

2 リーダーまたはチームナースへの報告

●急変時には、複数のナースで対応する必要がある。患者の異常を察知したら、すぐに、その場からナースコールやPHSで状態を知らせる。
●特に、夜勤では人数に限りがあるため、円滑な情報交換と協力体制が、より円滑な対応のポイントとなる。

3 必要物品の準備

●呼吸・循環監視モニタをベッドサイドに準備し、心電図とSpO_2モニタを装着したら、血圧を測定し、モニタ波形を確認して記録を残す。
●患者の状態が急変することが十分に予測されるため、できるだけベッドサイドから離れないようにする。12誘導心電図、救急カート（救急薬品・酸素投与に必要な物品）、除細動器の準備は他のスタッフに依頼したほうがよい。

4 酸素投与

●患者の状態に合わせ、$SpO_2$90％以上を維持するように流量を決定する[1]。

5 患者状態の把握

●胸痛を訴える患者を前に、看護師自身が動揺し、冷静な判断ができなくなる可能性がある。

- 患者の観察から得られた情報（意識状態、バイタルサインの変化、危険な不整脈や心不全兆候の有無、自覚症状の有無など）を整理し、状況を把握する。

6 患者への対応

- 胸痛は、患者にとって身体的・精神的なストレスであり、死の恐怖や不安にさらされている状態である。
- 患者の置かれた状態を理解し、モニタ装着や酸素投与など行う処置については、十分に説明をしながら行う。

7 安静と安楽

- 心筋酸素消費量を少なくするためには、安静が必要であることを患者に説明し、行動の制限について協力を得る。
- 寒冷刺激は血管を収縮させるため、モニタ装着や診察を行うときは保温に気を配る。
- 安楽な体位への配慮も忘れてはならない。

8 病室の移動

- 継続的なモニタ監視や治療のため、病室を移動する場合があるため、移動中の急変に備えた準備が必要となる。
- 充電式のモニタと除細動器、使いやすい緊急薬品（アドレナリンやアトロピン硫酸塩などのプレフィルドシリンジ製剤）、酸素ボンベなどを準備する。

その後どうなる？

- これまでの狭心症発作の頻度や程度、心電図変化や心エコー、血液検査の結果などから治療方針が決定される。
- 内科的治療では、硝酸薬、カルシウム拮抗薬、ヘパリンの静脈内投与や、鎮痛薬（モルヒネ塩酸塩水和物）の投与が行われる。薬剤投与にあたっては、静脈確保、シリンジポンプなどの物品が必要となる。
- 硝酸薬は、冠動脈とともに全身の静脈を拡張して静脈環流量を減少させることで心筋酸素消費量を低下させる。また、カルシウム拮抗薬にも血管の拡張作用があり、冠動脈を拡張させるとともに血圧も低下させる。そのため、薬剤投与後は、バイタルサインや自覚症状、モニター心電図波形に注意する。
- 20分以上遷延する胸痛、心不全兆候（呼吸困難、断続性副雑音、血圧低下など）、心電図で著明なST変化（0.5mm以上）を認めるときは、心筋梗塞に進展するリスクが高いとされている。

表1 狭心症重症度分類

ClassⅠ	日常の身体活動（歩行や階段上昇）では狭心症なし。激しいか、急激か、長い仕事またはレクリエーションで狭心症を起こす。
ClassⅡ	日常の身体活動が軽度制限される。急ぎ足での歩行や階段上昇、坂道の登り、食後や寒冷、強風、精神的ストレス下、または起床後2〜3時間以内の歩行や階段上昇で狭心症を起こす。
ClassⅢ	日常の身体活動が著明に制限される。1〜2ブロックの歩行や1階以上の階段上昇で狭心症を起こす。
ClassⅣ	いかなる身体活動も胸部不快感なしにはできない。安静時にも狭心症を起こすことがある。

(CCSC:Canadian Cardiovascular Society Criteria)

知っておくべきポイント

狭心症の重症度分類

- 狭心症の重症度分類を表1に示す。
- 日常生活における発作・出現の頻度や労作との関係を入院時に聴取しておくと、危険予測につながる。

（多久和善子）

文献
1. 冠攣縮性狭心症の診断と治療に関するガイドライン(http://www.j-circ.or.jp/guideline/pdf/JCS2008_ogawah.pdf#search=').
2. 大林完二, 高野照夫, 清野精彦：心臓病エッセンシャルズ. 南江堂, 東京, 1995.
3. 小川聡, 井上博, 佐藤徹編：標準循環器病学. 医学書院, 東京, 2001.

● 胸痛

Case 2 胸痛と冷汗を訴える患者の、意識状態が悪化してきた！

血糖値が高いことが集団検診でわかり、精密検査と血糖コントロール目的で入院中の50歳男性からナースコールがあった。
訪室すると、全身冷汗とチアノーゼが出現している。呼びかけには反応するが、表情はややうつろで、目の焦点が合わない状態である。なんとか症状を聞き出すと、1時間ほど前から胸痛と動悸が持続しており、がまんできなくなったことがわかった。
脈は、橈骨動脈でわずかに触れるが不整があった。

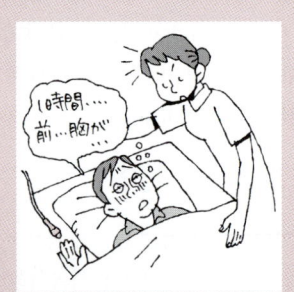

● 何が起こっている？

☐ ショック状態

胸痛に冷汗を伴う状態は、ショックととらえ、早急な対応が必要です。まして、意識状態が悪くなりつつあることは、生命の危機的状態であるといえます。診断・治療の遅れは不可逆的な脳損傷を生じるため、救命処置とともに原因検索も必要となります。

ショック状態で意識レベルが低下するのは、血圧低下により脳血流量が減少しているからです。脳血流量が低下すると、必要な酸素が脳細胞に届けられず、結果として意識レベルが低下します。

ショックの病態は4つに分類されますが、胸痛を伴うショックには、心原性ショック、循環血液量減少性ショック、心外閉塞・拘束性ショックがあります（表1）。

本事例の患者には、不整脈の症状があります。不整脈の原因は、伝導障害（房室ブロック、脚ブロックなど）、器質的異常（心筋の虚血や線維化）などさまざまです。ショックの原因（もともとの不整脈か、ショックに起因する不整脈の症状か）は、検査によって明らかになります。

● どう対応する？

1 意識レベルの確認

- 現在は会話できるような状態でも、さらに意識レベルが低下するかもしれないと予測し、行う処置を考えながら観察する。
- 意識レベルは、刺激（呼びかけ、疼痛刺激）に対する反応（開眼、発語、体動）で判断する。
- 本事例の患者は、現在、呼びかけで開眼し発語がある。体動もある状態だと仮定すると、GCSでは14点（E3V5M6）、JCSではⅡ-10と判断できる。

2 チームメンバーを要請する

- 患者の急変においてマンパワーは重要な要素である。
- 患者の異常を察知したら、すぐにその場からPHSやナースコールなどを使って状況を知らせ、救急カート、呼吸・心拍監視モニタ、除細動器、12誘導心電図など必要な物品を要請する。
- 不整脈があることも伝え、一時的なペースメーカとして経皮的ペーシング（TCP）[*1]が必要になることを、メンバー内で情報共有する。

表1 ● 意識障害の鑑別疾患

分類	原因	バイタルサイン観察のポイント
心原性	●ポンプ機能の低下、不整脈、弁の機能不全で起こる。 ●心筋梗塞、不整脈、弁膜症などが原因となる。	●心電図波形（ST変化） ●不整脈、徐脈
循環血液量減少性	●大出血や体液喪失に伴って起こる。 ●大動脈瘤破裂、大動脈解離などが原因となる。	●血圧の左右差（測定しにくければ、触知できる動脈の左右差でもよい）
心外閉塞・拘束性	●心臓の拡張が障害されて起こる。 ●肺塞栓症、心タンポナーデ、緊張性気胸などが原因となる。	●心タンポナーデの場合：心音の減弱、頸静脈の怒張 ●緊張性気胸の場合：患側の呼吸音の消失、頸静脈の怒張

3 患者状態の観察

● 意識レベルの確認に続き、モニタ波形、バイタルサインなどから患者の現在の状態を示す情報を整理する（表1）。

4 酸素投与と静脈確保

● 観察と同時に、酸素投与と静脈確保を実施する。
● さらなる意識レベル低下、血圧低下、呼吸状態悪化が起こった場合には、酸素投与だけでなく気管挿管が必要になる。
● 前項と同様、病室の移動に備えた準備も必要である。

その後どうなる？

● 患者の状態の安定化（呼吸と循環の安定）を図り、現在の状態に至った原因検索を行う。

・呼吸：酸素投与への反応から次の処置へ進む。酸素投与で呼吸状態が安定しなければ、気管挿管を行って人工呼吸器を装着する。
・循環：輸液に対する反応と、12誘導心電図、胸部X線、心エコー、CTなどからショックと不整脈の原因を特定する。検査と並行しながら必要な薬剤投与や処置を行った結果、緊急手術や血管造影検査が必要となる場合もある。
● 手術室や血管造影室、集中治療室など、患者の移送が必要となる場合を考え、準備をしておく。

（多久和善子）

文献
1. 小川聡，井上博，佐藤徹編：標準循環器病学．医学書院，東京，2001．
2. 日本救急医学会監修：標準救急医学第4版．医学書院，東京，2009．

*1 TCP（transctaneous pacing）：経皮的ペーシング

● 胸痛

Case 3 患者が、前胸部全体の強い痛みを訴えている!

白内障の手術目的で入院している70歳男性。
前胸部をさすりながら「胸が痛い」とナースステーションまで来たが、冷汗やチアノーゼなど、ショックの兆候がないため、車椅子で病室に戻り、ベッドで休んでもらうこととした。
モニター心電図を装着して確認したが、異常波形は出ていない。

何が起こっている?

何らかの原因疾患による胸痛

胸痛をきたす疾患は、心疾患だけでなく、さまざまです（**表1**）。
痛みの部位と疾患の関連を**表2**に示します。
本事例の患者は、ショックの兆候を示していませんが、それだけで重症度を判定することはできません。痛みの部位や程度、痛みの特徴などから、何が起こっているのか推察することが大切です。

どう対応する?

原因疾患の予測

- さまざまな状態を推察しながら問診を行い、並行してバイタルサインのチェックを行う。
- 患者は痛みを自覚しているため、素早く・的確に聞き出すことが大切である。
- 患者は、胸痛を「圧迫される感じ」「しめつけられる感じ」「針で刺されるような痛み」「チクチクする痛み」など、さまざまな言葉で表現するため、問診には、必要な情報を聞き出すテクニックが必要となる。
- 状態を系統的に評価する方法の1つに、PQRSTT法がある（**表3**）。
- 問診を進めながらおおよその胸痛の原因を推察し、除外できる原因についても考える。
- 労作（食事・入浴・歩行歩行など）や随伴する症状（嘔気・頭痛・腹痛など）の有無についても確認する。

その後どうなる?

- 問診、バイタルサイン、フィジカルアセスメントや、実施した検査の結果などにより、患者のその後は異なる。
- 本事例では、心電図波形の変化はなかったものの、正確な変化を確認するためには12誘導心電図を行う必要がある。
- 血液検査では、心筋細胞傷害性マーカの測定が必要となる。簡易キット（ラピチェック®、トロップT®）を用いた判定は、その後の治療や処置に影響を与えるため準備しておく。
- 上記の他、心エコーや胸部X線検査なども必要となる。
- 看護師は、激しい胸痛が、肉体的にも精神的にも患者の命を脅かすほど緊迫した状態をもたらしていることを理解することが大切である。
- 検査に対する説明や状況の理解を促すこと、検査・処置の的確な実施なども看護師の役割として重要だが、患者の苦痛に対して介入することも忘れてはならない。　（多久和善子）

文献
1. グロスマンVGA, 高橋章子監訳：ナースのためのトリアージハンドブック. 医学書院, 東京, 2001.
2. 大林完二, 高野照夫, 清野精彦：心臓病エッセンシャルズ. 南江堂, 東京, 1995.
3. 小川聡, 井上博, 佐藤徹編：標準循環器病学. 医学書院, 東京, 2001.

表1 ● 胸痛をきたす疾患

心疾患	急性心筋梗塞、狭心症、心膜炎、胸部大動脈瘤、急性大動脈解離、肺塞栓、肺高血圧
呼吸器疾患	気管支炎、肺炎、胸膜炎、気胸、膿胸、縦隔炎
消化器疾患	逆流性食道炎、食道けいれん、胃十二指腸潰瘍、マロリーワイス症候群、胆石症、胆嚢炎、膵炎
神経筋骨格系	帯状疱疹、Tietze症候群（慢性肋軟骨炎）、肋骨骨折、脊椎腫瘍、肋軟骨炎、脊椎圧迫骨折
心因性	パニック障害（心臓神経症）、過換気症候群

表2 ● 痛みの部位と関連する疾患

左前胸部	心疾患、Tietze症候群（慢性肋軟骨炎）
胸骨裏	心疾患、食道疾患
側胸部	胸膜炎、肺炎、自然気胸、肺・胸膜疾患（肺がんなど）、肋間神経痛
背部痛	消化器疾患（胆石、胃・十二指腸潰瘍など）、解離性大動脈瘤

表3 ● PQRSTT法を用いた胸痛の問診の例

問診の内容	胸痛を訴えた場合の一例
P provoking factor（影響因子） 軽減または悪化させる因子	●何をしていて胸が痛くなったのですか？ （労作、安静、情動、寒冷、食事、入浴などの誘因となる要素の有無を判断する）
Q quality of pain（痛みの質） どのような痛みか？	●胸の痛みは（圧迫されるような、チクチクする感じ、詰まるような感じ）ですか？
R region/radiation（部位/放散） 痛む部位はどこか？ 1か所であるか？ 移動するのか？	●どこが痛みますか？ 痛いところに手を当ててください。 ●胸以外に肩や首、みぞおちなどにも痛みがありませんか？
S severity of pain（痛みの程度） どのくらいの痛みか？ スケール化	●痛みの強さに変化はありますか？ 一番強いのを10とすると、今はどのくらいですか？
T time（時間） いつから始まったか？ どのくらい続いているのか？ 以前経験したことは？	●いつから痛くなりましたか？ ●痛みはずっと続いていますか？ ●以前にも今回のような痛みを感じたことはありますか？
T treatment（治療） 何か薬を内服したか？ 最後に薬を使用したのはいつ？ 効果があった治療は？	●何か薬を飲みましたか？ ●処方されている薬は欠かさず飲んでいますか？ ●薬の効果は以前に使ったときと変わりませんか？

グロスマン VGA著, 高橋章子監訳：ナースのためのトリアージハンドブック医学書院, 東京, 2001：34-38. を参考に作成

● 胸痛

Case 4 歩行時に突然、出現した胸痛が、しばらく持続している！

消化器科で手術予定の65歳男性。
術前の検査で心電図異常を指摘され、手術前に心臓の検査を実施する予定であった。
先ほど、売店に歩いていったときに、胸と左肩あたりに強い痛みが出現し、その痛みが20分ほど続いていると訴えたため、すぐに指示のあったニトログリセリン舌下投与を行ったが、痛みが軽減しない。

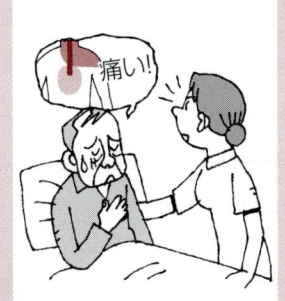

何が起こっている？

□ 急性心筋梗塞

歩行などの運動負荷時に随伴する胸痛は、労作（階段や坂道を昇る、走る、重い物を持つなど）により、心筋の酸素需要が増加したときに起こります。これは、プラーク（粥腫）の破綻やびらんによって局所に血栓が形成されて器質的な血管内腔の狭窄が起こり、労作などによる心筋の酸素需要量の増加が起きることで冠血流と酸素需要のバランスを崩し、心筋虚血になるために生じます。

冠動脈が完全に閉塞し、血流が完全に遮断されると「ST上昇型急性心筋梗塞（STEMI）」[*1]、閉塞せず高度狭窄の状態で心内膜側が限局した心筋虚血状態となると「不安定狭心症」や「非STEMI」となります。

本事例では、ニトログリセリンにも反応していないことから、急性心筋梗塞が起きていると考えられます。

どう対応する？

- 初期の具体的な対応についてはCase 1（→p.192）と同様である。
- 本事例の患者には強い胸痛と放散痛があり、急性心筋梗塞が強く疑われるため、いち早く静脈確保・酸素投与・血液検査・心電図や心エコーなどの検査を行う。
- 一般的に、心筋梗塞の初期対応として、MONA（モルヒネ投与、酸素投与、亜硝酸薬投与、アスピリン咀嚼内服）が開始されることを覚えておくとよい。
- ただし、アスピリン禁忌の場合があるので、必ずアレルギーの有無を確認する。アスピリンにアレルギーがある患者の場合、チクロピジン（パナルジン®）内服を行う。

その後どうなる？

- 冠動脈の血流が局所的に途絶すると、その支配灌流域の心筋はエネルギー不足に陥り、心筋細胞の活動が維持できず、徐々に壊死に陥る。心筋の壊死は、血流途絶から約40分後に心内膜側から始まり、時間の経過とともに心外膜側の心筋に向かって波状に広がっていく。
- したがって、まだ壊死に陥っていない心筋に血流を再開させると、それ以上の心筋壊死を阻止できる。このことは、可能な限りすみやかな再灌流が、患者の予後に大きく影響を与えることを意味する。
- 再灌流法には、血栓溶解療法とPCI（経皮的冠動脈形成術）[*2]がある。しかし「急性冠症候群[*3]の診察に関するガイドライン」（2007）では、急性冠症候群に対する血行再建治療と

表1 ● 心筋梗塞の初期対応「MONA」

M（Morphine）	モルヒネ
O（Oxygen）	酸素
N（Nitrate）	亜硝酸薬
A（Aspirin）	アスピリン（アスピリン禁忌の場合はチクロピジンを内服）

して、血栓溶解療法を単独で施行することは推奨されていない。
● PCIの実施が決定したら、即、カテーテル検査室との調整が必要となる。緊急カテーテル検査などについては、施設ごとのマニュアルに沿って実施する。
● 担当看護師は、患者のそばで観察を継続し、他のチームメンバーは検査室との調整や必要物品や書類の準備、ベッド移動の準備などを行い、チームワークを生かした対応が重要となる。

（多久和善子）

文献
1. 日本蘇生協議会監修：AHA心肺蘇生と救急心血管治療のためのガイドライン2005日本語版. 中山書店, 東京, 2005.
2. 日本循環器学会, 日本冠疾患学会, 日本胸部外科学会, 日本集中治療医学会, 日本心血管インターベンション学会, 日本心血管カテーテル治療学会, 日本心臓血管外科学会, 日本心臓病学会2006年度合同研究班（山口徹 班長）：急性冠症候群の診療に関するガイドライン2007年改訂版. http://acsn.web.fc2.com/JCS2007_yamaguchi_h.pdf.
3. 水野杏一編：急性冠症候群up-to-date. 救急医学2009；33（2）.

*1 STEMI（ST segment elevation myocardial infarction）：ST上昇型急性心筋梗塞
*2 PCI（Percutaneous Coronary Intervention）：経皮的冠動脈形成術
*3 急性冠症候群（ACS：acute coronary syndrome）：心筋を栄養している冠動脈病変の破綻により、その破綻部末梢の冠動脈の血流が減少し、心筋虚血や心筋壊死が発生、さらには致死的不整脈を合併し突然死に陥る臨床症候群。

COLUMN

異常な高体温・筋強直・発汗・赤色尿は悪性症候群のサイン

悪性症候群は、抗精神病薬の服用中や薬剤の変更・中止に伴って起こる重篤な合併症です。抗精神病薬のドパミン作働性によって起こると考えられていますが、すべての原因はまだ明らかになっていません。

抗精神病薬の内服歴がある患者で、異常な高体温（41℃を超える高熱）、筋強直、異常な発汗、ミオグロビン尿（赤ワインのような色の尿）などが見られた場合には、悪性症候群を疑い、呼吸状態（特に酸素化）を確認し、循環異常（頻脈・血圧異常）への対応、クーリング、輸液療法を行う必要があります。

悪性症候群の診断基準を表1に示します。

（佐藤憲明）

表1 ● 悪性症候群の診断基準

① 発症前7日以内の抗精神病薬の使用の既往
② 高熱（38℃以上）
③ 筋強直
④ 次のうち5項目
　・意識障害　　　　・振戦　　　　・頻脈
　・尿失禁　　　　　・血圧変動　　・CPK 上昇あるいはミオグロビン尿
　・頻呼吸あるいは低酸素血症　・白血球増加　・発汗あるいは流涎
　・代謝性アシドーシス
⑤ 他の薬物性、全身性、精神神経疾患の除外　　　　● 以上の5項目を満たす

西嶋康一：精神科専門医に聞く最新の臨床. 中外医学社, 東京, 2005：202より引用.

● 胸痛

Case 5 突然の激しい胸痛・背部痛とともに、血圧が上昇している!

高血圧の既往がある70歳男性。
「突然、胸部と背部の激痛が出現した」とナースコールがあり、訪室したところ、痛みで表情がゆがみ、額に汗がにじんでいる状況で、「痛みを早くとってほしい」と訴えている。
脈には左右差があり、すぐに血圧を測定したところ右80/40mmHg、左170/80mmHgであった。

何が起こっている?

□ 解離性大動脈瘤

突然の胸痛と背部痛は、解離性大動脈瘤の典型的な症状です。

解離性大動脈瘤は、何らかの原因で大動脈内膜に亀裂が生じ、亀裂部から血液が内膜層へ流入し、外膜と内膜が剥離した状態です。したがって大動脈内腔は、血液の本来の通路である真腔と、解離によってできた偽腔(→p.183 図2)に分かれます。偽腔の外側壁は非常に薄く、血管は拡大して瘤状となり、血管外への血液の漏出や破裂が起きやすい状態です。

どう対応する?

- 基本的な対応については Case 1 (→p.192) を参照。
- 全身状態を見ることで、解離の部位を知ることができると考えてもよい。
- 症状の変化は、解離の進行や血管への障害が強くなっていると予測できる。

1 続発する症状の観察

- 解離性大動脈瘤には、図1に示すような分類がある。Stanford A型では前胸部痛、B型では背部痛が強く、解離の進展に伴って背部下方に痛みが移動する。解離の部位・障害される血管によって、続発する症状は異なる(図2)。

- 解離性大動脈瘤の多彩な症状は、解離に伴う血腫の圧迫によって大動脈主要分枝が閉塞し、臓器への血流が障害されるために起こる。よって、胸痛に伴う患者の全身状態をすばやく観察し、現在どのような続発する症状が出現しているか確認することが大切である。代表的な症状を以下に示す(図2)。
  - **頸動脈**(総頸動脈、椎骨動脈):失神、けいれん、片麻痺、知覚異常など
  - **冠動脈**:冠動脈開口部を圧迫し、心筋梗塞を併発することもある。
  - **腎動脈**:血尿や腎不全
  - **腹腔動脈**:急性腹症、イレウス、腸管壊死などがある。

- 血圧の左右差の有無から、解離による鎖骨下動脈の障害の有無を推察できる。そのため、胸痛を訴える患者に対しては、必ず左右の血圧を測定することが重要である。

2 疼痛と血圧のコントロール

- 積極的に降圧を行い、大動脈壁へのストレスを軽減させる。
- 解離性大動脈瘤では、麻薬性鎮痛薬(モルヒネなど)を用いて痛みを除去する。痛みは、苦痛・ストレスであり、結果として血圧を上昇させ、破裂の危険性を高めるためである。

その後どうなる?

- 解離性大動脈瘤は、症状と理学的所見に加え、

図1 ● Stanfordの分類

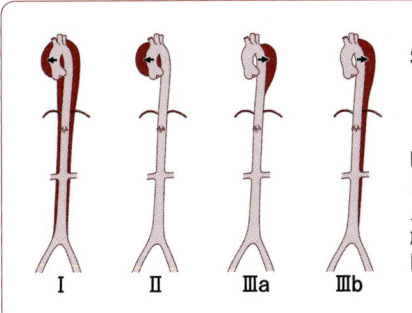

	Stanford分類	A型：解離が上行大動脈に存在する。前胸部痛が強い。		B型：解離は上行大動脈に存在しない。背部痛が強い。	
	DeBakey分類 （entry＝解離の入口部の部位と解離の進展範囲で分類）	I型：entryは上行大動脈が多く、解離は上行・弓部・下行大動脈まで及ぶ。Ⅲ型の逆行性解離のこともある。	Ⅱ型：解離は上行大動脈に限局。ほとんどが腕頭動脈分岐部まで。	Ⅲa型：entryは左鎖骨下動脈分岐部末梢が多く、解離は胸部大動脈にとどまる。	Ⅲb型：解離は横隔膜を越え末梢に波及している。
	I　　Ⅱ　　Ⅲa　　Ⅲb				

心電図、胸部X線、心エコー、胸部CT、MRIで診断される。

● 治療は、安静と、積極的に降圧を行う内科治療、外科治療に分類される。外科治療の適応はStanford分類に準じる。

- **StanfordA型**：心タンポナーデ、冠動脈閉塞、大動脈弁閉鎖不全などによる急性心不全および脳血管障害の危険性が切迫しているため、緊急手術の適応となる。
- **StanfordB型**：原則として内科的治療の適応だが、主要臓器への血流障害を伴う解離の進展、切迫破裂、疼痛や血圧のコントロールができない場合には、緊急手術の適応となる。

● 早急に手術の準備をすることも考えながら、ケアを行うことが必要である。

（多久和善子）

図2 ● 解離性大動脈瘤の続発症状

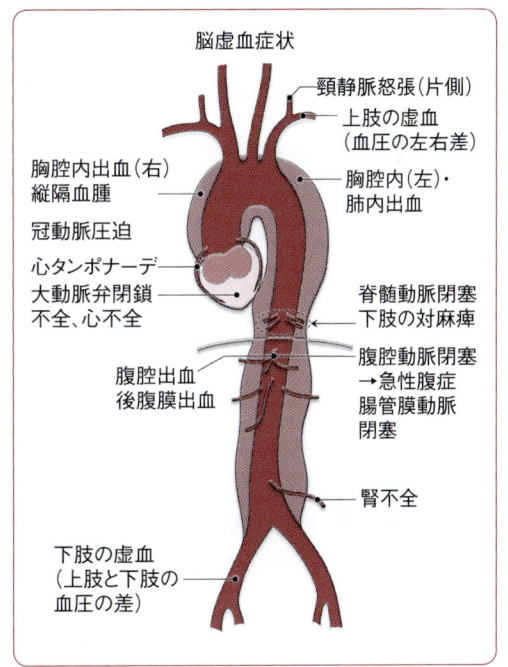

脳虚血症状
頸静脈怒張（片側）
上肢の虚血（血圧の左右差）
胸腔内出血（右）
縦隔血腫
胸腔内（左）・肺内出血
冠動脈圧迫
心タンポナーデ
大動脈弁閉鎖不全、心不全
脊髄動脈閉塞
下肢の対麻痺
腹腔出血
後腹膜出血
腹腔動脈閉塞
→急性腹症
腸管膜動脈閉塞
腎不全
下肢の虚血（上肢と下肢の血圧の差）

大林完二, 髙野照夫, 清野精彦：心臓病エッセンシャルズ. 南江堂, 東京, 1995：348. を元に作成

文献
1. 大林完二, 髙野照夫, 清野精彦：心臓病エッセンシャルズ. 南江堂, 東京, 1995：347-348.
2. 小川聡, 井上博編：標準循環器病学. 医学書院, 東京, 2001：363-366.
3. 藤田広峰：急性大動脈解離. 救急医学2009；33（10）.

●乏尿・多尿・血尿

Case 1 患者の尿量が急激に減少した！

絞扼性イレウスで緊急手術後、HCUに入室した患者。尿道留置カテーテル管理で、1時間ごとに尿量測定を行っていた。
バイタルサインも含め、経過は順調であったが、その後、尿量が20mL/時へ減少した。JCSはⅠ-1、体温は37.5℃、脈拍は96回/分、血圧は120/80mmHg、呼吸数は20回/分、SpO₂は99％であった。

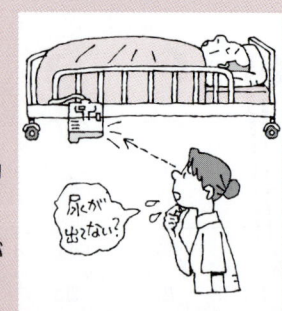

何が起こっている？

☐ 呼吸・循環の危機的な状況

尿量は、循環動態を示す重要な指標です。急激な尿量の減少は、呼吸・循環の危機的な状態を反映していることがあります。

尿量減少は、大きく「無尿」「乏尿」「尿閉」に分けられます。成人の正常尿量は、1,000～1,500mL/日（約1mL/kg/時）です。無尿は100mL/日以下、乏尿は400mL/日以下の場合をいいます。20mL/時以下の尿量が2～3時間続く場合も、乏尿と同様に考えるべきです。

また、尿閉は、腎臓で尿がつくられ、膀胱に貯留していても、体外に排泄されない状態を指します。

無尿・乏尿の原因は、腎前性・腎後性・腎性の3つに分類されます（表1）。ただし、腎前性や腎後性であっても、早期に適切な治療が行われなかった場合は腎性に移行し、腎機能の回復が困難となります。

どう対応する？

● まず、尿閉の可能性を考え、尿意の有無・下腹部の膨隆などを観察する。尿道カテーテル留置中であれば、カテーテルの屈曲やおむつ内への尿漏れの有無も確認する。
● 尿閉の可能性があれば、導尿または留置カテーテルの交換を試みる。このとき、大量の尿が一気に排泄されると、急激な腹圧の低下に伴い、一過性の血圧低下をきたすことがあるので注意する。
● 尿閉の可能性が否定されたら、尿量減少時の基本的チェック項目（表2）を確認し、乏尿の原因を考えつつ、医師へ報告する。特に、意識・呼吸・循環に異常がある場合は、ただちに医師へ報告する。
● 明らかな循環血液量の減少（出血性ショックなど）がある場合は、輸液負荷を行い、酸素飽和度の低下を認める場合には、酸素投与を開始しながら医師の到着を待つ。
● この段階で最も大切なことは腎血流の確保であり、輸液管理と安静の保持やストレスの軽減に努める。

その後どうなる？

● 経尿道的な尿排出が困難な場合は、応急処置として膀胱穿刺や膀胱瘻なども考慮する。
● 表3に示したような検査がオーダーされるので、原因を確認して治療・看護にあたる。
● 「尿閉」→「腎後性」→「腎前性」→「腎性」の順に鑑別していくことになる。急性腎不全の、腎前性と腎性の鑑別を表4に示す。
● 腎後性では、多くの場合閉塞した尿路を解除（外科的処置：W-Jカテーテル留置や腎瘻造設など）を行うことで改善が見込める。

表1 ● 無尿・乏尿の原因

腎前性	循環血液量の絶対的・相対的不足による腎血流低下によるもの
腎後性	尿路の閉塞によるもの
腎性	腎そのものの疾病や、薬物の影響による腎実質の障害によるもの

表2 ● 尿量低下時の基本的なチェック項目・その1（医師の指示がなくてもできること）

項目	ポイント
意識	●脱水や尿毒症症状などによる意識障害はないか
体温	●発熱による水分の喪失はないか
循環	●頻脈となっていないか（頻脈は、脱水でも溢水でも起こる） ●心電図モニタ装着、不整脈の有無の観察（高カリウム血症では、致死的不整脈出現の可能性あり） ●可能なら、中心静脈圧や肺動脈楔入圧の測定
呼吸	●回数だけでなく、呼吸困難感や喘鳴の有無、ラ音なども確認
血圧	●血圧が低下していないか（血圧低下は腎血流の低下を意味している）
酸素飽和度	●SpO₂が低下していないか（酸素化の悪化がある場合は、酸素投与を開始する）
身体症状	●尿の性状、腹部腰背部痛、排尿に関連するトラブル、頸静脈の怒張、浮腫（特に顔面や下腿の浮腫の出現や増強）・口渇、ツルゴール、下痢、嘔吐（水分や電解質の喪失につながる）などがないか
水分出納	●下痢、嘔吐、出血、排液などによる水分喪失を忘れずに評価
病歴	●既往歴、現病歴の再確認（尿量低下に関連することがないかチェックする）
投薬内容	●腎機能に影響を及ぼす薬剤の使用の有無 ●輸液の誤量や利尿薬との関連がないか

表3 ● 尿量低下時のチェック項目・その2（医師とともに看護師も確認したいこと）

項目	ポイント
血液検査（血算・生化学）	電解質、腎機能、感染徴候
尿検査	比重、定性、沈渣、電解質、浸透圧
血液ガス分析	酸素化やアシドーシスの有無
超音波検査	水腎の有無、下大静脈の拡張や呼吸性変動、心機能
胸部X線	心拡大、肺水腫、胸水貯留の有無
12誘導心電図	不整脈の有無、T波増高、QT延長など

表4 ● 腎前性と腎性の乏尿

	正常	腎前性	腎性
尿浸透圧	400～500 Osm/kg	>500 Osm/kg	<350 Osm/kg
尿中Na濃度	10～20mmol	<20mmol	>40mmol
尿中Cr/血中Cr	20～40	>40	<20

益子邦洋監訳：一目でわかるクリティカルケア. MEDSi, 東京, 2006：58-59. より引用

- 腎前性であれば、輸液や輸血を行いながら、必要に応じて利尿薬を投与する。効果が得られなければ、血液浄化療法を考慮する。
- 腎性の場合は、更に原因（糸球体腎炎、血管炎、急性間質性腎炎、急性尿細管壊死）を鑑別し、原因に合わせた治療を行う。電解質と体液貯留に注意しながら補液を行い、アシドーシスや尿毒症症状が顕著な場合には、血液浄化を行う（→p.205 表2）。

(奥田晃子)

文献
1. 高橋章子編著：乏尿・無尿. 高橋章子, 救急患者の観察・アセスメント・対応, メディカ出版, 東京, 1998：102-105.
2. 星野純一：乏尿, レジデントノート2008；10（2）：241-246.
3. 益子邦洋監訳：一目でわかるクリティカルケア. MEDSi, 東京, 2006：58-59.
4. 深谷智恵子, 藤野彰子編：クリティカルケアを必要とする人の看護. 中央法規出版, 東京, 1996：180-189.

● 乏尿・多尿・血尿

Case 2 徐々に患者の尿量が低下し、その後、無尿となった!

肺炎で入院中の患者。もともとADL全介助で認知症が強い。そのため排泄は、尿道留置カテーテルではなくおむつ管理で尿量測定を行っていた。
ほぼ3時間ごとにおむつを交換し、それまでは200mL/回程度の排尿があったが、おむつ交換時の尿量が減ってきた後、2回続けて排尿がないことに気づいた。バイタルサインに、顕著な異常は現れていない。

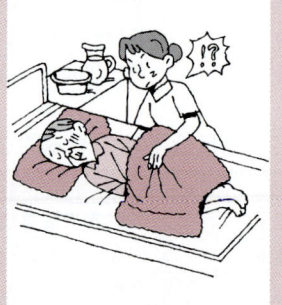

● 何が起こっている?

□ 急性腎性腎不全の発生

「腎前性→腎性」または「腎後性→腎性」の急性腎不全に至った可能性があります。各種病態からDIC(播種性血管内凝固症候群)[*1]を併発し、広範囲にわたって腎の細動脈が閉塞した場合は、特に重篤です。

尿が排泄されなければ、人体にとって不要な毒性物質を体外に出すことができず、蓄積してしまいます。

また、時間経過とともに不可逆的な腎不全に移行する可能性も高く、緊急性の高い状態です。

急性腎性腎不全は、多臓器不全の状態の1つと考えるべきです。

● どう対応する?

● 本事例のように、徐々に無尿へと移行した場合は尿閉の可能性は低いと思われるが、念のためにCase 1と同じ手順で尿道留置カテーテルの閉塞などの尿閉を除外した後、尿量低下時の基本的チェック項目(→p.203 表2、3)を確認する。
● ただちに医師に報告し、採血(血算・生化・凝固能・動脈血液ガス分析)や胸部X線、12誘導心電図などの検査を早急に行う。表1に

DIC(播種性血管内凝固症候群)[*1]の際の凝固データの変動を示す。
● 尿閉に続いて起こる症状として、肺水腫と高カリウム血症が挙げられる。これらは生命の危機に直結するため、緊急に対応する必要がある。特に、次の2点に注意して対応する。
  ・ **肺水腫に伴う呼吸状態の悪化**:ギャッチアップし、酸素飽和度の低下があれば酸素投与を行う。
  ・ **高カリウム血症**:致死的不整脈を引き起こす可能性があるので、心電図モニタに注意(多発性心室性不整脈、心室細動)し、緊急時に備えて除細動器や救急カートを近くに準備しておく。

● その後どうなる?

● 高カリウム血症を認めた場合には、原疾患に対する治療とともに、以下の対症療法を行いつつ、血液浄化療法の準備を進める。
  ・ 重炭酸ナトリウム(メイロン®)の投与、グルコース・インスリン療法(GI療法)、カルシウム(カルチコール)の投与など:ただし、これらはカリウムを一時的に細胞内に移動させることしかできない。
  ・ イオン交換樹脂(ケイキサレート®)投与:腸管内のカリウムを吸着して糞便中に排泄するものである。ただし、効果発現まで

表1 ● DICの検査項目

検査項目	基準値	値の変動
Dダイマー	1.0>μg/mL	上昇
FDP（フィブリン分解産物）	FDP-E0〜100ng/mL	上昇
アンチトロンビンIII	70〜150%	下降
フィブリノペプタイドA	0.5〜2.0ng/mL	上昇
TAT（トロンビン・アンチトロンビン複合体）	0.5〜1.8ng/mL	上昇
プラスミノーゲン	7.0〜13.0mg/dL	下降
血小板数	15万〜40万/μL	下降
PIC（プラスミンα2・プラスミンインヒビター複合体）	0.2〜0.6μg/mL	上昇

表2 ● 緊急血液浄化療法の開始基準

臨床症状	①腎不全症状としての中枢神経症状 ②腎不全症状としての消化器症状 ③肺水腫などの呼吸器症状 ④溢水に起因する循環障害 ⑤利尿薬に反応しない乏尿または無尿
臨床検査値	①1日の血清尿素窒素の上昇≧20mg/dLまたは血清尿素窒素≧60mg/dL ②血清カリウム>6mEq/L ③HCO_3<12mEq/LまたはBE≦−15mEq/Lの代謝性アシドーシス ④クレアチニンクリアランス<30mL/分

Kellum JA, Metha RL, Angus DC, et al. The first international consensus conference on continuous renal replacement therapy. *Kidney Int* 2001; 62: 1855-1863. より引用

に、やや時間を要する（経口投与で2〜3時間、経腸投与で30〜90分）。
- 万が一心停止となった場合は、ACLS（二次救命処置）[*2]に基づく心肺蘇生を開始する。
- 血液浄化療法（腹膜透析、血液透析、持続血液濾過、持続血液濾過透析）は表2のような場合に考慮されるので、その際はブラッドアクセスを作成（腹膜透析以外）し、血液浄化を行う。
- 緊急透析導入後は、循環動態の変動や不均衡症候群[*3]などに注意し、ケアを行う。

（奥田晃子）

文献
1. 岡元和文編：輸液管理とケアQ&A. 総合医学社，東京，2007：158-159, 208.
2. 篠崎真紀，篠崎正博：急性腎不全. 救急医学2004；28（3）：334-338.
3. 峯山幸子：急性腎不全の血液浄化療法. 重症集中ケア2008；7（1）：33-38.
4. 林明美：播種性血管内凝固症候群の看護. 臨牀看護2001；27（10）：1486.

[*1] DIC (disseminated intravascular coagulation)：播種性血管内凝固症候群。全身の細小血管に微少な血栓が多発し、凝固因子や血小板が消費され、虚血性臓器不全と出血傾向が現れる病態。基礎疾患は多様である。
[*2] ACLS (advanced cardiovascular life support)：二次救命処置
[*3] 不均衡症候群：血液透析により脳内と血液の間の電解質の均衡が崩れ、頭痛、嘔気・嘔吐、意識障害など、さまざまな症状を呈する合併症のこと。

● 乏尿・多尿・血尿

Case 3 患者の尿量が急激に増加した!

不明熱にて入院精査中の患者。発熱以外のバイタルサインは問題なく経過していた。ある日、水分出納を確認したところ、それまで2000mL/日程度だった尿量が、4000mL/日に増加していることがわかった。

何が起こっている?

1日の尿量が3,000mL以上になるものが多尿です。多尿により喪失した水分は、通常、多飲することで体液量のバランスを保てます。しかし、口渇中枢の障害や意識障害などの理由で、水分の補給が不十分な場合には、脱水や高ナトリウム血症となることがあります。

多尿の原因は複数ありますが（表1）、臨床でよく遭遇するのは糖尿病と尿崩症です。

1 糖尿病による多尿

糖尿病の場合、浸透圧利尿の機序（血糖値の上昇→尿糖の出現→尿浸透圧の上昇→多尿）によって起こります。

2 尿崩症による多尿

通常、脳下垂体後葉から分泌されるADH（抗利尿ホルモン）[*1]が、腎の集合管に作用して水分を再吸収し、尿を濃縮しています。

しかし、尿崩症では、ADH分泌不全（=中枢性尿崩症）や、ADHに対する腎臓の反応性の低下（=腎性尿崩症）によって水の再吸収が低下し、多尿となります。

どう対応する?

- 水分出納を確認し、過剰な水分負荷（飲水や輸液）がないかチェックする。
- 尿比重が高い場合（1.025以上）は浸透圧利尿、低い場合（1.007以下）は水利尿と考えられる。
- また、尿糖が陽性であれば糖尿病の可能性が高いので、簡易血糖測定を行う。
- バイタルサインに加えて、口渇の有無、血算・生化学（Na・K・Ca・BUN・Cr・血糖）などをチェックする。特に、血清ナトリウム値の異常に伴う中枢神経症状（意識障害、頭痛、けいれんなど）に注意する。
- 脱水症状や意識障害があれば医師に報告する。
- 多尿の原因となる病期ではないかも考える（利尿薬使用後、各種病態の利尿期など）。

その後どうなる?

- 高血糖であった場合は、血糖コントロール、脱水の補整を行いつつ、低血糖や電解質異常による不整脈の出現などに注意して看護する。
- 血清ナトリウム値の補正を行うが、急激な補正は重篤な脳障害（低ナトリウムの補正では橋中心髄鞘崩壊症、高ナトリウムの補正では中枢神経細胞の浮腫）を引き起こすことがあるため、慎重に補正を行う。
- 水利尿であった場合は、ADHと血漿浸透圧の測定や、水制限試験、高張食塩水負荷試験、バソプレシン試験などを行い、鑑別診断を進める。

(奥田晃子)

文献
1. 山路徹：病気がみえる　腎・泌尿器疾患. メディックメディア, 東京, 2008：162-165.
2. 川城丈夫, 中澤博江, 北本清他：からだの異常　病態生理学Ⅱ. 北本清編, 日本看護協会出版会, 東京, 2000：148-150.
3. 水島裕監修：疾患・症状別　今日の治療と看護―ナース・看護学生へ贈る専門医からのメッセージ. 南江堂, 東京, 1996：86-87.
4. 岡本和文編：輸液管理とケアQ&A. 総合医学社, 東京, 2007：156-157.

[*1] ADH（antidiuretic hormone）：抗利尿ホルモン

表1 ● 多尿の原因

分類	成因	主な原因
水利尿	水分過剰摂取	心因性多飲、口渇中枢刺激、低張輸液の多量投与
	尿濃縮力障害	中枢性尿崩症（特発性、続発性）、腎性尿崩症（先天性、後天性）、高カルシウム血症、低カリウム血症
浸透圧利尿	電解質利尿	利尿薬、塩類喪失性腎症
	非電解質利尿	グルコース（糖尿病）、多量尿素負荷、造影剤・浸透圧利尿薬投与
	その他	急性腎不全後の多尿期、慢性腎不全の代償期

「ここがポイント」小児の急変対応⑧
小児は症状の変化が早いですが、何に注意して観察すればいいですか？

COLUMN

　意識レベル（表情・反応）、心拍数、酸素飽和度、呼吸数、CRTのモニタリングを連続的または頻回に観察することで、異常を早期発見し、全身状態の変化、治療の効果を評価します。

●外観・意識・呼吸・循環で評価

　小児は呼吸・循環などの機能において予備力が少ないという特徴から、病態の変化がバイタルサインや症状に現れやすいのが特徴です。また、症状悪化の前兆として「なんとなくおかしい」「機嫌が悪い」という症状が見られます。特に心拍数や呼吸数、皮膚色、CRT（毛細血管再充満時間）の経時的な変化を細かくモニタリングする必要があります。

●注意したい症状

　呼吸・循環の状態を迅速に判断し、対処が必要な症状を表1に示します。これらの症状が出現した際は、モニタリング（表2）を行い、原因の検索と治療に当たる必要があります。

（中田 諭）

表1 ● 特に注意が必要な症状

- 呼吸数　＞60 / 分
- 心拍数
- 新生児　＜80 bpm　＞200 bpm
- 0～1歳　＜80 bpm　＞180 bpm
- 1～8歳　＜60 bpm　＞180 bpm
- 8歳＜　＜60 bpm　＞160 bpm
- 末梢での脈拍の微弱あるいは消失（循環不全の兆候）
- 努力呼吸（陥没呼吸、鼻翼呼吸、あえぎ呼吸）
- チアノーゼ、サチュレーションの低下
- 意識レベルの変化（普段にない過敏な感じ、傾眠傾向、刺激に対する反応の低下）
- けいれん
- 出血斑を伴う発熱
- 多発外傷
- 10％以上の熱傷

表2 ● モニタリングが必要な項目

- 心拍数
- 酸素飽和度
- 頻回の評価
- 意識レベル
- 呼吸数の増加
- 努力呼吸の有無
- 脈拍の触知
- 血圧と脈圧
- 末梢冷感・CRTの延長
- 体温
- 全身色（チアノーゼの有無）
- 尿量

● 乏尿・多尿・血尿

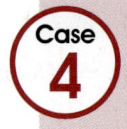

Case 4 熱傷患者の尿が、突然、赤くなった!

Ⅲ度広範囲熱傷でICU入院中の患者。十分な輸液管理を行い、尿道留置カテーテル管理で1時間ごとの尿量測定を実施していた。バイタルサイン・尿量ともに安定し経過していたが、突然尿が赤くなっているのを発見した。

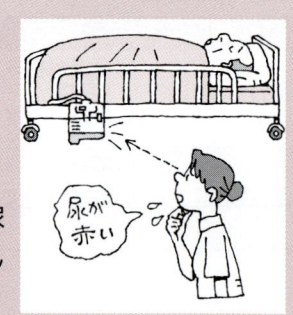

何が起こっている?

熱傷では、初期に血管透過性の亢進による循環血液量の減少があるので、大量の細胞外液輸液を行い、腎前性乏尿から腎性乏尿へと移行しないよう、時間ごとの水分出納をチェックしつつ管理します（成人では1mL/kg/時、小児では2mL/kg/時以上の尿量確保が目標）。

この時期に血尿などのトラブル要因が加わると、容易に腎機能の悪化を招くため、要注意事象と考えます。

1 DICによる血尿

「尿が赤い」という場合、血尿（尿中に赤血球数が5個以上／1視野以上認める場合）の可能性が高いです。血尿は、尿路系の腫瘍・炎症・結石などで多く見られます。

また、DIC（播種性血管内凝固症候群）[*1]を合併している場合は、出血傾向により血尿を伴うことがあります。

2 溶血による色素尿

赤血球が熱作用によって破壊され、溶血してしまい、尿中に排泄されると、尿が赤ワイン〜褐色様になることがあります。これをヘモグロビン尿といいます。

また、熱による骨格筋の崩壊やコンパートメント症候群[*2]をきたすような状態では、ミオグロビン尿が出現することもあり、これも赤色系の尿になります。しかし、いずれも尿中の赤血球数は正常で、厳密には血尿ではなく色素尿として区別されます（表1）。

どう対応する?

- 図1に顕微鏡的血尿の診察の進め方を示す。
- 尿検査で血尿か否かを調べる。ヘモグロビン尿やミオグロビン尿の場合、潜血反応は陽性であっても、沈渣では赤血球は認めない。
- 血液凝固系データ、出血傾向所見（鼻出血、歯肉出血、皮下出血、血痰など）

表1 主な赤色系尿の原因

尿の色調	原因
暗赤褐色	ヘモグロビン尿、ミオグロビン尿、鉛、水銀
ブドウ酒様暗赤色	ポルフィリン尿
赤色〜橙黄色	ビリルビン尿
膿赤褐色	濃縮尿
赤褐色、ピンク色、橙色、赤色、黄褐色など	薬物によりさまざま

- DICに伴う血尿は、重篤な病態を示している。
- ヘモグロビン尿やミオグロビン尿は、尿細管の閉塞や壊死を起こし、急性腎不全の原因となる可能性があるので、医師に報告する。

その後どうなる？

- 尿のpH7.5以上を目標に、炭酸水素ナトリウム（メイロン®）の静脈投与を行う。尿のアルカリ化を図りながら尿量を確保し、ヘモグロビンやミオグロビンを沈殿させることなく、早期に体外に排出する。
- 尿量確保のために、D-マンニトールを用いた浸透圧利尿を図る。
- ヘモグロビン尿に対しては、ハプトグロビンの投与を行う（血中遊離ヘモグロビンは、ハプトグロビンと結合して代謝されるため、ミオグロビン尿のみの場合は不要）。
- 定期的に尿検査を行い、ヘモグロビンやミオグロビンが検出されなくなるまで、上記のような処置を適宜行う。十分な尿量を確保し、腎不全に至らないように管理することが最も肝要である。

(奥田晃子)

文献
1. 黒川顕：急性腎不全.救急医学2007；31（7）：788-789.
2. 佐藤憲明：熱傷患者の循環管理ポイント.臨牀看護2008；34（6）：853-858.
3. 岡元和文編：輸液管理とケアQ＆A.総合医学社，東京，2007：232-235.
4. 血尿診断ガイドライン（http://www.mnc.toho-u.ac.jp/mmc/guideline/ketsunyo.pdf#search='）．

*1 DIC（disseminated intravascular coagulation）：播種性血管内凝固症候群
*2 コンパートメント症候群：筋肉などの腫脹によって血管・神経などが圧迫されて循環不全となり、壊死・神経麻痺が起こること。

図1●顕微鏡的血尿の診察の進め方

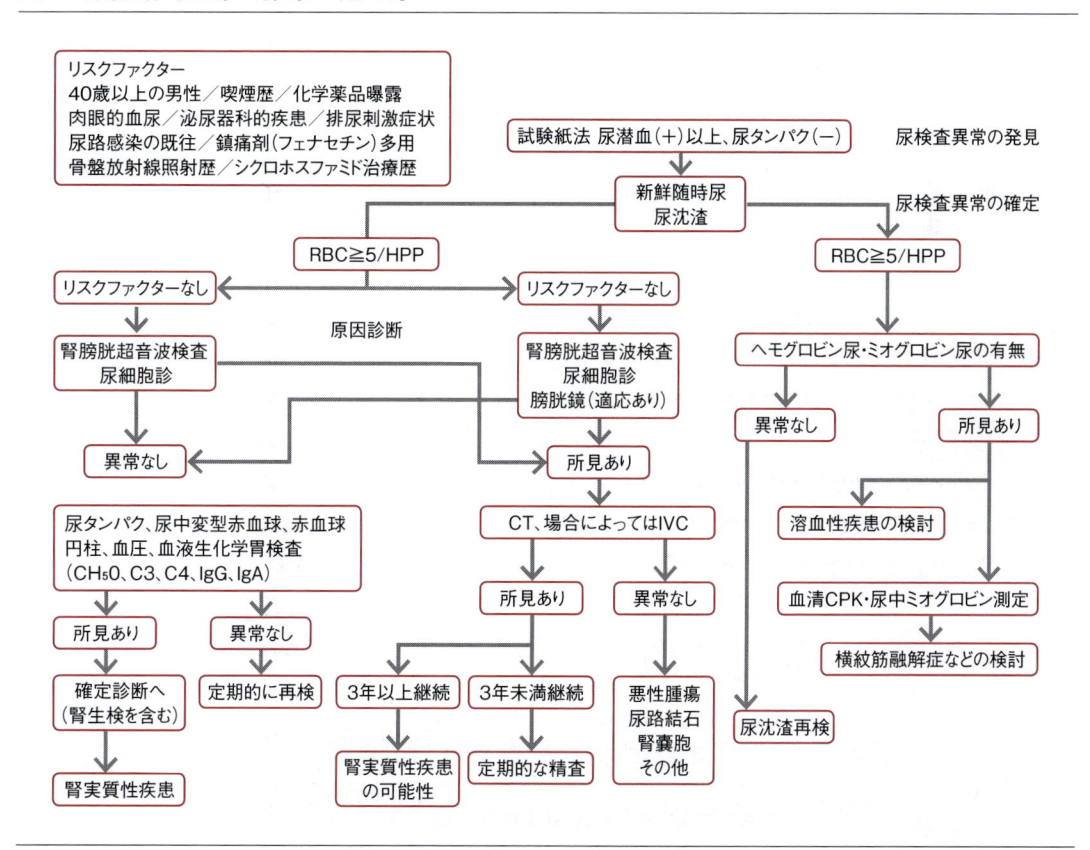

血尿診断ガイドライン（http://www.mnc.toho-u.ac.jp/mmc/guideline/ketsunyo.pdf#search='血尿診断ガイドライン2006'）．より引用

● 腹痛

Case 1 患者が強い腹痛を訴えて、吐血した！

慢性C型肝炎から肝硬変に移行し、通院治療中の55歳男性。今朝、おなかが張った感じがあり、その後、強い上腹部の痛みとともに、自宅で約800mLの新鮮血を吐血。救急車で入院となった。入院直後、さらに200mL吐血。収縮期血圧60mmHg、脈拍128回/分の状態で、意識が混濁している。

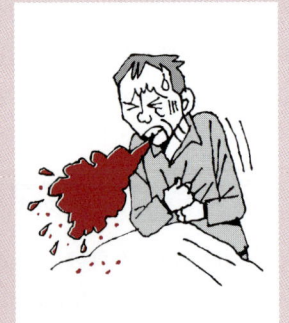

何が起こっている？

肝硬変の既往があり、突然の腹痛・大量の吐血が発生。さらに、理学所見として低血圧・頻脈のショック状態。

これらの状況から、食道静脈瘤の破裂を強く疑います。

□食道静脈瘤破裂

吐血は、消化管出血に特徴的な症状です。新鮮血またはコーヒー残渣様の吐血は、上部消化管からの出血を示します。

上部消化管出血の原因は多岐にわたります（表1）。出血源を鑑別するために、潰瘍既往やピロリ菌の除去歴、NSAIDs（非ステロイド性抗炎症薬）[*1]・アスピリン・ステロイド服用などの薬剤服用歴などを確認します。

本事例のように、肝硬変患者の場合は、静脈瘤が出血源である可能性が高く、バイタルサインがショック状態であるときは、少なくとも1,000mLの出血があると推定されます[1]。

では、なぜ慢性C型肝炎から食道静脈瘤になるのでしょうか？

血液を介して体内に侵入したHCV（C型肝

表1 ● 上部消化管出血の鑑別診断

①血液の嚥下によるもの		喀血、鼻出血、歯肉・口腔・咽頭からの出血 など
②消化器疾患	食道疾患	食道静脈瘤破裂、食道炎、食道潰瘍、異物良性・悪性腫瘍、特発性食道破裂、医原性胸部大動脈瘤破裂 など
	胃・十二指腸疾患	消化性潰瘍、薬物性潰瘍、接合部潰瘍、AGML（急性胃粘膜病変）、マロリー・ワイス症候群、胃静脈瘤破裂、良・悪性腫瘍、血管奇形、異物、胃梅毒、結核憩室、異所性膵、動・静脈瘻 など
③消化管隣接臓器からの出血	肝・胆・膵	肝癌、胆嚢炎、胆石症、胆道腫瘍、膵がん、急性膵炎 など
④全身性疾患	血液疾患	白血病、悪性リンパ腫、血小板減少性紫斑病、TTP（血栓性血小板減少性紫斑病）、血友病、DIC（播種性血管内凝固症候群）、真性多血症、血小板無力症、低プロトロンビン血症、von Willbrand病、フィブリノーゲン減少症 など
	血管疾患	Rendu-Osler-Weber病、結節性動脈炎、Schonlein-Henoch紫斑病、Ehlers-Danlos症候群、海面状血管腫、びまん性血管奇、angiodysplasia など
	その他	アミロイドーシス、褐色細胞腫、サルコイドーシス、SLE（全身性エリテマトーデス）、放射線腸炎、動脈瘤消化管穿破裂、カポジ肉腫、膠原病、尿毒症 など

矢郷祐三，秋山純一，尾上淑子ほか：上部消化管出血に対する対応. MEDICAMENT NEWS2008；1963：11-13．より引用

炎ウイルス）*²が肝細胞内で増殖を始めると、ウイルスを排除しようとして肝細胞が破壊され、肝臓に炎症が起きます。特に自覚症状もないまま炎症が長期間持続（慢性化）した状態が「慢性C型肝炎」です。

炎症によって肝細胞が壊れると、損傷部位を修復するために肝細胞とコラーゲン線維が増えて線維化します。これが肝硬変です。

肝硬変の肝組織では、肝小葉内の類洞（毛細血管で門脈血などが流れている）の血行障害と、門脈枝や肝静脈の圧迫などによって、門脈の内圧が上昇します。門脈圧が亢進すると、その圧の逃げ道として「側副血行路」とよばれるバイパス（シャント）が発達します（図1）。

この側副血行路が、食道や胃の粘膜下の静脈に圧力をかけ、血管がコブ状に変形して静脈瘤が形成されるのです（図2）。

食道に静脈瘤ができても、自覚症状はほとんどありません[3]。しかし、本事例のように静脈瘤が大きくなって破裂すると、大量吐血による出血性ショックが起こり、生命にかかわる状態となるのです。

どう対応する？

- 意識混濁・ショック状態のため、救急対応を行う。
  - 救急コール、救急カートの搬送
  - バイタルサインの測定（心電図モニタ・パルスオキシメータ装着、血圧測定）
  - 酸素投与
  - 静脈確保（可能なら18G以上）、採血（クロスマッチも採取）、輸血のオーダー
  - 輸液急速投与（循環血液量減少性ショックのため、早急に輸液をして補う）
  - 血管収縮薬投与（バソプレシン・ソマトスタチンなど）
- 食道静脈瘤破裂を疑う場合は、胃管挿入は再破裂のリスクを伴うため、原則として行わない。
- 上部消化管出血の場合、消化性潰瘍からの出血か、静脈瘤か、それ以外かの診断のために内視鏡を施行する。その際、呼吸・循環の安定が第1の基本となるが、本事例のように意識障害を伴っていれば、内視鏡前に気管挿管も考慮する。

図1●門脈圧亢進によるシャント

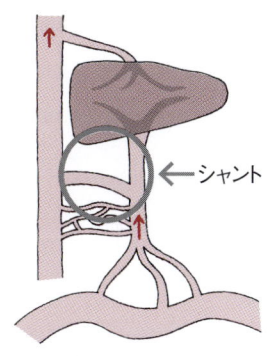

←シャント

- シャントは、肝性脳症の一因となるだけでなく、静脈瘤（胃食道内に出現したバイパス）を放置すると破裂・出血し、肝不全や重篤な状態を引き起こす可能性がある。
- さらに、脾静脈圧亢進と血流のうっ滞により脾臓が腫大し（脾腫）、脾機能亢進により血小板をはじめとする血球減少が起こる。
- 肝臓でのタンパク合成能の低下と相まって、腹水や浮腫などの症状を呈することがある。

図2●胃・食道静脈瘤の発生

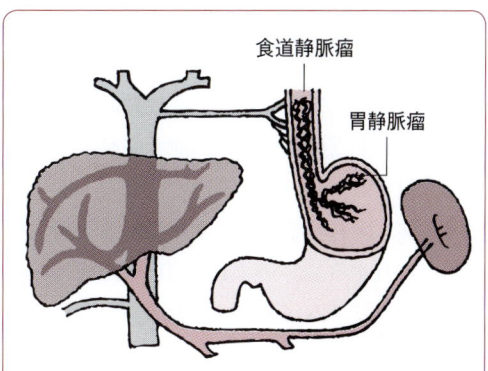

食道静脈瘤
胃静脈瘤

- バイパスが胃食道内に出現する静脈瘤は、破裂などのリスクを伴う。
- 破裂が起こると、大量吐血による出血性ショックが起こり、生命にかかわる状態となる。

表3 ● 上部消化管出血の治療アルゴリズム

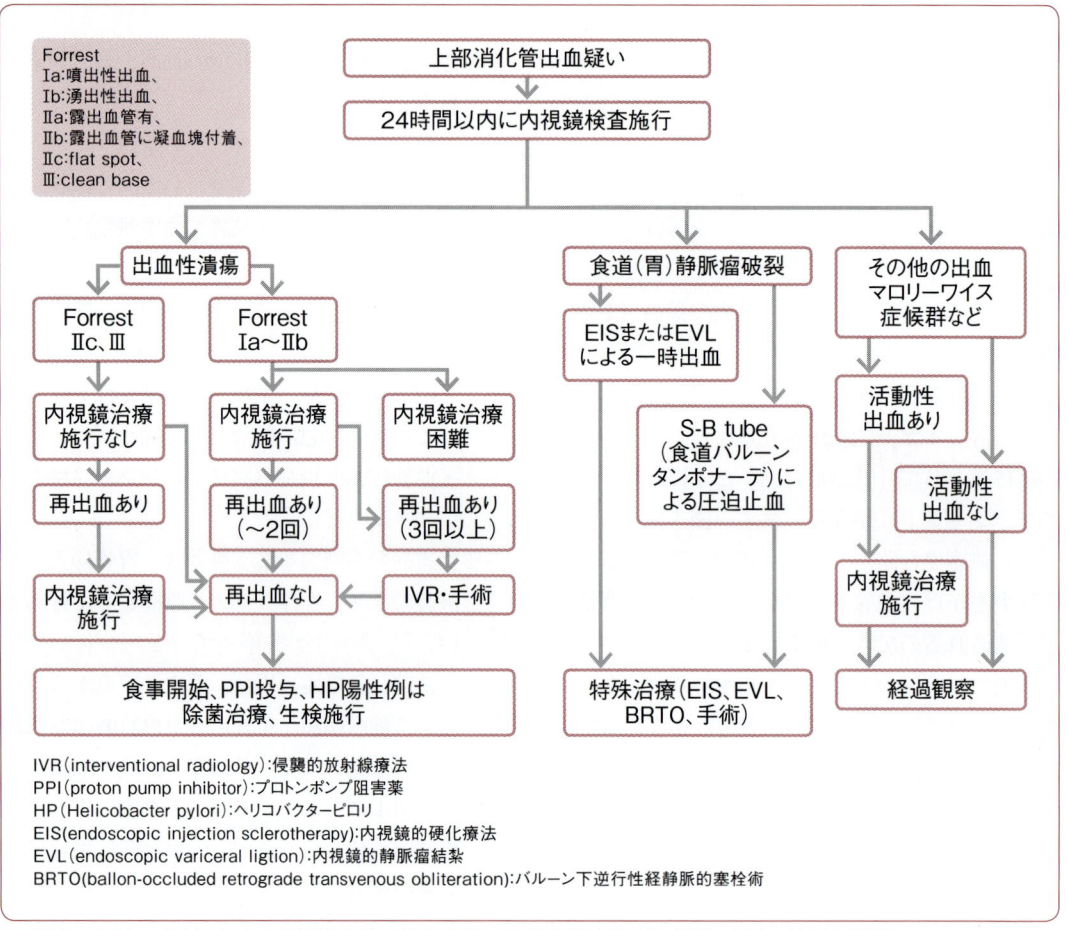

Forrest
Ia:噴出性出血、
Ib:湧出性出血、
IIa:露出血管有、
IIb:露出血管に凝血塊付着、
IIc:flat spot、
III:clean base

```
上部消化管出血疑い
  ↓
24時間以内に内視鏡検査施行
```

出血性潰瘍
- Forrest IIc、III → 内視鏡治療施行なし → 再出血あり → 内視鏡治療施行
- Forrest Ia〜IIb → 内視鏡治療施行 → 再出血あり（〜2回）→ 再出血なし
- 内視鏡治療困難 → 再出血あり（3回以上）→ IVR・手術

→ 食事開始、PPI投与、HP陽性例は除菌治療、生検施行

食道(胃)静脈瘤破裂
→ EISまたはEVLによる一時出血
→ S-B tube（食道バルーンタンポナーデ）による圧迫止血
→ 特殊治療（EIS、EVL、BRTO、手術）

その他の出血　マロリーワイス症候群など
→ 活動性出血あり → 内視鏡治療施行
→ 活動性出血なし → 経過観察

IVR(interventional radiology):侵襲的放射線療法
PPI(proton pump inhibitor):プロトンポンプ阻害薬
HP(Helicobacter pylori):ヘリコバクターピロリ
EIS(endoscopic injection sclerotherapy):内視鏡的硬化療法
EVL(endoscopic variceral ligtion):内視鏡的静脈瘤結紮
BRTO(ballon-occluded retrograde transvenous obliteration):バルーン下逆行性経静脈的塞栓術

矢郷祐三，秋山純一，尾上淑子ほか：上部消化管出血に対する対応．MEDICAMENT NEWS 2008；1968：11-13より引用．

その後どうなる？

- 呼吸・循環が安定したら、内視鏡的静脈瘤結紮（EVL）[*3]によって、出血源を結紮して一時止血する[1]。
- その後、全身状態を改善させながら待機治療へと移行する。詳細は上部消化管出血時の治療アルゴリズム（図3）を参照。

（露木菜緒）

文献
1. 矢郷祐三，秋山純一，尾上淑子ほか：上部消化管出血に対する対応．MEDICAMENT NEWS2008；1963：11-13．
2. 三谷圭二，藤岡高弘：C型肝炎の基礎知識．Nursing Today2008；23（13）11-15．
3. 山東勤弥：肝硬変患者の輸液管理．日事2008；50（13）：113-121．

*1 NSAIDs（nonsteroidal antiinflammatory drugs）：非ステロイド性抗炎症材
*2 HCV（hepatitis C virus）：C型肝炎ウイルス
*3 EVL（endoscopic variceral ligtion）：内視鏡的静脈瘤結紮

● 腹痛

Case 2 腹痛を訴えた後、激しく嘔吐した！

虫垂炎で手術した既往がある35歳男性。
4日ほど前から排便がなく、腹部膨満感があった。
朝食摂取から4時間後、嘔気と腹痛があり、市販薬を内服してもおさまらず、救急外来受診。
待合室で待機中に再び腹痛があり、大量に胆汁様の嘔吐をした。

何が起こっている？

腹痛を伴う嘔気・嘔吐の場合、急性腹膜炎、虫垂炎、膵炎、胆石症、胆嚢炎、イレウスなどあらゆる可能性が考えられるので、発症時期や随伴症状、発現時間、食事との関連（**表1**）[1]、既往歴、内服薬などについて情報収集します。

また、吐物の性状や量、血液や胆汁の混入の有無、臭気も重要な情報です。大量の胃液を嘔吐した場合は十二指腸潰瘍、大量の胆汁であればイレウスや腸重積、糞便臭があればイレウスや腹膜炎が疑われます。

イレウス

本事例のように、腹痛、腹部膨満感、嘔気・嘔吐、排便（排ガス）の停止があれば、まずはイレウスを疑います。

イレウスとは、腸（小腸・大腸）内腔の狭窄や閉塞、あるいは腸蠕動運動の低下によって、腸内容（食物、腸液、ガスなど）の通過がきちんと行われなくなった状態のことをいいます。

欧米では ileus（機能的イレウス）と intestinal obstruction（腸閉塞：いわゆる機械的イレウス）を区別していますが、わが国では慣習的に「イレウス」と「腸閉塞」を同義的に使用しています[2]。イレウスはその病態によって、麻痺性イレウス・癒着性（単純性）イレウス、絞扼性イレウスに分かれます（**表2**）[3]。

イレウスが発症すると、閉塞腸管の口側に腸内容が貯留します。この状態が持続すると、腸管浮腫が起き、腸管蠕動の消失とともに内腔の狭窄が起こり、閉塞は増悪していきます。

拡張して浮腫状になった腸管では、内圧の上昇、血流障害やバリア機能（腸管内の細菌と生体を隔てる）の破綻が起こります。腸管の分泌量も増加し、さらに拡張が続きます。腸管の拡張は間欠的な内臓痛として知覚されますが、血流障害が進行すると持続的な激しい体性痛を引き起こします。

病的腸管は、次第に他の臓器に悪影響を及ぼします。拡張した腸管が腹腔内を占拠して静脈還流を妨げ、横隔膜を押し上げることにより呼

表1●嘔気・嘔吐と食事の関連

朝食前	妊娠（初期）、慢性アルコール中毒、後鼻漏、尿毒症（初期）、たばこ常習
食直後	胃の機能的異常（胃食道逆流症など）
食後1〜4時間	胃・十二指腸潰瘍、胃炎、食中毒（毒素性）
食後半日以上	十二指腸幽門の狭窄、イレウス、食中毒（感染性）
無関係	中枢性疾患、三半規管に関する疾患、薬物、代謝障害　など

表2 ●イレウスの分類

麻痺性イレウス	●術後早期に生じるイレウスで最も多い。 ●麻酔や手術の影響による腸蠕動の減弱・消失が遷延することで生じる。 ●腸管麻痺の遷延の原因としては、術後の離床の遅れが大きく関与している。
癒着性 （単純性） イレウス	●手術操作で刺激の加わった部位や、開腹創の直下では、創傷治癒の過程に伴って、タンパク質やコラーゲン組織による癒着が生じる。 ●この癒着により、腸管の運動が制限されたり、屈曲や狭窄による通過障害が生じたりする。
絞扼性 イレウス	●癒着性イレウスと同様に、治癒の過程に伴って生じた線維性の索条物によって、腸管が絞扼されてしまうと、腸管と同時に腸間膜内の血管も絞められてしまうため、腸管の血流が低下し、腸管壁の壊死が起こる。 ●急激な腹痛を生じ、敗血症性ショックを引き起こす。

吸・循環障害を引き起こします。

また、嘔吐や、治療目的で挿入される経鼻胃管やイレウスチューブからの水分排出により、循環血液量の減少や電解質バランス異常をきたします。

一方で、破綻した腸管バリアから侵入した細菌によって敗血症を起こしたり、腸管の血流が著しく障害されると腸管壊死から腹膜炎を併発したりすることもあります。この間に適切な治療が行われないと、各臓器が障害を受け、多臓器不全・ショックから生命に危機が及ぶ可能性もあります[2]。

どう対応する？

- 嘔吐が見られたら、すぐに患者を座位または側臥位にして顔を横に向ける。嘔吐時に急激な動きをすると、さらに嘔吐を誘発するため、患者がゆっくりと静かに動くように援助する。
- 意識障害がある患者の場合、すみやかに口腔内の吐物を除去するために吸引する（嘔吐による窒息、誤嚥性肺炎の予防）。
- バイタルサインの測定を行う。
- 吐物の内容・性状・量を確認し、片づける。
- 含嗽、汚染した衣服の交換、室温や換気の調整を行う。
- 現病歴の確認、排便・排ガスや腹痛の強さ・周期、最終食事摂取の確認を行う。
- 血液ガスデータを確認する（胃液の喪失によって代謝性アルカローシスになる場合がある）。
- 脱水症状の有無観察、輸液管理も行う（嘔吐が大量で、繰り返される場合、水分摂取が困難になり、脱水症状に陥ることがある）。

その後どうなる？

- イレウスと診断された場合は、図1に示すアルゴリズムに沿って対応する。
- 絞扼性イレウスや腹膜炎などを併発した麻痺性イレウスの場合は、緊急手術の適応となるため、すみやかな準備が必要となる。
- 癒着性イレウスや腹膜炎を併発していない麻痺性イレウスの場合は、イレウスチューブによる減圧が行われることとなる。
- イレウスチューブは挿入後の管理が重要であり、誤嚥のないことを確認するとともに、苦痛による自己抜去や、移動時の事故抜去がないよう注意する。イレウスチューブの長期接触による鼻翼潰瘍の予防も重要となる。
- イレウスチューブは徐々に小腸深部へ進行していくため、鼻孔からの長さで進行具合を確認する[3]。
- イレウスチューブは低圧持続吸引するので、その設定や管理も行う。

（露木菜緒）

文献
1. 瀬川文徳, 浅野美代：悪心・嘔吐. ナーシングカレッジ2010；14（8）18-21.
2. 菊池章史, 樋口哲郎, 杉原健一：イレウス. 消化器外科NURSING2010；15（6）：52-56.
3. 鈴木英之, 田尻孝：イレウスの知識とケア徹底ガイド. 消化器外科NURSING2010；15（3）：74-83.

図1●イレウスの治療アルゴリズム

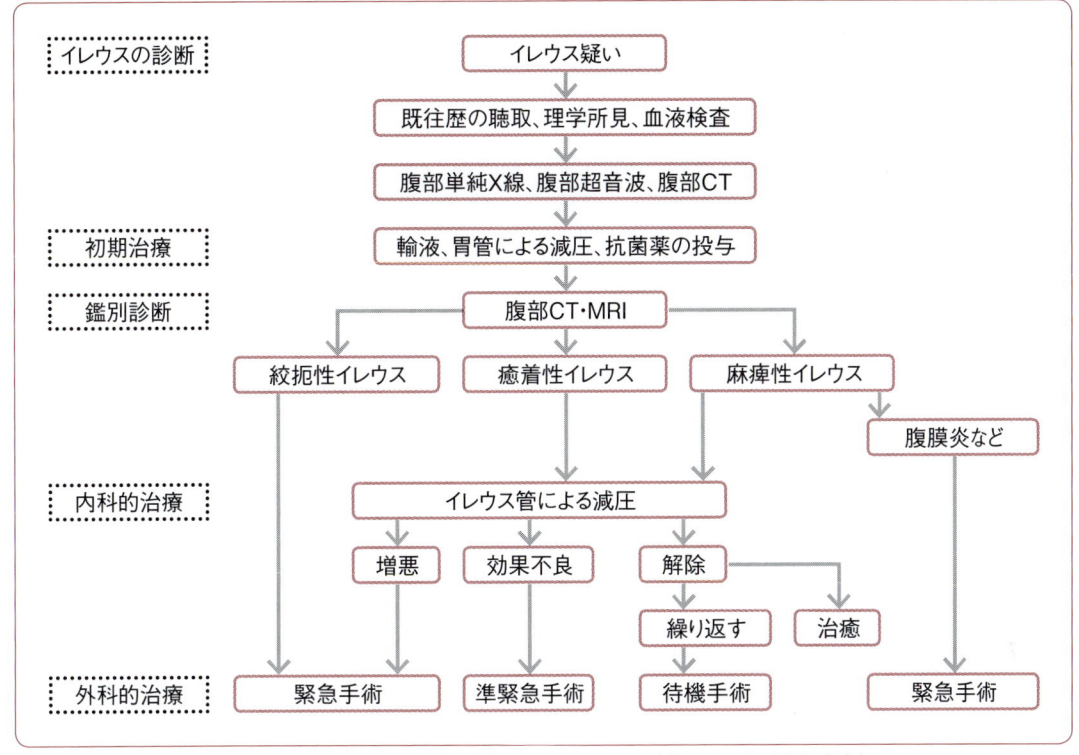

イレウスの診断	イレウス疑い → 既往歴の聴取、理学所見、血液検査 → 腹部単純X線、腹部超音波、腹部CT
初期治療	輸液、胃管による減圧、抗菌薬の投与
鑑別診断	腹部CT・MRI → 絞扼性イレウス／癒着性イレウス／麻痺性イレウス（腹膜炎など）
内科的治療	イレウス管による減圧 → 増悪／効果不良／解除（繰り返す／治癒）
外科的治療	緊急手術／準緊急手術／待機手術／緊急手術

鈴木英之, 田尻孝：イレウスの知識とケア徹底ガイド. 消化器外科NURSING 2010；15（3）：82. より引用一部改変

● 腹痛

Case 3 血圧は低め安定。強い腹痛だけを訴えている！

健康診断で10mm大の胆嚢ポリープを指摘され、腹腔鏡下胆嚢摘出術を施行した80歳女性。既往歴に高血圧、糖尿病、心房細動がある。19時ごろから、腹部の張りと痛みを訴えるが、嘔吐や吐血、下血や下痢はない。バイタルサインは血圧90/60mmHg、脈拍100回/分、体温36.5℃、呼吸数25回/分。腹部の圧痛はあったが、反跳痛はなかった。術後創痛時の指示で処方されていたNSAIDsを内服。さらに、患者は「便秘症なので、下剤がほしい」と言い、頓用で処方されていた下剤を内服した。
その後、腹痛が徐々に増悪し、23時ごろナースコールがあった。

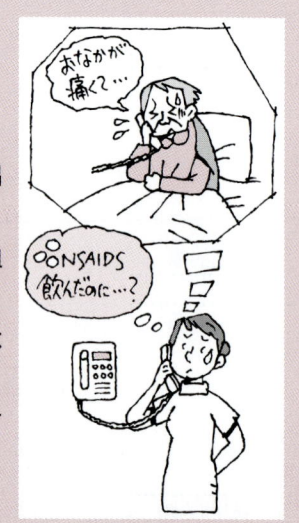

● 何が起こっている？

心房細動の既往、腹痛、高齢者、腹膜刺激症状は乏しい、長時間続く鎮痛薬が効かず徐々に増悪する腹痛。これらの状況から、腸管膜動脈閉塞症を疑います。

□ 急性腸管膜動脈閉塞

腸管膜動脈は小腸や大腸へ分布する動脈で、閉塞すると腸管壊死を引き起こします。腸管膜動脈閉塞症は高齢者に多く、心房細動による心房内血栓が原因の塞栓症である頻度が高く[1]、かつ、腹痛の強さに比べて腹膜刺激症状に乏しいといった特徴があります。

本事例では、平素は心房細動に対する血栓形成予防のために服用していたバイアスピリン®を、観血的処置である胆嚢摘出術のために一時中止していました。そのため、心房内で血栓が形成され、血流に乗って腸管膜動脈を閉塞させたと考えられます。腸管壊死は12～15時間がゴールデンタイムであり、早急に開腹し、壊死した腸管を切除しないと致命的になります。

また、本事例では、高血圧があるにもかかわらず、腹痛を訴えたときの収縮期血圧は90mmHgであり、呼吸も促迫し、プレショック状態

であったと考えられます。そのため、NSAIDs（非ステロイド性抗炎症薬）[*1]の使用がさらに血圧を低下させた危険性があります。しかし、症状は強い腹痛だけで、意識もあり、低めではあるもののバイタルサインも安定していれば、緊急性を判断するのは難しいかもしれません。

腹部に急激な症状を生じる病態を「急性腹症」といい、その原因はさまざまです。今回の事例のように、緊急の手術や処置を必要とする危ない病態もあり、見逃さないようにしなくてはなりません（表1）。

また、腹痛をきたす疾患には腹部以外の疾患もあります（表2）。嘔気や下痢などの症状がないからといって、安易に術後創痛や便秘、胃腸炎などと判断することは危険です。後から嘔吐や下痢も出現してくるかもしれないからです。

主訴は主観的情報として大事ですが、それだけでなく、きちんとしたフィジカルアセスメントを行い、全体で考えましょう。

● どう対応する？

- バイタルサインの測定（血圧・脈拍・呼吸回数・体温・SpO_2）を行う。
- 意識レベルを確認する（意識レベル・バイタ

表1 ● 見逃してはならない急性腹症の種類

緊急に処置が必要	①腹部大動脈瘤破裂 ②急性腸管虚血(特に上腸間膜動脈血栓塞栓症) ③急性心筋梗塞 ④腸管閉塞/絞扼性イレウス・S状結腸捻転 ⑤消化管穿孔(特に大腸など下部消化管) ⑥急性閉塞性化膿性胆管炎 ⑦(妊娠可能な女性では)子宮外妊娠破裂
超緊急ではないが見逃してはいけない	①急性虫垂炎 ②急性胆嚢炎 ③急性膵炎 ④消化管出血 ⑤複雑性尿路感染症
急性腹症で非常によく見られる疾患	①非特異的腹痛 ②急性虫垂炎 ③急性胃腸炎 ④便秘症

表2 ● 腹痛をきたす腹部以外の疾患

急性心筋梗塞、副腎不全、急性肺炎、帯状疱疹、脊髄癆、尿毒症、糖尿病ケトアシドーシス、アルコール性ケトアシドーシス、白血病、悪性リンパ腫薬剤性、うつ病、統合失調症など

表3 ● 病歴聴取のコツ

GUMBA(グンバ)	G:原因(いきさつ) U:訴え(主訴) M:めし(最終食事摂取時間) B:病気(服用薬品を含む) A:アレルギー
SAMPLE(サンプル)	S:Symptoms(症状) A:Allergies(アレルギー) M:Medication(内服薬) P:Past Medical history(病歴) L:Last oral intake(最終食事摂取時間) E:Event preceding the incident(なぜ起こったか)

JPTEC協議会マニュアル作成ワーキンググループ:JPTECプロバイダーマニュアル. プラネット, 東京, 2005:20. より引用

ルサインが安定していなければ、救急コールし、救急対応する)。
● 病歴聴取(表3)と身体所見の確認、12誘導心電図を実施し、医師へ報告する。

①病歴聴取のポイント

- 症状が急性か慢性的に存在するのか確認する。突然発症の腹痛は、重症疾患である可能性が高く、血管性疾患を疑う。また、持続する腹痛も重症である可能性が高く、外科的治療を要する例が多い。
- 腹痛の局在、性質、軽快・増悪する因子を聴取する。
- 手術歴や既往歴、服用歴、アルコール摂取歴も確認する。

②身体所見の確認ポイント[2]

- 視診:腹部だけでなく、胸部をはじめ、全身を観察する。腹部膨満は腹腔内出血や後腹膜血腫、腹膜炎に伴う腸閉塞、腸管浮腫などにより発生する(通常体格の成人男性で腹腔内出血1,500mLまで腹部膨満を認めないともいわれており、腹部膨満や腹囲の増大がない場合でも、腹腔内出血が否定されるわけではない)。
- 聴診:腸雑音だけでなく、心雑音、肺換気音も聴取する。腸雑音は、その有無と減弱を確認する。腸管麻痺の場合、腸雑音が減弱・消失する。腸管麻痺が発生するまで2～3時間を要することがあるため、反復して聴診を行う。
- 打診:腸内ガスの確認(急性胃拡張では左上腹部、腸管麻痺による腸管内ガス貯留では臍部を中心として鼓音を示す)と、腹腔内出血の確認(びまん性の濁音)を行う。
- 触診:圧痛、腹膜刺激症状(反跳痛・筋性防御など)を確認する。反跳痛がある場合、圧迫した手を急に離した際により強い痛み

を訴え、筋性防御がある場合、患者の意志によらない腹壁筋の緊張が見られる。腹腔内出血に比べ、消化管穿孔による腹膜炎のほうが、腹膜刺激症状の程度が強い傾向にある。
- 鼠径ヘルニアや大腿ヘルニアも見逃さないように確認する。

●採血・画像検査を実施する。
- 白血球の増多など、炎症性の変化の確認
- 筋原性酵素（AST、CK、LDHなど）上昇の有無の確認
- 代謝性アシドーシスの有無の確認
- 胸部単純X線で、腸内ガスやフリーエアの有無、胆道や尿管結石・糞便の状態を確認
- 腹部エコーによる胆道系、膵周囲の変化、腹部動脈瘤の有無などの確認
- CT検査の実施

その後どうなる？

●腸管膜動脈血栓症（血栓症、塞栓症）は、いったん発症すると広範な腸管虚血や壊死を引き起こし、現在でも60～90％の患者が死に至る病態である。
●治療方針のフローチャートを図1に示す。
- 腸管壊死所見が明らかでない場合：血管造影（IVR）*1を積極的に施行し、ガイドワイヤーを閉塞部に貫通させて血栓吸引または血栓破砕療法を行い、留置したカテーテルからウロキナーゼ（24～48万単位）を持続動注する。
- 腸管壊死所見が明らかな場合、すでにショックを呈している場合：手術療法を優先し、壊死腸管切除術を施行する。Fogarty Balloon Catheterを用いた血栓除去術や内膜剥離術、血管バイパス術を併せて施行す

図1●急性腸管膜動脈閉塞の治療

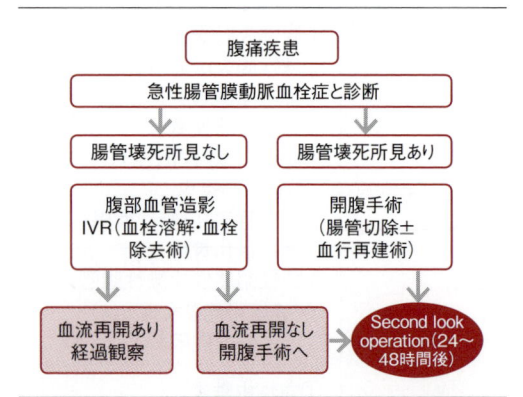

赤石敏,工藤大介,湯澤寛尚ほか：集中治療における消化管壊死の診断と治療, ICUとCCU, 33(7), 533-540, 2009より引用

る場合もある。
●本事例では、CT検査で腸管壁の拡張と肥厚像、虚血腸管の不染像、門脈内ガス像を認め、白血球数3800/μL、CRP4.0mg/dL、CK450IU/L、LDH580IU/L、pH7.21、BE-15mEq/L（腸管虚血により嫌気性代謝が亢進・乳酸が増加することによる代謝性アシドーシスの進行、CK・LDHなど消化管筋層に含まれる酵素の逸脱による上昇）により、腸管壊死と判断。緊急開腹し、壊死腸管切除術を施行した。

（露木菜緒）

文献
1. 阿南英明：急性腸管膜動脈閉塞. 知っておきたい急変のシグナルと対応, 富岡譲二監修, 櫻井利江編集協力, 日本看護協会出版会, 東京, 2005：60-64.
2. 大野博司：腹痛～市中病院救急外来での成人の急性腹症の考えかた. レジデントノート2009；10 (11)：1669-1676.
3. 山本俊輔：腹痛. Modern Physician2009；29 (10)：1419-1423.
4. JPTEC協議会マニュアル作成ワーキンググループ：JPTECプロバイダーマニュアル. プラネット出版, 東京, 2005：20.
5. 日本看護協会監修：外傷初期看護ガイドライン. へるす出版, 東京, 2007：67-68.

*1 NAIDs（nonsteroidal antiinflammatory drugs）：非ステロイド性抗炎症薬
*2 IVR（interventional radiology）：侵襲的放射線療法

●中毒・縊首・墜落・溺水

Case 1 薬剤を飲み過ぎた患者が、ベッド上で苦しんでいる！

交通外傷で入院していた患者。基礎疾患にうつ病があり、三環系抗うつ薬であるイミプラミン（トフラニール®）が処方されている。夜間巡視時、ベッド上で昏睡状態に陥っている患者を発見。ベッドサイドテーブルを確認すると、1回量を大幅に超える量のイミプラミンを服用した形跡がある。
すぐさま意識状態を確認したところ、JCSⅢ-300であり、痛み刺激でも覚醒しない状況である。モニター心電図を装着し、波形を確認したところ、QRS間隔が延長していた。

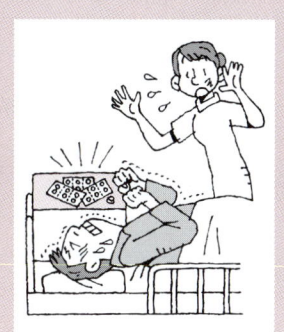

何が起こっている？

□ 薬物中毒

イミプラミンは、小腸上部より吸収され、肝臓で代謝されます。

本事例では、中毒症状であるQRS間隔の延長（心筋のナトリウムチャネル阻害作用による）をきたしており、心室頻拍や心室細動が出現する危険性があります。

また、中枢神経症状として意識障害が出現していることから、けいれんが出現する危険性もあります。

加えて、心筋収縮力の低下や末梢血管抵抗の減少による低血圧にも注意が必要です。

中毒症状は、薬の種類・量によってさまざまです（表1）。多種類の薬剤を服用していることも多く、経過観察のみでよい場合、意識障害や呼吸・循環に問題がある場合など、緊急度や重症度も異なります。

場合によっては誤嚥性肺炎、低体温、挫滅症候群、コンパートメント症候群などの合併症が起こり、重篤化する可能性もあります（表2）。

どう対応する？

1 緊急度・重症度の判断

● まず、発見時に「生命に危険が及んでいないか」把握することが重要である。次に応援を呼び、モニター心電図を装着し、バイタルサインを確認する。

● 意識障害がある場合には、舌根沈下や吐物による気道閉塞を起こすことがあるため、吐物の除去・気道確保を行う。

2 薬物の吸収阻止

● 中毒への対応は、対症療法が中心である（表3）。モニタリングしながら継続的に観察し、異常の早期発見・対処に努める。

● 中毒原因の把握のため、空の薬袋の確認、尿の簡易定性キット（トライエージ®DOA）を用いた検査を行う。意識障害がない場合は、薬の種類・量・回数・時間などを確認し、致死量に達しているか把握する。

● 治療としては、薬物の吸収阻止、排泄促進、拮抗・解毒薬の投与など（表3）を行うが、薬剤の種類によって適応となる治療が異なるため、処置時には注意深く対応する。

● 致死量を超える薬剤の服用後1時間以内の場合は胃洗浄を行い、中毒量では活性炭を注入

表1 ● 薬物の種類による中毒症状

睡眠薬	ベンゾジアゼピン系	中枢神経への作用により、意識障害が起こるが、呼吸・循環に対する作用は弱いため、予後は比較的良好。
	バルビツール酸系	中枢神経への作用により、意識障害・循環・呼吸抑制など、重篤になりやすい。
解熱・鎮痛薬	アセトアミノフェン	肝細胞壊死が起こり、服用から遅れて肝障害・肝不全となる場合がある。
	アスピリン	耳鳴り、けいれん、昏睡などの中枢神経作用や熱産生の増加、ケトーシスなど代謝作用が起こる。
抗精神病薬	フェノチアジン系 ブチロフェノン系	伝導遅延、不整脈、低血圧などの心臓毒性や錐体外路症状、抗コリン作用、意識障害、けいれんなどの中枢神経毒が起こる。
抗うつ薬	三環系抗うつ薬 四環系抗うつ薬	抗コリン作用、心筋伝導障害からQT延長、重症不整脈が出現する。

表2 ● 薬物中毒の合併症

誤嚥性肺炎	意識障害から気道反射の低下が起こり、嘔吐した胃内容物が肺内に入ってしまうため、化学性肺炎を起こしやすい。
低体温	寒冷な環境の場合だけでなく、常温でも起こることがある。中枢体温調節機能や悪寒の抑制などの影響が考えられる。また、重症不整脈を起こす可能性もある。
挫滅症候群	長時間圧迫を受けた筋肉が挫滅し、大量に漏出したカリウムやミオグロビンによって、低血圧・不整脈・腎不全を起こすことがある。
コンパートメント症候群	圧迫された部位が腫脹し、血行障害が生じ、神経・筋障害を起こすことがある。

表3 ● 急性中毒の治療

目的	治療法	適応・注意点
薬物の吸収阻止	催吐	● 意識障害がある場合などは禁忌で、医療施設では基本的に行わない。
	胃洗浄	● 摂取した薬物の種類・量が生命に危険で、服用から1時間以内の場合、検討される。 ● 意識障害があり、気道反射が低下している場合は、嘔吐による誤嚥の危険があるため、あらかじめ気管挿管してから行う。
	腸洗浄	● 活性炭に吸着されにくく、腸管吸収が遅く、重篤な症状を起こす可能性がある場合に行うことがある。
	吸着剤	● 摂取した薬物の種類・量が生命に危険で、服用から1時間以内の場合、検討される。 ● 意識障害があり、気道反射が低下している場合は、気管挿管してから行う。 腸管循環する薬物の場合、活性炭を繰り返し投与する場合がある。
	下剤	● 活性炭と組み合わせて使用されることが多いが、有効とのエビデンスはない。
排泄促進	尿のアルカリ化	● 炭酸水素ナトリウムを静注し、尿pHを7.5～8.5に維持し、再吸収を防ぐ。
	血液浄化法	● 血液灌流法(フェノバルビタール・フェニトイン・テオフィリン・カルバマゼピン) ● 血液透析法(メタノール・エチレングリコール・アスピリン)
拮抗・解毒	薬剤の投与	● アセトアミノフェン(N-アセチルシステイン) ● ベンゾジアゼピン系(フルマゼニル) ● 麻薬(ナロキソン塩酸塩)

する。採血後にpHを確認し、ナトリウム負荷とアルカリ化(pH7.45～7.55になるよう炭酸水素ナトリウムを繰り返し投与すること)を行う。心毒性の軽減・改善の可能性がある。

● 薬物排泄の促進は、分布容積が大きく有効な方法はないため、血液透析や血液灌流法は行わない。

3 合併症への対応

● 低体温時は、室温・温風式患者加温システム(ウォームタッチ™)・加温輸液などにより加温する。体温上昇も悪影響があるため、体温管理を行う。

- 誤嚥などによる酸素化異常が起こり得るため、呼吸理学療法・排痰法などを用い、呼吸管理を行う。
- 薬物による意識障害や精神状態の影響から、不穏行動が出現する可能性がある。危険がないよう、状況によっては抑制などが必要な場合もある。

その後どうなる？

- はじめは意識障害などの症状がなくても、徐々に薬物が吸収され症状悪化をきたす可能性がある。
- 咳嗽反射・自力体動の低下が起こり、合併症（肺合併症・褥瘡など）が出現することもある。
- 自殺企図の場合、再企図の可能性がある。薬物の管理方法の検討、家族や精神科医との連携など、精神面でのフォローが必要となる。

（大坂 勉）

文献
1. 上條吉人：イラスト＆チャートでみる急性中毒診療ハンドブック．医学書院，東京，2005：24-80
2. 三上剛人：急性中毒と処置とケア．エキスパートナース 2008；24（10）：128-136．
3. 上條吉人：臨床中毒学．医学書院，東京，2009：69-74．

自殺企図患者への対応　COLUMN

　自殺の危険因子を表1に示します。うつ病などの精神疾患がある患者や、がんと診断された患者など、自殺企図のリスクが高いと考えられる場合には、自殺のそぶりをいち早く察知することが大切です。特に、うつ病の患者が急に明るい印象になった場合や、回復初期などは、自殺リスクが高い状態と考えたほうがよいでしょう。

　中毒や縊首などで自殺を図り、救命された患者に対しては、身体的治療と並行して精神面でのフォローが必要となります。自殺企図患者に対応する際は「TALKの原則（表2）」を意識することが大切です[1]。

（佐藤憲明）

表1 ● 自殺の危険因子

人口統計学的因子	年齢：老齢、思春期／性：男性／人種：白人
精神科的危険因子	うつ病性障害／アルコールならびに薬物依存／アルコールならびに薬物乱用／精神病性障害／人格障害／不安障害
身体的危険因子	後天性免疫不全症候群（AIDS）／がん／頭部外傷／てんかん／多発性硬化症／ハンチントン舞踏病／器質性脳症候群／脊髄損傷／高血圧／心肺疾患／消化性潰瘍／慢性腎不全／クッシング病／慢性関節リウマチ／ポルフィリア
社会的因子	婚姻状況：死別、離婚、別居／独居状況／社会的孤立／最近の死別／失業／経済的問題／法的問題／銃の保持
家族因子	自殺の家族歴／精神疾患の家族歴／若年期における親の死／若年期における親の別居／精神的虐待／身体的虐待／頻回の引っ越し
過去ならびに過去の自殺性	自殺企図歴／自殺念慮／自殺意図／希望の喪失
治療の場	最近の受診／身体疾患罹患中

Stern TA, Lagomasino IT, Hackett TP著，岸泰宏訳：自殺患者．MGH 総合病院精神医学マニュアル，Cassem NH編，黒澤尚，保坂隆監訳，メディカル・サイエンス・インターナショナル，東京，1999：65-81．

表2 ●「TALK」の原則

T（tell）	誠実な態度で話しかける。
A（ask）	自殺についてはっきりと尋ねる。
L（listen）	相手の訴えに傾聴する。
K（keep safe）	安全を確保する。

日本臨床救急医学会：自殺未遂患者への対応 救急外来・救急科・救命救急センターのスタッフのための手引き．http://www.mhlw.go.jp/bunya/shougaihoken/jisatsu/dl/07.pdf．2010（平成20年度厚生労働科学研究費補助金こころの健康科学研究事業）．

● 中毒・縊首・墜落・溺水

Case 2 医薬品以外の中毒症状を起こした患者が搬送されてきた！

夜間、救急車で搬送されてきた患者。
殺虫剤（有機リン）を服用し、中毒症状を示している。
意識状態は、JCS I -3（覚醒しているが、自分の名前と生年月日を言えない状況）であり、縮瞳と嘔吐が見られる。

何が起こっている？

医薬品以外による中毒

医薬品以外の中毒にも、誤って飲んでしまう場合や故意に飲む場合があります。

経口以外にも、吸入・皮膚などからの吸収による中毒も起こり得ます。中毒症状は、薬物の種類や量によって異なるため、それぞれの特有な症状を把握する必要があります（表1）。

有機リン中毒の場合、副交感神経・交感神経・運動神経・中枢神経の神経終末に蓄積されたアセチルコリンにより、急性コリン作動性症候群（ムスカリン様症状・ニコチン様症状・中枢神経症状）があります。本事例では、中毒症状として、ムスカリン様症状（縮瞳・嘔吐）と、中枢神経症状（意識レベルの低下）が見られます。

また、有機リン中毒では、白濁した吐物、呼気・吐物のにんにく臭が見られるのが特徴です。

医薬品による中毒と同様に、誤嚥性肺炎・低体温が生じている場合や、傷病者が長時間倒れていた場合などでは、その後に挫滅症候群などの合併症が起こる可能性があります。

どう対応する？

1 緊急度・重症度の判断

● 発見時には「生命に危険が及んでいないか」を把握し、対処する。心肺停止時には、BLS（一次救命処置）*1・ACLS（二次救命処置）*2の流れで対応する。
● 呼吸抑制または呼吸停止時は人工呼吸が必要となるが、感染防御のためだけでなく、薬品による二次汚染を防止する意味でも口対口人工呼吸は避け、器具を用いた人工呼吸を行う。気道分泌物の増加・呼吸抑制があれば、気管挿管を行う。

2 薬物の吸収阻止

● 治療としては、全身状態の安定を図りながら、薬物の吸収阻止、排泄促進、拮抗・解毒薬の投与などを行う。
● 致死量を飲み、1時間以内の場合は胃洗浄を考慮する。中毒量の場合は活性炭を注入する。医薬品以外の中毒に対する拮抗・解毒薬を表2に示す。有機リン中毒の場合はアトロピン（気道分泌物の増加や気管支攣縮による喘鳴時に使用）と2-PAM（早期に開始）を使用する。排泄の促進は、有効な方法はなく、血液透析や血液灌流法は行わない。
● 治療は上記の流れで行うが、中毒物質によって対応が異なる部分があるため、注意が必要である（表3）。
● 中毒物質が特定できないことも多いため、中毒に特徴的なものはないか、においなどの観察を行う。また、ゴミ箱に空き瓶などがないか確認し、血液や尿を保存する場合もある。
● 吐物などの扱いにも厳重な注意が必要である。衣類を除去し、皮膚の洗浄も実施する。

表1 ● 医薬品以外の中毒物質と症状

有機リン	ムスカリン様症状（気道分泌物亢進・肺水腫・縮瞳・徐脈）、ニコチン様症状（全身けいれん・呼吸麻痺）、交感神経作用（頻脈・高血圧）、中枢神経作用（昏睡・呼吸抑制）が現れ、死に至る場合がある。
パラコート	嘔吐・下痢・びらん・潰瘍、肝臓や腎臓に障害が起こり、重篤な場合、肺線維症*を起こし、死に至る場合がある。
酸・アルカリ	腐食性の変化による穿孔や狭窄を起こす可能性がある。アルカリの方が重篤化しやすい。
CO中毒	頭痛、嘔吐、気管支炎、肺水腫、組織低酸素など
シンナー	幻視、幻覚、興奮など
タバコ	食べて致死量に至ることは通常ないが、水に溶けた液を飲むとニコチン中毒を起こし重篤となる。

*肺線維症：肺胞の周囲に線維組織が増えて、硬く縮んでしまい、ガス交換ができなくなり呼吸困難に陥る病態。広範囲に線維化が起きた場合、血液中の酸素が慢性的に不足するため、低酸素状態となり、ひどくなると酸素吸入が必要になる。

表2 ● 拮抗・解毒薬

有機リン化合物	アトロピン硫酸塩、PAM（プラリドキシムヨウ化物）
青酸化合物	メトヘモグロビン誘発物質、チオ硫酸ナトリウム水和物
重金属	ジメルカプロール
メタノール	エタノール
一酸化炭素中毒	酸素

表3 ● 中毒物質の種類による注意点

パラコート	酸素投与は肺線維症となるため、できるだけ避ける。
酸・アルカリ	吐かせず、牛乳を飲ませる。
CO中毒	COヘモグロビンを半減させるため、純酸素の吸入・高圧酸素療法を行う。ヘモグロビンとの親和性が高いため、SpO_2が高くても、組織の酸素化の指標にはならない。
石油類	吐かせず、胃洗浄もしない。

その後どうなる？

●有機リン中毒の場合、24時間〜96時間後には筋力低下が生じ、呼吸筋低下から無呼吸になることもあるので、呼吸停止への対応の準備をし、継続的に観察していく必要がある。
●2〜3週間後に末梢神経障害が生じることがある。
●中毒症状が強くない場合や、改善されてきた場合も、パラコート中毒のように肺の線維化によって後から状態が悪化し、死に至る場合がある。薬物の毒性が強い場合、特に注意が必要である。
●Case 1（→p.219）と同様、合併症（肺合併症・褥瘡など）の予防や、自殺の再企図を防止することも必要となる。

（大坂 勉）

文献
1. 上條吉人：イラスト＆チャートでみる急性中毒診療ハンドブック．医学書院，東京，2005：24-80.
2. 三上剛人：急性中毒と処置とケア．エキスパートナース2008；24（10）：128-136.
3. 上條吉人：臨床中毒学．医学書院，東京，2009：238-245.

*1 BLS（basic life support）：一次救命処置
*2 ACLS（advanced cardiovascular life support）：二次救命処置

● 中毒・縊首・墜落・溺水

Case 3 患者が、首をつっているのを見つけた！

肺がんで入院中の患者が、非常階段で首をつった状態で発見された。
発見時、すでに心肺停止状態であった。

何が起こっている？

頸部圧迫、頸椎損傷による呼吸・循環の停止

縊首（いわゆる首つり）では頸部が絞められるため、頸部にある重要臓器が障害を受けます（図1）。

縊首は、定型的縊首と非定型的縊首に分けられます（表1）。

定型的縊首の多くは、総頸動脈・椎骨動脈が同時に圧迫されることで、脳への血流が止まり、死に至ります。高いところから落下した場合は頸椎損傷を起こし、すぐに意識消失・呼吸停止となる場合があります。

非定型的縊首では、定型的縊首と同様に総頸動脈・椎骨動脈などの血管閉塞による場合、舌が押し上げられて気道閉塞を起こす場合、迷走神経・頸動脈洞などの圧迫により心停止を起こす場合などがあります。高さがなくても実施できるため、ベッド柵やドアノブなどで起こることもあります。

どの場合においても、呼吸・循環の停止があった場合、最も影響を受けやすい脳への障害が、時間の経過とともに大きくなります。

図1 ● 頸部にある重要臓器

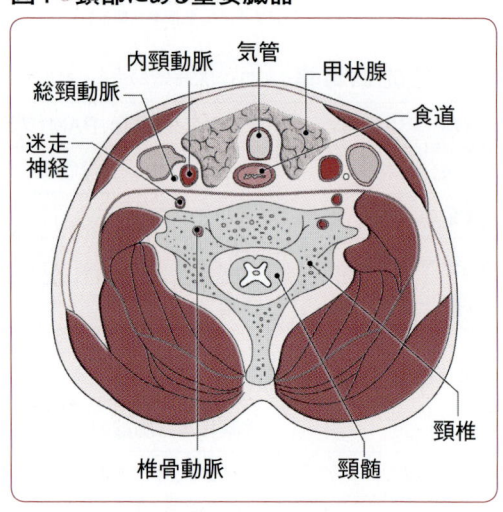

（内頸動脈、気管、甲状腺、総頸動脈、食道、迷走神経、椎骨動脈、頸髄、頸椎）

どう対応する？

1 頸部圧迫の解除

● 発見したらまず、首の圧迫を除去する。この際、患者が落下しないよう支えながら行う。
● 1人では困難な場合、すぐに応援を依頼する。
● 除去した索条物は捨てずに保管する。

2 意識・呼吸・循環の確認

● 患者の意識を確認する。
● 反応がなければ気道確保し、呼吸を確認する。気道確保の際に頸椎損傷の疑いがある場合は、下顎挙上法で行う。気道確保しても呼吸がない場合、人工呼吸を2回行う。
● 気道確保をやりなおしても呼吸が入らない場合、生命維持を優先し、頭部後屈顎先挙上法での気道確保も試みる。
● 頸動脈触知を実施し、循環を確認する。触れない場合や、触れるか迷った場合には、すみやかに心肺蘇生を開始する。

3 頸部の保護

● X線検査などで頸椎損傷の疑いがなくなるま

表1●定型的縊首と非定型的縊首

定型的縊首	頸部に索条物をかけ、身体の部分が床などに着かず、全体重で左右対称に締められているもの。
非定型的縊首	定型的縊首にあてはまらないものすべてを指す。高さがなくてもできるため、ベッド柵やドアノブなどで行うケースもある。

図2●ログロール法

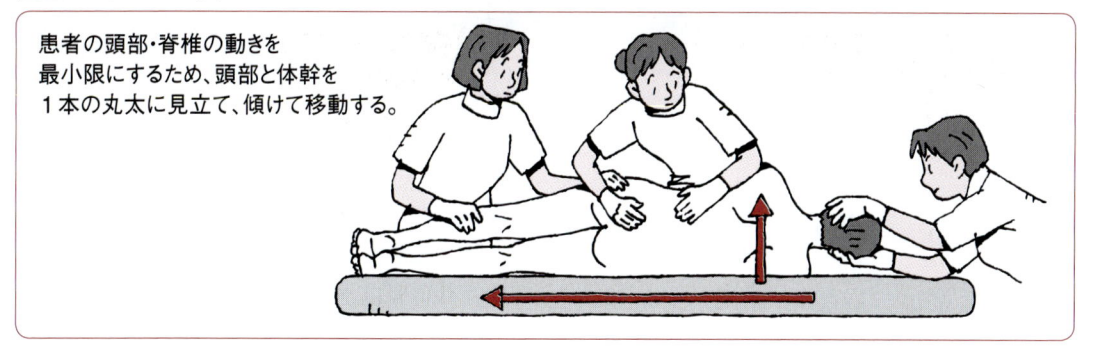

患者の頭部・脊椎の動きを最小限にするため、頭部と体幹を1本の丸太に見立て、傾けて移動する。

で、頸部が動かないよう保護する必要がある。
- 用手的正中中間位固定法および頸椎カラーを用い、体位変換時は、ログロール法で行う（図2）。
- 意識障害がない場合にも、頸部の圧迫の影響を観察し、異常の発見に努める。
- 自殺企図であることが多いため、精神面への対応が必要となる。

その後どうなる？

- 低酸素脳症の影響で、脳浮腫やけいれんなどが起こる可能性がある。意識レベル、瞳孔所見、麻痺、けいれんの有無などを継続的に観察していく必要がある。
- 脳障害を悪化させないよう、低血圧は避け、脳血流の維持および酸素化を図る。
- 頸部の安静のため体動が制限されている場合、無気肺・肺炎など肺合併症が起きやすい。動脈血酸素飽和度（SpO_2）をモニタリングし、異常の早期発見に努め、呼吸理学療法を積極的に取り入れ、予防・改善を図っていく必要がある。
- 自殺企図の場合には再企図の可能性があるため、継続的に見守る必要がある。身体面のみでなく、家族や精神科医なども含めた精神面での支援が必要となる。
- 縊首は自殺によることが多く、家族の精神的動揺が大きい。索条物の痕は、家族の精神的負担を増すため、面会時は目に触れないようにガーゼなどで保護する。

（大坂 勉）

文献
1. 桂田菊嗣：臨床救急医学各論 臓器器官別 神経. 救急救命士標準テキスト第1版, 厚生省救急救命士教育研究会監修, へるす出版, 東京, 1991：306-307.

● 中毒・縊首・墜落・溺水

Case 4 飛び降り自殺を図った患者が倒れている！

入院患者が飛び降り自殺を図った。3階から1階に墜落し、倒れているところを発見。
意識レベルはJCSⅢ-200（痛み刺激で手足を軽く動かす程度）。
自発呼吸は維持されているが、低酸素血症があり、動脈触知も弱い。両下肢の変形もある。

何が起こっている？

□ 高エネルギー外傷

墜落の高さ、落下場所（土・コンクリート・突起物）、接地部位などにより、重症度・緊急度は異なります。

特に、高エネルギー外傷（表1）といわれる6m以上からの墜落では、直接接地部位の損傷だけでなく、急激な速度変化に伴う他部位の損傷を合併している可能性も高いと思われます。

また、損傷部位によって生命に危険を及ぼす疾患（表2）もあり、また、1部位のみではないことも多くあります。

瞬間的な観察では、ただ倒れている人としかとらえられず、受傷原因が不明なこともありますが、高所からの墜落外傷などでは、頭蓋底骨折などに伴う耳からの出血や、倒れている人の四肢の変形で鑑別できることがあります。

本事例は高エネルギー外傷です。低酸素血症や血圧低下が起きていることから、緊張性気胸やショック（表3）が起きていることが考えられるため、緊急度・重症度が高い状態です。

どう対応する？

- 出血部位や変形部位に目を奪われがちとなるが、まず、生命維持に問題はないか、声をかけ、意識が保たれているか確認する。
- 反応がある場合は、現時点では呼吸・循環も、脳への供給が維持できていると考えられる。
- 反応がない場合は、呼吸・循環・中枢神経などに損傷がある可能性があり、緊急度が高い。
- 応援の要請・物品の手配も必要だが、安全な場所・処置できる場所への移動も必要となる。移動時も呼吸・循環を維持することが重要である。
- 外傷患者に対しては、以下に示す順で傷病者の生理学的徴候を評価していく。
  - A（気道の開放）
  - B（呼吸管理）
  - C（循環管理）
  - D（生命を脅かす中枢神経障害）
  - E（全身の露出と保温の重要性）
- 生命維持に影響する病態が存在する場合は、緊急対処が必要である（表4）。
- 看護師は、これから行うこと・起こる可能性のある状態変化を予測し、いつでも対応できるよう準備しておく必要がある。
- 予測している範囲外のことも起こるため、状況に応じて柔軟に対応していくことも必要である。

その後どうなる？

- 受傷直後には現れていなかった症状の出現や、時間の経過とともに病状が悪化する場合もあるため、継続的な観察が必要となる。
- 外傷および処置に伴い、感染症のリスクが高いため、観察および清潔操作に努める必要がある。
- 疼痛管理が必要となるが、鎮痛・鎮静は、呼

表1 ● 高エネルギー外傷

- 車外放出
- 歩行者のはじき飛ばされ
- 同乗者の死亡
- 高速自動車走行
- 64km/時以上の衝突
- 50cm以上の車体変形
- 30cm以上の空間の凹み
- 救出に20分以上要した
- 墜落（6m以上から）
- 車での轢過
- 8km/時以上での対人事故
- バイクによる事故（32km/時以上の事故、バイクからの投げ出され）

表2 ● 生命に危険を及ぼす疾患とその症状

部位	疾患	症状
頭部	頭部外傷	意識障害、瞳孔不同、麻痺、けいれんなど
頸部	脊髄損傷	運動や知覚の麻痺（上部頸髄では呼吸麻痺）など
胸部	緊張性気胸	患側呼吸音の消失、頸静脈怒張、血圧低下など
胸部	心タンポナーデ	心音減弱、頸静脈怒張、血圧低下など
腹部	腹腔内出血	腹部緊張、血圧低下など

表3 ● ショックの原因

種類	原因
出血性ショック	● 出血により、循環血液量の減少に伴い起こる。
閉塞性ショック	● 緊張性気胸により、胸腔内圧が上昇し、心臓に戻る血液が減少して起こる。 ● 心タンポナーデにより、心臓が拡張しにくくなり、心臓に戻る血液が減少して起こる。
心原性ショック	● 心筋の挫傷などにより、心筋の収縮力の低下や不整脈によって起こる。
神経原性ショック	● 脊髄損傷により、末梢血管が拡張し起こる。

表4 ● 緊急を要する病態と対応

病態	対応
気道閉塞	気管挿管、気管切開、気管穿刺
心タンポナーデによるショック	心嚢穿刺、ドレナージ、開胸術
緊張性気胸によるショック	胸腔穿刺、ドレナージ
頸髄損傷による脊髄性ショック	頸椎保護（牽引・固定）
高度脳損傷	穿頭、開頭血腫除去術、減圧開頭術
胸部・腹部・骨盤骨折などによる出血性ショック	大量輸液、大量輸血、大動脈遮断バルーンカテーテル、TAE（経カテーテル動脈塞栓術）[*1]、開腹・開胸止血術、創外固定

*1 TAE（trauscatheter arterial embolization）：経カテーテル動脈塞栓術

吸・循環への影響だけでなく、症状の訴えなども抑えてしまう。そのため、悪化を見逃さないよう、注意が必要である。

● 自殺企図の場合、再企図の予防・精神的支援が必要となる。

（大坂 勉）

文献
1. 有賀徹他：初期診療理論. 外傷初期看護ガイドライン JNTEC 第1版, 日本救急看護学会監修, へるす出版, 東京, 2007：12-14.

● 中毒・縊首・墜落・溺水

Case 5 溺水（侵漬）状態の患者を発見した!

入院中の患者が、入浴中、浴槽に顔がつかった状態で発見された。
発見時、すでに心肺停止状態であった。

何が起こっている?

1 窒息による低酸素血症

溺水には、湿性溺水（肺に水が入って誤嚥・窒息が起こり、ガス交換に影響して低酸素血症に陥るもの、図1）と、乾性溺水（水が入ったとき反射的に喉頭けいれんが起こって窒息状態となり、肺内に入る水の量が少ない状態）があります。どちらの場合でも、窒息による低酸素血症が起こり、組織の低酸素症が起きて心停止に至ると考えられます。

水につかっていた時間と低酸素血症の程度が血行動態に影響し、予後を左右します。さらに、肺感染症や無気肺・肺の血管透過性亢進による急性呼吸窮迫症候群（ARDS）[*1]によって低酸素血症の遷延・増悪を招くことが考えられ、対応していく必要があります。

また、低酸素血症によって各種臓器に障害が生じますが、最も障害を受けやすいのは脳であり、時間の経過とともに低酸素脳症による障害は大きくなるため、迅速な対応が重要です。各種臓器が低酸素症となると、代謝性アシドーシスが出現します。

小児の溺水では事故が原因であることが多いのですが、成人の場合、自殺企図だけでなく、入浴中に脳疾患・心疾患・低体温などによって意識障害に陥り、溺水する場合があります。この場合には、原因疾患への対応が必要となります。

なお、従来いわれていた海水溺水と淡水溺水の違い[*2]については、実際には入る水の量が多くないため大きな差がなく、臨床上問題にはなりません。

2 水の温度による障害

入浴中で時間がたっていなければ、水の温度が高く、高体温や熱傷などを起こす可能性があり、その対応も必要となります。

一方、水の温度が低く、低体温・心肺停止で発見された低体温の場合には、低温が脳保護の役割を果たし、高体温に比べ、障害なく蘇生できる場合があります。

しかし、低温による脳保護の効果は、とても冷たい水でなければ得られないため、院内の浴室で発生するケースにおいては期待できません。

どう対応する?

- 水からすばやく救助する。1人で浴槽から救助するのは、患者が衣類などを着ている場合は特に困難となるため、浴槽の場合は栓を抜き、顔を引き上げ、気道を開通させる（図2）。
- 呼吸がなければ、まず「人工呼吸2回を優先」して行う。その後、窒息の有無を評価し、呼吸の再開を認めないことが確認されたら、すみやかに応援を要請する。
- 心停止に至っていた場合、心肺蘇生法を行う。超低体温の場合は蘇生の可能性が高いため、最低1時間は蘇生を行う。
- 応援・物品が到着したら、気管挿管を行って気道を確保する。バッグバルブマスクやジャクソンリースを用いて人工呼吸を行うと同時にモニタを装着し、継続的に観察していく。

表1 ● 溺水による死亡原因

湿性溺水	水が肺内に入り、窒息してしまう。
乾性溺水	喉頭けいれんによる窒息で、肺内に水が入らない。
副交感神経の反射による心停止	冷水の場合、起こることがある。
二次溺水	症状が軽度でも、後から肺炎・肺水腫が悪化する。

図1 ● 肺胞低換気

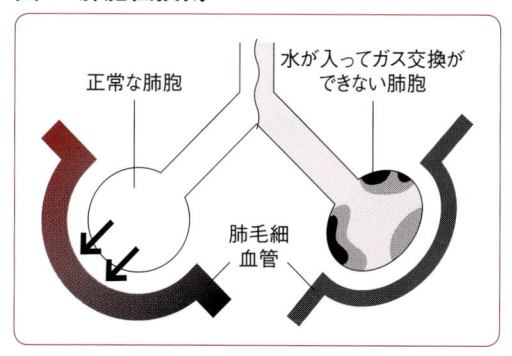

図2 ● 浴槽での人工呼吸

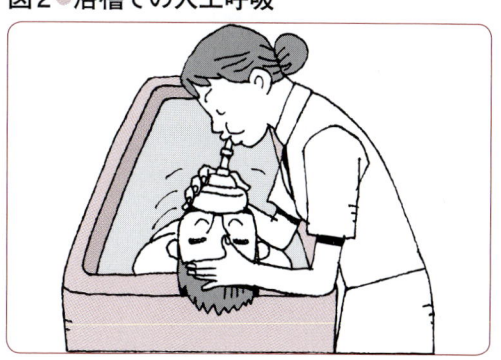

- 気道内の水は自然に吸収されるため、除去する必要はない。ハイムリック法は、嘔吐・誤嚥を誘発するため実施しない。ただし、胃内に水が入ると、嘔吐による誤嚥の可能性があるため、胃管を挿入し、除去する。
- 低体温の場合、除細動やエピネフリンの効果は弱い。体表面ではなく、深部体温を測定し、30℃以上の体温上昇を目指して行う。
- 衣類を着用している場合には、体温低下を招くため、除去する。
- 体温を上昇させるため、室温調節・加温輸液・ウォームタッチ™やブランケットを用いる。体温が上がりすぎて高体温になると、酸素消費を増加させ、脳への悪影響があるため、体温管理が重要である。
- SpO_2モニタを装着しても、低体温・循環不全によって酸素飽和度が測定できないことも多いため、血液ガス分析を見ていく必要がある。
- 入浴中の場合は、高体温・熱傷・脱水の、どの可能性も考慮する。

その後どうなる？

- 重症の場合、低酸素血症が起こりやすく、人工呼吸管理も必要となるため、体位を含めた呼吸理学療法を積極的に行っていく。
- 低酸素脳症の影響で、脳浮腫やけいれんなどを起こす可能性がある。脳の障害を悪化させないために、低血圧は避けて循環動態を安定させ、脳血流の維持および酸素化を図る。
- すぐに意識が戻り、酸素化の問題もない軽症であっても、後から肺感染症やARDS（急性呼吸窮迫症候群）が起こることがある。心電図やSpO_2の持続モニタ、呼吸困難感・発熱・咳嗽および痰の性状など、経時的な観察が必要となる。
- 溺水の体験によって精神的に不安定になることもあるため、精神面への対応も必要である。

(大坂　勉)

文献
1. 小倉ひとみ：溺水．救急看護　急性期病態にある患者のケア，高橋章子編著，太田宗夫医学監修，医歯薬出版，東京，2001：260-263．
2. 坂本照夫：溺水．今日の救急治療指針第1版，医学書院，東京，1996：413-417．

*1　ARDS（acute respiratory distress syndrome）：急性呼吸窮迫症候群
*2　淡水溺水と海水溺水の違い：淡水の場合は浸透圧の影響で肺胞内から細胞内へと水が移動して血管内に入って血液が希釈されて電解質が低下する、海水の場合は逆に血管内から水が異動して脱水となり肺水腫を起こす、と理論上は説明されているが、臨床上問題にはならない。

● 出血

Case 1 転倒して受傷した患者の出血が止まらない!

不整脈（頻拍性不整脈）治療のため入院中の80歳代女性。抗不整脈薬（ワソラン®：ベラパミル塩酸塩）や抗凝固薬（ワーファリン：ワルファリンカリウム）を内服により症状も改善し、内服薬のコントロールもでき、退院がそろそろ決まりそうな状況であった。
先ほど、トイレに向かう途中につまずいて転倒し、右顔面・右上腕を打撲。上腕部は挫滅創によって出血が見られ、患部周囲が腫れてきている。

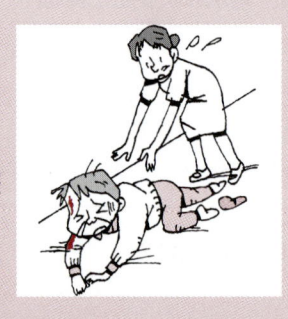

何が起こっている？

□ 抗凝固薬などによる出血傾向

不整脈による抗血栓療法のために使用される代表的な抗凝固薬を**表1**に示します。抗凝固薬を服用している患者は、通常より出血しやすく、また、いったん出血が起こると、なかなか血が止まらないため、出血量が多くなることに注意が必要です。

本事例の患者も抗凝固薬を内服していたため、通常より多量の内出血が見られ、内出血で患部が腫れるまでになったと考えられます。

また、患者は80歳代と高齢です。転倒したときに受け身を上手に取れず、勢いがついたまま身体を打ってしまった状況であると考えられます。加えて、加齢の影響により、皮膚組織の成分が減って真皮と表皮の層が薄くなり、血管周囲の組織も脆く出血しやすくなっていることも、多量の内出血を引き起こした要因になったと考えられます。

どう対応する？

1 患者の観察

● 転倒を発見した場合、ただちに患者の観察を行う必要がある。

● 意識がはっきりしている場合は、患者から情報を聞き、どの部位を打ったのか、どのような痛みがあるか確認し、打った部位を観察する。その際は、衣類などの上から観察するのではなく、直接"見て"観察することが重要である。
● 打った部分の他に、バイタルサインや意識状態の観察も行う。
● 現在、痛みがある部位以外に打った場所がないかも含め、観察する必要がある。

2 圧迫止血

● 転倒によって出血を伴う傷が見られた場合は、局部の圧迫止血を行わなければならない。傷の程度によるが、通常、5～6分程度の圧迫止血で、傷からの出血は止まる。
● ただし、抗凝固薬内服中・肝機能障害・血液疾患などで出血傾向のある患者など、止血が困難な場合には、通常より時間をかけた圧迫止血や、傷の縫合が必要になることがある。また、抗凝固薬の作用によって圧迫だけでは止血不可能な場合には、薬剤（アドナ®注：カルバゾクロムスルホン酸ナトリウム水和物）の使用も考慮しなければならない。
● 抗凝固薬内服患者が内出血を伴った場合、血液凝固時間を検査し、その後の出血の可能性を予測し、対処しなければならない（**表2**）。

表1 ● 抗凝固薬の種類と作用時間

抗凝固薬・抗血小板薬	作用	作用時間
アスピリン（バイアスピリン®）	血小板と結合し、不可逆的に血小板を抑制	7〜10日間
チクロピジン塩酸塩（パナルジン®）	フィブリノゲン受容体拮抗薬	7〜10日間
ジピリダモール（ペルサンチン®）	PDE（ホスホジエステラーゼ）阻害	1〜2日間
シロスタゾール（プレタール®）	PDE（ホスホジエステラーゼ）阻害	2〜3日間
ベラプロストナトリウム（ドルナー®）	PGI_2（プロスタグランジンI_2）製剤	1〜2日間
ワルファリンカリウム（ワーファリン®）	ビタミンK依存性凝固因子合成阻害	拮抗作用のあるビタミンK投与で作用は消失

その後どうなる？

- 出血が止まらない患者の場合、転倒時に別の部位も打っている可能性を考えることが重要である。例えば「転倒して頭と肘を打ち、肘からの出血があり、止血が困難である」場合には、頭部（頭蓋内）でも出血が起きている可能性が非常に高い。この場合には、瞳孔の確認など脳神経のアセスメントや、頭部CTなどの検査をすみやかに実施できるような準備が必要となる。
- 時間をかけた圧迫止血によっても傷からの出血が止まらない場合、傷の縫合を行う。ただし、傷を縫合したからといって損傷周囲の出血が止血されるわけではないため、圧迫止血を併用することとなる。
- 頭部の出血を見逃し、時間が経ってから頭部内の出血が発見された場合、止血困難な患者は頭部内の出血も止血困難であることが多く、重篤化するリスクが高い。

（木野毅彦）

表2 ● 血液凝固時間に関する正常値

検査	正常値
プロトロンビン時間	11〜13秒
プロトロンビン活性	80〜120%
トロンボテスト	凝固法　70〜130% Owren法　70〜100%

● 出血

Case 2 脳ドレーンバッグが、真っ赤に染まっている！

意識障害で搬送されてきた65歳の男性。頭部CTにより、クモ膜下出血と診断されたが、脳の浮腫が強いため、緊急に脳室と脳槽にドレナージ術を行った。
術後ドレーン管理を行いながら、患者のケア・観察を行っていたところ、突然、ドレーンが真っ赤になり、出血が見られたため、ただちに医師に報告を行った。

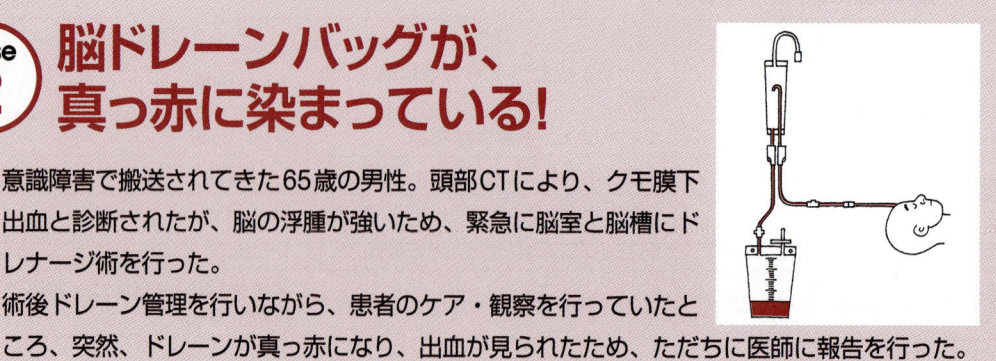

何が起こっている？

□ドレーン挿入部位の周囲からの出血

脳に挿入されるドレーンにはさまざまな種類がありますが（表1）、その目的から、以下の3つに大別されます。

- **圧調節流出型**（脳室・脳槽・脊髄ドレーンなど）：通常、髄液を排出させる目的で挿入される。術後は、髄液への血液混入がある程度見られるが、徐々に血液の割合が薄くなり、ワインカラー（ロゼカラー）、キサントクロミーと色が変わってゆく。
- **陰圧吸引型**（硬膜外・皮下ドレーンなど）：硬膜外や皮下に挿入し、血液などの老廃物を吸引・排出する目的で挿入される。そのため、血液を中心とした暗赤色などの排液が見られる。
- **自然流出型**（慢性硬膜下血腫術後硬膜下ドレーンなど）：陰圧をかけず、自然な流出を期待し、血腫（硬膜下出血など）後、硬膜下に挿入し、血液などの老廃物を排出することを目的に挿入される。

「脳ドレーンからの突然の血液流出」の原因として考えられるのは、ドレーン挿入部位の周囲からの出血です。特に問題となるのは圧調節流出型ドレーン（脳室・脳槽・脊髄ドレーンなど）の場合で、これらのドレーンから突然の血液の流出が見られた場合には、脳を貫く血管に異常

図1●ドレナージの挿入箇所

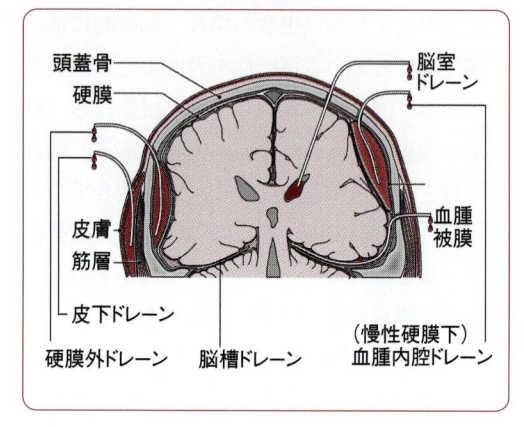

があったことが考えられます。

本事例では、クモ膜下出血の原因として9割を占める脳動脈瘤による再出血が起こり、出血した血液が逃げ場としてドレーンに流れ出たと考えられます。

どう対応する？

- 出血を確認したときは、ただちに意識状態、瞳孔の異常所見の有無、出血の量・性状、バイタルサインを確認し、医師へただちに報告する。
- 出血による脳への血流低下の影響により、呼吸機能の低下が起こり得る。無呼吸や換気不良が起こる可能性が高くなるため、酸素投与や適切な呼吸補助の実施が必須である。
- ただちに頭部CT検査を行い、出血の部位・

表1 ● ドレナージの目的とトラブル

種類	脳室ドレナージ、脳槽ドレナージ	脳実質腔ドレナージ	スパイナルドレナージ	硬膜下ドレナージ	硬膜外・皮下ドレナージ
目的	脳室内出血・髄液排除、頭蓋内圧コントロール、薬剤投与	脳内出血・髄液排除、腫瘍排除、薬物投与	脳内出血・髄液排除、頭蓋内圧コントロール、薬物投与、髄液漏修復	脳内出血・髄液排除、腫瘍排除、薬物投与	術後出血予防
起きやすいトラブル	チューブ閉塞、排除過多・減少、エアフィルタの汚染、感染、開閉の忘れ	組織排出によるチューブ閉塞、エアフィルタの汚染、感染	チューブ閉塞、エアフィルタの汚染、感染	組織や血液塊などによるチューブ閉塞	組織や血液塊などによるチューブ閉塞

程度を検索し、脳実質への圧迫を最小限に抑えることも重要である。

その後どうなる？

●ドレナージの目的はドレナージを介して圧を逃がすことであるため、ある程度の出血であれば、脳内の圧が上昇しても、脳実質への圧迫はそれほど強くない。ただし、原因を突き止めて対処しなければ、脳実質が腫れ、脳への侵襲が強まり、患者が危機的な状態に陥る危険性がある。

●一般的に、頭蓋内圧モニタリングなどを行い、頭蓋内圧を経時的に観察する。

●頭蓋内圧上昇時には、圧を下げる薬剤（グリセオール®：濃グリセリン・果糖注射液）を使用する。ときには、脳低体温療法などを行い、脳の保護を行う。

(木野毅彦)

● 出血

Case 3 心筋梗塞患者が、食後に吐血した!

胸痛によって緊急入院となった56歳男性。心電図などの検査の結果、心筋梗塞と診断され、緊急心臓カテーテルによる冠動脈形成術及び血栓吸引術を行った。
術後経過は良好で、バイタルサインの問題もなく、ADLも順調に拡大していたが、入院5日目の朝食後、突然、多量の吐血が見られた。至急医師に報告し、医師の指示により血管確保などを行った。

何が起こっている？

□消化管出血

心筋梗塞の治療には、血栓溶解療法とカテーテル治療の2種類があり、最近では、この2つを組み合わせた治療が行われています。

通常、診断後ただちに血栓溶解薬を静脈注射した後、カテーテル治療として経皮的経管冠動脈形成術（PTCA）[*1]、閉塞部位へのステントの留置を行います。治療後は、再閉塞予防の目的で抗凝固薬を内服することになります。

心筋梗塞は血管が詰まる疾病であり、血管の閉塞部を溶かす目的で血栓溶解薬や抗凝固薬を使用するため、出血傾向が高まります。そのため、治療のガイドライン[1]では、出血傾向や潰瘍のある患者への薬剤の使用を喚起しています。

しかし、元々既往として胃潰瘍の診断がされていなくても、実際には胃潰瘍の胃壁病変があり、自覚症状として気づいていない患者も多く存在します。そのような患者では、ときとして、血栓溶解薬や抗凝固薬によって出血傾向が増し、入院治療・心筋梗塞の治療に伴うストレスなどにより、消化器からの出血の可能性が高くなり、吐血してしまうことがあります。

本事例は、まさにそのような状況で起きたことと考えられるでしょう。

どう対応する？

● 吐血が見られた場合には、ショックあるいはショックに近い状況に陥っていると考えられるため、ただちに医師へ報告する必要がある。
● 緊急対応のABCに準じ、気道確保→呼吸→循環の順で治療とケアを行う。
  ・気道確保：吐いた血液を誤嚥する可能性があるため、気道が閉塞されていないことを確認する。可能であれば、口腔内に残っている血液を吐き出してもらう。患者自身での排出が難しい場合は、吸引を行って口腔内・気道内の吐物を除去する。
  ・呼吸：ショックによる1次的な呼吸苦が出現する場合もあるため酸素投与を考慮する。
  ・循環：出血を伴うことから、点滴が開始されるため、乳酸リンゲル液などによる点滴ラインの確保などが必要となる。

その後どうなる？

● 通常は、バイタルサインが安定した後、内視鏡による出血部の止血術が行われる。
● 出血部の治療が行われるまでは、その後も再吐血が起こる可能性もあるため、モニタ類の装着や観察を十分に行う必要がある。
● 突然の吐血で一番驚いているのは患者本人で

ある。治療経過と「何が起こっているのか」を説明し、安心させることも重要である。
- 吐物が患者の視野に入ると、さらに恐怖心を高めてしまう可能性があるので、可能であれば清掃するなどの配慮が必要である。
- 吐血後に生じる口腔内の不快感は、嘔気を引き起こす。口腔内の清潔を保つよう、口腔ケアを行う。

(木野毅彦)

文献
1. 日本循環器学会，日本冠疾患学会，日本集中治療医学会，日本心血管インターベンション学会，日本心臓血管内視鏡学会，日本心臓病学会，日本心臓リハビリテーション学会，日本心電学会，日本心不全学会，日本動脈硬化学会，日本脈管学会合同研究班：心筋梗塞二次予防に関するガイドライン（2006年改訂版）．http://www.j-circ.or.jp/guideline/pdf/JCS2006_ishikawa_h.pdf.

*1 PTCA (percutaneous transluminal coronary angioplasty)：経皮的経管冠動脈形成術

低カリウムだけでなく低ナトリウムにも要注意！ COLUMN

「意識障害のアセスメントでは、高ナトリウムと低カリウムに注意が必要」ということは、先に述べました（→p.85 Q47）。緊急の場面では、どうしてもカリウム異常ばかりに注目してしまい、ナトリウム異常を軽視してしまいがちになるため、注意が必要です。

ナトリウム異常を見るときは、高ナトリウムだけでなく、低ナトリウムにも注意します。なぜなら、低ナトリウム血症が原因で、けいれんが起こる危険性があるからです（表1）。低ナトリウムによるけいれんは、ナトリウム低下に伴う低浸透圧によって、脳実質の細胞内液に水が移動して発生した浮腫が、重篤化することで起こります。

なお、低ナトリウム血症に対するナトリウム投与時には、投与時間の管理が重要なポイントになります。急激なナトリウム投与は脳細胞の脱水や脱髄を引き起こすため、投与時間は厳密に管理しましょう。

(佐藤憲明)

表1 ● 低ナトリウム血症の症状

ナトリウム濃度	出現する症状
135〜125mEq／L	無症状
125〜110mEq／L	食欲低下、頭痛、傾眠
110〜105mEq／L	嘔気、嘔吐、昏迷
105〜95mEq／L	昏迷、けいれん、死亡

頭蓋内出血量を推定する方法とは?

COLUMN

頭部CTでの出血所見の見方について、PartⅥで紹介しました（→p.273）。

脳神経外科領域での話になりますが、意識障害で診断された患者が、頭部CT検査で被殻出血・視床出血と診断され、降圧薬を持続投与して保存的な経過観察を行う状況は珍しくありません。

保存的経過との治療方針を受けた看護師は、経時的に患者の意識レベルの変化・神経学的な異常の観察を行っていきます。しかし、診断時の脳内出血量や頭蓋内の圧迫度など、詳細な診断についての情報は、必ずしも医師から伝達されず、看護師は観察項目ばかりに注目していることもあるように思います。

では、頭部CT撮影後、医師は、どのような所見に基づいて「大きな出血だ」「様子が見られる程度だ」「この出血量は手術適応ではない」と診断しているのでしょうか？

被殻部の場合は、脳の中心部から少しずれ、少量の出血であれば侵襲も少なく、保存的に見ることができます。一方、手術適応となるのは、一般に30mL以上の出血があり頭蓋内を圧迫している所見で、神経学的な異常を認めた状況で行われる場合が多いようです。しかし、その条件に合致せず、保存的な経過をぎりぎりの診断基準で観察している場合、看護師もその状況を把握すべく脳内出血量や頭蓋内の圧迫度を知る必要があると思います。

表1 ● 視床出血と被殻出血

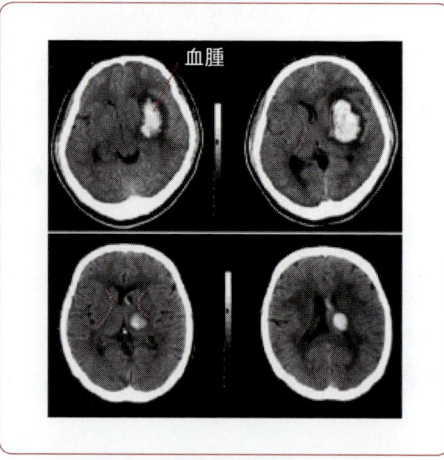

ちなみに、頭蓋内出血量は、白く写る出血所見の「一番長い端から測定した長さ（縦）×縦の線に垂直に長い場所の長さ（横）」で面積を測定するように推定します。なお、血腫は頭蓋内の球体の中にあるので「縦×横×高さ÷2」で計算します。

頭蓋内出血の重症度を知ることはもちろんですが、どこの領域に出血巣があるかを把握した観察は、異常の早期発見や対応に役立つはずです。

（佐藤憲明）

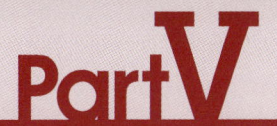

Part V
急変対応に必要なモニタリングの知識

- ●心電図モニタ　　　　　　　　　　　　　　238
- ●パルスオキシメータ　　　　　　　　　　　244
- ●圧モニタリング　　　　　　　　　　　　　250
- ●尿モニタリング　　　　　　　　　　　　　260

● 心電図モニタ

Q1 急変対応での心電図モニタは、いつ、どんなときに装着しますか？ 装着時に注意しなければならないことは？

A 急変対応に心電図モニタは不可欠ですが、脈拍を確認してから装着するのが基本です。除細動を行う可能性を考慮し、除細動パッドを当てる位置を避けて電極を貼ってください。

心電図は、いかなる急変の場合にも必要と考えてください。

たとえ致命的な不整脈が存在しない場合でも、心房細動波形から脳梗塞が疑われたり、鑑別診断の助けになったりするからです。

意識がない患者では、心電図装着より脈拍の確認が先

複数人のスタッフがいる場合は、心電図モニタは用意ができた時点で装着します。

1人で対応せざるを得ない場合、明らかに患者に意識があるときには心電図モニタを先に装着してもよいですが、そうでない場合は脈を確認してから装着します。なぜなら、CPR（心肺蘇生）*1の開始は心電図モニタの波形で決めるわけではなく、脈拍の有無で決定されるからです。

脈拍が触れない場合は、CPRを開始し、モニタ装着と同時に、すみやかに除細動器の準備をする必要があります。

電極を貼る位置に注意が必要

心電図の電極は一般的に図1のように貼りま

図1●電極を貼る位置

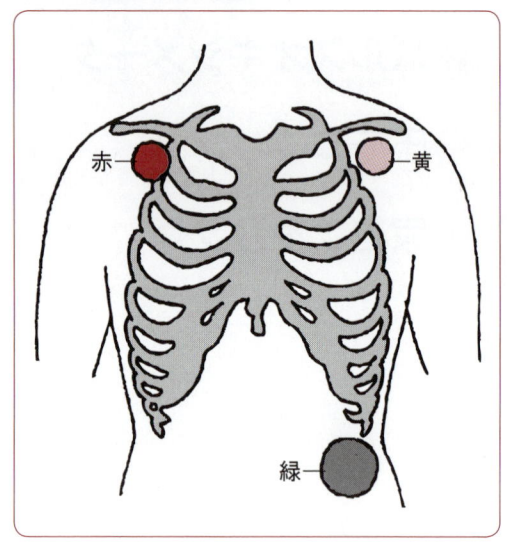

（赤、黄、緑の電極配置図）

す。ただし、識別色はメーカーによって異なる場合があるため、注意が必要です。日ごろから確認しておくほうがよいでしょう。

心電図の電極を貼る位置は、除細動を行うことを考慮し、除細動のパッドを当てる位置は避けたほうが無難です。

（卯野木 健）

---

*1 CPR（cardiopulmonary resuscitation）：心肺蘇生

●心電図モニタ

Q2 心電図モニタ装着後、モニタのどこを優先的に見ればいいですか？ 波形が変化しても、どんな不整脈かわからない場合は、どう対応すればいいの？

A 波形を読みとくのではなく、まずは意識・呼吸・循環といったバイタルサインを観察しましょう。バイタルサインが安定していれば、その後、波形を読みとる作業に入ります。

心電図モニタでは波形と心拍数のチェックが重要

　急変時には、心電図モニタをベッドサイドに置き、常に波形と心拍数を監視できるようにするのが理想です。しかし、常に監視できないのが現状かもしれません。

　そのため、アラームを設定する必要がありますが、適切なアラーム設定は患者の状態によりさまざまであるため、一概に「どのような設定にすればよい」というのは困難です。心拍数が上昇する可能性があるのか、それとも低下する可能性があるのか、そして、どちらが患者にとって悪い結果を生じる可能性があるのか、など、その患者の病態を考慮して決定する必要があります。

波形が変化した場合にはまず意識と脈を確認

　まずは波形を読むのではなく、必ず患者の状態を観察しましょう。具体的には、意識はあるか、脈が触れるかどうか、血圧はどうか、を見ます。

　心電図変化＝容態悪化ではありません。患者の状態が変化して、はじめて容態悪化といえます。波形を読みとることに時間を費やすのではなく、全身状態に影響を与えているかどうかを、まず、見ましょう。その後、波形を読んでみます。

　波形を読むことができないのであれば、先輩看護師や医師に相談する必要があります。

（卯野木 健）

● 心電図モニタ

Q3 急変の前ぶれとして現れる不整脈で、見逃しやすいものはありますか？どうすれば、見逃さずにすみますか？

A 特に注意が必要なのは心室期外収縮です。なかでも、QRS波がT波に乗っているような波形（R on T）や、多形性期外収縮、連発する期外収縮は、致死的不整脈へ移行しやすいため、十分に注意しましょう。

　急変の前ぶれになりやすい不整脈には多様なものがありますが、特に重要なのは心室期外収縮です。

　心室期外収縮は、健康な人にも出現するありふれたものですが、患者のもつ疾患と、頻度や出現するタイミングによっては、致死的な不整脈の前ぶれとなり得ると考えられています。

Lown分類（表1）の Grade 3以上は要注意

　心室期外収縮の危険度を示すのが、Lown分類と呼ばれるものです（表1）。Grade 5に記載されているR on Tとは、T波出現時に期外収縮のQRS波が出現するもので、QRS波がT波の上に乗っているような形になります（図1）。

　多形性期外収縮とは、さまざまな形の期外収縮が出現することです。これは、心室のさまざまな場所から期外収縮が生じていることを示しています。このようなタイミングで期外収縮が出現すると、致死的な心室細動に移行しやすいとされており、特に注意が必要です。

　Lown分類でGrade 3以上は、致死的不整脈に移行しやすいと考えられています。特に、急性心筋梗塞後にGrade 3以上の波形が見られる場合には要注意であり、医師に報告するとともに、常に使用できるよう除細動器をスタンバイしておく必要があります。

（卯野木 健）

表1● 心室期外収縮の危険度（Lown分類）

Grade		
0		期外収縮なし
1		散発性期外収縮30個/時間以下
2		散発性期外収縮30個/時間以上 または、1個/分以上
3		多形性期外収縮
4	a	2連発
	b	3連発
5		短い連結期＝R on T 現象

図1● R on T

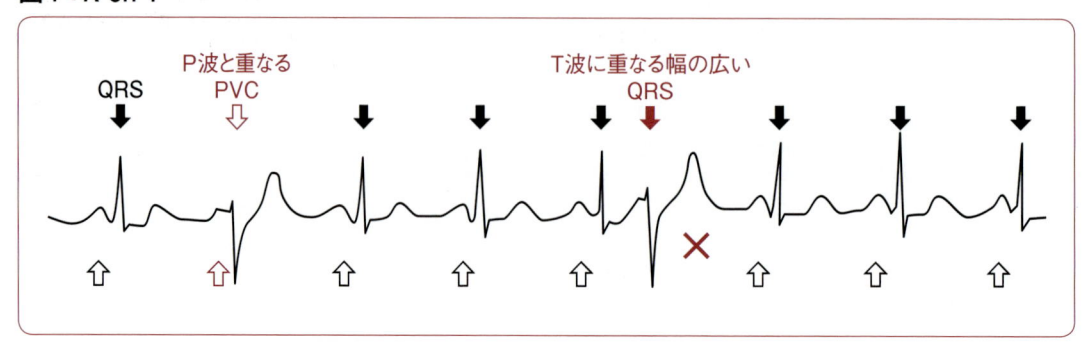

P波と重なるPVC　　T波に重なる幅の広いQRS

●心電図モニタ

Q4 致死的不整脈に移行する危険の高い不整脈と患者状態のパターンで、覚えておいたほうがよいものは何ですか？

A 心筋梗塞では心室期外収縮、頭蓋内圧亢進では徐脈や房室ブロック、頸髄損傷では徐脈や洞停止が起こり得ることを覚えておくとよいでしょう。

● 心筋梗塞では心室期外収縮に注意

心筋梗塞では心室期外収縮と、それに続く心室頻拍や心室細動が見られることがあります（冠動脈の閉塞部位によっては、心筋梗塞で徐脈性不整脈が見られることもある）。

このような患者では、心室期外収縮のモニタリング（すなわち、その数や多形性、出現のタイミング）と、早期に対応するための準備（除細動器の用意）が大切です。

● 頭蓋内圧亢進患者では徐脈や房室ブロックに注意

心筋梗塞とは反対に、脳出血や脳梗塞患者では頭蓋内圧上昇に伴う徐脈が見られることがあります。まれにⅡ度以上の房室ブロックが見られることがあり、Ⅱ度2型（モービッツⅡ型）、完全房室ブロック、極端な洞性徐脈ではペーシングが行われることもあります。

特に、脳出血では降圧が行われることが多く、降圧薬としてカルシウム拮抗薬が用いられます。それらは房室結節の伝導速度を遅延させ、房室ブロックを誘発させるため、注意が必要です（ただし、ニカルジピン塩酸塩には、その作用はあまりない）。

● 頸髄損傷では徐脈や洞停止に注意

その他、頸髄損傷では、高度な徐脈や洞停止を起こすことがあるため、注意が必要です。

アトロピン硫酸塩投与とペーシングをすみやかに使用できるように、常に準備しておく必要があります。

（卯野木 健）

● 心電図モニタ

Q5 急変時、心電図モニタの記録は、どのように取ればいいですか？ 対応中、ずっと記録しておかないといけないの？

A モニタ装着直後と、何らかの変化があったときや、薬剤投与前後に記録すればよいでしょう。記録したときの状況を書き込んでおくと、より役立ちます。

装着直後・何か変化があったときは必ず記録

　急変時の心電図記録は、客観的な情報として重要です。かといって、急変対応中ずっと記録しっぱなしというのは現実的ではありません。

　基本的には、装着してすぐ、そして何か変化が起きたときに記録するとよいでしょう。

　また、不整脈がある場合、抗不整脈薬を投与した前後に記録しておくと、治療に対してどのような反応を示したのかが明らかになります。

　急変時の記録紙は、膨大な量になることもあります。なぜ記録したかわかるよう、そのときの状況を記録紙に書き込んでおくとよいでしょう（「心拍再開時」「ワソラン 2mg I.V. 1分後」など）。

定期的な記録紙の確認も重要

　心電図モニタの記録は、いつでもできるようにしなければなりません。そのため、定期的に記録紙が十分にあるか、予備の記録紙はあるかを確認しましょう。また、実際に記録されるか（機器の異常はないか）を確認することも必要です。

　紙を交換した際や、記録紙の残量を確かめるために（記録紙が入っている部分の）蓋を開閉した際には、うまく用紙が固定されていないことがありますので、一度「紙送り」をして、記録紙がスムーズに流れることを確認するとよいでしょう。

（卯野木 健）

●心電図モニタ

Q6 AEDや除細動器についているモニタ機能は、心電図モニタとして代用できますか?

A 一時的に代用しても問題ありません。ただし、アラーム機能やトレンド機能などは、心電図モニタ専用機よりも劣るため、継続使用は避けたほうがよいでしょう。

一時的には、心電図モニタの代用として使用しても問題ありません。

むしろ、カルディオバージョン（心電図と同期させて行う電気ショック）を行う可能性を考えれば、使用すべきでしょう。

一時的使用ならAEDは有用

しかし、特にAED（自動体外式除細動器）[*1]に関しては、誘導を変えることができない、ディスプレイが小さい、など、継続して心電図を監視することには向いていません（**図1**）。

また、マニュアル式除細動器を使用できるスタッフがいるのであれば、解析に時間を要するAEDよりも、マニュアル式除細動器のほうが、すみやかに除細動を行えると思います。

よって、AEDを使用している場合は、院内であれば、マニュアル式除細動器を使用できるスタッフが到着した時点で、すみやかにマニュアル式除細動器に代える必要があるでしょう。

その場で監視できるなら
マニュアル式除細動器で代用可

マニュアル式除細動器は、AEDと比較して見やすいディスプレイを備えていることが多く、心電図モニタの代用として継続使用するこ

図1● モニタ機能付AEDの例

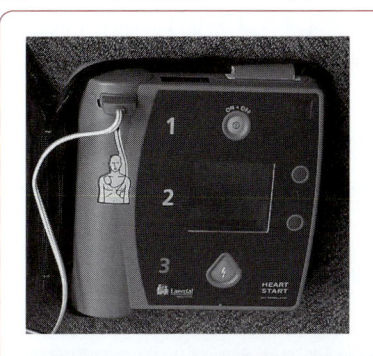

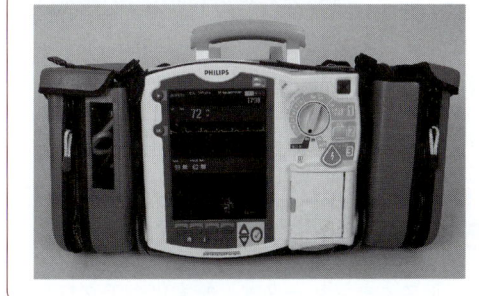

とも可能です。

しかし、心電図モニタ専用機と比較して、アラーム機能やトレンド機能などが劣っていることが多いため、その場で監視できないのであれば、一般的なモニタに変えるほうがよいでしょう。

（卯野木 健）

---
*1 AED（automated external defibrillator）：自動体外式除細動器

● パルスオキシメータ

Q7 急変時、パルスオキシメータは、どのように用いますか？ 数値の変化を、どのように読み取ればいいの？

A 意識・呼吸・循環を確認したら、すみやかにパルスオキシメータを装着します。SpO_2 95%以上のときは、ほぼ問題なしと考えられますが、SpO_2 95%未満になると、PaO_2が急激に低下するため、注意が必要です。

今や、パルスオキシメトリは、血圧や脈拍と並ぶ重要な指標です。急変時には、意識・呼吸・循環の確認終了後、すみやかにモニタリングを開始する必要があります。おおむねSpO_2 95%以上は正常と考えてよいですが、高齢者などではもともとの値が低く、90%前半でも問題ないことが多々あります。

ちなみに、循環のサインがない（＝脈が触れない）場合、パルスオキシメトリでの測定は不可能です。ただし、適切な胸骨圧迫によって循環が生じると、測定が可能な場合もあります。

SpO_2は脈波の減弱・不整や体動があると正しく測定されない

パルスオキシメータは、酸素化ヘモグロビン（動脈血中に含まれる）と還元ヘモグロビン（静脈血中に含まれる）の吸光度の違いを利用して酸素飽和度を算出するものです。

静脈血と動脈血は、脈波の有無で鑑別されるため、脈波が弱い場合や著しく不整な場合、体動がある場合、正確な値を表示しなくなります。

パルスオキシメータには、脈波を表示（あるいは点滅で脈の感知を表示）する機能があります。測定時には、この機能を活用して、脈波が正しく感知されているか評価しましょう。特に、血管収縮薬を使用している場合やショック状態では、末梢血管の収縮により、脈波を正しく感知しなくなることがあります。その場合は不正確な値を表示するため、注意が必要です。

パルスオキシメータで表示される経皮的動脈血酸素飽和度（SpO_2）は、動脈血液ガス分析で得られる動脈血中酸素飽和度（SaO_2）と、異なる略語が使われます。パルスオキシメトリによる酸素飽和度をSaO_2と記述せず、SpO_2と書くようにしてください。SpO_2とSaO_2は、ほぼ近似すると考えてよいのですが、いくつかの場合に解離した値をとるため、注意が必要です（→次頁 Q8）。

SpO_2（≒SaO_2）はPaO_2より重要

酸素解離曲線（→p.146）を見ると、特定のSpO_2の場合にどの程度のPaO_2（動脈血酸素分圧）を推測できます。しかし、急変時にSpO_2からPaO_2を推測することは、大きな意味をもちません。なぜなら、血中の酸素含有量は、PaO_2よりもSaO_2に依存するからです（PaO_2は血中に含まれる酸素のごく少量を現しているにすぎず、ほとんどはヘモグロビンと結合している）。

呼吸を「酸素を血中に取り込み、組織へ運搬すること」と広く考えるのならば、PaO_2を予測するよりも、SpO_2でアセスメントするほうが適切です。

しかし「SaO_2が95～100％ではPaO_2がほぼ一定だが、95％以下になると急激にPaO_2は低下する」という酸素解離曲線の特性を理解することは大切です。PaO_2が一定間隔で減少しているとすると、SaO_2は95％程度まではゆっくり、その後は一気に低下します。　（卯野木 健）

● パルスオキシメータ

Q8 急変時のパルスオキシメータ測定で、注意したいことは何ですか？

A 脈波が正しく検知できるような配慮が大切です。また、一酸化炭素中毒が疑われる場合や、著しい低値（80％以下）を示している場合には、正しく測定できていない可能性があることを、知っておく必要があります。

Q7（前頁）で述べたように、パルスオキシメトリで測定されるSpO_2（経皮的動脈的酸素飽和度）と、動脈血液ガス分析で得られるSaO_2（動脈血酸素飽和度）はほぼ近似と考えてよいのですが、いくつかの場合には、解離した値をとることがあります。

最も頻繁に遭遇するのは「脈派を検知できていない場合」でしょう。ショック状態、体動が存在する場合などには、脈波を検知できず、まったく意味のない値を表示することがあります。

正しい測定値を得るための「プローブ装着のコツ」

指に装着する場合には、体動によるノイズを減少させ、誤ってコードを引っ張った場合の指への影響を防ぐために、プローブ以外の点でも固定するとよいでしょう（図1）。

また、受光部と発光部がずれないように注意し、テープで軽く圧迫するのも効果的です（プローブの種類によってできないものもある）。

体動が激しい場合、足や耳介にプローブをつけることによって測定が可能となることもあります。

SpO_2測定値に影響を与える因子

マニキュアなどによって透過性が悪い場合も、誤った値を表示することがあります。

また、一酸化炭素中毒が疑われる場合（火災、工事現場での事故の場合）、一酸化炭素による不正確なパルスオキシメトリに注意が必要です。一酸化炭素ヘモグロビン（COHb）は、酸化ヘモグロビン（O_2Hb）と似た波長の光を吸収するため、パルスオキシメータが、誤ってCOHbをO_2Hbとして算出し、実際よりも高くなることがあるためです。

その他、低いSpO_2（80％以下）が表示された場合は、パルスオキシメータの値を信頼すべきではありません。

（卯野木 健）

図1●プローブ装着のコツ

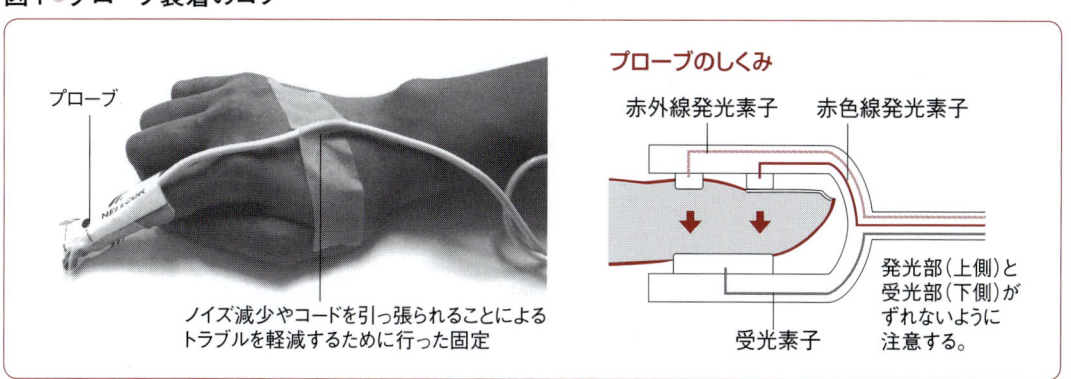

ノイズ減少やコードを引っ張られることによるトラブルを軽減するために行った固定

プローブのしくみ

赤外線発光素子　赤色線発光素子

受光素子

発光部（上側）と受光部（下側）がずれないように注意する。

● パルスオキシメータ

Q9 急変時、パルスオキシメータの数値が拾えない場合、どうすればよいですか？

A 手足が冷たく、数字が表示されない場合は、ホットパックで末梢を温めると、測定可能になることがあります。耳介での測定を検討してもよいでしょう。

末梢で測定するタイプなら保温が有効

　末梢が冷たく、脈波を正しく検知できない場合、指にプローブをつけるタイプであれば、末梢をホットパックで保温すると検知できることがあります。また、耳介など他の部位への装着も考慮してみてください。

　最近のパルスオキシメータは、脈波の検知能力が向上しています。旧式のパルスオキシメータを使用している場合、新しいパルスオキシメータが院内にあるのであれば、交換してみるのもよいかもしれません。

前額部での測定も有効（図1）

　経験上、最も効果的に測定できるのは、前額部での測定です。

　指などの末梢で測定している場合は血管収縮の影響を受けますが、前額部では血管収縮の影響を受けにくいため、ショック状態の場合などに効果を発揮します。ただし、プローブを貼る部位の調節に多少の経験が必要です。

　前額部でのセンサは、前額部センサ対応のパルスオキシメータのみで使用できます。

（卯野木 健）

図1● 前額部で測定するタイプのパルスオキシメータ

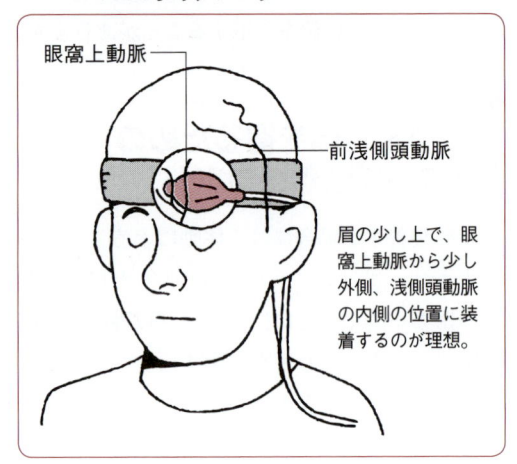

眼窩上動脈
前浅側頭動脈

眉の少し上で、眼窩上動脈から少し外側、浅側頭動脈の内側の位置に装着するのが理想。

● パルスオキシメータ

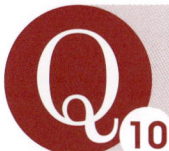

Q10 急変時には、パルスオキシメータを測定していれば、血液ガス採血は不要ですか？

A パルスオキシメータだけでは、PaO_2や$PaCO_2$の変化を把握できず、危険な換気不全やアシドーシスを見逃してしまう危険性があります。できるだけすみやかに、動脈血液ガス分析を行う必要があります。

急変時にアセスメントする項目は、酸素化だけではありません。pHや$PaCO_2$（動脈血二酸化炭素分圧）、その他の電解質など、さまざまな指標を含めて、総合的に患者の状況を把握することが必要です。

よって、パルスオキシメータのみでよいわけではありません。

パルスオキシメータの限界

いくらSpO_2（経皮的動脈血酸素飽和度）が正常でも、$PaCO_2$が高値を示していたり、アシドーシスを呈していることがあります。アシドーシスは、生体にとって特に非常に危険な状態で、見逃してはいけない指標です。多くの動脈血液ガス分析器では、これらのデータだけでなく、血糖値や電解質のデータも得ることができるため、できる限りすみやかに動脈血液ガス分析を行うと安心です。

問題点が酸素化のみであれば、パルスオキシメータのみで経過を観察することもできますが、パルスオキシメータではPaO_2 100Torr程度以上はすべて99～100％と表示してしまうため、PaO_2が300Torrから120Torrに変化しても、それを発見することができません。そのため、定期的に動脈血液ガス分析を行う必要があります。

頻繁な血液ガス分析には動脈ライン確保が必要

ただし、頻繁に動脈穿刺を行うのは、患者自身と動脈への負担を考えると適切ではありません。頻繁な動脈血液ガス分析が必要な場合は、観血的動脈ライン（A-line）を挿入する必要があるでしょう。

特に、COPD（慢性閉塞性肺疾患）[*1]の急性増悪の場合、CO_2ナルコーシスを防ぐため細かなPaO_2の調節と$PaCO_2$、pHの変化をモニタリングする必要があります。そのため、酸素濃度や酸素流量を変化させた場合には、そのつど、動脈血液ガス分析を行う必要があるかもしれません。

（卯野木 健）

---

*1 COPD（chronic obstructive pulmonary disease）：慢性閉塞性肺疾患

● パルスオキシメータ

Q11 気管挿管後、パルスオキシメータで食道挿管を見つけられますか？直後のSpO₂がよければ「挿管できた」と評価していいのですか？

A パルスオキシメータのみで食道挿管かどうかを判断してはいけません。換気できなくなってからSpO_2が低下するまでにはタイムラグがあるため、SpO_2が低下し始めたときには手遅れになってしまう危険があるからです。

基本的に、パルスオキシメトリで食道挿管かどうかを評価すべきではありません。換気ができなくなってからSpO_2が低下するまでにはタイムラグがあります。その間、患者は換気がまったくできずに危険な状態に陥る可能性があります。

気管挿管中・後のモニタリングとしてSpO_2は重要ですが、それのみで食道挿管の有無を評価してはなりません。

食道挿管の有無の評価に用いる代表的な機器[*1]

1 カプノメータ（図1）

食道挿管の発見には、カプノメータと呼ばれる機器の使用が推奨されます。カプノメータは、呼気中の二酸化炭素分圧であるE_TCO_2（呼気終末二酸化炭素分圧）[*2]を測定する装置です。

多くの装置では波形を表示でき、気管挿管後の確認には最も推奨されています。

二酸化炭素は、血液-肺胞間の透過性がよいため、呼気終末の二酸化炭素分圧は、動脈血中の二酸化炭素分圧に近い値を示します。

食道挿管の場合、気管チューブから二酸化炭素が排出されないため、E_TCO_2はゼロになります。気管に挿入されれば、呼気中の二酸化炭素が検出されることになるはずです。

ただし、心肺停止の場合、肺血流が停止していると、適切に気管に挿入されていても非常に低い値をとるので注意が必要です。

2 呼気CO₂検知器（図2）

カプノメータとは別に、呼気CO_2検知器（CO_2ディテクタ）と呼ばれる器具も使用されることがあります。これは簡易的に呼気にCO_2が含まれているかを検出することができるもので、含まれていれば色が変化します。

図1 ●カプノメータ

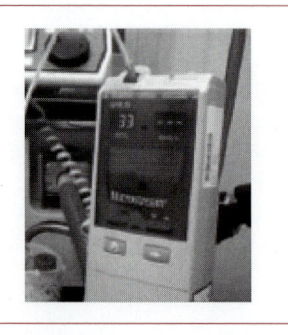

図2 ●呼気CO₂検知器（CO₂ディテクタ）

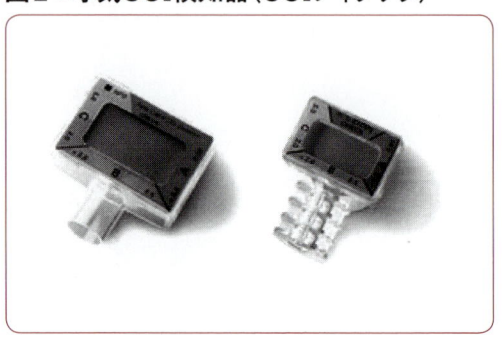

呼気CO_2検知器を使用する場合、1回の呼吸で判定せずに、5〜6回の人工呼吸を行った後で表示を確認する必要があります。

（卯野木 健）

*1 食道挿管の有無の評価に用いられる機器には、カプノメータと呼気CO_2検知器に加え、EDD（食道挿管探知器）というものがある。ただし、新ガイドラインにおいては、$ETCO_2$の評価のほうが重要視されていることを知っておくとよい。
*2 E_TCO_2（end-tidal CO_2）：呼気終末二酸化炭素分圧

COLUMN

「ここがポイント」小児の急変対応⑨
小児の気管チューブのサイズは、どのように選択すればよいですか？

2歳以上の場合、簡単な式として「4＋（年齢÷4）」が目安になります。年齢・体重・身長の表はあくまで目安であり、選択したサイズの1つ大きいサイズと小さいサイズの気管チューブを準備します。緊急の場合は、小指の爪の幅を目安にするとよいでしょう。

20〜30cmH_2Oの圧で加圧した際に、リークが生じる程度のサイズが適切です。なお、再挿管の場合やカフ付チューブを選択する場合は、1つ小さいサイズのチューブを考慮します。

●気管チューブに関する注意点

リークの出現しないチューブや体重が軽い小児では、抜管後の呼吸状態に注意が必要です。
幼児や学童の気管挿管の際は、歯の生え変わりの時期であり、グラグラした歯がないか確認しておくことが必要となります。

（中田 諭）

表1●小児の平均年齢・平均身長・気管チューブサイズ・気管チューブの深さ

年齢	平均体重(kg)	平均身長(cm)	チューブサイズ	経口チューブの深さ(cm)	経鼻チューブの深さ(経口＋cm)
28週ころ	1000g	-0	2.0 or 2.5	7	-0
33週ころ	2000g	-0	2.5	8	-0
0ヶ月	3	50	2.5	9〜10	2
3ヶ月	6	60	3	10〜11	2
6ヶ月	8	65	3	11	2
9ヶ月	9	70	3.5or4.0	11〜12	2
1歳	10	75	4	12	3
2歳	12	85	4.5	13	3
3歳	14	95	4.5or5.0	13	3
4歳	16	100	5	14	3
5歳	19	110	5.0or5.5	15	3
6歳	21	116	5.5 or 5.0（カフ）	16	4
7歳	24	122	5.0 or 5.5（カフ）	17	4
8歳	27	128	5.0 or 5.5（カフ）	17	4
9歳	31	133	5.5（カフ）	18	4
10歳	35	139	5.5 or 6.0（カフ）	18	4
11歳	40	146	5.5 or 6.0（カフ）	19	4
12歳	45	152	6.0（カフ）	19	4
13歳	48	155-166	6.0（カフ）	20	4
14歳	50	155-165	6.5（カフ）	20	4

前川信博監修：臨床小児麻酔ハンドブック改訂第2版．治療と診断社，東京，2008：306．を参考に作成．

● 圧モニタリング

Q12 急変時の血圧測定（連続測定）には、どんな意味がありますか？ 何を目的に行っているのですか？

A 心肺停止以外の急変の場合、血圧測定は、全身状態のモニタリングとして非常に重要です。

「急変」と一言でいっても、心肺停止もあれば、意識障害、急激な血圧低下などさまざまです。

急変時、患者の体内では、さまざまな負の連鎖が起こっており、それを経時的もしくは持続的にモニタリングすることが重要となります。

心肺停止の場合は、いうまでもなく血圧測定をする意義はありませんが、それ以外の急変、つまり急激な状態変化があった場合、血圧を測定することは、全身状態のモニタリングとして有用です。

血圧測定の重要性

基本に戻ると、血圧とは、心臓から送り出される血液による血管への圧力の大きさ[1]、つまり、心拍出量と末梢血管抵抗の積を現したものです。

例えば、ショック状態では、いずれの場合も結果的に循環血液量が低下し、血圧低下が起こります（表1）。なかでも、循環血液量減少性ショックや心原性ショックでは心拍出量の低下、敗血症性ショックや神経原性ショックなどでは血管拡張による末梢血管抵抗の低下を理由として、血圧低下を示します。つまり、目に見える血圧低下も、それぞれ発生機序が異なり、対応も異なってくるということです（→p.58 Q26）。

これは、血圧上昇でも同様です。

突然の意識障害の原因はさまざまですが、例えば脳内出血を起こしている場合は、かなりの高血圧となっていることが多く見られます。出血を増大させないよう、どの程度の降圧治療を行うのか評価するためにも、血圧測定は重要です。

逆に、脳梗塞の場合は、過度な降圧は脳血流を低下させてしまいますから、緩徐な降圧を選択します。

このように、疾患や発生原因によって適切な血圧管理は異なりますので、単に値だけにとらわれることなく、処置やケアを実施していくデータとして重要視します。

（藤野智子）

文献
1. 山内豊明：フィジカルアセスメントガイドブック．医学書院，東京，2005：82-85．

表1 ● ショックの分類

血液分布異常性ショック（distributive shock）	感染性、アナフィラキシー、神経原性
循環血液量減少性ショック（hypovolemic shock）	出血性、体液喪失
心原性ショック（cardiogenic shock）	心筋性、機械性、不整脈
心外閉塞・拘束性ショック（extracardiac obstructive shock）	心タンポナーデ、肺塞栓症、緊張性気胸

● 圧モニタリング

Q13 急変時の血圧測定において、非観血的測定と観血的測定で、違いはありますか？ どちらがよいのですか？

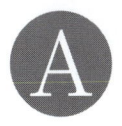

A 非観血的血圧測定と観血的動脈圧測定、それぞれメリット・デメリットがあり、どちらの測定法がよいかは、急変の原因と、その後の循環動態への影響によって異なります（表1）。急変時には、そのとき可能な測定法で、経時的かつこまめに測定するのがポイントです。

非観血的血圧測定のメリットは、簡便で複数部位での測定が可能であること、感染の危険性がないことなどです。

一方、観血的動脈圧測定のメリットは、持続的に循環血液量の変動の観察や、必要時の動脈血採血が可能であることなどです。

どちらの測定法がよいかは、その急変の原因と、この先どの程度の期間、循環動態に影響を与えるかということで、動脈圧ラインを挿入するか否かを検討することになります。そのため、その時点ででき得る測定法で、経時的かつこまめに測定することが先決です。

● 動脈圧ラインが挿入されていれば観血的動脈圧測定を実施

急変時、観血的動脈圧測定が実施されている場合は、表示される値と波形の変化に注目し、リアルタイムな情報を収集します。しかし、ライン内の気泡混入やカテーテルの閉塞・先当たりなどによってデータが変化してしまうので、正しい波形が表示されているか否かによって、データの信頼性が変化します。

観血的動脈圧測定は、どの動脈でも実施可能です。ただし、収縮期血圧には、心臓から遠ざかるほど上昇するという生理的特徴がありますので、足背動脈にラインが挿入されている場合は、20〜40mmHg程度高値となることに注意が必要です。

● 動脈圧ラインが挿入されていなければ非観血的血圧測定を実施

急変時に、観血的動脈圧測定が実施されていない場合は、経時的に非観血的血圧測定を行います。

自動血圧計がある場合、測定のインターバルを設定しておくことで、自動的に血圧測定を行うことも可能です。

なお、観血的動脈圧測定でも自動血圧計の使用でも、アラームを設定しておくことで血圧の異常値を知らせてくれますので、活用することをお勧めします。

（藤野智子）

表1 ● 非観血的血圧測定と観血的動脈圧測定のメリット

非観血的血圧測定のメリット	● 簡便で複数の部位での測定が可能である。 ● 観血的動脈圧測定と異なり、感染の可能性がない。
観血的動脈圧測定のメリット	● 連続的に脈波が得られるため、心電図の代わりとして心拍数の測定が可能である。 ● 脈波の面積や形状の変化から循環血液量の予測が可能である。 ● 必要時には、動脈血採血が可能である。

● 圧モニタリング

Q14 動脈圧波形から、どんなことがわかりますか？ 患者状態や急変サインもわかるのですか？

A 動脈圧波形の形状から、心臓・血管の状態がわかります。波形の高さが圧を示しているため、圧が強い場合（動脈硬化など）は鋭角、圧が弱い場合（末梢動脈拡張など）は鈍角になります。また、動脈圧ラインの挿入部位によって波形が異なることにも注意が必要です。

観血的動脈圧測定は、血管内の圧力そのものであり、しかも末梢に向かう圧力を示しています[1]（図1）。

観血的動脈圧測定で得られる動脈圧波形は、左心室内圧の大動脈の波形にあたります（図2-A）。この波形の形状を観察することで、心臓や血管の状態を推測することができ、ひいては全身状態のアセスメントにも有効です。

図1●動脈圧波形と脈拍の関係

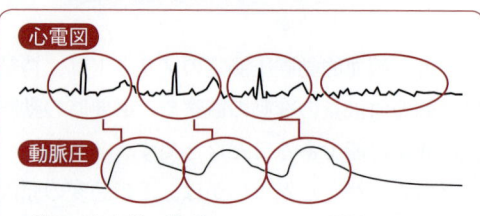

4拍目は心収縮が欠落しているため、動脈圧も出現していないことがわかる。

動脈圧波形と心電図の関係

心電図波形（図2-B）と動脈圧波形（図2-A）との関係を見てみましょう。

心電図のQRS波（心筋の収縮を示す）の後、動脈圧波形が急上昇（内圧上昇）し、低下（内圧低下）してきたころに、くぼみのようなディクロティックノッチが出現します。

動脈圧波形は心電図波形に遅れて表示されるので、ディクロティックノッチはT波（心室の拡張を示す）終末期に一致しています。

動脈圧波形の見方

1 正常な動脈圧波形（図3）

動脈圧波形は、①心室の収縮期（図2・2-3）、②肺動脈弁・大動脈弁の閉鎖（ディクロティックノッチ：図2・4-5）、③心室の拡張期・房室弁の解放（図2・5-6、1-2）の3つの期に大きく分けられます。

立ち上がり角（図3-A）は、心臓の収縮力を示します。ディクロティックノッチ（図3-B）は、大動脈弁閉鎖に伴う大動脈基部面積の増大によって出現します。心臓の収縮期と拡張期を分ける点で、補助循環装置使用時には重要な目安となります。

2 動脈圧波形が変化する場合（図4）

動脈硬化が進行した高齢者や高血圧の患者の場合、若年者に比べて、心室の収縮期の圧が急上昇するため、立ち上がり角が急峻です。また、心室の拡張期の圧低下も早いことから、比較的鋭角なラインに見えます（図4-①）。

大動脈弁狭窄がある場合は、血液拍出の抵抗が大きくなるため、立ち上がり角はゆるやかになります（図4-②）。

敗血症性ショックの場合は、末梢血管が拡張することで相対的な循環血液量が減少し、心負荷が低下しているため、立ち上がり角はゆっく

図2 ● 動脈圧波形と心電図波形の関連

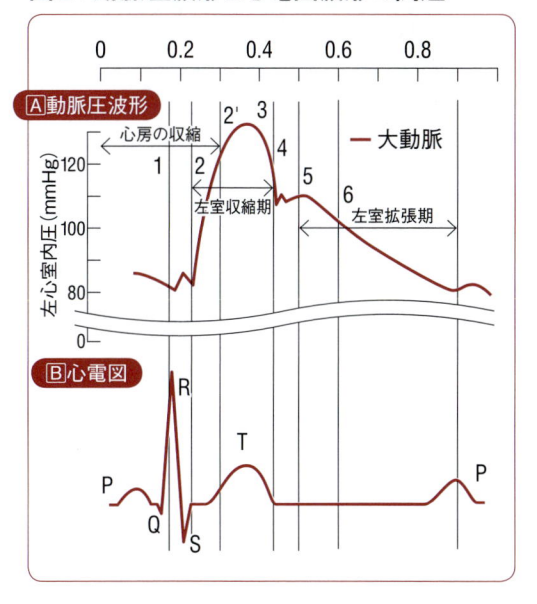

Ⓐ動脈圧波形
Ⓑ心電図

図3 ● 正常な動脈圧波形

Ⓐ立ち上がり角
Ⓑノッチ（ディクロティックノッチ）
波形の内側の面積は、心拍出量を示す。

収縮期動脈圧
平均動脈圧
拡張期動脈圧

① 心室の収縮期
② 肺動脈弁・大動脈弁の閉鎖
③ 心室の拡張期・房室弁の解放

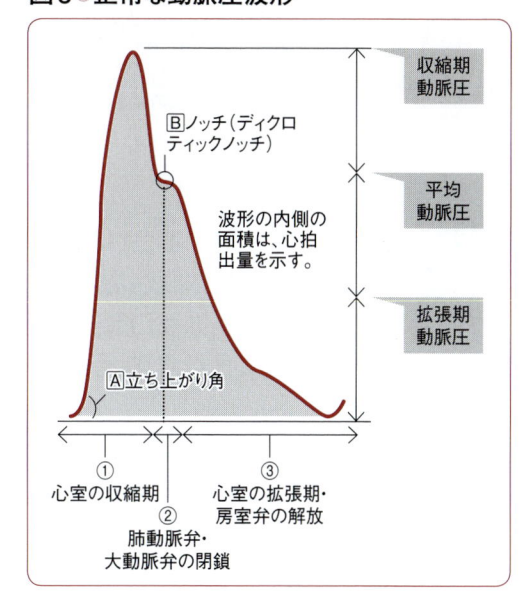

図4 ● 動脈圧波形の異常

① 動脈硬化がある場合
　ディクロティックノッチ
　立ち上がり角は急峻
　・比較的ラインは鋭角

② 大動脈弁狭窄の場合
　ディクロティックノッチ
　立ち上がり角はゆるやか

③ 敗血症性ショック
　ディクロティックノッチ消失
　立ち上がり角はゆるやか

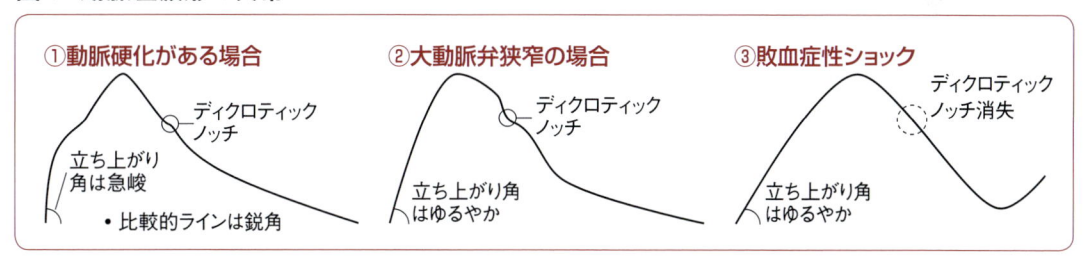

図5 ● 測定部位による圧波形の違い

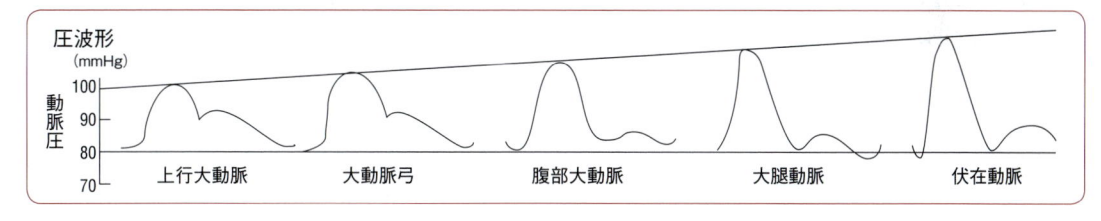

圧波形（mmHg）
動脈圧
上行大動脈　大動脈弓　腹部大動脈　大腿動脈　伏在動脈

りで、心室の拡張期の圧低下も緩徐です（図4-③）。心不全などのポンプ機能低下でも、同様の波形が見られます。

なお、ディクロティックノッチは、末梢血管抵抗の低下した敗血症性ショックなどの場合は消失します。

循環血液量が減少している場合や、人工呼吸器装着中で静脈還流が大きく阻害されている場合は、波形に呼吸性変動が強く現れます。

③ 測定部位による違い（図5）

収縮期血圧は、心臓から遠ざかるほど上昇するという生理的特徴があります。そのため、カテーテル挿入部位によって波形が変化することにも注意が必要です。

（藤野智子）

文献
1. 福家伸夫：ICUチェックブック第2版. メディカル・サイエンス・インターナショナル, 東京, 1999.

● 圧モニタリング

Q15 患者の状態は悪くないのに、正常な動脈圧波形が出ない場合、どう対応すればいいですか？

A 圧ラインが出ない場合は接続外れ・カテーテルの先当たりや閉塞、波形のなまりが出る場合は気泡混入やカテーテルの先当たり、非観血的測定との差がありすぎる場合はゼロ調整不良や加圧バッグの圧低下・ヘパリン加生理食塩液不足が考えられます。それぞれの原因に応じた対応を行う必要があります。

波形の形状が正常ではない場合、動脈圧ラインの接続外れ、気泡混入、血栓形成、カテーテルの閉塞や先当たりなど、さまざまな原因が考えられます。

以下に、起こり得るトラブルの原因を示します。

波形が出ない（平坦圧ラインになっている）場合

1 動脈圧ラインの接続外れ

接続の外れは、動脈血の流出を招き、非常に危険です。

ロックつきラインなどを使用し、外れないようにしておきます。

2 カテーテル閉塞や先当たり・血栓形成

まずは刺入部の上肢や足背の位置をゆっくり変えて、先当たりが解消するか試行します。

それでも波形が出ない場合は、抜針に注意しながら留置カテーテルをわずかに引いて、再度、波形が出現するかどうかを試行します。

上記の対応を行っても波形が出現しない場合には、カテーテルを挿入しなおす（挿入部位を変える）ほうがよいでしょう。

波形のなまりが出現している場合

1 気泡混入

耐圧ラインに気泡が混入していると、波形のなまりが出現します。プライミング時に気泡が混入しないよう、ゆっくりとていねいにフラッシュしていくことが重要です。

患者側の気泡をそのままフラッシュすると、患者の体内に気泡を送ることになり、塞栓症が起こる危険性があります。耐圧ルート途中の三方活栓（クローズドシステムのもの）などに注射器を使用し、気泡を抜く処置などを行います。

2 カテーテルの先当たり

刺入部の上肢・足背の位置をゆっくり変える、抜針に注意しながら針先やカテーテルの先をわずかに引くなどの対応を行っても波形が出現しない場合は、カテーテルを挿入しなおし（挿入部位の変更）ます。

非観血的血圧測定の値との相違が大きくなっている場合

1 ゼロ調整不良

ゼロ調整は、大気との開放状態で行います（図1）。ゼロ点は、時間経過によっても歪みが出ますので、数時間ごとに調整が必要です。

図1●ゼロ点調整

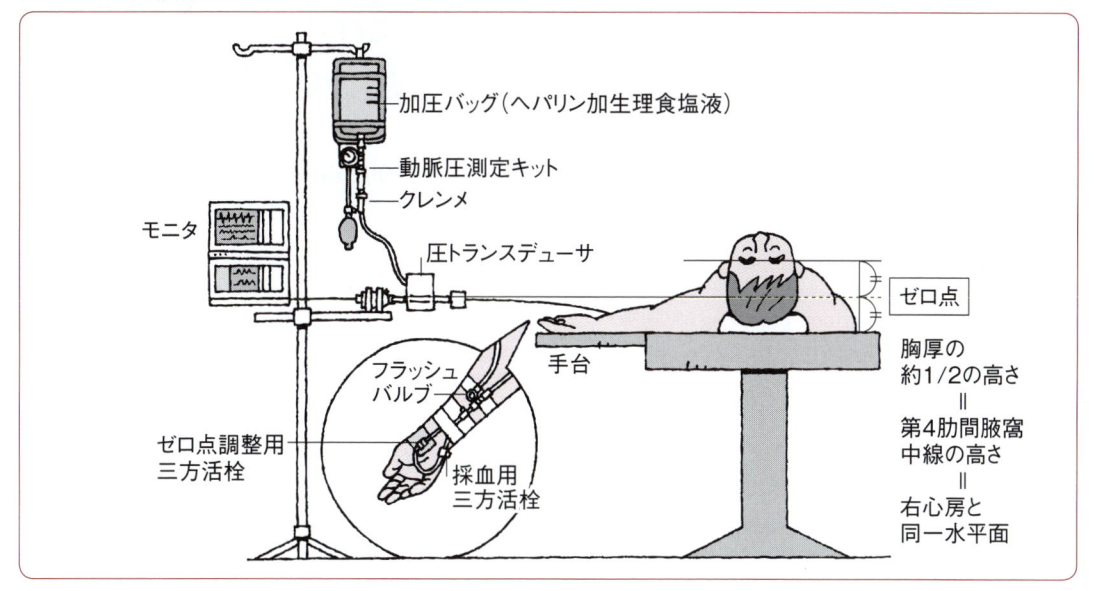

- 加圧バッグ（ヘパリン加生理食塩液）
- 動脈圧測定キット
- クレンメ
- モニタ
- 圧トランスデューサ
- フラッシュバルブ
- ゼロ点調整用三方活栓
- 採血用三方活栓
- 手台
- ゼロ点
- 胸厚の約1/2の高さ＝第4肋間腋窩中線の高さ＝右心房と同一水平面

2 加圧バッグの圧低下

　加圧バッグは、動脈圧より100mmHg高く設定しておきます。通常300mmHgまで加圧します。

　加圧バッグの圧が低下すると、動脈圧のほうが高値となり、逆血を起こします。加圧バッグは数時間で圧が低下しますので、数時間ごとに加圧して300mmHgを維持できるようにしておきます。

3 加圧バッグ内の残量不足

　加圧バッグを300mmHgに加圧しておくことで、ヘパリン加生理食塩液が2〜3mL/時で注入され、閉塞を防ぎます。

　ヘパリン加生理食塩液が減少すると、注入量が維持されず、ルート閉塞や逆血を起こしてしまいます。最低でも1日1回は、加圧バッグ内の生理食塩液の残量を確認し、残量がゼロにならないように注意しておきます。

（藤野智子）

●圧モニタリング

Q16 動脈圧ルートに耐圧チューブを使うのはなぜですか？

A 動脈圧ルートには、非常に高い圧がかかるためです。動脈圧が非常に高いこと、加圧バッグを接続することからも、その理由は明らかです。

　動脈圧測定は、動脈の圧力を圧トランスデューサを用いて測定しています。

　動脈圧は、場合によってはとても高値となり、200mmHgを超えることもあり得ます。また、ライン内の逆血を防止するために、300mmHg加圧した加圧バッグを接続するため、それらに耐えうる耐圧チューブが必要となるのです。

（藤野智子）

● 圧モニタリング

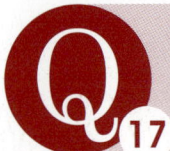

Q17 補助循環装置（IABP）を使用している患者の動脈圧波形は、通常と違うのですか？

A はい、通常の動脈圧波形とは大きく異なる波形が出現します。

IABP（intraaorticballoon pumpimg：大動脈バルーンパンピング）の効果は、以下の2点です。
①バルーンを心拡張期である大動脈弁閉鎖時に拡張（inflate）することで、拡張期圧を上昇させ、冠血流の増加に伴う心筋酸素消費量の増加をもたらす（diastolic augmentation）。
②心収縮期の大動脈弁開放直前、つまり心室の収縮期直前にバルーンを収縮（deflate）することで、収縮期圧の低下に伴う後負荷の軽減を図る（systlic unloading）。

● IABP実施時の動脈圧波形

IABPは、大動脈弁閉鎖時にバルーンを拡張して拡張期圧を上昇させるため、通常では下降を示す部分が上昇します。

また、バルーン収縮で起こる吸引効果によって、通常の動脈圧波形より一時的に圧が低下します。

1 IABPと心電図・動脈圧の関係（図2）

IABPのタイミングは、心電図または動脈圧ラインのどちらかに同期させます。

心電図トリガの場合は、T波の末端からバルーンを拡張させ、R波前後で収縮させます。

動脈圧トリガの場合は、動脈圧波形のディクロティックノッチの部分から拡張させ、収縮期圧の前に拡張させるようにします。

拡張（inflate）の設定は動脈圧波形のほうがわかりやすく、収縮（deflate）は心電図波形のR波を目安に設定するとされています。

2 IABP実施時の動脈圧波形の見方

バルーンの拡張・収縮が適切なタイミングで実施されているかどうかは、動脈圧波形のディクロティックノッチを境にして、いつ波形が上昇・下降するかで見ていきます。

1.拡張（inflate）の異常（図3）

ディクロティックノッチの低下を待たずして波形が上昇するときは、拡張が早すぎる場合です（図3-Ⓐ）。この場合、大動脈弁閉鎖前にバルーンを拡張しているため、動脈圧弁逆流により左室拡張期圧が上昇し、心負荷が増大します。

ディクロティックノッチの低下が終了してから波形が上昇するときは、拡張が遅すぎる場合です（図3-Ⓑ）。血液量増加の効果が十分に得られず、冠動脈の血流量増加の効果も減少します。

2.収縮（deflate）の異常（図4）

収縮が早すぎる場合は、収縮期圧の低下に伴う後負荷の軽減が不十分となります。加えて冠血流に吸引効果がもたらされた結果、冠動脈や脳血流量の低下、胸痛などが出現します。

収縮が遅すぎる場合は、心収縮期にもバルーンが拡張します（図4-Ⓑ）。そのため、十分な心拍出が妨げられ、心仕事量も増大します。

IABPの設定は、動脈圧波形や心電図波形を見ながら微調整することが重要です。

（藤野智子）

図1 ● IABP実施時の動脈圧波形（正常時）

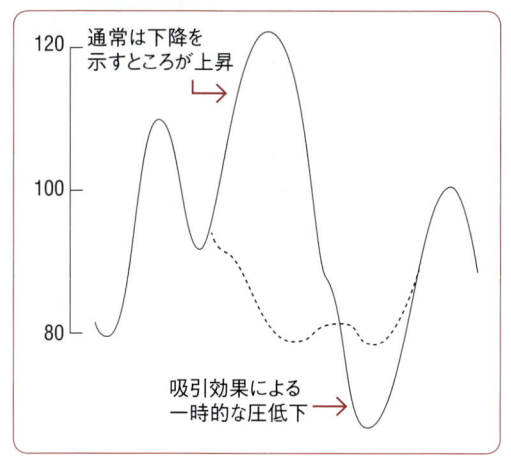

通常は下降を示すところが上昇

吸引効果による一時的な圧低下

図2 ● IABPの有無による動脈圧波形の違い

IABPバルーン内圧

心電図

動脈圧波形

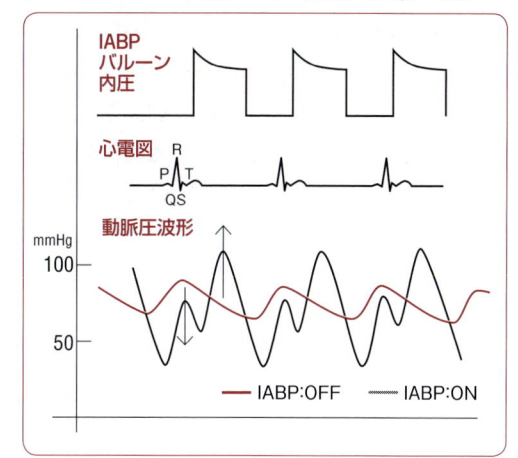

── IABP:OFF　┄┄ IABP:ON

図3 ● inflateの異常

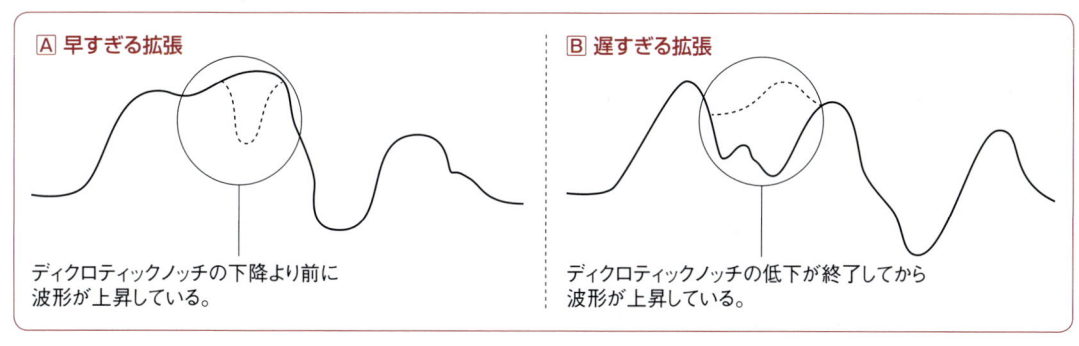

A 早すぎる拡張

ディクロティックノッチの下降より前に波形が上昇している。

B 遅すぎる拡張

ディクロティックノッチの低下が終了してから波形が上昇している。

V 急変対応に必要なモニタリングの知識

● 圧モニタリング

Q18 ICP（脳圧）モニタは、どのような患者の何を測定しているのですか？ 脳圧を見て、急変ととらえるのは、どんなとき？

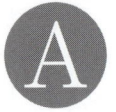

A 頭蓋内圧を測定し、脳ヘルニアの原因となる頭蓋内圧亢進が起きていないか確認するために行われます。5mmHg以上の急上昇、20mmHg以上が持続するときは、急変ととらえます。

　脳圧モニタ（ICP[*1]モニタ）は、患者の頭蓋内圧を測定しています。カテーテルは、開頭または穿頭手術にて挿入されますが、挿入部位（硬膜外、クモ膜下腔、脳室内など）は、疾患によって異なります（図1）。

頭蓋内圧（ICP）は正常値でコントロールするのが理想

　頭蓋内には、脳実質・脳脊髄液・血液が含まれており、それらは堅い頭蓋骨で保護されています。
　正常なときには、10～15mmHgまたは100～150mmH₂Oで頭蓋内のバランスを維持していますが、出血や浮腫・腫瘍などの占拠物が発生すると、頭蓋内圧が亢進します。
　頭蓋内圧亢進は、非常に危険な状態です。
　なぜなら、脳は堅い頭蓋骨に覆われているため、頭蓋内圧亢進状態となった後、ある程度の代償期を過ぎると、脳ヘルニアを招く恐れが高いためです。
　頭蓋内圧は、正常値にコントロールすることが望ましいため、高値となった場合には、高浸透圧利尿薬の投与や、体内の$PaCO_2$を低下させて血管を収縮させるなどの治療を行います。

急激な頭蓋内圧上昇では脳室ドレナージを実施

　頭蓋内圧の急激な上昇はとても危険で、緊急対応が必要となります。急激な上昇の目安は、だいたい5mmHg以上の急上昇、もしくは20mmHg以上が持続することとしてよいでしょう。
　頭蓋内圧コントロールを目的として行う治療の1つが、脳室ドレナージによる脳脊髄液の排出です（図2）。
　脳室チューブの先端は、多くの場合、側脳室前角に留置されますから、外耳孔（側脳室がほぼ同じ高さ）を目安にゼロ点設定を行って、脳室ドレナージ回路のオーバーフローチューブの高さを設定することで、頭蓋内圧を調整することが可能となります。

脳灌流圧（CPP）にも注意が必要

　頭蓋内圧のコントロールとしては、ICPだけでなく、CPP（脳灌流圧）[*2]も重要です。CPPは、以下の計算方法で算出され、患者の生命予後に大きく影響を与えます。

> （収縮期血圧－拡張期血圧）÷3＋
> 拡張期血圧－頭蓋内圧

　CPPの正常範囲は60～70mmHg以上で、60mmHg以下では不良転帰をきたすことが知られています。

（藤野智子）

[*1] ICP（intracranial pressure）：頭蓋内圧
[*2] CPP（cerebral perfusion pressure）：脳灌流圧＝脳に血流を流そうとする圧。

図1●頭蓋内圧モニタリング

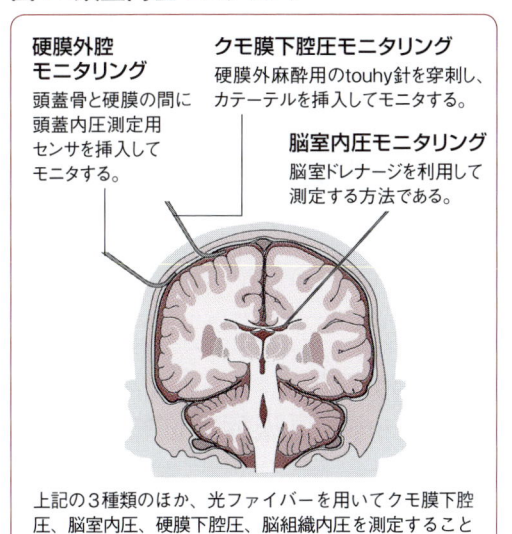

硬膜外腔モニタリング
頭蓋骨と硬膜の間に頭蓋内圧測定用センサを挿入してモニタする。

クモ膜下腔圧モニタリング
硬膜外麻酔用のtouhy針を穿刺し、カテーテルを挿入してモニタする。

脳室内圧モニタリング
脳室ドレナージを利用して測定する方法である。

上記の3種類のほか、光ファイバーを用いてクモ膜下腔圧、脳室内圧、硬膜下腔圧、脳組織内圧を測定することができる光ファイバー圧トランスデューサがある。

図2●脳室ドレナージ

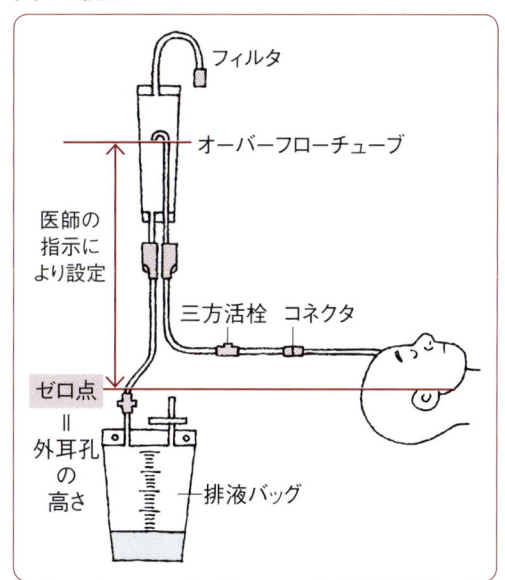

フィルタ
オーバーフローチューブ
医師の指示により設定
三方活栓
コネクタ
ゼロ点＝外耳孔の高さ
排液バッグ

「サードスペース」とは？ COLUMN

　組織間液（間質）内に非機能的細胞外液が貯留するスペースが「サードスペース」です。重度の外傷や熱傷・ショック・敗血症・手術などによって生じた血管内皮障害の影響で、毛細血管の透過性が亢進すると、間質に水分（＝非機能的細胞外液）が貯留して浮腫が起こります。

　重症であればあるほどサードスペースは多くなり、病態の改善とともにサードスペースから血管内に水分が戻り、尿量が回復してきます（利尿期＝refilling）。この時期に、腎臓の働きが追いつかないと、溢水状態となって心不全や肺水腫などが起こる危険性があるため、高齢者や心肺機能低下患者では、特に注意が必要です。

(佐藤憲明)

図1●サードスペースとrefillingの理解

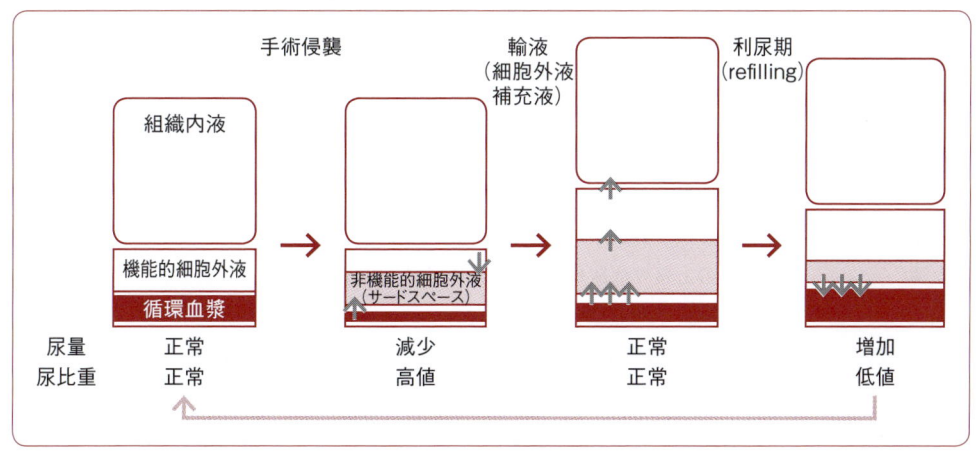

		手術侵襲	輸液（細胞外液補充液）	利尿期（refilling）
	組織内液			
	機能的細胞外液	非機能的細胞外液（サードスペース）		
	循環血漿			
尿量	正常	減少	正常	増加
尿比重	正常	高値	正常	低値

急変対応に必要なモニタリングの知識

● 尿モニタリング

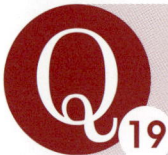

Q19 急変した場合に、尿量を確認するのはなぜですか?

A 正確な尿量を把握し、循環機能の情報を得るためです。それにより、適正な尿量を保つような体液管理が可能となり、腎不全のリスクを低減できます。

適正な尿量維持は急変時治療の要

　尿量減少に対しては、対症的に治療を行うのではなく、その原因を検討し、除去することが最も重要です（→p.202）。

　尿量減少の原因が、例えば、腎機能障害によるものなのか、循環血液量が不十分で末梢循環不全の状態なのかは、他の指標（**表1**）も併せて評価しなくてはなりません。

　しかし、末梢循環不全が遅延すれば腎不全に陥り、よりいっそう循環機能の評価が困難になるという悪循環が起こり得ます。

　そのため、1時間あたり1～2mL/kg/時程度の適正な尿量が維持されているか、正確な尿量を把握することが重要です。適正な尿量を保つような体液管理を行うことが、腎不全のリスクを減らし、循環の指標を失うことなく治療を行うことにつながります。だからこそ、急変時、尿量を確認する必要があるのです。

尿量だけでなく血液データ・臨床症状にも注意

　急変後には、乏尿（1日尿量400mL以下）や無尿（1日尿量100mL以下）などを急激に発症することがあります。乏尿・無尿が3日以上続くと、尿素窒素（BUN）やクレアチニンが上昇し、高窒素血症となります。

　高窒素血症が100mg/dLを超えると、意識障害が出現します。高窒素血症の場合は、透析療法で腎臓の機能代行を行えば、やがて利尿期に入り、2～3週間で腎機能は回復します。

　しかし、急変時には、非乏尿性腎不全（＝尿量が減少しない腎不全）が起こる危険性もあります。そのため、尿量の観察だけでなく、BUNやクレアチニンなどの血液データ値や不穏状態や意識障害などの臨床症状にも注意しなければなりません。

（背戸陽子）

表1●急変時に必要な情報

バイタルサイン	血圧、脈拍、呼吸数、呼吸音、体温
排泄状況	尿量、排尿回数、尿の性状、尿比重、排尿困難の有無
in-outバランス	経口摂取量、輸液量、不感蒸泄量、滲出液量
浮腫の有無	浮腫の有無、程度
意識、表情	尿毒系の上昇や代謝性アシドーシスにより意識障害が出現
消化器症状	悪心、嘔吐、下痢などの有無
中心静脈圧（CVP）	上昇：循環血液量過多　　低下：循環血液量不足、末梢血管拡張
心電図変化	T波、QT時間などの変化
胸部レントゲン	うっ血、胸水の貯留の有無など
血液検査	血液ガス値、血清カリウム値、白血球、赤血球、BUN、クレアチニンなど

● 尿モニタリング

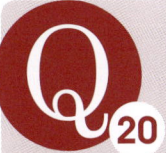

Q20 尿量変化から急変の原因を推測することはできますか？ 代表的なパターンがあれば教えてください。

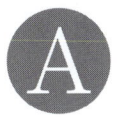

A 「血圧低下→全身および腎の虚血→乏尿・無尿」というパターンや、「細胞外液の大量喪失→血圧低下→乏尿・無尿」というパターン、「脳細胞機能の変化→細胞外液の高度なNa濃度変化→尿量変化」などのパターンが考えられます。

血圧低下→腎虚血による尿量低下

腎臓には、心拍出量の約20〜25％の血液が流れ込み、そのうち10％が糸球体で原尿として濾過されます。

腎臓では、局在動脈や尿細管・糸球体の自己調節機構による糸球体濾過率の保持や、レニン－アンジオテンシン機構[*1]による血圧上昇などが行われています。

しかし、尿細管などの髄傍領域（傍糸球体装置）は、ナトリウム吸収を活発に行い、腎臓の酸素消費の約80％を占めていることから、虚血の影響を受けやすいのが特徴です。

血圧低下による腎血流量の減少は、急激な尿細管壊死や、高酸素需要と低血流の特殊性による尿細管細胞の壊死を引き起こします。その結果、尿細管閉塞が生じて糸球体濾過率が減少してしまい、細胞浮腫がさらなる髄質灌流障害を引き起こすことで、尿量の変化を生じるのです。

これらのことから、腎の虚血は、血管調節機構の不全による急性腎不全の多くの原因を助長させてしまいます。

乏尿・無尿などを急激に発症した場合、その原因が腎前性なのか、腎性なのか、腎後性なのかを判断する必要があります（表1）。

表1 ● 乏尿・無尿の原因疾患と特徴

分類	特徴	疾患
腎前性	● 循環不全によるものが主 ● 全身の循環血液量不足に伴う腎血液量の低下や血圧低下による糸球体濾過値が低下し、尿生成機能が障害される機能的腎不全状態	● 脱水、下痢、嘔吐などの体液電解質異常 ● うっ血心不全、心筋梗塞、心タンポナーデ、不整脈など ● ショック（外傷性出血、敗血症、アナフィラキシー）、薬剤など
腎性	● 腎実質の病変による ● 腎臓での尿生成が障害される器質的腎不全状態。虚血、急性の糸球体・間質障害、腎毒性物質による急性尿細管壊死に分けられる	● DIC、溶血性尿毒症症候群、血管炎など ● 糸球体腎炎、間質性腎炎、糖尿病など ● 抗生物質、造影剤、抗腫瘍薬など
腎後性	● 尿管系の閉塞による ● 尿管閉塞や下部尿路の通過障害により、腎機能が最終的に障害され、尿生成が低下する	● 前立腺肥大 ● 尿管狭窄・閉塞 ● 悪性腫瘍の尿路浸潤 ● 尿路・腎結石

表2 ● 浸透圧による尿量変化

高浸透圧	多尿	糖尿病性多尿、造影剤使用後
	乏尿	熱射病
低浸透圧	多尿	尿崩症、心因性多飲
	乏尿	非代謝期腎不全

細胞外液の量や濃度の変化による尿量変化

　従来、人間の体液は、細胞が適切な環境となるように、腎・代謝・神経系などによって細胞外液の組成・濃度・量が調節されています。

　嘔吐や下痢などの消化液の喪失や、外傷による出血、腹腔内・後腹膜腔内の炎症および感染、熱傷や腸閉塞などが起こると、細胞外液量は不足します。急速に細胞外液量が失われると、中枢神経系の兆候（意識障害など）や、心血管系の兆候（血圧低下など）も出現します。

　一方、細胞外液量の過剰は、腎不全・肝硬変・うっ血心不全などが原因となって起こります。細胞外液量過剰の兆候は肺循環に出現し、肺浮腫を伴ううっ血性心不全の進行が生じます。

　また、細胞外液の濃度の変化も重要です（表2）。細胞外液の浸透圧は、体内の体液に緊張性を示すナトリウムの濃度に依存します。血漿浸透圧が異常な場合は、易刺激性・けいれん・昏睡などの神経症状であり、脳細胞機能の変化を反映します。

　外傷性出血性ショックや頭部外傷を伴う閉塞性頭蓋内損傷患者などの場合は、細胞外液のナトリウム濃度の変化が急激かつ高度に出現します。これらのことが原因で、尿量変化を認めることもあります。

（背戸陽子）

---

*1　レニン-アンジオテンシン機構：レニン-アンジオテンシン-アルドステロン系とも呼ばれる。ナトリウム制限、循環血漿量の低下、血圧低下などを感知してレニンが分泌され、全身の血圧を上昇させるしくみ。

●尿モニタリング

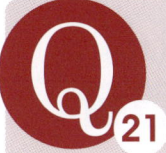

Q21 急変患者に膀胱留置カテーテルを使うときは、詳細なメーターつきのものと、バッグのもの、どちらが適していますか?

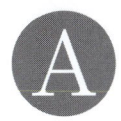

A 詳細なメーターがついた膀胱留置カテーテルを使用したほうがよいでしょう。急変時の体液・電解質管理では、正確な水分出納の把握が重要となります。正確な尿量の測定は、異常の早期発見・対処につながります。

急変時の膀胱留置カテーテルは重要

　急変時、患者の身体が陥っている状況の1つの指標が尿量です。急変時には、尿の性状や尿量を正確に把握するため、膀胱内に膀胱留置カテーテルを留置するのが望ましいでしょう。

　膀胱留置カテーテル留置によって安静を確保できることから腎血液量の増加・維持を助けることにつながります。また、尿量を測定することで、尿量変化の有無を確認することができます。

　急変時には、尿閉か乏尿（無尿）かを判断することが必要です（**表1**）。

メーター付膀胱留置カテーテルのメリット

　正確な尿量を測定するためには、1時間尿が測定しやすいメーター付膀胱留置カテーテルを用いることが望ましいでしょう。

　メーター付膀胱留置カテーテルを使用すると、尿量だけでなく、時間尿の性状も把握でき

表1 ● 1日の尿量

- 無尿…100mL以下
- 乏尿…400mL以下
- 通常…100～1,500mL
- 多尿…3,000mL以上

表2 ● 尿比重からわかる異常の原因

- 高比重尿（濃縮尿）…脱水、腎不全無尿期、造影剤使用後など
- 低比重尿（希釈尿）…水分摂取過剰、尿崩症、腎不全利尿期など

ます。

　特に、尿比重の測定は有用です（**表2**）。腎機能に問題がない患者の場合は、時間尿量や尿比重のデータのみで循環血漿量の過不足を判断し、体液・電解質管理を行うこともできます。

　試験紙法による定性検査（尿糖、尿タンパク、尿pH、ケトン体、ビリルビン、ウロビリノーゲンなど）を行い、急性腎不全の識別判断の指標とすることもあります。

（背戸陽子）

●尿モニタリング

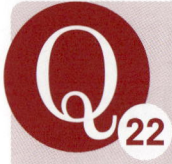

Q22 温度センサ付膀胱留置カテーテルは、急変時に役立ちますか？ どんな患者が適応ですか？

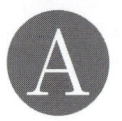

A 体温は、さまざまな疾患の識別や評価に使われる重要なバイタルサインの1つです。温度センサ付膀胱留置カテーテルは、急変時、環境に左右されることなく体温を測定できるため、役立ちます。重症期にあるさまざまな患者が適応です。

体温異常の把握が必要な患者すべてが適応

　熱障害（熱中症）や悪性症候群などの患者は、体温が上昇することで、不感蒸泄の増加や発汗が起こるため、水分ならびに電解質の喪失の増加をきたします。そのため、体温上昇に応じた輸液の増量がなされないと、脱水のために体温調節機構がはたらかず、さらに体温上昇をきたす悪循環に陥ります。

　深部体温のモニタリングは、体温管理の指標となるだけでなく、輸液の量や組成の決定にあたって不可欠な指標となります。

　これらのことから、温度センサ付膀胱留置カテーテルは、ショックなどの急変時や、腋窩や殿部など全身におよぶ広範囲熱傷患者、偶発性低体温、熱障害や術後ハイリスク患者など、重症期にあるさまざまな患者の体温異常の把握に有用だと考えられます。

温度センサ付膀胱留置カテーテルのメリット

　体温は、体幹部の重要臓器の温度を示し、体腔温（食道内、直腸内、膀胱内、鼓膜温度）や肺動脈内血液温が含まれる深部体温（核心温）と、体外の条件によって大きく変動する表面温（外殻温）と呼ばれる体の表層の温度の2つに分類されます。

　急変時などの重症期には、尿量を把握する必要があることから、膀胱留置カテーテルを挿入します。膀胱留置カテーテル挿入は、尿路感染や尿の貯留・多尿などによる悪影響を及ぼすこともありますが、温度センサー付膀胱留置カテーテル（図1）を留置すると、深部体温と尿量を測定できるため、患者に負担をかけずにモニタ管理を行うことが可能です。

（背戸陽子）

図1●温度センサ付膀胱留置カテーテル

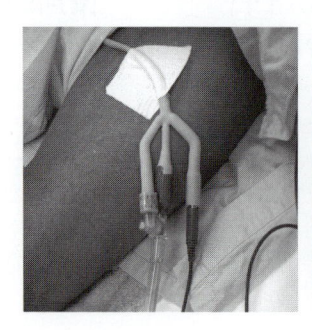

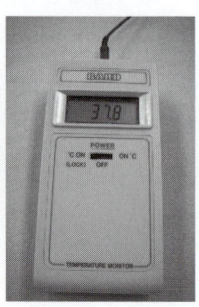

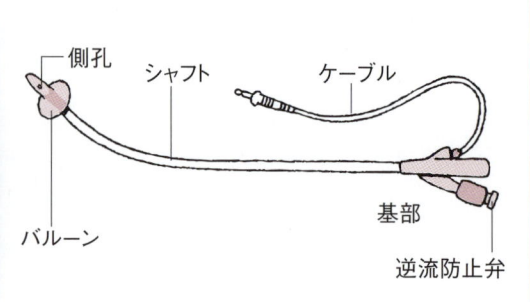

●尿モニタリング

Q23 急変時は、膀胱内圧の測定も重要ですか？どのように測定するの？ 圧が高い場合、何が起きているのですか？

A 急変時、必ずしも膀胱内圧を測定する必要はありません。しかし、腹部膨隆・ショック状態・腹腔内臓器不全・浅呼吸・頻脈など多様な症状が出現する場合は、膀胱内圧の測定が重要と考えられます。

膀胱内圧が高くなる原因

膀胱内に尿が貯留する前に高い圧が加わると、腎臓への逆流が生じ、損傷させることがあります。これらのことから、膀胱内圧を低く保つことが望まれています。

膀胱内圧が高い場合、以下のようなことが起きていると考えられます。

1 膀胱の伸展の喪失

膀胱の伸展の喪失は、膀胱の弾力性の喪失を意味します。高い圧は、尿量の増大をもたらします。

2 筋失調

例えていうと「栓を閉じたままバルーン内の空気を抜こうとしている状況と同じ」と考えるとわかりやすいでしょう。

筋失調は、膀胱が収縮したときに括約筋が開かないことが原因で起こります。また、自立神経過反射も、筋失調を引き起こします。

3 腹部コンパートメント症候群[*1]

腹部コンパートメント症候群が起こると、腹腔内大量出血・後腹膜血腫・腸管浮腫などによって腹腔内圧が上昇し、膀胱が圧迫されて膀胱内圧が上昇した結果、呼吸・循環障害を生じる病態などを引き起こしていることが考えられます。

腹部コンパートメント症候群の診断は、外傷時の受傷機転、損傷形態、腹部の状況、循環・呼吸状態、腎臓などの腹部臓器機能などから判断されます。画像診断（腹部エコー検査、CT検査など）および膀胱内圧測定が、検査として有用とされています。

膀胱内圧測定の方法

膀胱内圧測定は、膀胱内に液体を注入し、注入量に応じた時点で膀胱内の圧を記載し、排尿筋の伸展・収縮機能・膀胱の知覚・膀胱容量などを検査する方法です。手順を図1（p.266）に示します。

(背戸陽子)

文献
1. 鈴木忠：腹部コンパートメント症候群．標準救急医学 第3版，日本救急医学会監修，医学書院，東京，2001：344．
2. 彼末一之：体温とその調節．標準生理学 第6版，本郷利憲，廣重力，豊田順一 監修，医学書院，東京，2005：831-842．
3. 今井正，遠藤仁，本間之夫：尿の生成，排泄．標準生理学 第6版，本郷利憲，廣重力，豊田順一 監修，医学書院，東京，2005：776-820．
4. 坂口けさみ，市川元其，楊箸隆哉，他：フィジカルアセスメントのための解剖・生理学事典 バイタルサイン；体温．臨牀看護 2001；27：1879-1891．
5. 平田弘美・橋本佳代子：フィジカルアセスメントのための解剖・生理学事典 泌尿器系．臨牀看護2001；27：1996-2016．

[*1] 腹部コンパートメント（区画）症候群（abdominal compartment syndrome：ACS）。腹腔内および後腹腔臓器における血流減少、心臓への静脈還流の抑制（前負荷減少）と血管圧迫の結果、末梢血管抵抗上昇（後負荷上昇）による心拍出量の低下、腎実質・腎静脈圧迫による乏尿、さらには横隔膜挙上による呼吸障害、腹部膨満による苦痛、不眠・不穏などによる神経的悪影響などの病態を示す症候群。

図1 ● 膀胱内圧測定の方法

平坦なベッドに患者を仰臥位に寝かせる。
↓
膀胱留置カテーテル（ダブルルーメンカテーテルを使用）を挿入する。
↓
膀胱留置圧モニタリングデバイスを装着する。
 Point! 膀胱内圧測定用の専用のモニタリングデバイス、もしくは、三方活栓をつけた圧モニタリングデバイスを用いる。圧モニタリングデバイスは、生理食塩液で満たしておく。
↓
圧トランスデューサのケーブルをモニタシステムに接続し、ゼロ点調整を行う。
 Point! 圧トランスデューサを恥骨結合部の高さで大気開放し、ゼロ点調整する。
↓
尿が流れる側が、完全にクランプされていることを確認する。
↓
三方活栓から、25mLの生理食塩液を、20～30秒かけて一定の速度で膀胱内へ注水する。
 Point! 膀胱内の気泡を除去するには、25mLで十分とされている。過剰な量の生理食塩液を注水すると、正確な膀胱内圧が測定できない。
↓
モニタリングしている圧が平衡になるまで待ち、呼気終末時の有効な膀胱内圧をモニタで読み取る。
↓
クランプを解除して、尿が流れる側を開放する。

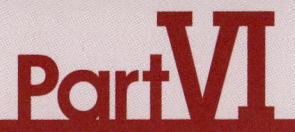

Part VI 急変時に生かす画像の知識

- ●急変時に行う画像検査とは　　　　268
- ●X線写真からわかること　　　　　270

急変時に行う画像検査とは

X線、CT、MRI、エコーなど、画像検査にはいくつか種類がありますが、基本的に実施されるのは「胸部単純X線撮影」と「腹部単純X線撮影」です。

とりわけ急変時には、最低でも胸部X線写真と腹部X線写真を撮影するのが一般的です。ただし、実施される画像検査は、急変の種類によっても異なります。例えば、意識障害などを伴い、頭蓋内疾患を疑う症例の場合は、頭部CTも撮影されます。

画像所見だけで、必ずしもその症状・疾患を特定できるとは限りませんが、診断のためには欠かせない情報です。最近では、電子カルテの導入により、簡便に過去の画像と対比できるようになりました。看護師が、ベッドサイドで患者の画像所見を閲覧することもできますから、正常画像と異常所見を区別できる基本知識をもっておくことが有益だといえます。

X線写真から、何がわかる？

胸部X線写真からは、一般に、呼吸系に関連した情報（気管、肺、横隔膜など）と、循環器系に関連した情報（心陰影、大血管、縦隔など）が得られます（図1-A）。

さらには、患者に挿入されたカテーテルの位置の異常の有無や、骨折の有無など、多くの情報を得ることができます。

また、腹部X線写真からは、消化器系の情報（便・ガス貯留の有無など）が得られます（図1-B）。

画像から得られる情報と、アセスメントやモニタリングで得られた他の情報を合わせて、総合的に患者の状態を理解し、急変対応・ケアに生かしていくことが大切です。

異常所見はどう見るか？

ここでは、最も身近で、たくさんの情報を得られる「胸部X線写真」の異常所見のとらえ方を示します。

❶気管・気管支

気管の位置や、偏位の有無などを見ます。

❷肺実質・胸腔

両肺野の透過性が左右対称になっているか、色調が白すぎたり黒すぎたりしないかを見ます。

白っぽく映る場合（＝透過性が低い）は、肺炎・胸水・血胸・無気肺・肺水腫・肺挫傷などが疑われます。

黒っぽく映る場合（＝透過性が高い）は、気胸・肺気腫・肺梗塞などが疑われます。

❸縦隔

縦隔の拡大や偏位がないか、色調の異常がないか（黒っぽくないか）を見ます。

大動脈損傷などでは、縦隔の拡大が見られます（図2）。

縦隔気腫では、縦隔が黒っぽく映ります。

縦隔の偏位は、大きい気胸や無気肺で見られます。緊張性気胸などでは健側への偏位が、無気肺では患側への偏位が見られるのが特徴です。

❹横隔膜

横隔膜は、通常、左（＝画像の右側）に比べて、右（＝画像の左側）が少し高くなっています。

左の横隔膜下は、通常、胃内のガスにより、三日月様のガス像が黒く映ります。

右の横隔膜下には、本来何も認められません。しかし、ガス像を認める場合は、腸管穿孔などによる遊離ガス（フリーエア）を疑います。

（佐藤憲明）

図1 ● X線単純撮影画像（正常時）

A 胸部

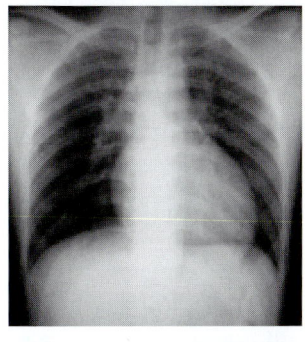

肺野（黒っぽい＝明るい）
中心陰影（白っぽい＝暗い）
横隔膜

B 腹部

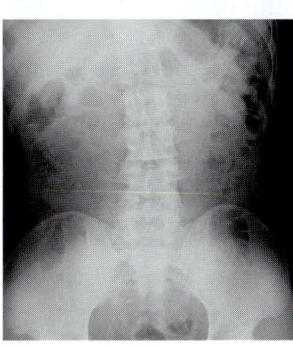

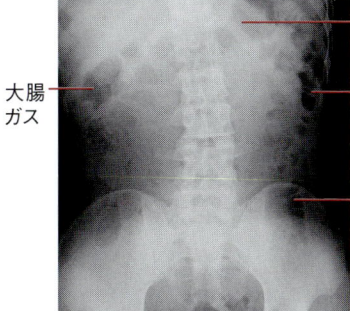

胃泡
大腸ガス
大腸ガス

図2 ● 縦隔の拡大

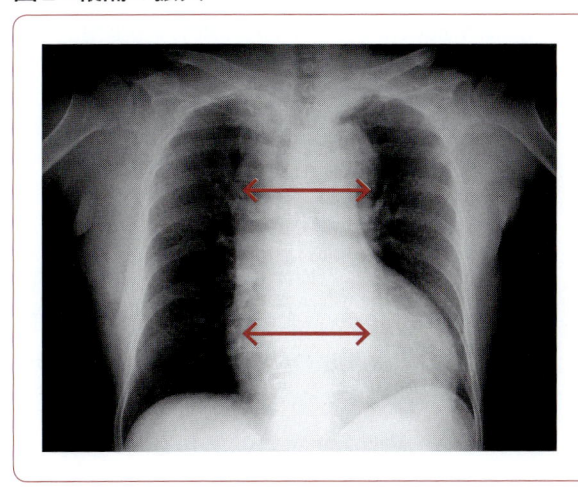

- 大動脈損傷によって上縦隔が開大している状態（中心陰影の著しい拡大はない）。
- 中心陰影の著しい拡大は、心膜の炎症などにより、少しずつ心嚢液が増えたときに見られる。
- 急激な血液貯溜などが起こっても、心膜腔の容量は大きく変化しないため、心臓が膨らむことができなくなる（＝心タンポナーデ）。

急変時に活かす画像の知識

● X線写真からわかること

Q1 X線写真の情報から、急変のサインを見抜くことはできますか?

A ある程度までは可能です。基本的な所見を理解しておくと、ケアに伴う急変を予防することもできます。

　一口にX線写真といっても、単純撮影から断層撮影までさまざまで、看護師がすべての所見を読みこなすことは難しいと思います。
　しかし、基本的な所見を理解し、ケアを実施する前にX線写真を確認することで、急な低酸素状態による循環不全などの急変を予防することができます。

単純X線写真の代表的な異常所見

1 無気肺（図1）
→呼吸困難の出現によるSpO₂低下の恐れ

　無気肺の出現は、急な低酸素状態など、急変に結びつく所見の1つです。
　図1-Aは、右上葉の無気肺です。右上葉に、くっきりと白く、明らかに透過性が低下している部分があります。これは、肺胞の含気が喀痰などで失われて虚脱し、肺胞がしぼんだ状態です。聴診を行えば、明らかに右上葉のラ音が消失し、胸郭の動きも緩慢になっているはずです。
　図1-Bは、左下葉の無気肺です。この写真は、パッと見ただけでは、肺の大きさや透過性に左右差を認めず、問題所見はないように見えます。しかし、意識して見ると、下行大動脈の輪郭が不鮮明で、左横隔膜のラインが見えなくなっていること（＝シルエットサイン陽性）がわかります。
　心胸郭比（CRT：cardio-thoracic ratio）が拡大している心不全患者の場合、いつもの胸部X線写真と変わらないようにとらえがちなので、意識して確認するとよいでしょう。

2 胸水貯留（図2）
→胸水の移動による低酸素状態の恐れ

　図2では、胸水が右肺に貯留し、右の横隔膜が反り返ったように丸く弯曲しています。
　胸水は、重力にしたがって下の方に貯留しますが、この画像からは、胸水が貯留して肺を圧排している様子がうかがえます。
　このような場合、急激に左側臥位への体位変換を行うと、患側肺から健側肺に胸水が移動し、一過性の換気不全を招く恐れがあります。そのため、体位変換は段階的に行い、バイタルサインやSpO₂の変化を注意深く観察する必要があります。

3 うっ血性心不全による肺水腫（図3）
→循環状態悪化の恐れ

　図3では、うっ血性心不全に伴う肺水腫が認められます。うっ血の結果、心陰影（CRT）は拡大し、肺動脈の拡張が見られ、その陰影がぼけています。
　また、肺門を中心に肺野の透過性が過剰となるバタフライシャドウ（Butterfly shadow）が見られます。これは、肺水腫の所見を示しています。
　このような状態では循環状態も不安定で、急な体位変換などで血圧低下を招く恐れがあります。

図1 ● 無気肺

A 右上葉無気肺
無気肺
●透過性の低下と、上葉の容量の減少が認められる。

B 左下葉無気肺
●左の横隔膜のラインが見えず、下行大動脈の輪郭が不鮮明になっている（シルエットサイン陽性）。

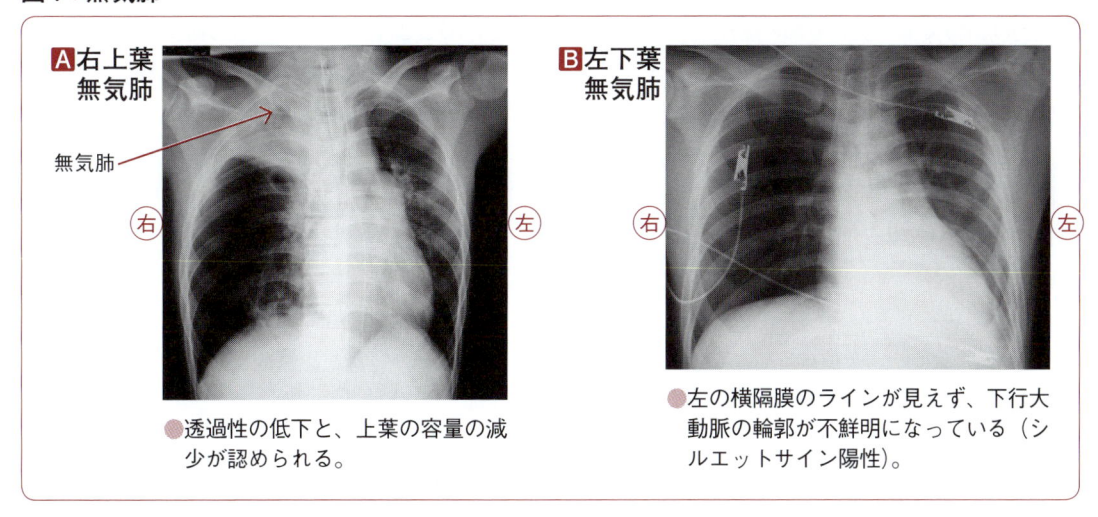

図2 ● 胸水貯留

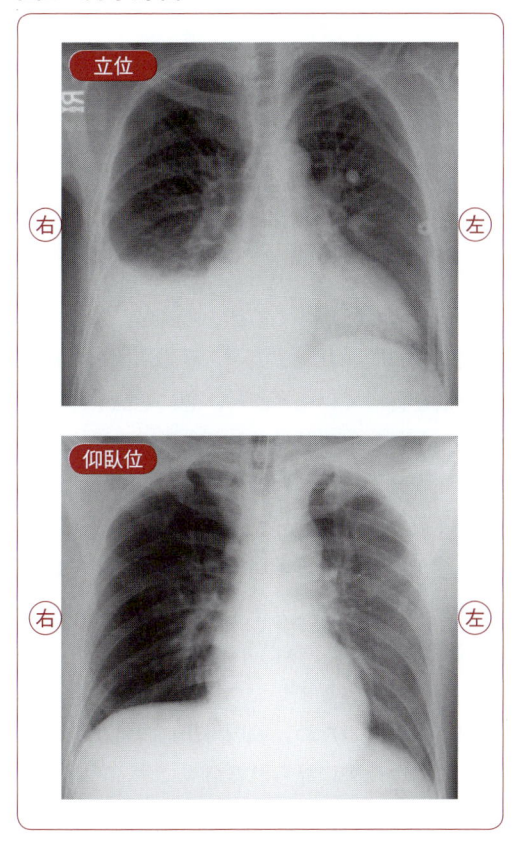

立位

仰臥位

図3 ● 肺水腫

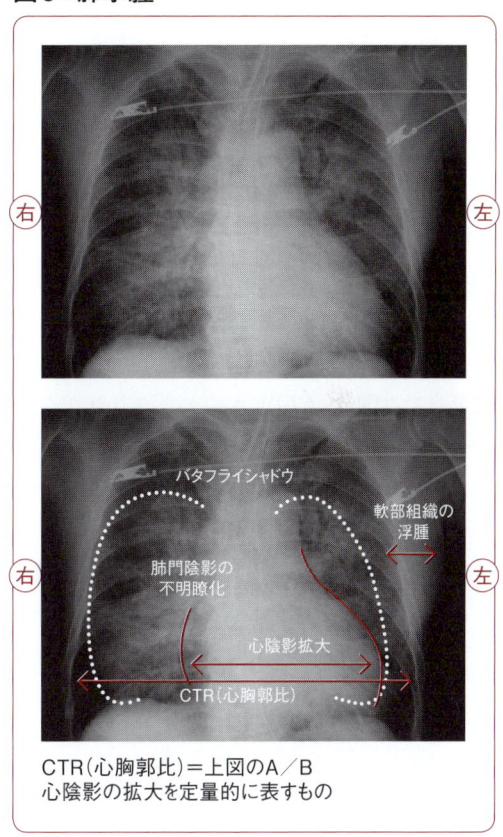

バタフライシャドウ
軟部組織の浮腫
肺門陰影の不明瞭化
心陰影拡大
CTR（心胸郭比）

CTR（心胸郭比）＝上図のA／B
心陰影の拡大を定量的に表すもの

4 気胸の増悪（図4）
→気胸に気づかず陽圧換気を行って緊張性気胸が発生

気胸の診断は、気胸腔と虚脱した肺があるかを判断することですが、軽度の気胸は判別が難しく、見逃してしまうことも珍しくありません。

図4は、中心静脈カテーテル挿入後、患者の呼吸状態が悪化し、その改善を求めて陽圧換気を行った結果、胸腔内に大量の空気が流入し、

VI 急変時に生かす画像の知識

急変時に活かす画像の知識

緊張性気胸を招いたケースです。

気胸は、肺尖部に現れる肺の虚脱と胸膜の間隙によって診断されるイメージがありますが、臥位の患者ではその確認は難しく、横隔膜の左右差から鑑別することも珍しくありません。

図4-Aでは右の横隔膜が大きく弯曲し、切り込んでいるのがわかりますが、これは「deep sulcus sign」という気胸を示すサインです。

⑤ イレウスの出現
→嘔吐とともに強い腹痛が出現

図5-Aでは、黒く帯状に伸びた腸管像に、白い線状のものが見えます。これは、ケルクリングと呼ばれ、小腸粘膜襞で拡張した小腸を示します。このため、小腸のどこかに狭窄した部位があり、そこよりも口側の腸管が拡張していることが疑われます。

また、図5-Bでは、ニボー（niveau）と呼ばれるイレウスの特徴的な所見が見られます。ニボーは、水平にくっきりした境界線（鏡面像）が現れるもので、水平線の上にガス・下に液体が貯留していることを意味します。ただし、この所見は立位でしか確認できませんので、臥位の写真では図5-Aのようにケルクリングなどの所見で鑑別されます。

いずれも、このような写真を見たらイレウスを疑い、患者の腹部症状に目を向けなければいけません。高齢者では自覚症状が出にくい場合もあり、消化官穿孔など重症となるケースがあります。

⑥ 消化管穿孔を合併
→差し込むような腹痛を伴いショック症状へ

図6は胸部X線写真ですが、両方の横隔膜下に注目してください。

通常、左横隔膜下にはエアフルードレベル（air-fluid level）という胃内のガス像を見ることができます。しかし、この画像の右横隔膜下には通常ガス像が認められず、三日月型の遊離ガス（free air）像が見られます。この所見は、上部消化管穿孔などを示します。

最近では、消化管穿孔でも内科的保存療法によって経過を見る場合もありますが、腹膜炎に移行するとショックを招き、重症化するケースも珍しくありません。腹部症状とともにバイタルサインの経過を継続的に観察する必要があります。

X線断層写真の代表的な異常所見

CTは、X線断層像です。

急変時にCT撮影を行うのは、主として、意識障害などを伴う頭蓋内疾患などが疑われる場合です。

① 意識清明期のある急性硬膜外出血
→ベッド転落後の意識レベルの低下

「ベッドから転落して頭部を強打し、急性硬膜外出血と診断された患者が、意識清明のため経過観察を行っていたところ、急に意識レベルが低下した」という話は珍しくありません。

急性硬膜外出血は硬膜の外に出血するため、急性硬膜下出血などに比べ、頭蓋内の圧迫による影響が比較的遅いのが特徴です。この病態を理解することも大切ですが、画像の特徴として「とじ込まれたような凸レンズ型（図7-A）」となることも理解しましょう。骨と硬膜の間は比較的結合が強いため、硬膜外出血では出血が広がりにくいために見られる所見です。

一方、硬膜下出血で見られる画像所見は「三日月様（図7-B）で、脳そのものを損傷しているケースが多く、意識レベルも初期から障害されることがあります。

（佐藤憲明）

図4 ● 気胸

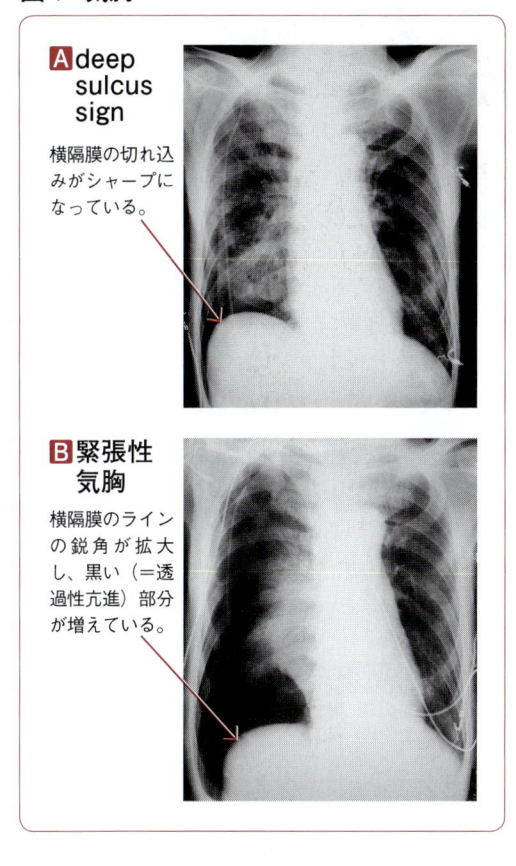

A deep sulcus sign

横隔膜の切れ込みがシャープになっている。

B 緊張性気胸

横隔膜のラインの鋭角が拡大し、黒い（＝透過性亢進）部分が増えている。

図5 ● イレウス

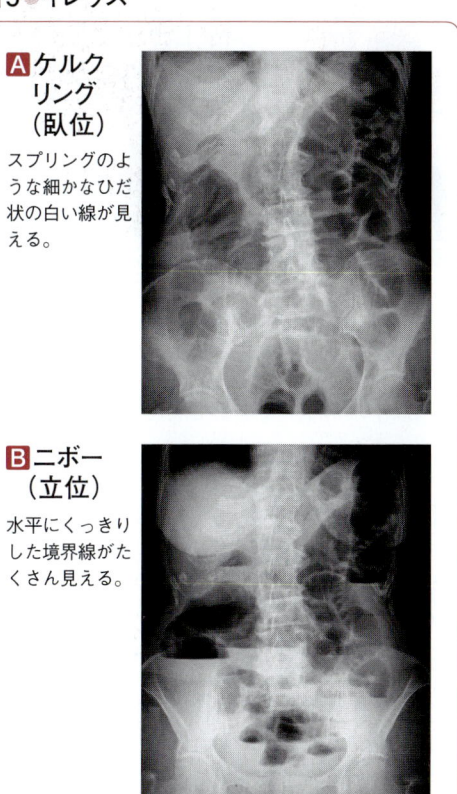

A ケルクリング（臥位）

スプリングのような細かなひだ状の白い線が見える。

B ニボー（立位）

水平にくっきりした境界線がたくさん見える。

図6 ● 消化管穿孔

三日月型の遊離ガス像

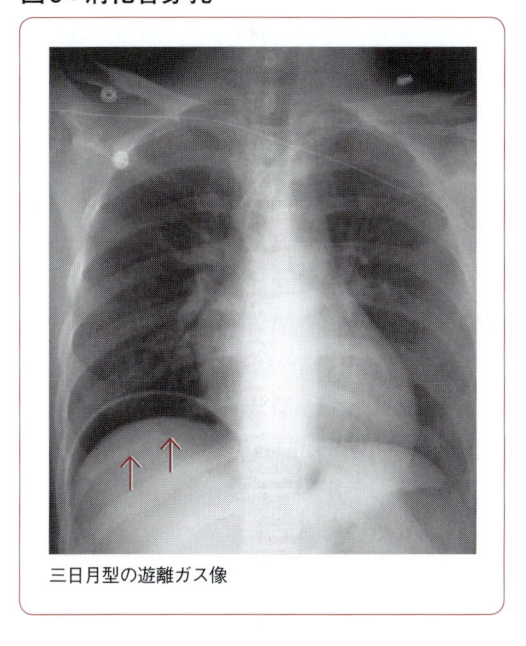

図7 ● 急性硬膜外出血と急性硬膜下出血

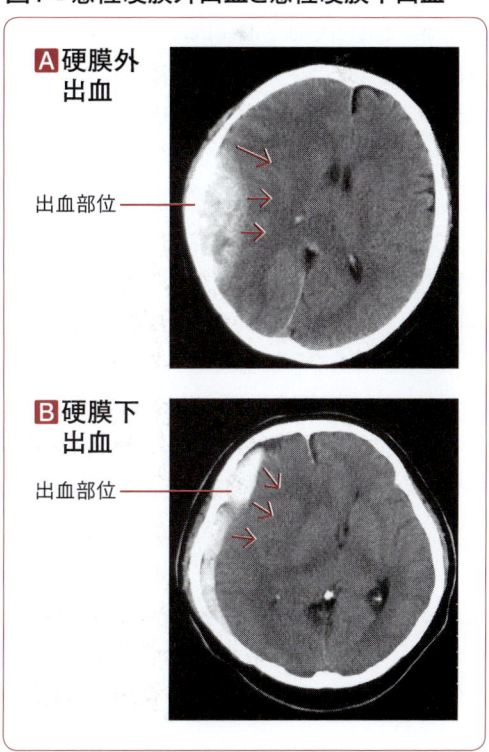

A 硬膜外出血

出血部位

B 硬膜下出血

出血部位

急変時に生かす画像の知識

● X線写真からわかること

Q2 急変時の画像撮影で、ナースはどんな役割を果たせばいいですか？

A 急変時のX線撮影のほとんどはポータブル撮影です。救急処置室やベッドサイドで撮影する場合もあるため、環境調整が必要になります。

急変時にはできるだけ早期の鑑別診断を行うため、蘇生中でもX線撮影を行うことがあります。以下のポイントをおさえて、迅速にトラブルなく撮影できるよう配慮します。

1 環境調整

大部屋などのベッドサイドでの撮影では、患者のプライバシーを保護しなければなりません。スクリーンやカーテンなどで、できるだけすみやかに環境調整を行います。また、他患者を放射線に被曝させないよう、誘導も必要になります。

2 安全の確保

多くの急変患者は、意識障害や不穏状態にあります。介助者である看護師は、被曝を避けるため、撮影ポイントから離れて観察しようとしますが、気管挿管チューブや静脈路などを患者が無意識に抜き、致命的な状態になることも多くあります。十分な防護（被曝防護鉛エプロンなど）を行った状態で、患者に付き添うことも必要です。

3 ラインの整理

急変時の写真撮影は、原因検索のためだけでなく、急変処置のために留置した気管挿管チューブや中心静脈路の位置確認のためにも行われます。しかし、接続ラインやモニター心電図のリード線などが写り込むと、鑑別ミスなどにつながる可能性があるため、撮影時にはできるだけライン類を離し、写真に写らない努力が必要です。しかし、ショックや蘇生時にリード線を除去すると、循環状態の経過が不明となる恐れもあるため、医師との相談も必要です。

また、急変対応時の患者の周囲は、点滴台が患者の横に設置されたり、輸液ラインが絡んだりと煩雑な環境にあります。撮影時にこれらが絡み合わないよう調整をすることも必要です。

4 体位調整

撮影時には、体位が歪んでいないか厳密にチェックします。体位が歪んでいると、左右の対称性が鑑別できないだけでなく、胸水など液体貯留がある患者では所見が移動することもあります。

患者の状態にもよりますが、できるだけベッドを平坦にし、体位変換枕や氷枕などは除去しておきます。患者の身体に貼り薬などがある場合には、あらかじめ除去しておきましょう。

5 情報の伝達

通常の写真撮影でもピントがあるように、X線撮影にも設定や条件があります。心不全や重症呼吸不全などで肺の透過性が低下していると予測される患者であれば、あらかじめその情報を伝えることで放射線技師も条件を整えることができます。急変時には放射線技師もチーム一員と考え、コミュニケーションを図ることが大切です。

（佐藤憲明）

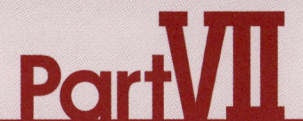

Part VII
これだけはおさえたい急変時に使う薬の知識

- 急変時に必要な薬剤とは　　276
- 輸液　　280
- 輸血　　287
- 薬剤別:緊急薬剤の使い方　　291

● 急変時に必要な薬剤とは

Q1 急変時に、まず投与する（投与を考えなければならない）薬剤は何ですか？

A 心肺蘇生の場面では、心静止・PEAではアドレナリンやバソプレシン、迷走神経性徐脈ではアトロピン硫酸塩、VFやVTでは抗不整脈薬が投与されます。血圧低下時には昇圧薬や細胞外液補充液、高血圧が病態を悪化させていると考えられる大動脈解離では降圧薬も用いられます。

心肺蘇生の場面で用いられる薬剤

「急変」と一言でいっても、さまざまな病態が考えられますが、心肺蘇生法が必要なものとして、①心静止、②PEA（無脈性電気活動）[*1]、③VF（心室細動）[*2]やVT（心室頻拍）[*3]が挙げられます。

1 心静止・PEA（無脈性電気活動）

末梢血管を収縮させて冠動脈への血流を増やす目的で、アドレナリン注（エピペン®など）を5分ごとに反復静注します。アドレナリンの初回または2回目に替えて、心肺蘇生中の心筋酸素消費量を増加させない非アドレナリン作動性末梢血管収縮薬としてバソプレシン（ピトレシン®）40単位が投与されることもあります。

迷走神経性徐脈に対しては、副交感神経遮断薬としてアトロピン硫酸塩（アトロピン注など）の急速静注が行われます。

循環不全をきたし、乳酸アシドーシスが進行した場合には、炭酸水素ナトリウム（メイロン®静注8.4％）の投与を考慮します。

2 VF（心室細動）やVT（心室頻拍）

心電図監視下で、アミオダロン（アンカロン®）、リドカイン（リドカイン静注用2％シリンジ「テルモ」）、プロカインアミド塩酸塩（アミサリン®）、ニフェカラント塩酸塩（シンビット®）など、抗不整脈薬の投与が行われます（→p.286 Q15）。

血圧低下時には輸液・昇圧薬を投与

急変時には、多くの場合、血圧が低下していることから、輸液・昇圧薬の投与が行われることが多くあります。

血圧低下のある場合（急性循環不全に陥っている場合）とは、主に、①**心原性ショック**、②**循環血液量減少性ショック**、③**血液分布異常性ショック**（アナフィラキシーショック、敗血症性ショック）、④**血管閉塞性ショック**（緊急性気胸、心タンポナーデ、肺塞栓）の4つに分類されます。

1 心原性ショック

主に、心筋収縮力を増大させる目的で、ドパミン塩酸塩（イノバン®など）、ドブタミン塩酸塩（ドブトレックス®、ドブポン®）、ノルアドレナリン（ノルアドリナリン®）の投与が行われます。

2 循環血液量減少性ショック

循環血液量を増やす目的で、細胞外液補充液の急速点滴静注が行われます。

3 血液分布異常性ショック

アナフィラキシーショックに対しては、即効性の面からアドレナリンが第一選択薬となります。しかし、血管透過性が強い場合はノルアドレナリン、喘息症状がある場合はアミノフィリ

表1●急変時に用いる蘇生用薬剤の例

A(気道)の異常に対する薬剤	B(呼吸)の異常に対する薬剤	C(循環)の異常に対する薬剤	D(意識)の異常に対する薬剤
●鎮静薬(→p.307 Q20) ●筋弛緩薬(ベクロニウム臭化物：マスキュラックス®、ロクロニウム臭化物：エスラックス®) ＊いずれも気管挿管など気道確保のために使用	●酸素投与 ●喘息治療薬(→p.302) ●エラスターゼ選択的阻害薬(シベレスタットナトリウム水和物：エラスポール®)	●輸液(→p.280 Q4) ●輸血(→p.287 Q9) ●昇圧薬(→p.292 Q13) ●降圧薬(→p.294 Q14)	●鎮静薬(→p.307 Q20) ●抗けいれん薬(→p.298 Q16)

ン(ネオフィリン®)が選択されます。

敗血症ショックに対しては、細胞外液補充液で血圧コントロール不能な場合は、ドパミン塩酸塩、ドブタミン塩酸塩、ノルアドレナリン、その他の抗菌薬、血液製剤、ステロイドの投与などが行われます。

詳細は「surviving sepsis campaign：International guidelines 2008」[1]に示されています。

高血圧がある大動脈解離では降圧薬が使用される場合も

先に述べたように、急変時には昇圧薬が投与されることが多いのですが、胸痛を訴える急変(心筋梗塞、大動脈解離、肺塞栓、気胸など)では、降圧薬を使用することもあります。

大動脈解離の原因として、高血圧が病態悪化の要因となっている場合には、降圧薬(第一選択薬はβ遮断薬、カルシウム拮抗薬を併用)が投与されます。

(森 洵子)

文献
1. Dellinger RP, Levy MM, Carlet JM, et al. Surviving Sepsis Campaign: international guidelines for management of severe sepsis and septic shock: 2008 *Crit Care Med* 2008；36：296-327.

＊1 PEA(pulseless electrical activity)：無脈性電気活動。心電図モニター上で波形は見られるが、脈が触れないもの。VF、VT、asystole以外の心停止。
＊2 VF(ventricular fibrillation)：心室細動
＊3 VT(ventricular tachycardia)：心室頻拍

●急変時に必要な薬剤とは

Q2 血圧が低下したとき、カテコラミンを用いるのはなぜですか？

A 急変により血圧が低下しているときは、昇圧作用・心筋収縮増強作用が期待できるカテコラミン製剤を用います。カテコラミン製剤は、種類によって効果の現れ方が異なるため、作用機序を理解して使用することが大切です。

Q1（→p.276）で述べたように、急変時によく用いられる薬剤といっても多種多様です。ここでは、代表的なものとして、主に昇圧作用を有する「カテコラミン（カテコールアミン）」について述べます。

カテコラミンとは

カテコラミンは、化学構造式中に2つのヒドロキシル基（OH基）をもつベンゼン環をもつアミンの総称です。元来人間の体内に存在している内因性のものと、人工的に合成されたものに分けられます。

急変時に汎用される代表的なカテコラミンは、①ドパミン塩酸塩、②ドブタミン塩酸塩、③アドレナリン（エピネフリン）、④ノルアドレナリン（ノルエピネフリン）、⑤イソプレナリン塩酸塩（イソプロテレノール）の5つです。

カテコラミンの作用機序

カテコラミンは、心臓・血管・気管支平滑筋に存在する「交感神経受容体（＝アドレナリン受容体）」を介して作用を発揮します（表1）。代表的な交感神経受容体のはたらきを以下に示します。

- $α_1$受容体：血管に分布し、血管収縮をつかさどる。
- $β_1$受容体：心臓に分布し、心機能亢進（心筋収縮力増強など）をつかさどる。
- $β_2$受容体：血管および気管支に分布し、血管拡張・気管支拡張をつかさどる。

カテコラミン製剤は、それぞれの薬剤によって親和性（受容体選択性）が異なるため、α受容体作用とβ受容体作用の強さが異なります。同じ作用を有していても、優先される効果が異なるのはそのためです。

（森 洵子）

表1 ●アドレナリン受容体とその機能

受容体	サブタイプ	存在部位	効果	細胞内情報伝達様式	カテコラミン親和性
α	$α_1$(Gq)	血管平滑筋	血管収縮 散瞳	プロテインキナーゼC活性 細胞内Ca濃度上昇	ノルエピネフリン≧エピネフリン＞イソプレナリン
	$α_2$(Gi)	神経線維	ノルエピネフリン遊離抑制 分泌抑制	アデニル酸シクラーゼ抑制 サイクリックAMP↓	エピネフリン≧ノルエピネフリン＞イソプレナリン
β	$β_1$(Gs)	心筋 洞結節 房室結節	収縮力増強 心拍数増加 伝導亢進	アデニル酸シクラーゼ活性 サイクリックAMP↑	イソプレナリン＞エピネフリン＝ノルエピネフリン
	$β_2$(Gs)	血管平滑筋 気管支平滑筋	血管拡張 気管支拡張	アデニル酸シクラーゼ活性 サイクリックAMP↑	イソプレナリン≧エピネフリン

＊交感神経受容体は、細胞膜7回貫通型受容体のGタンパク質共役型受容体で、α受容体とβ受容体に大別される。α受容体・β受容体には、さらにサブタイプがあり、存在部位とGタンパク質共役型のタイプによって作用（効果）が異なる。

●急変時に必要な薬剤とは

Q3 急変時の薬剤投与には、どんな方法がありますか？

A ほとんどの場合、静注（ワンショット）や点滴静注で薬剤を投与します。ただし、静脈確保ができない場合は、骨髄内投与や気管内チューブからの投与を行います。

基本は静注・点滴静注

注射には、①**静脈内注射**（i.v.：intravenous injection［静注］）、②**点滴静脈内注射**（d.i.v.：drip intravenous injection［点滴静注］）、③**筋肉内注射**（i.m.：intracutaneous injection［筋注］）、④**皮下注射**（s.c.：subcutaneous injection［皮下注］）、⑤**皮内注射**（i.c.：intramascular injection）があり、それぞれ特徴があります。

急変時に投与する薬剤は、即効性を期待するため、一般的に、直接血液中に薬剤を投与する「静注（ワンショット）」、あるいは、持続的に薬剤を投与する「点滴静注」が選択されます（**表1**）。

静脈確保ができなければ、気管内投与・骨髄内投与を選択

心肺停止で心肺蘇生術を行っており、末梢静脈ラインや中心静脈ラインが確保できない患者の場合は、気管内チューブから与薬して気管粘膜から吸収させる方法を取ります（アドレナリンの気管内投与など）。

また、小児の血管は細く、静脈内投与に失敗したり、時間がかかったりすることもあります。そのため、緊急を要するときは、骨髄内投与が選択される場合もあります。

さらに、即効性や精密性が期待されるため、輸液ポンプやシリンジポンプを用いた精密持続点滴（投与ルートとしては通常の点滴静注と同じ）を行うことが多いのが特徴です。

（森 洵子）

表1●急変時に選択される薬剤の投与経路

静脈内注射（i.v.）
- 水溶性液、乳剤
- 投与から全身への移行（約5～10分）
- 薬液量は50mLまで
- 注射後はもまない（止血圧迫のみ）
- 20mLで後押しし、上肢を10～20秒挙上

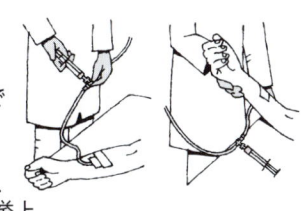

点滴静脈内注射（d.i.v.）
- 大量の薬液を静脈内に持続的に投与可能
- 術中・術後管理
- 注入部での血液凝固に注意（例：ヘパリン投与）
- 溶解後の安定性を考慮
- 薬液漏れ、空気注入事故に注意

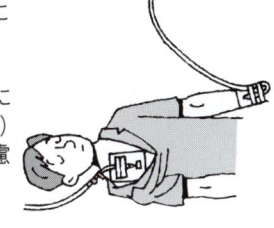

気管内投与
- 静注時の2.5倍量を生理食塩液か蒸留水10mLに希釈して投与
- 気管内チューブを超えてカテーテルを挿入し、薬液を散布

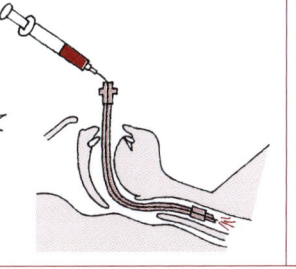

骨髄内投与
- 脛骨（幼小児では、脛骨結節下の平坦部）、腸骨が選択されることが多い
- ラインは一般的な輸液セット、三方活栓、ロックなしタイプの延長チューブで構成

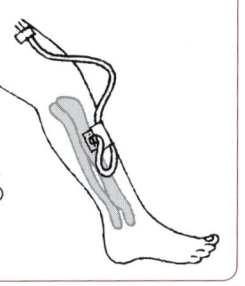

● 輸液

Q4 急変時に、まず投与すべきなのは、どんな輸液ですか？ それはなぜ？

A 絶対的・相対的に循環血液量が不足していること（hypovolemic）が多いため、まずは容量負荷をかける目的で、細胞外液補充液を使用します。

輸液の種類は数多く、また、輸液が適応となる場合も複数あります。患者の病態に合った輸液療法を行うためには、基本となる輸液の考え方（輸液とは何か、なぜ輸液が必要になるか）を知っておく必要があります。

輸液とは

輸液は、液体を体内に輸送する（入れる）ことで、水・電解質バランスの乱れを補正することを目的として行います。また、経口投与ができない場合や血管内投与がより有効な場合に、抗生物質や各種薬剤、栄養（カロリーやビタミンなど）の補充を目的として行われることもあります。

しかし、輸液療法は、生体のホメオスタシスを回復させるための手段であると同時に、ホメオスタシスを壊す場合もあることに注意しなくてはなりません。

輸液によって、水分や栄養が過剰になると、はじめはホメオスタシスがはたらき、見かけ上は正常な反応を示します。しかし、それが人間の体内能力を超えると、ホメオスタシスがはたらかなくなり、状態として現れてくるのです（目に見える形ではないが、血液データ上の腎機能・肝機能の悪化など）。

人間にとって最も生理的なのは「口から水分・栄養を摂取→必要な分だけを吸収→余剰分は排泄」という過程です。

経口摂取が困難な場合や、急速に水分・電解質を補いたい場合、また、経口薬がない・注射薬のほうがより効果が期待できるような場合には、輸液という方法が選択されますが、そうでないなら、可能な限り経口摂取を選択すべきです。

生体内の水分の分布

輸液の種類や体内での動きを理解することは、急変時の迅速な対応に不可欠です。そのため、まず、生体内の水の分布について確認しておきましょう。

人間の体は、その約60％が水分であり、細胞内外の水の分布や電解質濃度は、ホルモンや腎機能によって一定に保たれています。細胞内液と細胞外液は2：1の割合で分布し、そのうち細胞外液は血漿（血管内）と間質液に1：3の割合で分布しています（図1）。この分布の割合は、輸液製剤が体内に入ってからの移動を理解するうえで、とても重要です。

急変時における輸液の適応（表1）

もともとの患者の状態によって、起こり得る急変の内容も変わってきます。そのため、最初の患者の状態を正確に把握し、病態に合った輸液を選択することが大切です。

① 出血・脱水（＝細胞外液の欠乏）

出血・脱水など、細胞外液が欠乏した病態の場合では、総電解質濃度が細胞外液とほぼ同じ300mEq/Lを示す細胞外液補充液を用います。

ただし、脱水と一言でいっても、どのような体液（低張液、等張液、高張液）が喪失されているのかによって、以後の対応が異なります。つまり、不足しているのが、細胞内液か細胞外液か、どのコンパートメントの体液なのかによ

図1 ● 人体における水分の分布

人体のうち60%が水分

細胞外液と細胞内液は2(40%):1(20%)の割合

細胞膜

Naが少なくKが多い ／ Naが多くKが少ない

細胞内液(40%) ｜ 細胞外液(20%)

間質液(15%) ｜ 血管 血管内(3%)

細胞外液は、血管（血管内）と間質液に、1(5%):3(15%)の割合で存在

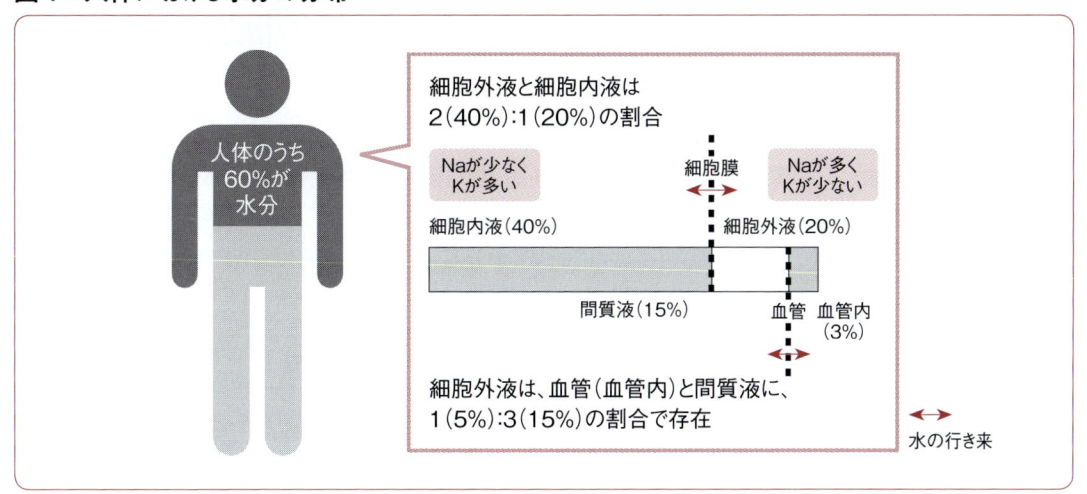

⇔ 水の行き来

表1 ● 輸液療法の適応

輸液療法の適応や目的となる疾患・病態	投与される輸液の例
水・ナトリウムバランスの補正	電解質輸液、利尿薬など
循環血漿量の減少（大量出血、重症熱傷など）	乳酸リンゲル液、アルブミン製剤など
電解質異常や酸・塩基平衡の補正	電解質輸液（製剤）、重曹（メイロン®）など
経口摂取困難例への栄養補給（意識障害、術後など）	高カロリー輸液、維持液、各種薬剤
循環動態の不安定（心肺停止、心疾患、術後など）	循環作動薬（カテコラミンなど）の持続投与
薬剤の即効性を期待（アレルギー反応、喘息発作など）	各疾患の治療薬
経口薬のない（あるいは経口より有効な）薬剤投与	抗生物質、抗がん剤など

表2 ● 脱水の分類

	細胞内液量	細胞外液量	血清Na値	病態名	投与すべき輸液	主症状
低張液の欠乏	↓	↓	↑	高張性脱水	低張液（自由水を多く含む：1号液）	口渇
等張液の欠乏	→	↓↓	→↑	等張性脱水	等張液（細胞外液補充液：生理食塩液など）	頻脈・低血圧
高張液の欠乏	→〜↑	↓↓	↓	低張性脱水		

って、投与する輸液が異なるのです。

尿崩症や水分摂取不足によって高ナトリウム血症をきたしている場合は、低張液（浸透圧240mOsm/L：水を細胞内に取り込むもの。1号液〜4号液）を輸液すべきです。

一方、血圧低下や脈拍上昇などでは細胞外液量が減少しているため、等張液（浸透圧240〜340mOsm/L：水の交換が起こらないもの。生理食塩液など）を輸液し、必要に応じてナトリウムまたは高張液（340mOsm/kg：水を細胞から外に出すもの）を補充します（表2）。

2 循環血漿量の異常

血漿増量剤は、循環血漿量の増加を目的に投与されます。出血・ショック時の血圧維持や、低タンパク血症による浮腫・腹水貯留時の治療に適応となります。

また、浸透圧利尿薬は、血漿浸透圧を上昇させて利尿を促進させる目的で使用します。

（森 洵子）

● 輸液

Q5 状態が落ち着いた後、輸液を細胞外液から維持液に変えるのはなぜですか？

A 輸液を行う目的が異なるからです。急変時には「不足している循環血液量の補充」が主な目的となるため、細胞外液を使用します。状態が落ち着いたら「循環血液量の維持」が主な目的となるため、維持液を使います。

　細胞外液は、ナトリウム濃度を140mEq/Lに近づけたもので、生理食塩液がその基本形です。細胞外液が減少しているときに最初に用いる輸液で、特に、循環血液量が減少しているとき（血圧低下、頻脈など）に用いられます。

　維持液は、ナトリウム濃度を35～50mEq/Lに調整したもので、生理食塩液の1/3～1/4程度の濃度に調整されています（図1）。維持液は、細胞外液で補充した循環血液量を維持する目的で使用され、絶食状態であっても最低限のナトリウムとカリウムを保てるような組成となっています。

● 基本的な輸液の種類

　輸液剤は以下の4種類に大別されます（表1）。
①電解質輸液：主に電解質の補給・補正を目的とするもの
②水分輸液剤：主に水分の補給を目的とするもの
③栄養輸液剤：栄養を補給するもの
④その他

　輸液製剤の基本は「生理食塩液（0.9％食塩水：ナトリウム濃度は154mEq/L）」と「5％ブドウ糖液」の2つだけで、その他は、その混合や内容の追加と考えるとわかりやすいでしょう。

　輸液製剤は、投与した際の溶血や静脈炎を防ぐために、血漿浸透圧とほぼ等しい浸透圧で作られており、生理食塩液・5％ブドウ糖液は、それぞれナトリウム・ブドウ糖が加えられて等浸透圧となっています。

　等張液、低張液という分類は、輸液製剤が血管内に入ってからどのように移動するかで決ま

図1 ● 維持液の組成

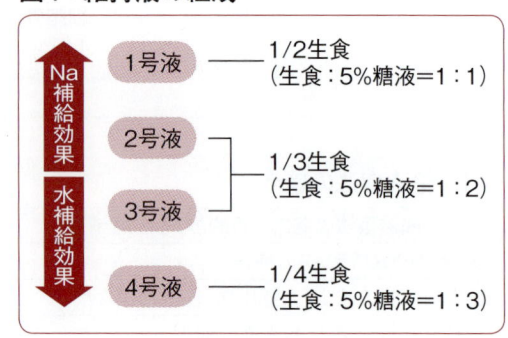

```
Na補給効果 ↑     1号液 ── 1/2生食
                            （生食：5％糖液＝1：1）
                 2号液 ┐
                       ├── 1/3生食
                 3号液 ┘  （生食：5％糖液＝1：2）
水補給効果 ↓     4号液 ── 1/4生食
                            （生食：5％糖液＝1：3）
```

ります。
　以下に、急変時に用いられる代表的な輸液製剤について解説します。

1 生理食塩液　　　　　　　　　　等張液

　水や電解質は、血管壁を自由に移動できるため、投与されたのち、細胞外液全体に均一に拡散します。つまり、生体内の水分布（→p.280 Q4）に従い、血漿と間質に1：3の比率で均一に分布するのです。

　細胞外液に拡散した電解質は、自由に細胞内液に移動できません。これは、電解質の移動が、さまざまな機序（細胞膜表面のナトリウムチャネル、Na/K-ATPase[※1]、電位勾配など）によってコントロールされているためです。

　一方、細胞内外の水の移動は、浸透圧の格差で決まります。つまり、水は、半透膜である細胞膜を介して、浸透圧の低いほうから高いほうへと移動することになります。

　したがって、血管内に投与された生理食塩液は細胞外液に均一に分配されますが、細胞外液の浸透圧は変化しないため、細胞内外で水の移

表1 ● 主な輸液剤の種類

主な目的	輸液剤の種類		主な製品の例
水分・電解質の補給	細胞外液補充液（等張性電解質液）	生理食塩液	大塚生食注、生食注キット「フソー」
		乳酸リンゲル液	ソルラクト®、ラクテック®
		酢酸リンゲル液	ヴィーン®F、ヴィーン®D
	複合低張性電解質液	開始液（1号液）	ソリタ®-T1号、ソルデム®1
		脱水治療液（2号液）	ソリタ®-T2号
		維持液（3号液）	ソリタ®-T3号、フィジオ®35
		術後回復液（4号液）	ソリタ®-T4号
	電解質補正液	ナトリウム・カリウム・カルシウム・マグネシウム・リン各輸液剤	10％塩化ナトリウム注、アスパラ®カリウム、KCL、コンクライト®（Na、Ca、Mg、PK）
		アルカリ化薬	メイロン®
		酸性化薬	
水分の補給	5〜10％糖液		大塚糖液5％、大塚糖液10％
栄養補給	高張糖質液		大塚糖液20％、テルモ糖注50％
	アミノ酸輸液		ネオアミユー®、モリヘパミン®（肝不全用）、キドミン®（腎不全用）、アミカリック®
	脂肪乳剤		イントラリポス®10％・20％
	高カロリー輸液用製剤	高カロリー輸液用基本液	ピーエヌツイン®-1号・2号・3号、フルカリック®1号・2号・3号
		高カロリー輸液用総合ビタミン剤	ビタジェクト®、ネオラミン・マルチ®V
		微量元素製剤	エレメンミック®注
その他	血漿増量薬		低分子デキストランL注
	浸透圧利尿薬		20％マンニトール注
	脳圧降下薬		グリセオール®注

動は起きません。このため、生理食塩液は等張液に分類されます。

2 5％ブドウ糖液　低張液

血管内に入ったブドウ糖は、インスリンの作用を受けて、血管内から除去されます。そのため、血管内には水（自由水）のみが残ります。

自由水は、生体内の水分布に従って、細胞内液と細胞外液に2：1の比率で分布します。さらに、細胞外液に移動した水は、血漿と間質に1：3の比率で均一に分布することになります。

したがって、血漿浸透圧と同じになるように作られた5％ブドウ糖液は、血管内に入ると血漿浸透圧より低い蒸留水を投与されたのと同じ状態となるため、低張液に分類されます。

3 乳酸リンゲル液・酢酸リンゲル液　等張液

乳酸リンゲル液（ラクテック®など）や酢酸リンゲル液（ヴィーン®Fなど）は等張液で、すべて細胞外液に分布します（ナトリウム濃度は生理食塩液とほぼ同じ。154mEq/L前後でナトリウム・クロール・カリウム・カルシウムを含む）。

生体内での移動は、生理食塩液とほぼ同じですが、生理食塩液の大量投与による高クロール

血症や代謝性アシドーシスを防ぐため、クロール濃度を減らし、アルカリ化剤（乳酸または酢酸）が加えられています。

乳酸リンゲル液・酢酸リンゲル液は、出血などによるショックや急性の細胞外液喪失に対し、ナトリウムと細胞外液の補充（容量負荷）に用いられます。ただし、腎不全を伴うショックにおいては、低濃度とはいえカリウムを含むため、高度の低カリウム血症がなければ尿量が確保されるまでは控えたほうがよいでしょう。

なお、嘔吐では、主に胃液中の水素イオンやクロールイオンが多く失われ、アルカローシスになるため、アルカリ成分を含まない生理食塩液が投与されます。

一方、下痢では重炭酸イオンを多く含む腸液が失われ、アシドーシスになるため、アルカリ成分を含む乳酸リンゲル液が適応となります。

4 開始液（1号液） 低張液

開始液は、生理食塩液と5％ブドウ糖液を1：1で混合した「1/2等張液」です（ナトリウム濃度は77mEq/L前後）。カリウムを含有しないため腎機能障害や高カリウム血症にも対応可能で、高血糖にも対処できるようブドウ糖も少なめとなっており、病態が不明なときでも最初に使用しやすい組成になっています。

ナトリウムおよび細胞外液の補充に有効ですが、一部は細胞内液にも分布します。

開始液は、あくまで「とりあえず用いるもの」であり、病態をすみやかに把握し、適切な組成の輸液製剤に変更する必要があります。

5 脱水補給液（2号液） 低張液

電解質としてナトリウム、クロール、乳酸イオンに加え、カリウム、マグネシウムを多く含む輸液製剤です。

6 維持液（3号液） 低張液

維持液は、生理食塩液と5％ブドウ糖液を1：2～1：3で混合した「1/3～1/4等張液」です（ナトリウム濃度は51～38mEq/L前後）。

生体内では、主に細胞内に分布し、体液バランスの維持に用いられます。細胞内のナトリウム濃度が減るほど、細胞内に分布する水分量は増えます。

ただし、カルシウム、リン、マグネシウムなどは含まれないため、長期の維持輸液には適しません。

7 術後回復液（4号液） 低張液

術後回復液は、電解質濃度が低く、自由水が多い輸液剤です。そのため、腎機能低下のある術後・高齢者・乳幼児・小児に適しています。

8 アルブミン製剤

循環血漿量を補うために生理食塩液または乳酸リンゲル液を投与しても、実際に血管内にとどまる水分はその1/4で、残りは間質に移動してしまいます。

しかし、ショックなど血圧低下が著しく、中枢神経症状を伴っている場合、治療は緊急を要します。出血があると輸血が必要となる場合が多く、基本的には生理食塩液などの細胞外液補充液をボーラスで投与しますが、さらに急速かつ効率よく血管内容量を増やすため、アルブミン製剤を用いることがあります（→p.288 Q10）。

アルブミンには、コロイド浸透圧（血管内に組織間液を取り込もうとする浸透圧）の調節機能があり、正常血漿におけるコロイド浸透圧の約80％を維持しています。なお、アルブミン1gは、約20mLの水分を保持するといわれています。

（森 洵子）

---

*1 Na^+/K^+-ATPase：細胞内のNa^+を細胞外に能動的にくみ出すナトリウムポンプのこと。細胞膜は、Na^+は不透過だが水は通過させる。そのため、Na^+を細胞外にくみ出せない場合、浸透圧の関係で水が細胞外に流入して、細胞が破壊されるのを防いでいる。

●輸液

Q6 膠質液と晶質液って何ですか？どう違うのですか？

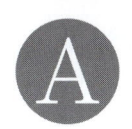

A 輸液内に含まれる成分の「分子量の大きさ」による分類です。細胞膜を通れない大きな物質（アルブミンなど）を含むものは膠質液、細胞膜を通れる小さな物質（電解質など）を含むものは晶質液と呼ばれます。

膠質物質（＝分子量が大きく、血管壁を通って細胞内へ移行しない物質）を含むのが膠質液、晶質物質（＝分子量が小さく、血管壁を通って細胞内へ移行する物質）を含むのが晶質液です。

晶質物質が細胞外液全体を満たすのに対し、膠質物質は循環血漿のみを満たします（→p.281 Q4 図1）。

膠質液とは

膠質液は、血漿量を増加させる目的で、出血・火傷によるショックなどの緊急時に、輸血・血漿製剤の代用として一時的に使用されます。

膠質物質の分子量は大きいため、毛細血管を介して組織間へ移行せず、循環血漿に留まります。その結果、組織間の水分を引き戻し、循環血漿中の水分を保持するようにはたらきます。

アルブミン、低分子デキストラン、修飾ゼラチン製剤などが使用されますが、ナトリウム含有量が高いため、うっ血性心不全や腎不全の患者への使用は禁忌です。

晶質液とは

晶質物質（ナトリウムやカリウムなどの電解質）は、分子量が小さいため、細胞膜を介して細胞内外を行き来できます。そのため、毛細血管を通じて組織間へ移行し、細胞外液全体を満たすことになります。したがって、循環血漿と組織間液の電解質組成は、ほとんど同じです。

晶質液には、生理食塩液や乳酸リンゲル液が含まれます。

（森 洵子）

●輸液

Q7 急変時に用いる輸液剤で、単独投与する必要があるのは、どんなものですか？

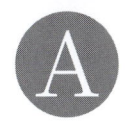

A バイタルサインの変化に合わせて、投与量・投与速度を変更する必要がある薬剤や、他剤との混合により白濁・混濁が起こり得る薬剤、また、溶解・混注に注意が必要な薬剤は、単独投与する必要があります。

昇圧薬や降圧薬など、微量な調節が必要な薬剤は、単独投与が好ましいでしょう。

また、配合変化があるもの（考えられるもの）、配合変化が起きていても見ただけではわかりにくいもの、人工呼吸器管理の鎮静薬としてよく使用されるプロポフォール（ディプリバン®）などの脂肪乳剤は、単独で投与する必要があります。

（森 洵子）

● 輸液

Q8 急変時、必ずおさえておきたい電解質は何ですか?

A カリウム（K）、ナトリウム（Na）、クロール（Cl）は、必ずおさえておきましょう。特にカリウムは、心臓の活動電位に関連するため、心イベントが考えられる場合や輸血前には、注目する必要があります。

血清カリウム（K）には特に注意が必要

急変時には、不整脈などの心イベントが関与する場合が多いため、心臓の活動電位に関与する血清カリウム値はおさえておきましょう。

また、輸血前にも、血清カリウム値に注意が必要です。なぜなら、赤血球製剤は、輸血後のGVHD（移植片対宿主病）[*1]予防を目的として放射線照射が施されているからです。

放射線照射後、血清カリウム値は上昇することから、高カリウム血症をきたす危険性が高い患者（急速大量輸血、腎不全患者、胎児・未熟児など）では、特に注意が必要とされています。

脱水時にはナトリウム（Na）やクロール（Cl）にも注意

ショックをきたす脱水には種類があります（→p.281 Q4 表2）。

病態を把握するうえで、ナトリウム値、クロール値が重要になることを覚えておきましょう。

（森 洵子）

[*1] GVHD（graft-versus-host disease）：移植片対宿主病

● 輸血

Q9 急変時に輸血が必要なのは、どんな場合ですか？ どんな製剤を用いるの？

A 輸液では追いつかない大量出血による循環血液量不足や、血液成分が極端に不足した場合に、輸血が選択されます。救急の現場では、多くの場合、RCC-LR（赤血球濃厚液）とFFP-LR（新鮮凍結血漿）が用いられます。

輸血の適応は「循環血液量や血液成分の不足」

輸血が必要となるのは、循環血液量が大量に失われて輸液だけでは対応できない場合や、血液成分（赤血球・血小板など）が不足した場合です。

「輸血が必要」と考えられる病態は、①貧血に伴う心不全の増悪、②頻脈などhypovolemic（ハイポヴォレミック）（循環血液量減少）な状態、③敗血症性ショックでDIC（播種性血管内凝固症候群）[*1]を併発している状態です。

急変時に使用するのはRCC-LRとFFP-LRが中心

急変時に使用する輸血製剤としては、主にRCC-LR（赤血球濃厚液）[*2]、FFP-LR（新鮮凍結血漿）[*3]が挙げられます。

ただし、急変時のRCC-LR使用の目的は、多くの場合、「膠質浸透圧の維持」より「組織への酸素供給の増加」です。通常はHb 7g/dL程度で十分に酸素供給ができるとされていますが、冠動脈疾患や肺機能障害、脳機能障害などがある場合には、10g/dL程度に維持することが推奨されています。

最近では、自己血輸血といって、手術などの前に患者自身の血液を蓄えて必要な場合に備える、術中・術後に回収した出血を洗浄・濃縮後に返血する、などの方法によって輸血による副作用を防止する、より安全な輸血が行えるようになっています。

しかし、救急の現場では、自己血の準備が間に合わないことがほとんどで、輸血製剤を用いるのが一般的です。

（森 洵子）

[*1] DIC（disseminated intravascular coagulation）：播種性血管内凝固症候群
[*2] RCC-LR（red cell concentrate-LR）：赤血球濃厚液
[*3] FFP-LR（fresh frozen plasma-LR）：新鮮凍結血漿

● 輸血

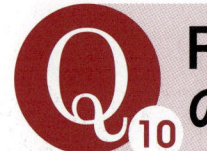

Q10 RCC-LRとFFP-LRでは使い方が異なるの？ 輸血製剤を使うときの注意点は？

A RCC-LRは基本的に加温不用ですが、FFP-LRは加温して融解した後に用います。輸血製剤の種類によって、保存方法（温度・期間など）や、使用時の加温の必要性の有無が異なることに注意が必要です。

現在使用されている主な輸血製剤を**表1**に示します。以下に概略を示します。

輸血による重大な副作用の1つに「輸血後GVHD（移植片対宿主病）[*1]」という輸血血液の拒絶反応があります。この拒絶反応を防ぐため、血漿輸血製剤以外の製剤は、放射線照射が必要とされます。

全血輸血

献血された血液に血液保存液（CPD：クエン酸・リン酸・ブドウ糖）を加えた製剤です。大量輸血時などに使用されます。

しかし、全血を反復投与すると同種抗体が産生される危険があることから、現在では赤血球製剤を使用するのが一般的で、近年、使用量は減少しています。

赤血球輸血

献血された血液を遠心分離し、上層の血漿と白血球の大部分を取り除いた製剤です。慢性貧血、外科手術前後の輸血、外科手術・外傷による出血や消化管出血などに用いられます。

急変・救命救急の現場でよく使用される輸血製剤で、RCC-LRとFFP-LRに大別されます。

1 RCC-LR

2～6℃で保存する必要があります。照射赤血球は、採血後21日保存可能です。

通常、加温の必要はありませんが、急速大量輸血（成人50mL/kg/時以上、小児15mL/kg/時以上）、新生児交換輸血、寒冷凝集素をもつ患者へ投与する場合には加温が必要です。

加温する場合は、溶血を起こさない範囲（37℃）で血液専用加温器を使用してください。

2 FFP-LR

−20℃以下で保存する必要があります。採血後1年使用可能です。

使用時には30～37℃で融解し、その後3時間以内に投与します。一度融解したものを再度凍結してはいけません。すぐに使用しない場合は4℃で保存し、3時間以内に使用してください。

血漿輸血

血漿中に含まれるすべてのタンパク質・電解質・血液凝固因子を、安定な状態で凍結保存した製剤です。

血液凝固因子の補充、循環血漿量の改善・維持に使用されます。

血小板輸血

濃厚血小板は、1単位（20mL）中に$2×10^{10}$個以上の血小板を有します。

抗がん剤治療やDIC（播種性血管内凝固症候群）[*2]によって血小板が20,000/μL以下に減少しており、さらなる減少が予測されるときに適応となります。

表1 ● 主な輸血製剤の種類と特徴

主な血液製剤の種類		貯法	有効期限	適応・使用目的	放射線照射
全血製剤	人全血液 CPD-LR	4〜6℃	採血後21日	ショックを伴う大量で急激な出血に際し循環血液量を確保	必要
赤血球製剤	赤血球RCC-LR（赤血球濃厚液）	4〜6℃	採血後21日	慢性貧血や出血に対し赤血球の酸素運搬能を補う	必要
	洗浄赤血球		製造後24時間	上記の他に血漿成分による副作用を防止	
	白血球除去赤血球			上記の他に混入白血球成分による副作用を防止	
血漿製剤	新鮮凍結血漿（FFP-LR）	−20℃以下	採血後1年間	血液凝固因子の補充	不要
血小板製剤	濃厚血小板	20〜24℃要振とう	採血後72時間	止血、出血傾向の改善	必要
	濃厚血小板HLA			上記の他にHLA*抗体を有するために通常の濃厚血小板で効果がない場合	

*HLA（human leukocyte antigen）：ヒト白血球抗原

表2 ● 国内で市販されている主な血漿分画製剤の分類

アルブミン製剤	●加熱人血漿タンパク　●人血清アルブミン（5％、20％、25％）
免疫グロブリン製剤	●ノーマン人免疫グロブリン（標準） ●特殊人免疫グロブリン…抗HBs、抗破傷風、抗D(Rho)
凝固因子製剤	●第Ⅷ因子濃縮製剤　●第Ⅸ因子複合体製剤・濃縮製剤 ●インヒビター用製剤（バイパス療法剤）
その他	●アンチトロンビン製剤　●第ⅩⅢ因子製剤　●フィブリノゲン製剤 ●ハプトグロブリン製剤　●CI-インアクチベータ製剤　●フィブリングル

血漿分画製剤（表2）

血液中の血漿成分に含まれている凝固因子などのタンパク質を抽出・生成してつくられた製剤です。血液の浸透圧の維持、感染症の発生予防、凝固因子不足による出血傾向の抑制など、すぐれた機能をもっています。

アルブミン製剤は、救急の現場では特に重要な製剤です。熱傷・肝硬変などによる低アルブミン血症の治療や、出血性ショック（循環血液量50％以上の大量出血）などに用いられます。

（森 洵子）

*1　GVHD（graft versus host disease）：移植片対宿主病
*2　DIC（disseminated intravascular coagulation）：播種性血管内凝固症候群

● 輸血

Q11 ショックで急速輸血が必要な場合、輸液ラインから輸血を投与してもいいですか？輸液と輸血、どちらを先に行うの？

A 輸血は、太い静脈から単独で投与するのが基本です。しかし、血管確保ができないときなどは、輸液ラインの側管から投与せざるを得ません。その場合は、輸血製剤の投与前後に、生理食塩液でラインをリンスする必要があります。

輸血ラインは「単独」が原則

輸血ラインは「単独で、太い静脈に取る」のが原則です。急変時には、急速に循環血液量を増やさなければならない場合が多いため、輸液と同時に投与されることが多いのですが、薬剤によっては凝固・凝集・溶血・タンパク変性を起こすため、単独ラインで投与します（**表1**）。

しかし、血管確保が不可能な場合など、やむを得ず、留置針を介して点滴ライン側管から輸血を行わざるを得ない場合もあります。その場合には、輸血開始前後に生理食塩液でラインをリンス（洗い流し）し、留置針までの距離が最短となる位置の三方活栓などから投与します。

急変時の輸血投与のポイント

輸血時には、専用の輸血セットを用いてルートをつくる必要があります。

輸血速度は、重症度によって異なりますので、全身状態を考慮して判断します。心不全、高カリウム血症などがある場合には、ゆっくり投与するのが望ましいでしょう。

ショック（特に出血性ショック）の場合はポンピングを行って急速投与を行う場合があります。一般に、最初の15分はゆっくり（1mL/分）、その後はスピードを速めて（5mL/分）輸注します。

（森 洵子）

文献
1. 厚生労働省医薬食品局血液対策課：血液製剤の使用指針（平成19年7月一部改正）．

表1 ● 単独ラインでの投与が必要な薬剤

分類	薬剤名（代表的な販売名）	影響
カルシウム含有製剤	カルチコール、コンクライト®Ca、ハルトマン、ラクテック®G、ポタコール®R、ハイカリック®1号・2号	カルシウムが凝固系に作用するため、血液は凝固する
ブドウ糖含有製剤	ブドウ糖液（5%、10%）、ハイカリック®液1号・2号	赤血球の凝集を高め、泥状になる
	ブドウ糖電解質液	溶血
糖単独薬剤	5%ブドウ糖液、5%果糖液、5%キシリトール	溶血
ビタミン剤	ビタメジン®（V、B1、B6、B12）、アスコルビン（V、C）、ケイツー®（V、K2）、M.V.I（総合ビタミン剤）	赤血球製剤は褐色〜黒褐色に変化（微小凝集、沈殿が生じることがある）
抗生物質	ミノマイシン®、トブラマイシン	血漿製剤との混注で凝固することがある
血漿代用剤	低分子デキストラン	赤血球集合を促進する
グロブリン製剤	ヴェノグロブリン®IH、グロベニン®I、ベニロン®	抗A抗B凝集素などにより赤血球集合（凝集＋集合）を促進する

●薬剤別：緊急薬剤の使い方

Q12 塩化カリウムって、どんな薬剤ですか？使用時の注意点は？

A カリウム補給のために用いる薬剤です。急速静注してしまうと、最悪の場合、心停止が起こる危険性があるため、必ず点滴静注で投与します。

急変時に塩化カリウムが適応となるのは、以下に示す疾患・状態において、カリウム補給が必要となった場合です（表1）。
① 降圧利尿薬、副腎皮質ホルモン、強心配糖体、インスリン、抗生物質などの連用時におけるカリウム低下時
② 低カリウム血症型周期性四肢麻痺
③ 重症嘔吐、下痢、カリウム摂取不足および手術後
④ 低クロール性アルカローシス

投与方法（点滴静注の場合）

1回0.75～3g（カリウムとして10～40mEq）を投与します（増減）。小児の場合、カリウム欠乏の原因・程度ないしは臨床上の反応によって調節しますが、年齢・体重によって1回60～380mg（カリウムとして0.8～5mEq）の範囲で使用します。

調整時には、注射用水・5％ブドウ糖注射液・生理食塩液または他の適当な希釈剤で希釈します（均一な希釈状態の確認のためにリン酸リボフラビンナトリウムを配合して黄色液としている）。希釈後の濃度は0.3％（カリウムとして40mEq/L）以下とし、8mL/分を超えない速度で静注してください。

なお、1日投与量は、成人で7.5g（カリウムとして100mEq）を超えない量に調節します。

電解質補液の補正では、体内の水分・電解質の不足に応じて、電解質補液に添加して点滴静注します。補正用液剤・補正用キット・補正用キット（注入針つき）は、腹膜透析液に添加して腹腔内投与されることもあります。

投与時の注意点

カリウム剤は点滴静注で投与します。決して急速静注してはいけません。これは、不整脈、場合によっては心停止が起こり得るためです。

輸液ポンプを用いて投与する場合は、投与速度に細心の注意を払う必要があります。点滴静注するときと同様、8mL/分（カリウムとして20mEq/時）を厳守してください。

（森 洵子）

表1●塩化カリウム（カリウム補給剤）の種類

一般名	商品名（一部のみ）	剤形・規格
塩化カリウム	K.C.L.®	注キット・2モル（20mEq）/20mL エリキシル・10％（1.34mEq/mL）
	コンクライト®液・Kユメック	注・20mL/A
	KCL補正液	注・1モル/20mL/A
	スローケー®	錠・600mg（8mEq）

● 薬剤別：緊急薬剤の使い方

Q13 昇圧薬って、どんな薬剤ですか？使用時の注意点は？

A 血圧低下（＝ショック）時に用いる薬剤です。カテコラミンが代表的です。太い静脈から単独ラインで投与するのが原則です。

昇圧薬は、血圧低下（正常値は85〜130mmHg）患者に対し、血圧を上げる目的で使用します。血圧低下は、何らかの原因で循環不全に陥っている状態で、ショックを引き起こしていると考えられます。

昇圧薬の種類（表1）

ショックを引き起こす循環不全は、心機能の低下・循環血流量の異常・末梢血管抵抗の変化によって起こります。そのため、昇圧薬には、以下の2種類の薬剤があります。
①心臓に直接作用し、心筋収縮力を増強させ、心機能を促進あるいは改善させる薬剤
②血管平滑筋に作用、血管を収縮させ血圧を上昇させる薬剤

救急薬剤として代表的なのは、カテコラミンです（→p.274 Q2）。カテコラミンの他には、非カテコラミン系薬剤（ショックなど急性低血圧の補助薬として用いられる薬剤）や、慢性低血圧に対して用いられる薬剤などがあります。

投与方法

1 ドパミン塩酸塩（通称DOA）

ノルアドレナリンの前駆物質です。半減期が約2分と短いため持続点滴で投与します。

通常、1〜5μg/kg/分で投与を開始し、5〜20μg/kg/分で維持します。用量によって得られる作用は異なります。
● 1〜5μg/kg/分：ドパミン受容体を介して腎血管を拡張させ、尿量を増加させる。血圧や心拍数はほとんど上昇しない。
● 5〜15μg/kg/分：β受容体刺激作用が強く現れ、心拍出量が増加する。
● 15〜20μg/kg/分：α受容体刺激作用が強く現れ、末梢血管が収縮し、血圧上昇を呈する。

2 ドブタミン塩酸塩（通称DOB）

心筋収縮力の増加作用、末梢血管の拡張作用をもつ薬剤です。持続点滴で投与します。通常は1〜20μg/kg/分で使用しますが、強心作用を期待する場合は5μg/kg/分以下（低用量）で用います。

3 アドレナリン（エピネフリン）

末梢血管が収縮し、冠動脈・脳血管への血流が増すため、心肺停止患者の心拍再開（心肺蘇生時）に使用します。

通常、1mgを3〜5分おきに静注します（末梢静脈投与の場合、生理食塩液でフラッシュし、CVへ）。末梢静脈が確保できない場合には、気管内注入が行われます。ただし、気管内注入の場合は、投与量が静注時の2〜2.5倍必要となることに注意が必要です。

心拍再開目的のほか、他の昇圧薬が無効なときの昇圧薬として0.02〜0.2μg/kg/分を点滴静注の維持量で用います。また、気管支喘息の重積発作や気管支けいれんによる呼吸困難の際は、1回0.2〜1mgを皮下注で使用します。

アドレナリンにはアンプル製剤（1mg/1mL/A）であるボスミン®と、プレフィルドシリンジ製剤（1mg/1mL/筒）であるアドレナリン注0.1

表1 ● 急変時に用いる主な昇圧薬

分類	一般名	代表的な商品名
カテコラミン系	ドパミン塩酸塩	イノバン®、カコージン®、プレドパ®
	ドブタミン塩酸塩	ドブトレックス®、ドブポン®
	アドレナリン	ボスミン®、アドレナリン注0.1%シリンジ
	ノルアドレナリン	ノルアドリナリン®
その他	エチレフリン塩酸塩	エホチール®
	フェニレフリン塩酸塩	ネオシネジン

%シリンジ（通称エピクイック）があります。どちらも液量・濃度は同じですが、アンプルカットやシリンジに薬液を吸う手間を省くため、緊急時にはエピネフリン注0.1%シリンジが汎用されます。

4 ノルアドレナリン（ノルエピネフリン、通称ノルアド）

強力な昇圧効果が期待できるため、心原性ショックなど重篤な血圧低下時の第一選択薬とされます。

中心静脈より、希釈して持続点滴で投与します。投与速度は0.05～0.3μg/kg/分の範囲です。

投与時の注意点

1 単独ラインでの投与が原則

ドパミン塩酸塩（pH 3.0～5.0）、ドブタミン塩酸塩（pH 2.5～3.5）、ノルアドレナリン（pH 2.3～5.0）は、pH 8以上のアルカリ下では不活性化・着色してしまいます。

そのため、炭酸水素ナトリウム（メイロン®）、フロセミド（ラシックス®）、アミノフィリン（ネオフィリン®）など、アルカリ性薬剤と同一ラインから投与することは、避けなければなりません。

また、患者の病態や薬剤への反応に応じて点滴速度を調節する必要があることから、他剤と混合すると、他剤の点滴速度に支障をきたす恐れがあります。そのため、単独投与が望ましいでしょう。

2 太い静脈から慎重に投与

ドパミン塩酸塩、ドブタミン塩酸塩、アドレナリン、ノルアドレナリンが血管外に漏出すると、注射部位を中心に、発赤・腫脹・虚血性壊死や表在組織の泥化をきたす恐れがあります。

そのため、できるだけ太い静脈を確保し、慎重に投与することが必要です。

3 酸素投与や体液バランス・酸塩基平衡の維持も重要

昇圧効果を上げるためには、薬剤投与前に酸素供給を十分にしておくこと、体液バランスがとれていること、酸塩基平衡が保たれていることが重要となります。

（森 洵子）

●薬剤別：緊急薬剤の使い方

Q14 降圧薬って、どんな薬剤ですか？使用時の注意点は？

A 高度の血圧上昇（＝高血圧緊急症）時に用いる薬剤です。主としてカルシウム拮抗薬が用いられます。頭蓋内圧亢進がある患者にニカルジピン塩酸塩を投与する場合は、浸透圧性利尿薬を併用しながら、十分な頭蓋内圧モニタリングを行うことが大切です。

降圧薬は、主に血管平滑筋や心筋に作用し、血圧の上昇を抑制する目的で使用されます。降圧治療の最終目的は、心血管病発症の予防です。高血圧患者の血圧コントロールには2～3剤併用の内服治療が行われることが多いのですが、ここでは内服薬に移行する前、注射薬が適応となる緊急時（高血圧緊急症）における降圧薬の使い方を紹介します。

高血圧緊急症とは「血圧の高度上昇（多くは180/120mmHg以上）によって、脳・心・腎・大血管などの標的臓器に急性の障害を生じ進行している病態」です。具体的には、脳血管障害を合併する高血圧（高血圧性脳症、クモ膜下出血、頭部外傷など）、急性大動脈解離を合併した高血圧、高度の高血圧を伴う急性冠症候群（急性心筋梗塞、不安定狭心症）、重症熱傷、術後高血圧、褐色細胞腫クリーゼ、子癇などが該当します。

降圧薬の種類(表1)

一般に降圧薬と呼ばれる薬剤は、カルシウム拮抗薬、ARB（アンジオテンシンⅡ受容体拮抗薬）[*1]、ACE[*2]阻害薬、利尿薬（→p.309 Q21）、β遮断薬（→p.312 Q22）です。硝酸薬（→p.300 Q17）も冠動脈拡張作用を有し、後負荷を軽減して血圧を下げる作用をもつため、広義の降圧薬として考えられます。

救急の場面では、カルシウム拮抗薬が使用されることがほとんどです。カルシウム拮抗薬は、さらに以下のように分類されます。

- **DHP（ジヒドロピリジン）系**：血管選択性が高く、主に降圧薬として用いられる薬剤。ニフェジピン、ニカルジピン塩酸塩などが含まれる。
- **PAA（フェニルアルキルアミン）系**：心筋選択性が高く、心筋収縮力抑制作用・自動能抑制作用・房室伝導抑制作用を併せ持ち、上室性頻脈や冠攣縮性狭心症に用いられる薬剤（→p.296 Q15）。ベラパミル塩酸塩（ワソラン®など）が含まれる。
- **BTZ（ベンゾチアゼピン）系**：DHP系とPAA系の中間の作用を有し、降圧薬としても用いられる薬剤。ジルチアゼム塩酸塩（ヘルベッサー®など）が含まれる。

投与方法

治療の原則は「経静脈的に降圧を図る」ことです。

一般的に、最初の1時間は平均血圧25％以上は降圧させず、次の2～6時間で160/100～110ｍｍHgを目標にして降圧を図ります。初期降圧目標に達したら内服薬を開始し、注射薬は用量を漸減しながら中止していきます。

表1 ● 急変時に用いる降圧薬の種類

分類	一般名（商品名の例）	用法・用量	効果発現・作用時間	主な適応
カルシウム拮抗薬	ニカルジピン塩酸塩（ニカルピン®）	持続静注 0.5～6μg/kg/分	効果は5～10分で発現、15～30分持続	ほとんどの緊急症（頭蓋内圧亢進や急性冠症候群では要注意）
	ジルチアゼム塩酸塩（ヘルベッサー®）	持続静注 5～15μg/kg/分	効果は5分以内に効果、30分持続	急性心不全を除くほとんどの緊急症
硝酸薬	ニトログリセリン（ミオコール®）	持続静注 5～100μg/kg/分	効果は2～5分で発現、5～10分持続	手術時の低血圧維持、手術時の異常高血圧の救急処置、急性心不全や慢性心不全の急性増悪、不安定狭心症（急性冠症候群、頭蓋内圧亢進では要注意）
	ニトロプルシドナトリウム（ニトプロ®持続静注）	持続静注 0.25～2μg/kg/分	効果はただちに発現、1～2分持続	ほとんどの緊急症（頭蓋内圧亢進や急性冠症候群では要注意）、術中異常高血圧・低血圧維持
	ヒドララジン塩酸塩（アプレゾリン®）	静注10～20mg	効果は10～20分で発現、3～6時間持続	子癇
α₁,₂受容体遮断薬	フェントラミンメシル酸塩（レギチーン®）	静注1～10mg 初回静注後は、0.5～2mg/分で持続投与も可	効果は1～2分で発現、3～10分持続	褐色細胞腫における術前・術中の血圧調節および診断、カテコラミン過剰
β遮断薬	プロプラノロール塩酸塩（インデラル®）	静注2～10mg（1mg/分）2～4mgを4～6時間ごと		頻脈

投与時の注意点

　脳血管障害を合併する高血圧に対しては、ニカルジピン塩酸塩が高頻度で使用されます。しかし、ニカルジピン塩酸塩は、出血を促進させる可能性があるため、頭蓋内出血で止血が完成していないと推定される患者への投与は禁忌とされています。

　また、ニカルジピン塩酸塩は、頭蓋内圧を高める恐れがあるため、脳卒中急性期で頭蓋内圧が亢進している患者への投与は禁忌です。そのため、クモ膜下出血・頭部外傷で頭蓋内圧が亢進している患者には、浸透圧性利尿薬（グリセオール®、マンニットール）などを投与し、頭蓋内圧をモニタしながら、注意深くニカルジピン塩酸塩を使用してください。

（森 洵子）

---

*1　ARB（angiotensin Ⅱ receptor blocker）：アンジオテンシンⅡ受容体拮抗薬
*2　ACE（angiotensin converting enzyme）：アンジオテンシン変換酵素

●薬剤別：緊急薬剤の使い方

Q15 抗不整脈薬って、どんな薬剤ですか？使用時の注意点は？

A 不整脈を防ぐための薬剤です。さまざまな種類があり、患者の病態に合った薬剤を使用しないと、かえって不整脈を悪化させる危険性があるため、注意が必要です。

抗不整脈薬は、不整脈の停止・予防を目的に使用する薬剤です。適応は、上室性不整脈（上室性期外収縮、心房細動、心房粗動、発作性上室性頻拍）、心室性不整脈（心室期外収縮、心室頻拍、心室細動）、徐脈性不整脈（房室ブロック、洞不全症候群）などです。

抗不整脈薬の種類（表1）

抗不整脈薬は、作用機序の違いによって、以下に示す4群と、その他の薬剤に大別されます。この分類を「Vaughan Williams分類」と呼びます。

- **I群**：ナトリウムチャネル遮断薬。期外収縮・発作性頻拍・心房細動に対して使用される。I群は、さらにIa群、Ib群、Ic群に分かれる。
- **II群**：β遮断薬（→p.312 Q22）。期外収縮、発作性頻拍、心房細動、洞性頻脈に対して使用される。
- **III群**：カリウムチャネル遮断薬。なかでも、ニフェカラント塩酸塩は生命に危険のある心室頻拍・心室細動で他の抗不整脈薬が無効または使用できない場合に、アミオダロン塩酸塩は生命に危険のある心室細動や血行動態不安定な心室頻拍で難治性かつ緊急を要する場合に使用される。
- **IV群**：カルシウムチャネル拮抗薬。
- **その他**：心房細動・心房粗動に対して使用されるジゴキシン、迷走神経性徐脈・洞不全症候群に対して使用されるアトロピン硫酸塩、房室ブロック・洞不全症候群・アダムス・ストークス発作に対して使用されるl-イソプレナリン塩酸塩（イソプロテレノール）などがある。

投与方法（注射薬の場合）

抗不整脈薬の剤型はさまざまですが、急変時には注射薬を使用します。

多くの場合、緩徐な静注・点滴静注で投与されますが、時間の経過によって投与方法が異なる薬剤（アミオダロン塩酸塩）や、筋注・皮下注・心内投与が可能な薬剤（l-イソプレナリン塩酸塩）などもあるため、注意が必要です。

投与時の注意点

抗不整脈の投与によって、逆に不整脈の悪化（催不整脈作用）や、心筋収縮力の低下が起こることがあるため、不整脈の種類や基礎疾患・合併症などを理解し、病態に合った抗不整脈薬を選択することが大切です。

（森 洵子）

表1 ● 急変時に用いる抗不整脈薬の種類（Vaughan Williams分類による）

分類		一般名（商品名の例）	投与法と注意点
ナトリウムチャネル遮断薬	Ia群 （APD延長）	プロカインアミド塩酸塩（アミサリン®）	● 0.2〜1g（2〜10mL）を50〜100mg/分（0.5〜1mL/分）で静注。 ● 正常洞調律に戻った場合、中毒症状が現れた場合、注入総量が1,000mg（10mL）に達した場合は、投与を中止。
		ジソピラミドリン酸塩（リスモダン®P）	● 50〜100mg（1〜2mg/kg）を5分以上かけて静注。 ● 必要に応じてブドウ糖液などに溶解して使用する。
		シベンゾリンコハク酸塩（シベノール®）	● 1回1.4mg/kg（0.1mL/kg）を2〜5分間かけて静注。
	Ib群 （APD短縮）	リドカイン塩酸塩（キシロカイン®）	● 急性心筋梗塞および手術に伴う心室性不整脈の予防に使用。 ● 1回50〜100mg（1〜2mg/kg：2％注射液では2.5mL〜5mL）を1〜2分間かけて静注。効果が認められなければ5分後に同量を投与。 ● 効果の持続を期待するときは、10〜20分間隔で同量を追加投与してもさしつかえないが、1時間内の基準最高投与量は300mg（2％注射液で15mL）であることに注意が必要。
		メキシレチン塩酸塩（メキシチール®）	● 2〜3mg/kgを5〜10分間かけて徐々に静注。 ● 効果の持続を期待する場合は、0.4〜0.6mg/kgで点滴静注。
		アプリンジン塩酸塩（アスペノン®）	
	Ic群 （APD不変）	ピルシカイニド塩酸塩水和物（サンリズム®）	● 期外収縮では0.75mg/kg10分間で徐々に静注。 ● 頻拍では1.0mg/kgを10分間で徐々に静注。
		フレカイニド酢酸塩（タンボコール®）	
β遮断薬	II群	プロプラノロール塩酸塩（インデラル®）	
カリウムチャネル遮断薬	第III群	アミオダロン塩酸塩（アンカロン®）	● 初期急速投与：125mg（2.5mL）を5％ブドウ糖液100mLに加え、600mL/時（10mL/分）で10分間投与。 ● 負荷投与：750mg（15mL）を5％ブドウ糖液500mLに加え、33mL/時で6時間投与。 ● 維持投与：6時間の負荷投与後、投与速度を17mL/時に変更し、合計42時間投与（18時間かけて残液を投与した後、750mg[15mL]を5％ブドウ糖液500mLに加え、17mL/時で24時間投与）。
		ニフェカラント塩酸塩（シンビット®）	● 単回静注法：1回0.3mg/kgを5分間かけて静注。 ● 維持静注法：0.4mg/kg/時を等速度で点滴静注。 ● 生理食塩液か5％ブドウ糖注射液で溶解して使用。
カルシウムチャネル拮抗薬	第IV群	ベラパミル塩酸塩（ワソラン®）	● 5mgを5分以上かけて徐々に単回静注。
		ジルチアゼム塩酸塩（ヘルベッサー®）	● 1回10mgを、約3分間で緩徐に静注。
その他		ジゴキシン（ジゴシン®）	● 1回0.25〜0.5mgを2〜4時間ごとに静注。
		アトロピン硫酸塩（アトロピン）	● 0.5mgを静注。
		l-イソプレナリン塩酸塩（プロタノール®L）	● 0.2〜1.0mgを等張溶液200〜500mLに溶解し、心拍数または心電図をモニタしながら注入。徐脈型アダムス・ストークス症候群では心拍数を原則50〜60/分に保つ。 ● 急速な効果発現を必要とする場合は、0.2mgを等張溶液20mLに溶解し、2〜20mLを徐々に静注・筋注・皮下注で投与。心臓がまさに停止する緊急時は、0.02〜0.2mgを心内に投与する場合もある。

●薬剤別：緊急薬剤の使い方

Q16 抗けいれん薬って、どんな薬剤ですか？使用時の注意点は？

A けいれん発作に対しては、抗てんかん薬に加え、鎮静薬（ジアゼパム、ミダゾラム、チオペンタールナトリウム）を用いて対応します。けいれん発作時には、薬剤投与はもちろんですが、すみやかな呼吸管理（気道確保・酸素投与）も大切です。

けいれんは、頭蓋内出血、脳血管障害、外傷、中枢神経感染症（髄膜炎、脳炎、膿瘍）、低血糖、てんかんなどが原因で起こります。

てんかんは、脳内に高頻度放電を示す部位（焦点）ができ、そこから脳内に放電が伝播することでけいれん発作を引き起こします。この、脳内異常興奮を抑制するのが、抗けいれん薬と抗てんかん薬です。

抗けいれん薬には、①GABA神経（抑制性神経）の機能を亢進させるもの、②電位依存性ナトリウムチャネルを抑制して細胞膜の脱分極を抑制することで抗てんかん作用を示すものなどがあります。

けいれん重積発作は、けいれん発作が30分続く場合です。けいれんが続くと呼吸抑制が起こり、脳の低酸素状態や高体温によって脳に不可逆的な障害をきたすため、迅速な対応が求められます。

抗てんかん薬の種類（表1）

「抗てんかん薬」と呼ばれる薬剤を表1に示します。主に発作の抑制や予防に用いる緊急対応というより内服コントロールに用いられる薬剤です。

けいれん発作時の緊急対応の場面では、発作の抑制には抗てんかん薬の他に、ジアゼパム（BZD系）およびミダゾラム、チオペンタールナトリウム（BAR系）を用います。これらの薬剤は、GABA受容体に作用し、強力な抗けいれん作用を有する鎮静薬（→p.307 Q20）です。

投与方法（けいれん発作への救急対応）

1 発作時の対応

まず、気道確保・酸素投与などの呼吸管理を行います。

同時に、輸液投与を開始します。低血糖性けいれんが疑われる場合は50％ブドウ糖液40mLを静注、低栄養状態でビタミンB_1欠乏の可能性がある場合は抗けいれん薬投与前にビタミンB_1を投与します。

2 けいれん重積発作の対応

けいれんが続く場合は、ジアゼパム10mg（小児では0.2mg/kg）を2分かけて静注します（最大10mgまで投与可能）。急激に血中濃度が上昇すると呼吸抑制が生じるため、十分な注意が必要です。

次に、フェニトインナトリウム（アレビアチン®）を、2.5～5mL（125～250mg）、1mL/分を超えない速度で徐々に静注します（負荷投与）。なお、フェニトインナトリウムは、血管炎・不整脈・低血圧を引き起こすことがあるため、心電図・血圧モニタ下で投与することが大切です。

以上の用量でも発作が抑制できないときは、30分後、さらに2～3mL（100～150mg）の追加投与を行います。小児の場合、成人量を基

表1 ● 抗てんかん薬の種類

分類		一般名	代表的な商品名
大発作に使用される薬剤			
フェニトイン系		フェニトイン	アレビアチン®、ヒダントール®
		エトトイン	アクセノン®
バルビツール酸系		フェノバルビタール	フェノバール®、ノーベルバール®
		フェノバルビタールナトリウム	ルピアール®、ワコビタール®
プリミドン			プリミドン
フェニトイン系とバルビツール酸系の合剤			ヒダントール®
バルプロ酸ナトリウム			セレニカ®R、デパケン®R
カルバマゼピン			テグレトール®
欠失発作に有効な薬剤			
バルプロ酸ナトリウム			セレニカ®R、デパケン®R
オキサゾリジン系		トリメタジオン	ミノアレ®
		エトスクシミド	エピレオプチマル®、ザロンチン®
その他			
ベンゾジアゼピン系		ジアゼパム	セルシン®、ダイアップ®
		クロナゼパム	ランドセン®、リボトリール®
		クロバザム	マイスタン®
ベンゾイソキサゾール系		ゾニサミド	エクセグラン®、ザロンチン®
アセタゾラミドナトリウム			ダイアモックス®

準とし、体重によって投与量を決定しましょう。

それでもなお、けいれん発作が続く場合は、ミダゾラム0.2mg/kg投与およびチオペンタールナトリウムを3〜5mg/kg・50mg/分以下で静注します。

3 けいれん消失後の対応

フェニトインナトリウム投与によってけいれんが消失し、意識が回復したら、経口投与に切り替えます。血中濃度をモニタリングし、用量は、治療域（5〜20μg/mL）になるように調節してください。

投与時の注意点

ほとんどの抗てんかん薬は、有効治療域濃度と中毒域が近いため、注意深くコントロールする必要があります。血中濃度測定のための採血は、抗てんかん薬の投与直前に実施しましょう。

フェニトインナトリウムの血管外漏出が起こると、炎症（疼痛、発赤、腫脹など）や壊死を起こすことがあるため、慎重に投与することが大切です。

また、フェニトインナトリウムは強アルカリ性であるため、他剤とは配合できません。また、pHが低下すると結晶が析出すること、溶解後の安定性が悪いため投与直前に溶解する必要があることも、覚えておいてください。

（森 洵子）

●薬剤別：緊急薬剤の使い方

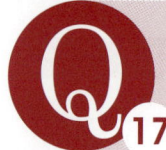

Q17 硝酸薬って、どんな薬剤ですか？使用時の注意点は？

A 狭心症や急性心不全の患者に用いる薬剤です。救急の場面では、即効性が期待できる舌下錠やスプレー剤が使用されますが、重症狭心症には持続点滴が有効です。

硝酸薬は、冠動脈拡張薬の1つであり、一酸化窒素（NO）産生を介して細胞外へのCa^{2+}の排出と筋小胞体内の遊離Ca^{2+}濃度を低下させ、血管平滑筋を弛緩させます。

硝酸薬は、①冠動脈の拡張および側副血行路の拡張、②静脈系の拡張を介する前負荷の軽減による心筋酸素消費量の減少、③左室拡張末期圧の低下による心筋灌流の増加、④動脈系の拡張を介する後負荷の減少などの作用を有することから、狭心症（冠動脈の粥状硬化・攣縮による狭窄の結果、心筋の酸素需要と供給のバランスの破綻により生じる）の第一選択薬となります。また、②④の作用を併せもつことから、急性心不全にも有効です。

狭心症では、数分〜20分間持続する前胸部の圧迫感・重圧感を主体とした一過性の胸痛が現れます。狭心症にはさまざまな種類がありますが（表1）、硝酸薬はすべてのタイプの狭心症に用いられます。

狭心症治療の目的は、狭心発作の寛解と予防、心筋梗塞への移行や突然死を阻止することです。

硝酸薬の種類（表2）

硝酸薬の剤形は豊富ですが、狭心発作の寛解のためには「速効型硝酸薬（舌下錠、スプレー式口腔内噴霧薬）」を用います。高齢者など、口腔粘膜乾燥が起きやすい患者には、特にスプレーが有効です。

発作の予防には、持続型硝酸薬が有効です。不安定狭心症など、重症な狭心症には、速効性かつ調節性にすぐれる持続点滴を行います。

投与方法（救急の場面で用いられるニトログリセリンの投与方法）

1 舌下投与

- 舌下錠：0.3〜0.6mgを舌下投与。1〜2分で効果が発現するが、投与後、数分間が経過しても効果が現れない場合は、さらに0.3〜0.6mgを追加投与。
- 舌下スプレー：1回0.3mg（1噴霧）を舌下投与。効果不十分の場合は1噴霧追加。

2 注射

原液または生理食塩液や5％ブドウ糖注射液などで0.005〜0.05％に希釈した薬剤を点滴静注で投与します。投与速度は、急性心不全の場合と狭心症の場合で異なることに注意が必要です。

- 急性心不全の場合：0.05〜0.1μg/kg/分で開始。目的とする血行動態が得られるまで、循環動態をモニタしながら5〜15分ごとに0.1〜0.2μg/kg/分ずつ増量し、最適点滴速度で維持。
- 不安定狭心症の場合：0.1〜0.2μg/kg/分で開始。発作経過と血圧をモニタしながら約5分ごとに0.1〜0.2μg/kg/分ずつ増量し、1〜2μg/kg/分で維持。効果が見られない場合は20〜40μg/kgの静注を1時間ごとに併用。静注は1〜3分かけて緩徐に行う。

3 冠動注

冠動脈造影時に、注射液（原液）0.2mgを、

表1 ● 狭心症のさまざまな種類

発作時期による分類	労作性狭心症（労作やストレスによって起こる）
	安静時狭心症（睡眠時など安静時に発生する）
冠動脈狭窄の種類による分類	冠狭窄性狭心症
	冠攣縮性狭心症
発作の経過による分類	安定型狭心症（安静と硝酸薬により軽快する労作性狭心症に多い）
	不安定型狭心症（致死的で急性心筋梗塞に移行する可能性が高く、安静時狭心症に多い）

表2 ● 急変時に用いる硝酸薬の種類

分類	剤形	代表的な商品名
ニトログリセリン	舌下錠	ニトログリセリン、ニトロペン®、バソレーター®
	エアゾール	ミオコール®スプレー
	注	ニトログリセリン、バソレーター®
	注/冠動注用	ミリスロール®
亜硝酸アミル	吸入液	亜硝酸アミル
硝酸イソソルビド	錠・Cp・注（バッグ・キット）	ニトロール®
	スプレー	ニトロール®スプレー

カテーテルにてすみやかに冠動注します。

投与時の注意点

1 舌下錠

噛まずに舌下で溶かすと、口腔粘膜から吸収されてすみやかに効果が発現する薬剤です。そのため、内服してしまうと効果が得られないことに注意が必要です。遮光し、20℃以下で保存してください。

はじめて使用する患者には、最初の数回は必ず1錠を投与します。このとき、一過性の頭痛が起こることがありますが、投与を続ける間に起こらなくなります。

2 舌下スプレー

エタノールを含有するため、火気の近くで使用してはいけません。また、エタノール過敏症の患者に使用する際には、十分な注意が必要です。室温（できるだけ涼しい場所）で保存してください。

3 注射

塩化ビニル製の輸液容器・輸液セットを用いると、ルートへの吸着が起き、正確な投与量を投与できなくなるため、できる限り非塩化ビニル製の輸液セットを用いるのが望ましいでしょう。ルートへの吸着率は、点滴速度が遅く、投与セットが長いほど高くなりますが、ニトログリセリン濃度には影響されません。

アルカリ性溶液（pH10以上）あるいは還元物質（アスコルビン酸など）を含む溶液と配合すると、ニトログリセリン含量が低下してしまうため、このような溶液と配合してはいけません。

皮膚に付着すると、動悸・頭痛が起こる場合があるため、ただちに水で洗い流すことが大切です。

遮光し、室温で保存してください。冷蔵庫で保管する必要はありません。

（森 洵子）

●薬剤別：緊急薬剤の使い方

Q18 喘息治療薬って、どんな薬剤ですか？使用時の注意点は？

A 救急の場面では、喘息発作を軽減するために用います。多くの場合、まずは吸入β₂刺激薬が選択されます。身動き・会話が困難なほど激しい発作に対しては、迅速な静脈確保も重要です。

喘息治療薬は、気管支を拡張させ、喘息発作を軽減するために用いられる薬剤です。慢性の喘息症状のコントロール（発作予防）に用いるものと、発作時の緊急症状に用いるものがあります。

喘息治療薬の種類（表1）

発作治療薬として用いられるのは、ステロイド薬、短時間作用性β₂刺激薬、アミノフィリン点滴静注、短時間作用性テオフィリン製剤、抗コリン薬です。発作時の症状の重さによって使用される薬剤が異なること、剤型が豊富であることから、十分な注意が必要です。

投与方法

① 小発作（喘鳴・胸苦しい、軽度症状）への対応

β₂刺激薬を定量噴霧式吸入器またはネブライザで吸入します。最初の1時間は、20分ごとに1〜2パフ吸入します。

以後、1時間ごとに、症状が改善するまで反復吸入します。

② 中発作（中等度症状）あるいは持続する軽度症状への対応

❶ まずはβ₂刺激薬のネブライザ吸入

β₂刺激薬（吸入用）0.3〜0.5mLを生理食塩液で希釈して、ネブライザで吸入します。20〜30分おきに反復吸入し、脈拍を130回/分以下に保つようにモニタします。20〜60分で症状が改善し、最終投与から60分症状が安定し（%PEF 70%超を目安）、SpO₂が90%を超えていればそのまま経過を観察します。

症状が改善しない場合（%PEF 70%以下を目安）は、下記の治療を行います。

❷ 症状が改善しなければアミノフィリンとステロイド併用、アドレナリンの投与

アミノフィリンは気管支拡張作用、ステロイドは抗炎症作用を有するため、2剤を併用します。

アミノフィリン（250mg/筒）6mg/kg＋等張補液薬200〜250mLを、最初の半量は15分、残りの半量は45分かけて点滴静注します。発作前にテオフィリン薬が十分に投与されている場合や、動悸・頻脈などテオフィリン中毒が出やすい背景がある場合は、アミノフィリンを半量以下に減量します。投与中にテオフィリン中毒症状（頭痛、悪心、嘔吐、頻脈、不整脈など）が出現した場合は、ただちに投与を中断します。できるだけ血中テオフィリン濃度（目標値：血中濃度8〜20μg/mL）をモニタしながら治療を行います。

ヒドロコルチゾン200〜500mg、またはメチルプレドニゾロン40〜125mg、またはデキサメタゾンあるいはベタメタゾン4〜8mgの点滴静注を行います。

アドレナリン（0.1%）0.1〜0.3mLを皮下注射します。必要時は20〜30分間隔で反復投与できますが、脈拍を130回/分以下に保つ必要があります。脱水や代謝性アシドーシスがある場合は注意します。

表1 ● 急変時に用いる喘息治療薬の種類

分類	一般名	代表的な商品名	剤形
β₂刺激薬	サルブタモール硫酸塩	ベネトリン®	吸入液、錠、シロップ
		サルタノール®	インヘラー、エアゾール
	プロカテロール塩酸塩水和物	メプチン®	吸入液、エアー、錠、顆、シロップ、ドライシロップ
β刺激薬	アドレナリン	ボスミン®	注
キサンチン誘導体	アミノフィリン	ネオフィリン®	注
ステロイド	ヒドロコルチゾンコハク酸エステルナトリウム	サクシゾン®	注
		ソル・コーテフ®	注
	メチルプレドニゾロンコハク酸エステルナトリウム	ソル・メルコート	注
	ベタメタゾンリン酸エステルナトリウム	リンデロン®	注
	デキサメタゾンリン酸エステルナトリウム	デカドロン®	注
	ベクロメタゾンプロピオン酸エステル	キュバール™	エアゾール
	フルチカゾンプロピオン酸エステル	フルタイド®	ディスカス、エアー
抗コリン	イプラトロピウム臭化物水和物	アトロベント®	エロゾル
	オキシトロピウム臭化物	テルシガン®	エロゾル
	チオトロピウム臭化物水和物	スピリーバ®	吸入用Cp

3 大発作（高度症状）あるいは持続する中等度症状への対応

❶初期治療

身動きできず、会話も困難な高度症状に対しては、ただちに静脈路を確保し、中発作に準じたβ₂刺激薬のネブライザ吸入、アドレナリンとアミノフィリンに加えてステロイド薬の投与を行います。

❷継続治療

アミノフィリンを、およそ0.6～0.8mg/kg/時で持続点滴します。

ヒドロコルチゾン100～200mgとメチルプレドニゾロン40～80mgを、必要に応じて4～6時間ごとに経口または点滴静注します。また、デキサメタゾンかベタメタゾン4～8mgを、必要に応じて6時間ごとに経口または点滴静注で投与します。ヒドロコルチゾンの投与が3日以上におよぶ場合は、すみやかに他のステロイド薬に変更する必要があります。

経口薬としてはプレドニゾロンを0.5mg/kg（20～30mg/日）目安に朝1回投与し、軽快とともに原則7～14日で中止、あるいは発作以前の常用量まで減量し、吸入が可能となった時点で吸入ステロイド薬を開始します。

投与時の注意点

アスピリン喘息の場合には、コハク酸エステル型ステロイド薬を回避する必要があります。アスピリン喘息の有無が不明の場合は、初回投与では約1時間を目安にした点滴投与が推奨されています。

ステロイド薬を吸入した後は、感染予防のため、うがいをすることが重要です。

アドレナリンを使用する場合は、併用禁忌薬剤（ハロタン、抗精神病薬、α遮断薬、カテコラミン製剤など）に注意が必要です。また、動脈硬化症、甲状腺機能亢進症、緑内障（開放隅角緑内障を除く）、糖尿病、重症不整脈、精神神経症などの合併症がある場合は、原則禁忌ですが、特に必要とする場合には慎重に投与します。妊婦への使用は、できるだけ避けたほうがよいでしょう。

また、低酸素状態では副作用発現のリスクが高いことに注意が必要です。

（森 洵子）

●薬剤別：緊急薬剤の使い方

Q19 鎮痛薬って、どんな薬剤ですか？使用時の注意点は？

A 麻薬性、非麻薬性（麻薬拮抗性）、NSAIDs（解熱鎮痛薬）の3種類があります。麻薬性鎮痛薬を大量・長期に使用した後に中止する場合には、離脱症状の出現を防ぐため、徐々に投与量を減らしていくことが重要です。

痛みは「体性痛」と「内臓痛」に分けられます。体性痛は、皮膚・皮下組織・骨格筋・関節・歯およびそれらに分布する血管などから発生する痛みです。一方、内臓痛は、体腔（胸腔、腹腔、骨盤腔）内の臓器から発生する痛みです。

生体に有害刺激（痛み・熱）が加わると、発痛物質（ヒスタミン、プロスタグランジンなど）が遊離し、それらが知覚神経受容体に作用してインパルスが発生します。このとき、発痛物質が、直接知覚神経に作用するのが体性痛、内臓平滑筋に作用してけいれん性収縮が起きた結果として知覚神経の興奮が生じるのが内臓痛です。

知覚神経末端で生じたインパルスは、脊髄の後根を経て後角に入り、第2次ニューロンに伝わります。その後、インパルスは第2次ニューロンの軸索・側索へ移行してから上行し、脳幹を経て視床で第3次ニューロンと交替します。第3次ニューロンが大脳皮質の知覚領へ痛みのインパルスを送った段階で、はじめて痛みを感じ、痛みの性質・程度などが認知されます。

鎮痛薬の種類（表1）

一般に、知覚神経の第1次ニューロンでの痛み伝導を遮断する薬物は「局所麻酔薬」であり、鎮痛薬とは区別して考えられます。

第2次・第3次ニューロンのシナプス（節：神経線維と神経線維のつなぎ目）を遮断するのは、主に「解熱鎮痛薬（NSAIDs[*1]）」です。解熱鎮痛薬は、末梢でのプロスタグランジン生成・遊離を阻害することで、発痛作用の助長を抑制するはたらきも有します。

大脳皮質の知覚領の感受性を低下させ、痛みに対する閾値[*2]を上昇させて鎮痛作用を示すのは、主に「麻薬性鎮痛薬」です。麻薬性鎮痛薬の効力は非常に強く、ほとんどすべての痛みを緩和し、呼吸・咳嗽中枢抑制作用も有します。大量投与によって催眠作用を示すことから、鎮痛・鎮静・鎮咳を目的として、人工呼吸器中の鎮静薬と併用されます。

投与方法

外傷・術後の激しい痛みには麻薬性鎮痛薬と非麻薬性鎮痛薬を、頭痛・歯痛・神経痛には解熱鎮痛薬を使用し、改善されない場合は、非麻薬性鎮痛薬を使用します。

1 麻薬性鎮痛薬

❶フェンタニル

速効性があり、最も適する薬剤です。鎮痛効果は、モルヒネの50〜100倍とされています。作用持続時間が短いため、持続静注で使用します。投与量は1〜2μg/kg/時です。心筋収縮力抑制作用や血管拡張作用が弱いため、循環状態が不安定な場合は、モルヒネよりフェンタニルが推奨されます。

なお、フェンタニルにはパッチ製剤もありますが、皮膚吸収にばらつきが大きく、効果が一定ではないため、推奨されません。

❷モルヒネ

術後痛には5〜10mgを筋注、人工呼吸中の鎮静効果も期待する場合は5〜10mgを静注し

表1● 急変時に用いる鎮痛薬の種類

	一般名	代表的な商品名	剤形
麻薬性鎮痛薬	モルヒネ塩酸塩水和物	モルヒネ塩酸塩	錠、末、注
		オプソ®	液
		アンペック®	注、坐
	エチルモルヒネ塩酸塩水和物	エチルモルヒネ塩酸塩水和物	末
	コデインリン酸塩	コデインリン酸塩	錠、末、散
	ジヒドロコデインリン酸塩	ジヒドロコデインリン酸塩	末、散
	オキシコドン（複方オキシコドン）	パビナール®	注
	ペチジン塩酸塩	オピスタン®	注
	フェンタニルクエン酸塩	フェンタニル注射液	注
非麻薬性鎮痛薬	ペンタゾシン	ソセゴン®、ペンタジン®	錠、注
	トラマドール塩酸塩	トラマール®	注
	酒石酸ブトルファノール	スタドール®	注
	ブプレノルフィン塩酸塩	レペタン	注、坐
	エプタゾシン臭化水素酸塩	セダペイン®	注
ピリン系解熱鎮痛薬	スルピリン水和物	メチロン®	注、坐
非ピリン系解熱鎮痛薬	アセトアミノフェン	ピリナジン®	末
		アンヒバ®	坐（小児）
		カロナール®	細、錠、シロップ、坐
	ジメトチアジンメシル酸塩	ミグリステン®	錠
合剤		SG顆粒、PL顆粒	顆
		バファリン330mg	錠
非ステロイド性抗炎症薬（NSAIDs）	メフェナム酸	ポンタール®	錠、Cp、散、細、シロップ
	ジクロフェナクナトリウム	ボルタレン®	錠、坐
	インドメタシン	インダシン®、インテバン®	坐、注
	イブプロフェン	ブルフェン®	錠、顆
	ケトプロフェン	カピステン®	Cp、注
	フルルビプロフェンアキセチル	ロピオン®	注
	ロキソプロフェンナトリウム水和物	ロキソニン®	錠、細

ます。

モルヒネの作用は4～5時間持続します。作用時間が長いため、持続静注よりも間欠的投与が適していますが、間欠的投与を行う場合は投与間隔を開けすぎないよう注意が必要です。

モルヒネには、血管拡張作用やヒスタミン遊離作用があるため、低血圧が起こりやすくなります。腎障害がある場合は、モルヒネ代謝産物が蓄積しやすく、作用が遷延することにも注意しましょう。

2 麻薬拮抗性（非麻薬性）鎮痛薬

麻薬に対して拮抗的に作用する薬剤です。

米国集中治療医学会のガイドラインでは、長期間の麻薬投与においては麻薬離脱症状を起こしやすいこと、麻薬投与が行いにくくなることなどから推奨されていませんが、推奨しない理由として強い根拠があるわけではありません。

また、わが国では、これらの薬物もしばしば使用されており、使用禁止薬とはいえません。

❶ ブプレノルフィン塩酸塩（レペタン）

鎮痛効果はモルヒネの25～40倍です。持続時間は6～9時間と長く、依存性が少ないのが特徴です。

通常は1回0.2mgを筋注しますが、心筋梗塞

患者では1回0.2mgをゆっくり静注します。

❷ペンタゾシン(ソセゴン®、ペンタジン®)

15mgで3～4時間、鎮痛が得られます。15～30mgを筋注または静注で投与します。

呼吸抑制のほか、末梢血管収縮作用があるため、血圧・肺動脈圧を上昇させて心筋酸素消費量を増加させることがあるため、心疾患のある患者に投与する際には注意が必要です。

術後痛に使用した後、習慣性・依存性が出現する恐れがあることにも注意してください。

3 解熱鎮痛薬(NSAIDs)

ジクロフェナクナトリウム、インドメタシン、フルルビプロフェンアキセチルなどの薬剤が含まれます。

麻薬など、他の鎮痛薬の使用量を減少させるなどの利点がある一方で、重大な副作用(低血圧、腎障害、消化管出血、血小板機能抑制など)を引き起こす危険性もあり、使用対象となる患者は限定されます。

投与時の注意点

麻薬性鎮痛薬を、大量または7日間以上使用した後に中止するときは、離脱症状を予防するため、計画的に漸減するのが望ましいでしょう。

(森 洵子)

---

*1 NSAIDs (non-steroidal anti-inflammatory drugs):非ステロイド性抗炎症薬
*2 閾値:興奮(ここでは痛み)の発生に必要な最小の刺激の強さ。

カテコラミン使用中に、ステロイドを使うことがあるのはなぜですか？

COLUMN

敗血症性ショックの原因の1つとして、相対的副腎不全と、グルココルチコイド受容体の抵抗性によるカテコラミンの感受性低下が考えられるため、ステロイドが用いられます。

しかし、敗血症に対するステロイドの使用についてはさまざまな見解があるため、Surviving sepsis campaign：international guidelines 2008では、「輸液と血管収縮薬に反応しない」敗血症性ショックに、ステロイド投与を弱い推奨レベル(2C)で推奨しています。 (森 洵子)

●薬剤別：緊急薬剤の使い方

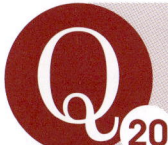

Q20 鎮静薬って、どんな薬剤ですか？使用時の注意点は？

A 激しい不穏・興奮状態や人工呼吸管理を行っている患者に対して用いられる薬剤です。鎮静作用だけでなく、鎮痛作用を併せもつタイプの薬剤もあります。副作用として、呼吸抑制や覚醒遅延が起こる危険性があるため、注意深い観察が重要です。

　鎮静薬は、中枢神経抑制作用を有し、中枢神経・神経機能が異常に亢進した状態を平静化させる目的で使用します。

　救急疾患において鎮静が必要となるのは、不穏のため重篤な病態が悪化して生命に影響を及ぼす危険性があるとき、激しい神経運動興奮時、中毒などで不穏・興奮状態になっているとき、人工呼吸管理が必要なときなどに限られます。

鎮静薬の種類(表1)

　ベンゾジアゼピン系（BZD系）、バルビツール酸系（BAR系）、その他に大別されます。

　フェノチアジン系のクロルプロマジン塩酸塩は、正確には鎮静薬ではなく抗精神病薬に分類されますが、ヒスタミン（H_1）受容体遮断作用による鎮静作用を有することから、鎮静薬として用いられています。

　人工呼吸管理時の鎮静には、静脈麻酔薬のプロポフォール（ディプリバン®）も使用します。

投与方法

① ベンゾジアゼピン系薬

❶ミダゾラム（ドルミカム®）

　作用発現がすみやかです（0.5～5分）。脂溶性が高いため、すみやかに脂肪組織などに再分布し、作用時間が短い（＜2時間）のが特徴です。

　0.03～0.06mg/kgのボーラス投与量で安定した鎮静レベルが得られます。長時間の鎮静を行う場合には、持続静注（0.03mg/kg/時から開始し、鎮静効果をみて適宜増減）で投与します。

❷ジアゼパム（ホリゾン®、セルシン®）

　鎮静作用と抗不安作用・抗けいれん作用を目

表1●急変時に用いる鎮静薬の種類

分類	作用型	一般名	商品名（一部のみ）	剤形
ベンゾジアゼピン系	短期	ミダゾラム	ドルミカム®	注
	中期	フルニトラゼパム	サイレース®	錠・注
	長期	ジアゼパム	ホリゾン®、セルシン®	錠・注・シロップ
バルビツール酸系	超短期	チオペンタールナトリウム	ラボナール®	注
	中期	セコバルビタールナトリウム	アイオナール・ナトリウム	注
フェノチアジン系		クロルプロマジン塩酸塩	コントミン®	錠・散・顆・注
その他	長期	臭化カルシウム	ブロカル®	注
	$α_2$作動性	デクスメデトミジン塩酸塩	プレセデックス®	注
		プロポフォール	ディプリバン®、プロポフォール	注（20％、10％）
		ハロペリドール	セレネース®	注、錠

的として、2〜10mgを間欠的に静注します。

呼吸抑制は比較的少ないのですが、末梢静脈投与時、しばしば局所の疼痛や静脈炎を起こすことに注意が必要です。静注する場合には、なるべく太い静脈を選び、できるだけ緩徐に（2分以上かけて）注射してください。作用時間が長く調節性が悪い、長期間の連用で覚醒遅延を生じるなど問題点も多いため、使用は緊急時のボーラス投与のみに限ることが推奨されます。

緊急時には、ジアゼパム（ホリゾン®）を、初回2mL（10mg）筋注または静注、以後は必要に応じて3〜4時間ごとに投与します。

効果不十分な場合には、クロルプロマジン塩酸塩（コントミン®）を筋注することもあります。

2 プロポフォール（ディプリバン®）

急速な覚醒が必要な場合に用います。脂肪移行性が高く、長時間の持続静注を行うと半減期が延長します（300〜700分）が、覚醒遅延が問題となることはあまりありません。短時間作用型であり、鎮静量を静注すると1〜2分で効果が現われ、10〜15分持続します。

原則として持続投与で用います。0.5mg/kg/時より投与を開始し、5〜10分ごとに効果を見ながら0.5mg/kgずつ増量していき、維持量（0.5〜3mg/kg/時）とします。

ベンゾジアゼピン系薬と同様、GABA受容体に作用しますが、結合部位は異なると考えられています。

なお、小児への投与は、安全性が確立していないため、禁忌となっています。

3 ハロペリドール（セレネース®）

単独では鎮静作用が弱いのですが、他の鎮静薬では不十分な場合や、不眠時の催眠薬としての使用が可能です。不穏を呈する患者に頻用されますが、せん妄の治療薬としての保険適用はありません。

作用発現は2〜5分で、血中半減期は2時間です。1〜10mgを緩徐に間欠静注します。

4 デクスメデトミジン塩酸塩（プレセデックス®）

鎮静・鎮痛作用を有する選択的α_2作動薬です。抗不安作用や鎮痛作用も併せもち、鎮痛薬の投与量を減少させる効果が期待できます。添付文書に「24時間を超えない投与時間とすること」と明記されているとおり、短期間の鎮静に用います。鎮静中でも刺激によって容易に覚醒するのが特徴です。

半減期が短いため、通常、持続静注で用いますが、急速飽和を行う場合は6μg/kg/時で10分間、静脈内へ持続注入を行い（初期負荷投与量は約1μg/kg）、以後は0.2〜0.7μg/kg/hr程度で至適レベルに調節します。

投与時の注意点

1 ベンゾジアゼピン系薬剤による覚醒遅延への対応

ベンゾジアゼピン系薬剤による覚醒遅延は、フルマゼニル（アネキセート®）によって拮抗します。ただし、フルマゼニルの血中半減期は短い（約50分）ため、いったん覚醒した後に、再度鎮静効果が出現する場合があることに注意が必要です。また、ベンゾジアゼピン系薬剤にて長期に鎮静を行った場合、フルマゼニルを用いて覚醒させると、離脱症状や心筋虚血を生じることがあるため、緩徐に投与するなどの注意も必要となります。

2 プロポフォール投与時は輸液ラインを12時間ごとに交換

プロポフォールは脂肪乳剤であるため、製剤や輸液ラインに細菌汚染を起こすリスクがあります。そのため、12時間ごとの交換が必要です。

また、ポリカーボネート製三方活栓を用いて投与する場合、接続部が破損しやすくなります。そのため、接続時には必要以上に締めつけず、頻繁に観察を行うことが推奨されます。

（森　洵子）

●薬剤別：緊急薬剤の使い方

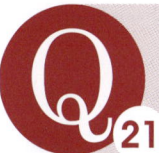

Q21 利尿薬って、どんな薬剤ですか？使用時の注意点は？

A 利尿や降圧を目的として使用される薬剤です。利尿目的ではループ系、降圧目的ではサイアザイド系がよく用いられます。使用時には、尿量・体重減少・浮腫減少などが得られているかを注意深く観察する必要があります。

利尿薬を使用する目的は「利尿」と「降圧」に分けられます（図1）。利尿目的で使用するのは、うっ血性心不全、腎疾患や肝疾患による浮腫、肺水腫などに対して、循環血液量を減少させたい場合です。一方、降圧目的で使用するのは、高血圧症（本体性および二次性）に対処する場合です。

利尿薬の種類（表1）

利尿薬は、ループ系、サイアザイド（チアジド）系、カリウム保持性、浸透圧性、その他に分類されます。

利尿効果は、ループ系利尿薬が強力です。

降圧効果を期待する場合は、サイアザイド系が第一選択薬ですが、利尿効果を併せて期待する場合や、腎機能低下患者に対しては、ループ利尿薬を用います。

カリウム保持性利尿薬は、単独では利尿・降圧効果が弱いことから、多くの場合、サイアザイド系・ループ系による低カリウム血症の阻止、利尿効果の増強を目的に、補助薬として用います。

アセタゾラミド（ダイアモックス®）は、緑内障と呼吸性アシドーシスに対して用いられます。

また、イソソルビドや、浸透圧性利尿薬（グリセオール®、マンニトール）は、浸透圧利尿による脳圧降下および脳容積縮小を必要とする場合や、術中・術後、外傷後および薬物中毒時の急性腎不全に対して用いられます。これらの薬剤には、脳出血による脳浮腫の頭蓋内圧を軽減し、脳血流増加作用および脳代謝改善作用を有します。

投与方法

1 浸透圧性利尿薬の投与法

グリセオール®は、500mLを2〜3時間かけて点滴静注するのが一般的ですが、脳容積が縮小している患者の場合は500mLを30分かけて点滴静注します。なお、投与期間は1〜2週間です。

マンニトールは、1回5〜15mL（1〜3g/kg）を、100mLあたり3〜10分かけて点滴静注します。ただし、1日量は200gまでです。なお、投与前には結晶析出がないか確認することが重要です。結晶析出時は、50〜60℃に加温溶解後（加温溶解による品質変化は生じない）、体温付近まで放冷して使用します。

図1●利尿薬の作用部位

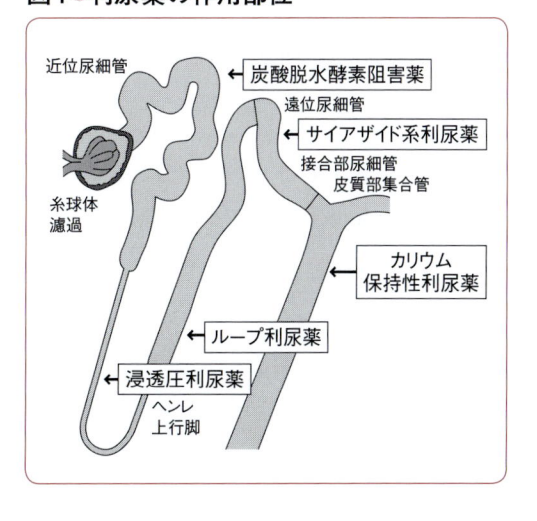

2 急性心不全に対する利尿薬の投与法

❶ループ系利尿薬（フロセミド[ラシックス®]）

心不全では、神経体液性因子（レニン・アンジオテンシン系など）の活性によってナトリウムと水が貯留し、体液量が増加します。その結果、肺うっ血や浮腫が起こり、呼吸困難（起座呼吸）や血圧上昇を招きます。

これらの病態をすみやかに軽減するため、ループ系利尿薬（特にフロセミド[ラシックス®]）の静注が行われます。

まず、フロセミド10〜20mgを静注し、反応を見て追加投与します。効果が弱い場合は、持続静注で大量投与（1日最大1,000mgまで）を行う必要があります。

❷hANP製剤（カルペリチド[ハンプ®]）

フロセミドより利尿効果は弱いのですが、血管拡張による後負荷軽減効果や、レニン・アンジオテンシン・アルドステロン系（RAAS系）の抑制効果を期待して、hANP製剤（カルペリチド[ハンプ®]）を用いることも多いでしょう。

添付文書には「$0.1\mu g/kg$を持続静脈内投与。投与量は血行動態をモニタしながら適宜調節するが、患者の病態に応じて$0.2\mu g/kg$まで増量できる」とありますが、この用量では、血管拡張作用が強く出現して血圧低下をきたす恐れがあるため、もっと低用量（$0.05\mu g/kg$）で開始します。収縮期血圧が120mmHg未満の場合は、その半量（$0.025\mu g/kg$）から投与を開始します。その後は、収縮期血圧をモニタしながら、1時間ごとに$0.05\mu g/kg$ずつ$0.2\mu g/kg$まで増量可能です。

投与を中止する場合は、6時間ごとに収縮期血圧や時間尿量を見て、$0.05\mu g/kg$ずつ減量していきます。

なお、利尿効果を判定する際は、尿量・体重減少・浮腫減少などが指標となります。

投与時の注意点

1 カルペリチド（ハンプ®）は単独投与が原則

ハンプ®は、配合変化が起こることが多いため、できるだけ他の注射剤と混合せずに用います。

● ハンプ®との混合で外観変化を生じるもの：Kアスパルテート（アスパラ®カリウム）、カンレノ酸カリウム（ソルダクトン®）、アセタゾラミドナトリウム（ダイアモックス®）、フロセミド（ラシックス®）、インスリン製剤（ノボリン®R）、含糖酸化鉄（フェジン®）など。

● ハンプ®との混合でカリペルチドの含量が低下するもの：ドパミン塩酸塩（イノバン®）、ドブタミン塩酸塩（ドブトレックス®）、ノルアドレナリン（ノルアドリナリン®）、アドレナリン（ボスミン®）、アミノ酸製剤（アミノレバン®、マックアミン®、アミパレン®）など。

また、調整時には、生理食塩液で直接溶解してはいけません（塩析が生じるため）。注射用水10mLに溶解後、生理食塩液で希釈してください。

（森　洵子）

表1 ● 急変時に用いる利尿薬の種類

	一般名	代表的な商品名
チアジド系 （サイアザイド系）	トリクロルメチアジド	フルイトラン®
	ベンチルヒドロクロロチアジド	ベハイド®
チアジド系類似薬	インダパミド	ナトリックス®
	トリパミド	ノルモナール®
	メチクラン	アレステン®
	メフルシド	バイカロン®
ループ系利尿薬	フロセミド	オイテンシン®、ラシックス®
	ブメタニド	ルネトロン®
	ピレタニド	アレリックス®
	アゾセミド	ダイアート®
	トラセミド	ルプラック®
カリウム保持性利尿薬	スピロノラクトン	アルダクトン®A、アルマトール®
	トリアムテレン	ジウテレン、トリテレン®
	カンレノ酸カリウム	ソルダクトン®
その他の利尿薬	アセタゾラミド	ダイアモックス®
	イソソルビド	イソバイド®、メニレット®
浸透圧性利尿薬	濃グリセリン	グリセオール®
	D-マンニトール	マンニットール
α型ヒト心房性 ナトリウム 利尿ポリペプチド	カルペリチド	ハンプ®

● 薬剤別：緊急薬剤の使い方

Q22 β遮断薬って、どんな薬剤ですか？使用時の注意点は？

A 交感神経が関与する不整脈や、狭心症に対して使用される薬剤です。作用する受容体によって、いくつか種類がありますが、閉塞性肺疾患・糖尿病・閉塞性動脈硬化症の患者に対しては、$β_2$受容体遮断作用が少ない「$β_1$選択性薬剤」を用いるのが理想です。

β遮断薬が作用するβ受容体は、心臓（$β_1$受容体）と、血管および気管支（$β_2$受容体）に分布しています。$β_1$受容体は心筋収縮力増強を始めとする心機能亢進、$β_2$受容体は血管拡張・気管支拡張を、それぞれつかさどります。

したがってβ遮断薬は、交感神経活動の緊張に対する抑制（緩和）作用によって、頻拍時の心拍数を減少させるため、交感神経緊張型発作性心房細動など交感神経に強く関与する期外収縮（上室・心室）、頻拍（上室・心室）などの不整脈に用いられます。

また、陰性変力[*1]作用、陰性変時作用[*2]による心筋酸素消費量の減少、拡張時間延長による心室充満の改善、血管拡張による後負荷の減少、心肥大の抑制などにより、慢性心不全・高血圧・狭心症に対しても効果をもたらします。

β遮断薬の種類（表1）

β遮断薬は、$β_1$選択性や内因性交感神経刺激作用（ISA）[*3]の有無、付随的作用（血管拡張作用、NO産生作用、α遮断作用）の有無などによって分類されます。

閉塞性肺疾患・糖尿病・閉塞性動脈硬化症の患者に対しては、$β_1$選択性薬剤を用いるのが望ましいでしょう。なぜなら、$β_1$選択性薬剤は、$β_2$受容体遮断作用が少なく、血管抵抗の上昇および気管支の収縮も少ないからです。

投与方法・用法用量

ここでは、緊急時に使用する注射薬のみを示します。

1 ランジオロール塩酸塩（オノアクト®）：$β_1/β_2$ 277（$β_2$選択性 高）半減期4分（超短時間作用型）

● **手術時**：まずは1分間0.125mg/kg/分で静脈内持続投与を行った後、0.04mg/kg/分で静脈内持続投与。投与中は、心拍数・血圧を測定し、0.01～0.04mg/kg/分の用量で適宜調節する。

● **手術後**：まずは1分間0.06mg/kg/分で静脈内持続投与を行った後、0.02mg/kg/分で静脈内持続投与を開始。5～10分後に目標とする徐拍作用が得られない場合は、0.125mg/kg/分で1分間、静脈内持続投与後、0.04mg/kg/分で静脈内持続投与。投与中は心拍数・血圧を測定し、0.01～0.04mg/kg/分の用量で適宜調節する。

2 プロプラノロール塩酸塩（インデラル®）：$β_1/β_2$ 0.6（$β_1$選択性 低）半減期2時間

1回2～10mg（麻酔時には1回1～5mg）を徐々に静注します。

表1 ● 急変時に用いるβ遮断薬の種類

分類	一般名	代表的な商品名	剤形
β_1非選択性：ISA（−）	プロプラノロール塩酸塩	インデラル®	錠、Cp、注
	ブフェトロール塩酸塩	アドビオール®	錠
	ナドロール	ナディック®	錠
β_1非選択性：ISA（+）	オクスプレノロール塩酸塩	トラサコール®	錠
	ペンブトロール硫酸塩	ベータプレシン®	錠
	ピンドロール	サンドノーム®、カルビスケン®	錠
		ブロクリン®L	Cp
	カルテオロール塩酸塩	ミケラン®	錠、細、Cp
β_1選択性：ISA（−）	メトプロロール酒石酸塩	セロケン®、ロプレソール®	錠
	アテノロール	テノーミン®	錠
		アテノロール	ドライシロップ
	ビソプロロールフマル酸塩	メインテート®	錠
	ベタキソロール塩酸塩	ケルロング®	錠
	ランジオロール塩酸塩	オノアクト®	注
β_1選択性：ISA（+）	アセブトロール塩酸塩	アセタノール®	Cp
	エスモロール塩酸塩	ブレビブロック®	Cp
	セリプロロール塩酸塩	セレクトール®	錠
$\alpha\beta$遮断薬	カルベジロール	アーチスト®	錠
	アロチノロール塩酸塩	アルマール®	錠

投与時の注意点

β遮断薬は、陰性変力作用を有するため、以前は慢性心不全には禁忌とされていましたが、多くの大規模臨床試験によって有効性が示され、現在では使用されるようになっています。

しかし、すべてのβ遮断薬が有効ではなく、日本で慢性心不全治療に対するエビデンス・保険適用があるのはカルベジロールのみであることを知っておくとよいでしょう。

(森 洵子)

---

*1 陰性変力作用：心筋収縮力減少によって心拍出量を低下させる作用。
*2 陰性変時作用：房室結節の抑制によって心拍数を減少させる作用。
*3 内因性交感神経刺激作用（ISA：intrinsic sympathomimetic activity）：β遮断薬自体のβ受容体刺激作用のこと。

●薬剤別：緊急薬剤の使い方

Q23 ステロイド薬って、どんな薬剤ですか？使用時の注意点は？

A ショックや脊髄損傷など、重篤な場面で用いられる薬剤です。ステロイド・パルス療法など、大量投与が必要となる場合もあり、注意深い観察が必要です。

　ステロイド薬は、炎症性サイトカインの産生・分泌抑制作用を有し、強力な抗炎症作用・免疫抑制作用を示す薬剤です。適応は幅広く、アレルギー性疾患や膠原病・リウマチ疾患をはじめ、炎症性変化の強い時期の病態に、ショックなどの救命措置や副腎不全の補助療法としても用いられています。

ステロイド薬の種類（表1）

　ステロイド薬は、①コルチゾンとヒドロコルチゾン類、②プレドニゾンとプレドニゾロン類、③メチルプレドニゾロン類、④トリアムシノロン類、⑤デキサメタゾン類、⑥ベタメタゾン類、⑦パラメタゾン類に分かれます。

投与方法・用法用量

1 アナフィラキシーショックへの対応

　喘息症状がある場合は、症状の改善・カテコラミン作用補強・喘息時のショック遷延予防を目的として、ヒドロコルチゾン（水溶性ハイドロコートン）、またはヒドロコルチゾン（ソル・コーテフ®）を5〜10mg/kg、ゆっくり静注で投与します。

2 敗血症性ショックへの対応

　敗血症で十分に輸液を投与しても十分な循環動態が保てない場合に、ヒドロコルチゾン（水溶性ハイドロコートン）を200〜300mg/日で投与することがあります。

3 急性脊髄損傷への対応

　運動機能障害および感覚機能障害を有する場合、神経機能障害の改善を目的に、受傷後8時間以内にメチルプレドニゾロン（ソル・メルコート）30mg/kgを15分間かけて点滴静注した後、45分間休薬します。その後、5.4mg/kg/時で23時間点滴静注を行います。

4 ステロイド・パルス療法

　臓器移植後拒絶反応、急速進行性糸球体腎炎、間質性肺炎など、難治性腎疾患、各種膠原病疾患に対して実施されます。

　メチルプレドニゾロン（ソル・メルコート）15〜30mg/kgを生食または5％ブドウ糖液に希釈し、少なくとも1時間以上かけて点滴静注します。3日間連続または隔日3回投与を1クールとして考えます。

　その後、プレドニゾロン1〜2mg/kg/日の経口投与を開始し、効果発現とともに、1〜2週間に10mgずつ漸減していきます。

投与時の注意点

　ソル・メルコートを大量パルス療法に用いるのは、プレドニゾロンにメチル基を付加することで、電解質への影響を小さくし、半減期が3時間と短く、蓄積効果に伴う副作用が少ない薬剤になっているためです。

　デキサメタゾンは、プレドニゾロンにフッ素が導入されたことにより、生物学的半減期は長くなり、抗炎症作用が強くなっています。しか

表1 ● 急変時に用いるステロイド薬の種類

分類	一般名	代表的な商品名
コルチゾン、ヒドロコルチゾン類	コルチゾン酢酸エステル	コートン
	ヒドロコルチゾン	コートリル®
	ヒドロコルチゾンリン酸エステルナトリウム	水溶性ハイドロコートン
	ヒドロコルチゾンコハク酸エステルナトリウム	サクシゾン®、ソル・コーテフ®
	フルドロコルチゾン酢酸エステル	フロリネフ®
プレドニゾン、プレドニゾロン類	プレドニゾロン	プレドニゾロン、プレドニン®
	プレドニゾロンコハク酸エステルナトリウム	水溶性プレドニン®
	プレドニゾロンリン酸エステルナトリウム	プレドネマ®
メチルプレドニゾロン類	メチルプレドニゾロン	メドロール®
	メチルプレドニゾロン酢酸エステル	デポ・メドロール®
	メチルプレドニゾロンコハク酸エステルナトリウム	ソル・メルコート
トリアムシノロン類	トリアムシノロン	レダコート®
	トリアムシノロンアセトニド	ケナコルト-A®
デキサメタゾン類	デキサメタゾン	デカドロン
	デキサメタゾンリン酸エステルナトリウム	オルガドロン®
	デキサメタゾンパルミチン酸エステル	リメタゾン®
ベタメタゾン類	ベタメタゾン	リネステロン®、リンデロン®
	ベタメタゾンリン酸エステルナトリウム合剤	ステロネマ®、リンデロン®懸濁

し、その反面、副作用の発現頻度も高いため、長期の使用には適しません。

なお、長期間気管挿管をしていた患者では、抜管後、声門下に浮腫をきたし、気道狭窄を起こして、呼吸困難を発症する場合があります。挿管中からバッキングが強い場合、上気道に炎症が存在する場合は、特に注意が必要です。抜管後の浮腫の予防として、抜管前に予防的にステロイドが投与されることがあります。

(森 洵子)

> 「ここがポイント」小児の急変対応⑩

小児のBLSの注意点は?

COLUMN

　小児は呼吸障害に伴う心停止が多いことから、心停止を確認したら、CPRを5サイクル行ってから通報（応援要請）します。また、小児が突然倒れたところを目撃した場合は、小児の反応がないことを確認したら、通報（応援要請）を行います。

　なお、病院内で心停止を発見し、すぐに応援が期待できる場合は、通報（応援要請）しながらCPRを開始します。しかし、病院内であってもすぐに応援が期待できない場合には、CPRを5サイクル行ってから通報（応援要請）してください。

●**気道確保・人工呼吸・胸骨圧迫**

　小児は、呼吸障害に続発する心停止が多く、換気が最も重要で、迅速で確実な人工呼吸と胸骨圧迫が必須となります。複数の救助者で胸骨圧迫が可能な場合は、10サイクル（2分）ごとに交代するのが望ましいでしょう。2人以上の救助者がいる場合、胸骨圧迫と人工呼吸の回数比は15：2であるから、5サイクルで約1分となります。

●**AEDの使用**

　1歳～8歳の小児では小児用パッドを用いますが、なければ成人用パッドを使用してください。

●**気道異物の場合**

　乳児では背部叩打法と胸部突き上げ法を約5回ずつ交互に行います。小児では、背部叩打法と腹部突き上げ法を併用しますが、その回数や順序は問いません。異物が取れるか反応がなくなるまで続けてください。

（中田 諭）

表1●成人と小児の心肺蘇生の違い

項目		成人(8歳以上)	小児(1～8歳未満)	乳児(1歳未満)
通報		意識がなければただちに	5サイクル(2分)のCPRのあと	5サイクル(2分)のCPRのあと
意識の確認		呼びかけて両肩を軽く叩く	呼びかけて両肩を軽く叩く	呼びかけて足底を叩く
気道確保		頭部後屈顎先挙上	頭部後屈顎先挙上	頭部後屈顎先挙上
人工呼吸	送気量	胸の上がりが見える程度	胸の上がりが見える程度	胸の上がりが見える程度
	送気時間	約1秒	約1秒	約1秒
	送気回数	2回	2回	2回
	補助呼吸の速さ	約10回/分	約12～20回/分	約12～20回/分
胸骨圧迫	圧迫位置	乳頭を結んだ線上の真ん中	乳頭を結んだ線上の真ん中	左記より指1本分足側
	圧迫法	両手	両手あるいは片手	2指(中指・薬指)両母趾包み込み
	圧迫の強さ	4～5センチ	胸の厚さの1/3	胸の厚さの1/3
	速さ	約100回/分	約100回/分	約100回/分
胸骨圧迫:人工呼吸		30:2	30:2(2人の場合は15:1)	30:2(2人の場合は15:1)

Part VIII

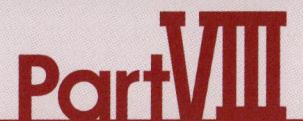

急変に備える体制・環境づくり

- 救急カート　　　　　　　　　　　　318
- 感染防御　　　　　　　　　　　　　324
- 人を呼ぶこと・人の役割　　　　　　330
- 医師への連絡　　　　　　　　　　　335
- 環境整備　　　　　　　　　　　　　339
- 患者家族やまわりの人へのケア　　　342
- 記録やカルテ　　　　　　　　　　　346

● 救急カート

Q1 救急カートに用意しておく物品は何ですか?

A 急変時、最初の対応に用いる物品を過不足なく用意することが大切です。「いつでも誰でもすぐに使える」ように準備し、設置場所も決めておきましょう。

蘇生のプロトコールにかかわる物品を常に装備する

　救急カートは「急変時、最初の数十分間に対応するための必要物品を装備するもの」という考え方が重要です。「必要物品を装備する」ということは、いつでも誰でも使いやすくなければなりませんから、何でもかんでも入れておけばいいわけではないことを念頭に置いてください。

　心肺蘇生の手技は、心肺蘇生ガイドラインに基づいて行われていることが多いと思います。よって、蘇生のプロトコールにかかわる物品や薬剤も、それらに沿って配置します（**図1**）。

　また「いつでも誰でも」という視点から、カート内に入れておく物品の配置場所も統一しておくと、緊急使用時の混乱防止につながります。**表1**に、当院で規定している救急カートの物品類を示します。

救急カートの配置場所を決めておくことも重要

　多くの施設では、リカバリールームや重症個室の近くに救急カートを設置していると思います。しかし、急変は、どの部屋でも起こり得ます。よって、病棟内での定位置を決め、いつでも誰でも、その場所に行けば使用可能な救急カートがあるというルールを、スタッフ全員が遵守することが大切です。

（藤野智子）

図1●救急カートの考え方

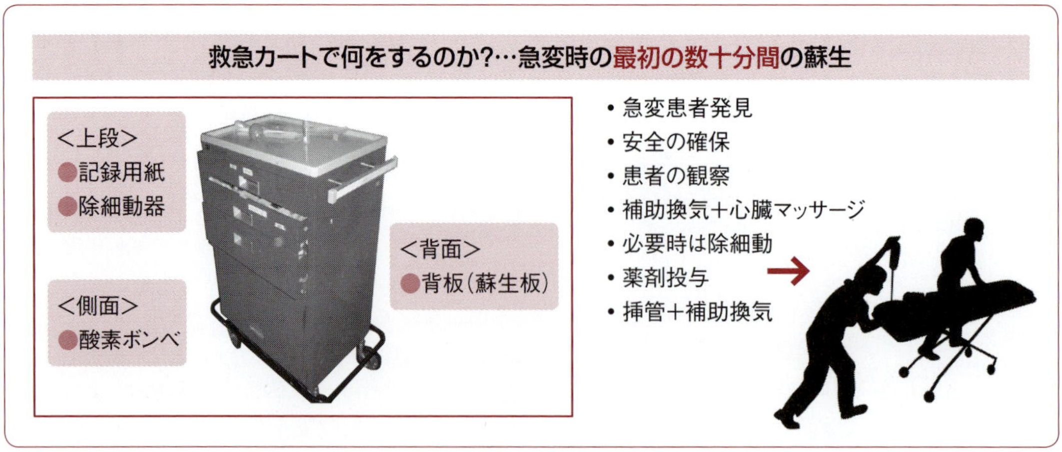

救急カートで何をするのか?…急変時の**最初の数十分間**の蘇生

＜上段＞
● 記録用紙
● 除細動器

＜側面＞
● 酸素ボンベ

＜背面＞
● 背板（蘇生板）

- 急変患者発見
- 安全の確保
- 患者の観察
- 補助換気＋心臓マッサージ
- 必要時は除細動
- 薬剤投与
- 挿管＋補助換気

表1 ● 救急カート内配置物品リスト（聖マリアンナ医科大学病院の場合）

	物品名称	単位 必要数など	備考
呼吸管理使用物品	バッグバルブマスク	成人用　1セット	
	ジャクソンリース	3Lまたは5L　1セット	
	成人用酸素マスク	1セット	
	リザーバ付酸素マスク	1セット	
	気管・口腔用吸引チューブ	12Fr	
	吸引用接続チューブ	2m　1本	吸引ボトルから吸引チューブまで
	滅菌ディスポグローブ	1箱	気管内吸引時に使用
	喉頭鏡ブレード	3号・4号　各1本	点灯を確認しておく
	喉頭鏡ハンドル	成人用　1本	
	滅菌スタイレット	成人用　1本	
	挿管チューブ	7mm　2本 8mm　1本	
	マギール鉗子	成人用　1本	
	バイトブロック	大　1本	
	カフ用シリンジ	10mL　1本	
	EDD（食道挿管検知器）	1つ	
	キシロカイン®ゼリー	1本	
	チューブ固定用テープ		
	ナーザルエアウェイ	6mm・7mm　各1本	
	エアウェイ	成人用　1つ	
	流量計付酸素ボンベ	1本	
循環管理使用物品（薬剤を除く）	駆血帯	1本	
	静脈留置針	16G・18G・20G・22G　各5本	
	成人用輸液ルート	2本	
	輸液ルート延長チューブ	50cm　2本	
	閉鎖式活栓	3連活栓　2本	
	固定用テープ	1本	
	注射シリンジ	1mL・2.5mL・10mL・20mL　各5本	
	注射針	18G・21G・22G　各5本	
	消毒用単包化アルコール綿	10パック	
その他	非滅菌ディスポグローブ	1箱	
	重症記録用紙と筆記用具		
	酸素供給延長チューブ	1セット	各ベッドに中央配管がない場合はカート内に準備しておく
	酸素流量計	1セット	
	（必要時）ディスポメス	鋭刃1本	緊張性気胸の緊急脱気用として使用する場合は準備しておく
	（必要時）滅菌ペアン	曲1本	

● 救急カート

Q2 救急カートに用意する薬剤は、どのようなものを、どんな順序で整えますか？

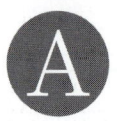

A 蘇生に必要とされる薬剤を、ACLSに沿った順序で整えます。なお、蘇生薬以外の薬剤については、病棟の特徴に合わせてある程度変更してもよいでしょう。

薬剤も、物品と同様、ACLS（二次救命処置）に基づいて準備します。基本的には、アドレナリン、アトロピン硫酸塩、リドカイン塩酸塩が主となりますが、それ以外にも、蘇生に関して必要とされる薬剤も配置します。

当院で規定している救急カートの薬剤類を**表1・表2**に示します。**表1**はどの部署でも統一して配置する薬剤、**表2**は配置を推奨する薬剤で、部署の特徴に合わせて変更可能としています。

（藤野智子）

表1● どの部署でも統一して配置する薬剤（聖マリアンナ医科大学病院の場合）

一般名	商品名（例）	規格	配置数	備考
アドレナリン	ボスミン®注 エピネフリン0.1％注シリンジ	1mg・1mL	6本	プレフィルドシリンジ
アトロピン硫酸塩	アトロピン硫酸塩注 アトロピン注0.05％シリンジ	0.5mg/1mL	6本	プレフィルドシリンジ
リドカイン塩酸塩水和物	静注用キシロカイン®2％ リドカイン静注用2％シリンジ	100mg/10mL	2本	プレフィルドシリンジ
生理食塩液	生理食塩液	0.9％/20mL	5本	
ノルアドレナリン	ノルアドリナリン®	1mg	1A	
プロカインアミド塩酸塩	アミサリン®注	100mg	5A	
硫酸マグネシウム水和物	マグネゾール®注	2g/20mL	1A	
炭酸水素ナトリウム	メイロン®	7％/20mL	2A	

表2● 配置を推奨する薬剤（聖マリアンナ医科大学病院の場合）

一般名	商品名（例）	規格	配置数	備考
ニカルジピン塩酸塩	ペルジピン®注	2mg/2mL	2A	
プロポフォール	2％プロポフォール注	200mg/20mL	2A	
アミノフィリン	ネオフィリン®注	250mg/10mL	1A	
グルコン酸カルシウム	カルチコール注	5mg	1A	
ヘパリンナトリウム	ヘパリンナトリウム注	5,000単位	1A	
硝酸イソソルビド	ニトロール®注	5mg	1A	
ステロイド	ソル・コーテフ®注	100mg	2V	
	ソル・メドロール®注	125mg	2V	
アスピリン	バイアスピリン®錠	100mg	2錠	
ニトログリセリン	ニトロペン®舌下錠	0.3mg	5錠	
ジアゼパム	セルシン®注射液	5mg	2A	抗精神病薬。鍵つきカートのみ配置
アミオダロン塩酸塩	アンカロン®注	150mg	3A	毒薬　保冷　金庫薬

●救急カート

Q3 救急カートの定期点検は、どのくらいの頻度で実施すればいいですか？

A 病棟では1か月に2回以上、救命救急センターなど使用頻度の高い部署では勤務帯ごとに、点検を行うとよいでしょう。

　当院では、救急カートを配置している全部署において、半月に1度以上はカート内の点検を行うようにしています。

　なお、使用頻度の高い救命救急センターでは、各勤務帯ごとに、使用物品の過不足を含めて点検を行っています。

　点検は「いつでもすぐに使用可能な状況に整備する」ということを主目的として行います。物品の不足や破損がないことの確認はもちろん、使用可能かどうかをチェックすることも重要です。

　器材別の点検ポイントを表1に示します。

（藤野智子）

表1●器材別点検ポイント

器材	点検ポイント
喉頭鏡ブレード	●ライトの点灯は可能か。 ●ライトの明るさは明瞭か。 ●ブレードをゆすっても消灯してしまわないか。
バッグバルブマスク、ジャクソンリース	●各部品が正しく組み立てられており、十分な空気や酸素を供給することが可能か。
滅菌スタイレット	●滅菌の日切れがないか。 ●小児用と成人用の区別がなされているか。
ディスポ製品（吸引チューブ、シリンジ、ルート類、注射針など）	●過不足がないか。 ●滅菌の日切れがないか。
酸素ボンベ	●十分な充填量があるか。 ●流量計が正しく接続されているか。

●救急カート

Q4 救急カートに標準装備するもの以外で「あると便利なもの」は？

A 感染性廃棄物用ゴミ箱、メモ用紙（薬剤投与時間記載用メモ用紙）、カート上を整理するトレイなどがあると便利です。

　感染性廃棄物用ゴミ箱があると、使用後の注射針やアンプルをその場で破棄でき、安全です。

　また、ACLSでは、アドレナリン（ボスミン®など）やアトロピン硫酸塩（アトロピン硫酸塩注など）を定期的に繰り返し投与します。正式なカルテにも当然記載しますが、蘇生に使用する薬剤が「どのタイミングでいくつ使用されているのか、パルスチェックはどのタイミングで行うのか」などを簡単に見られるように、専用のメモ用紙を使用するとよいでしょう。

　トレイは、煩雑になりやすい救急カート上の整理に役立ちます。

（藤野智子）

図1●専用のメモ用紙（例）

投与時間	アドレナリン1A	アトロピン2A

● 救急カート

Q5 救急カート内への物品・薬品の配置には、何か決まりはありますか？

A 「いつでも誰でも」という視点のもと、カート内の物品・薬品配置も、院内で統一するのが理想です。使用する順序に沿って、配置する順序も決めておきましょう。

カート内の配置はもちろん予備の配置場所も決めておく

　前述したように、カート内の配置も院内で統一することが望ましいでしょう。

　急変対応では、誰しもが慌ててしまいますから、「いつ、誰が対応しても戸惑わないように」ということを主目的に配置を統一します。カートの棚の段数に沿って、どのような順番でどのように配置するのかというところまで取り決めます（図1）。

　しかし、カート内物品配置リスト（→p.318 Q1表1）を見たときに、例えば一般的な成人男女を前提として配備した挿管チューブや口頭鏡ブレードなどは、サイズや本数が足りないのではないかと不安になることもあるでしょう。

　施設や部署によって対象も異なると思いますので、その場合はこの配置を基本とした引き出しと、プラスαで準備する引き出しを分けて配備します。ただし、たくさんの物を入れてしまうと、緊急時に探すことに手間を取られてしまいますので、できれば予備として所定の場所に保管しておくとよいでしょう。

　また、当院救命センターでは、小児用は別に救急バッグを準備しています。小児科病棟では、小児に合わせたサイズの咽頭鏡ブレードや挿管チューブをカート内に準備し、成人用を別のバッグに準備しておくとよいでしょう。

薬品は使用順に手前から配置する

　薬品は、ACLS（二次救命処置）[*1]に基づき使用する順番で手前から配置しておきます（→p.320 Q2）。

　例えば、アドレナリン（ボスミン®など）やアトロピン硫酸塩（アトロピン硫酸塩注など）は、心肺蘇生の最初に投与する薬剤ですので、引き出し手前の取り出しやすい位置に配置します。一方、リドカイン塩酸塩（静注用キシロカイン®2％など）は、自己心拍が再開し、心室性の不整脈であった場合に使用する薬剤ですから、使用順番から考えると引き出しの奥に保管しても問題ないでしょう。

　また、2段目の引き出しは、部署の特徴によって変更可能な薬剤を配置しています。例えば、脳神経疾患病棟であれば、ジアゼパム（セルシン®注など）を使用する頻度が高いでしょうし、循環器疾患病棟であれば、硝酸イソソルビド（ニトロール®注など）を使用する頻度が高いでしょう。

　さらに、ACLSではアミオダロン塩酸塩の使用が記載されています。日本でも使用許可となりましたが、毒薬で、かつ保冷薬であるため、保管は救急カートではなく、鍵つき保冷庫となります。

（藤野智子）

[*1] ACLS（advanced cardiovascular life support）：二次救命処置

図1 ● 救急カート内の配置例（聖マリアンナ医科大学病院の場合）

1段目

リドカイン静脈用2%シリンジ 100mg 2A	アミサリン®注 100mg 5A	シリンジ 1・2.5・10・20mL 各5本
	ノルアドリナリン®注 1mg 1A	
アトロピン注0.05%シリンジ 0.5mg 4A	マグネゾール®注 2g/20mL 1A	
	メイロン® 7%20mL 2A	注射針 18・21・23G 各5本
エピネフリン注0.1%シリンジ 1mg 4A	生理食塩液 20mL 5A	アルコール綿 10パック

引き出し手前

1段目の輸液・配置は院内統一使用頻度順に手前から入れる

2段目

【セカンドライン薬剤】 ソルアセト®F 500mL 1本 ソル・メドロール®注 100mg 2v ソル・コーテフ®注 100mg 2v バイアスピリン®錠 100mg 2錠 ニトロペン®錠 0.3mg 5錠 ニトロール®注 5mg 1A ヘパリンナトリウム注 5,000単位 1A セルシン®注射液 5mg 2A カルチコール注 250mg/10mL 1A ニカルピン®注 2mg 2A	輸液セット成人用 2セット
	延長チューブ 50cm2本
	側管用コネクター 3連 2本
	安全機能付き静脈留置針 16・18・20・22G 各5本
	駆血帯 1本
	固定用テープ 透明フィルムドレッシング材

セカンドラインの輸液はそれぞれのセクションによる

3段目

	規格	配置数
喉頭鏡ブレード	3号	1本
	4号	1本
喉頭鏡ハンドル	成人用	1本
滅菌スタイレット	成人用	1本
マギール鉗子	成人用	1本
バイトブロック	成人用	1個
ナーザルエアウェイ	6mm	1本
	7mm	1本
エアウェイ	成人用	1本
キシロカイン®ゼリー		1本
カフ用カラーシリンジ	10mL	1本
食道挿管検知器（EDD）		1個
固定用テープ	キノプレス1cm	2本

非滅菌手袋と吸引は各ベッドサイドにあるのでカート内には置いていない

4段目

挿管チューブ	7mm	2本
	8mm	1本
リザーバ付マスク		3個
ベンチュリーマスク		3個
酸素マスク		3個
カヌラ		3個
オキシベント		3個
オキシベントフィルター		3個
トーマスホルダーチューブ		2個

5段目

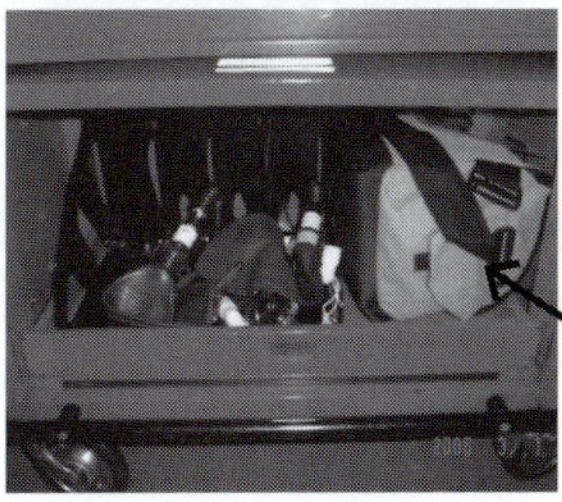

- ジャクソンリース 各サイズ 3・4・5L
- バッグバルブマスク（BVM）は各ベッドサイドにある

（小児用救急カート）

6段目

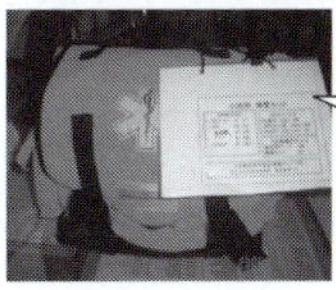

小児用 挿管セット

【本体中央】
- リサシテータ 1個
- マスク 小 3個
- 喉頭鏡 2本
- ブレード 4本
- スタイレット 2本

【内ポケット】
- 生食注 20mL 3本
- JMS注入器 10mL 2本
- JMSカテーテルジョイント 2個

【左側横ポケット】
- 固定用テープ 1本
- 臍帯クリップ 2個

【本体中央手前】
- 挿管チューブ 2.0・3.0・3.5・4.0・5.0 各2本ずつ

小児病棟でも成人用救急セットが必要!

BVMは 小（新生児用）中（小児用）
ジャクソンリースなら 0.5・1・2L 小児用の喉頭鏡のサイズは0.5・1・2ぐらい 直を使用することが多い

● 感染防御

Q6 急変時、最低限行いたい感染対策は何ですか？ その対策に基づくと、何を身につければいいですか？

A 急変時であっても、標準予防策（スタンダードプリコーション）に沿って対応します。

感染対策の基本は、米国CDC[*1]ガイドラインによる「標準予防策＝スタンダードプリコーション（Standard Precaution）」です。標準予防策では、すべての人の血液・汗を除く体液・分泌物・排泄物（これらを湿性生体物質という）と、粘膜や損傷した皮膚は、感染の可能性がある物質と見なして対応します。

標準予防策の基本は、①**適切な手指衛生**、②**防護具の使用**、③**周辺環境対策**の3つです。急変時に着目して整理した内容を以下に示します。

適切な手指衛生の実施

手指衛生には「石けんと流水による手洗い」と「擦式アルコール製剤による手指消毒」の2種類があります。アルコール製剤の手指消毒薬は、石けんや抗菌石けんよりも効果的だと報告されており、急変時、簡便に手指消毒をするためには効果的です。院内各所に設置し、すぐ使用できるようにしておきましょう。

患者と接触する前や手袋を外した直後、また、処置やケアの間には、手指消毒を行います。

防護具の使用

個人用防護具（PPE）[*2]には、手袋、サージカルマスクやゴーグル、エプロンやガウンなどがあります（図1）。以下に、各防護具の使用場面を示します。

●**手袋**：湿性生体物質に触れるときや、湿性生体物質に汚染された物品に触れる直前に手袋を着用する。急変処置全般に必要になる。
●**サージカルマスク・ゴーグル**：目、鼻、口に湿性生体物質が飛散する可能性のある処置やケアを行う場合、自身の粘膜を保護するためにサージカルマスクやゴーグルを着用する。
●**エプロン・ガウン**：湿性生体物質で衣服が汚染される可能性がある場合は、撥水性で非浸透性のエプロンまたはガウンを着用する。

なお、防護具は、正しい使用方法を守らなければ、効果を発揮しません。手袋やマスク、エプロン・ガウンは清潔に装着し、汚染面に触れないように脱ぐことが大切です（図2）。

適切な手指衛生の実施

周辺環境対策には、①**使用した器具の取り扱い**、②**環境表面の清掃・消毒**、③**リネン・食器の取り扱い**、④**廃棄物の取り扱い**などがあります。

特に、①④に関連する針刺し事故は、医療従事者の血液曝露事故のなかで最も多いものです。急変時であっても、廃棄ボックスを準備し、安全装置つき器材の準備を検討することが望ましいでしょう。

（箱崎恵理）

[*1] CDC（Centers for Disease Control and Prevention）：米国疾病管理センター
[*2] PPE（personal protective equipment）：個人用防護具

図1 ● 個人用防護具（PPE）の例

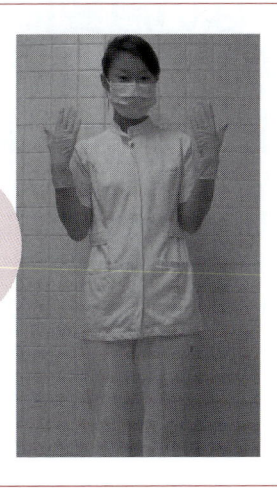

マスクと手袋 装着例

マスク、手袋、ゴーグルとエプロン 装着例

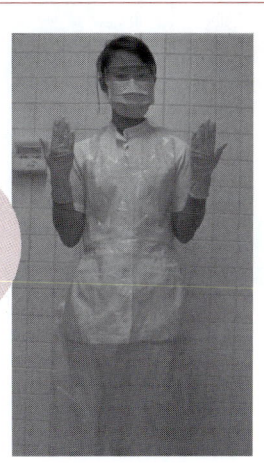

図2 ● 個人用防護具に関する注意点

PPE着用の手順

- 擦式アルコール製剤による手指消毒、もしくは、流水と石けんによる手洗いを行う。
- ガウンを着用する。
- マスクを着用する（N95またはそれ以上）。
- フェイスシールドやゴーグルを着用する（エアロゾルが発生し得る場合）。
- キャップをかぶる（推奨される場合、または、必要時）。
- 手袋を装着する。

PPEを外すときの手順

- PPEを外す際、手指が汚染されないようにする。この手順を行っている間に手指が汚染された場合は、すぐに擦式アルコール製剤による手指消毒、もしくは、流水と石けんによる手洗いを行う。手袋を外し、新しい清潔な手袋を装着するまで、フェイスギアに触ってはいけない。使用後のPPEは、感染性廃棄物として処理する。

① **手袋を外す**
まず、手袋の外側（手首の近く）をつまみ、裏返すようにして片方の手袋を外し、反対側の手で外した手袋を握り込む。その後、手袋を外したほうの手を、手袋の内側に差し込み、裏返すようにしてもう片方の手袋を外す。

② **ガウンを脱ぐ**
前面（外側）に触れないように注意しながら、襟紐かガウンの肩部分の内側を持ち、剥がすようにしてガウンを脱ぐ。

③ **手指衛生を行う**
擦式アルコール製剤による手指消毒、もしくは流水と石けんによる手洗いを行う。

④ **新しい手袋を装着する**

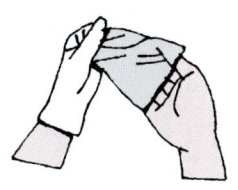

⑤ **フェイスシールドやゴーグルを外す**
前面（外側）や眼に触れないように注意する。

⑥ **キャップを外す**
ゴムに指を差し入れ、持ち上げるようにして外す。

⑦ **マスクを外す**
ストラップを持ち、前面（外側）や眼に触れないようにして外す。

⑧ **手袋を外し、手指衛生を行う。**

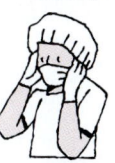

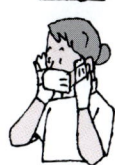

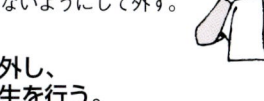

http://www.publichealth.va.gov/infectiondontpassiton/detail_ppe.htmを参考に作成

● 感染防御

Q7 いつ起こるかわからない急変に備えて、すべてを準備するのは難しいです。病棟にある手袋・マスクだけではいけませんか？

A 手袋とマスクに加えてエプロンも常備しておくのが望ましいでしょう。ゴーグルやガウンなど、侵襲のある処置のみに着用する物品は、救急カートや処置用ワゴンの近くに常備しておくと、いざというとき、あわてずにすみます。

　個人用防護具（PPE）[*1]を効果的に使用するために重要なポイントは、①処置内容で使用する防護具を選択すること（表1）、②防護具は一処置・患者ごとに交換すること、③可能な限り使用現場の近くに固定設置して「着用する」という行動を誘発させることの3点です。

　防護具は、最低限、手袋とマスクを患者処置が行われる場所（病室など）に常備する必要があります。急変を想定すれば、エプロンも常備することが望まれます。

　ガウンとゴーグルは、外科的処置など侵襲のある処置を行うときに着用します。病室に置けないときは、処置用ワゴンや救急カートの近くに常備し、緊急時に持ち出せるよう工夫しましょう（図1）。

（箱崎恵理）

---

*1 PPE（personal protective equipment）：個人用防護具

図1 ● 感染対策用の備品の設置例

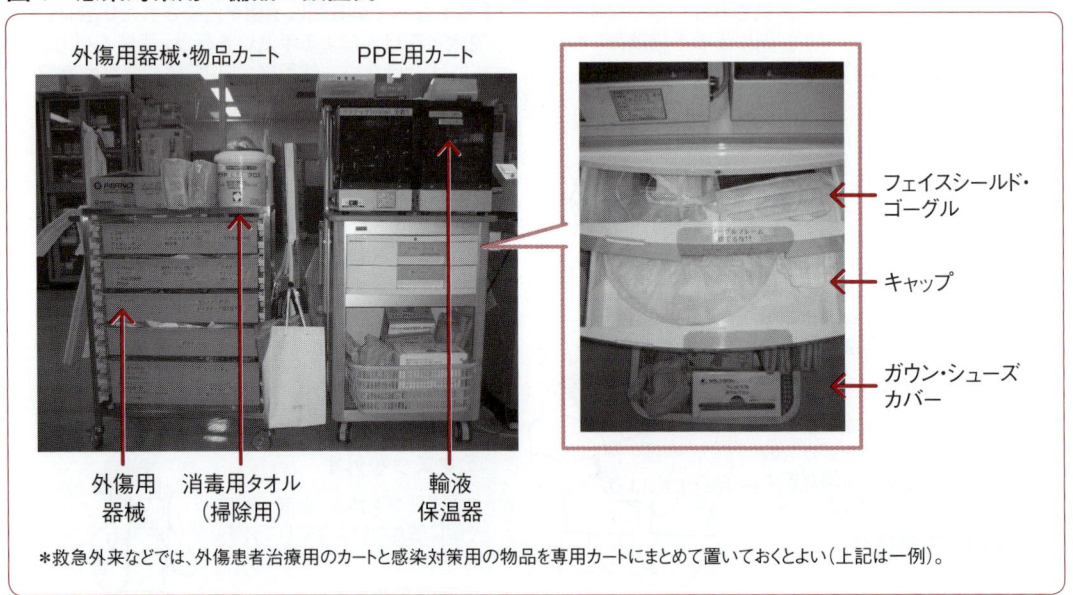

*救急外来などでは、外傷患者治療用のカートと感染対策用の物品を専用カートにまとめて置いておくとよい（上記は一例）。

● 感染防御

Q8 急変対応で、感染の恐れがある場合は、やはり感染防御の準備が優先ですか？それとも心肺蘇生が優先ですか？

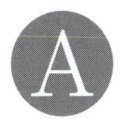

A 感染防御の準備が優先です。スタンダードプリコーションは、医療者だけでなく、患者・対象者を守るためにも重要です。バッグバルブマスクを準備し、定期的なトレーニングを欠かさないようにしましょう。

医療現場では、標準予防策（スタンダードプリコーション）の実践が大前提です。原則的に、標準予防策をとらずに患者の唾液に直接触れるような行為（人工呼吸など）は行いません。これは、医療者自身だけでなく、患者・対象者を保護するためです。

多くの市民向け心肺蘇生講習では、口対口人工呼吸を基本とした指導を行っていますが、一般市民にも感染防御の考え方が浸透してきています。また、成人の効果的なCPR[*1]は人工呼吸だけではないことが説明されています。院内急変は医療リスクマネジメントの一環としてとらえるべきであり、医療従事者には十分な訓練と対応が求められます。

病院施設内で心肺蘇生を実施する以上、人工呼吸具の第1選択は、バッグバルブマスクです（図1）。看護師も携帯できるポケットマスクを使用してもよいでしょう（図2）。

なお、救命処置（BLS[*2]やICLS[*3]、ACLS[*4]など）では、人工呼吸のみを急ぐ必要はなく、心肺蘇生ガイドラインでは、ポケットマスクかバッグバルブマスクが手元にない場合、直接口対口人工呼吸を行わなくてよいとしています。なお、フェイスシールドは、感染防止にはならないことに注意が必要です。

院内でスタンダードプリコーションを徹底していれば、近くに手袋など個人防護具があるはずです。ポケットマスクの中にも手袋が入っています。

災害と同様に、急変時の準備は、急変が起こっていないときに行います。日常業務でスタンダードプリコーションを実践し、急変時のためにバッグバルブマスクを準備し、心肺蘇生の定期的なトレーニングを行っていれば、急変時にもスタンダードプリコーションを取り入れた心肺蘇生は可能です。

（箱崎恵理）

[*1] CPR（cardiopulmonary resuscitation：心肺蘇生）
[*2] BLS（basic life support）：一次救命処置
[*3] ICLS（immediate cardiac life support）：迅速な救命処置
[*4] ACLS（advanced cardiovascular life support）：二次救命処置

図1● バッグバルブマスク

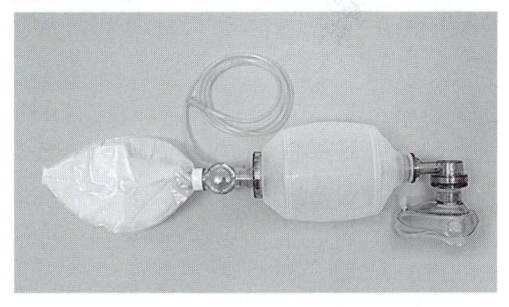

図2● ポケットマスク

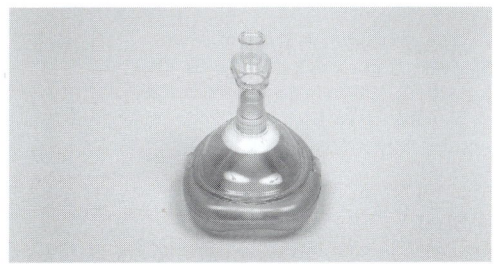

● 感染防御

Q9 急変対応時の使用後物品は、どのように処理しますか？ 消毒・滅菌は？

A ディスポーザブル製品は所定の方法で廃棄します。ディスポーザブルでない物品は、Spaulding分類にのっとって消毒・滅菌を行います。

　最近では、中央材料室が洗浄から払い出しまで一括して行う中央処理システムを導入している医療機関が多くなっています。使用後の器械や器具は専門のスタッフに任せるのが望ましいですが、大部分の施設で、消毒・滅菌を看護師が行っていることも否定はできません。

　消毒・滅菌方法を選択する場合の参考としてSpaulding分類（**表1**）があります。これは、1968年にE.H.Spauldingが考案した分類で、患者治療用器材を、①**クリティカル器材**、②**セミクリティカル器材**、③**ノンクリティカル器材**の3つに分類したものです。急変対応時に使用する物品も、この分類にのっとって処理します。

クリティカル器材のほとんどはディスポーザブル

　現在、クリティカル器材は、手術器具を除いて、ディスポーザブル製品が普及してきています。

　従来から使用している鉗子立ての鑷子は、開放されているため管理が不十分であり、必要時に開封して使用できる単包化が推奨されています。

気管挿管に用いるセミクリティカル器材は「洗浄＋高レベル消毒」が基本

　セミクリティカル器材のなかで、急変時に多く使われるのは、喉頭鏡やスタイレットです。「洗浄＋中レベル消毒」に位置づけている施設もありますが、これらは気管内挿管に使用するものなので、Spaulding分類では「洗浄＋高レベル消毒」に位置づけられています。

　バッグバルブマスク（アンビュー®バッグ）やジャクソンリース回路には、ディスポーザブル製品もあります。しかし、施設によっては滅菌消毒を実施します。消毒の手間を省くため、バクテリアフィルタ付の人工鼻を使って、人工鼻と接触したマスク部分を交換する場合もあります。

（箱崎恵理）

文献
1. Bolyard EA, Williams WW, Shapiro CN,et al著，向野賢治，小林寛伊，久保田邦典訳．医療従事者の感染対策のためのCDCガイドライン．メディカ出版，大坂，1999．
2. 日本医師会：医療従事者のための医療安全対策マニュアル．2007．(http://www.med.or.jp/anzen/manual/pdf/honbun.pdf)
3. 浦野美恵子：エビデンスに基づく感染予防対策 第2版．医学芸術社，東京，2007．

表1 ● Spaulding分類

分類	器材・器具	処理方法
クリティカル器材 ・わずかな汚染でも感染の危険性があるもの。 ・患者の無菌組織や血管系・尿路系に挿入・侵襲するもの。	● 手術器具 ● 血管カテーテル ● 尿道カテーテル ● 内視鏡生検鉗子 ● 針　　　　　など	**洗浄＋滅菌の実施** ・高圧蒸気滅菌（オートクレーブ） ・ガス滅菌（エチレンオキサイドガス） ・過酸化水素低温プラズマ滅菌（ステラッド）
セミクリティカル器材 ・健常粘膜または創傷のある皮膚と接触するもの。 ・細菌や芽胞に抵抗性があるが、結核菌やウイルスなどの微生物に感受性が高いもの。	● 呼吸療法器具 ● 麻酔関連機器 ● 内視鏡 ● 人工呼吸回路 ● 喉頭鏡 ● スタイレット ● バッグバルブマスク、ジャクソンリース回路　など	**洗浄＋高レベル消毒の実施** ・大量の芽胞を除くすべての微生物を殺滅する下記の薬剤①②は、原則として内視鏡用。③は金属を腐食する。よって、それ以外の器材は、滅菌またはウォッシャーディスインフェクタ（93℃・10分）による熱水消毒を行う。 ①グルタラール（ステリゾール®） ②過酢酸（アセサイド®） ③0.1％以上の次亜塩素酸ナトリウム（ピューラックス®）
	● 体温計	**中レベル消毒の実施** ・結核菌、栄養型細菌、ほとんどのウイルス、真菌を不活化、もしくは殺滅する。 ・0.1％以上の次亜塩素酸ナトリウム（ピューラックス®） ・アルコール（消毒用エタノールIP）
ノンクリティカル器材 ・通常、患者と接触しないか、健康な皮膚とのみ接触する器材。	● ライン止めの鉗子 ● 聴診器 ● 血圧計のカフ ● ストレッチャー ● 病室環境　　など	**洗浄のみ、または洗浄＋低レベル消毒** ・創傷の無い皮膚はほとんどの微生物に対してバリア機能をもつため、無菌性は必須ではない。 ・ベンザルコニウム塩化物（オスバン®消毒液） など

● 人を呼ぶこと・人の役割

Q10 急変時に応援を呼ぶ場合、誰を、どんな順番で呼びますか？ 応援が来るまで、発見者のナースが行うことは？

A まずは病棟内にいる看護師を呼びます。その後の対応は患者の状態によって異なりますが、その場を離れず患者の観察を続けることが重要です。ただし、2人夜勤で1名しか病棟に残っていない場合には、その場を離れてでも応援を呼びましょう。

急変時には躊躇なく応援を呼ぶ

急変に、1人で対応するのは困難ですから、即座に応援を呼びます。

心停止に限らず、呼吸状態がおかしい、意識レベルが低下しているなど、身体的に重篤な状態であれば、躊躇なく応援を呼びましょう。

応援の呼び方としては、病棟内や医師の待機室に一斉放送がかかる、いわゆるスタッドコールやコードブルーシステムなどがあれば最も簡便ですが、一般病棟でそのようなシステムがあるところは少ないと思います。

病室内で急変を発見した場合は、ナースコールを鳴らして応援を呼ぶ方法があります。ただし、大部屋の場合は、ナースコールで伝えた内容が他の患者に聞こえていますから、暗号を決めておくとよいでしょう。

まずは病棟にいる看護師に連絡

呼ぶ順番としては、病棟内にいる看護師が一番はじめになりますが、その看護師の役割（医師を呼ぶ、救急カートなどを搬送するなど）は、患者の状態によって異なります（図1）。

心停止や呼吸停止の場合は、救急カートを先にベッドサイドへ搬送し、救急蘇生ができる体制を素早く整えた後に医師を呼びます。一方、心停止や呼吸停止などでない場合は、医師への連絡後、ベッドサイドへ行って対応します。

いずれの場合も、看護師1名はその場を離れず患者の観察を続けることが重要ですが、2名夜勤で1名しか病棟に残っていない場合などは、やむを得ず、その場を離れてでも応援を呼び、その足で救急カートをベッドサイドへ持参し、必要であれば救急蘇生を始めます。

救急蘇生は時間との勝負ですから、手早く開始することが求められます。

（藤野智子）

図1 ● 基本的な急変対応のながれ

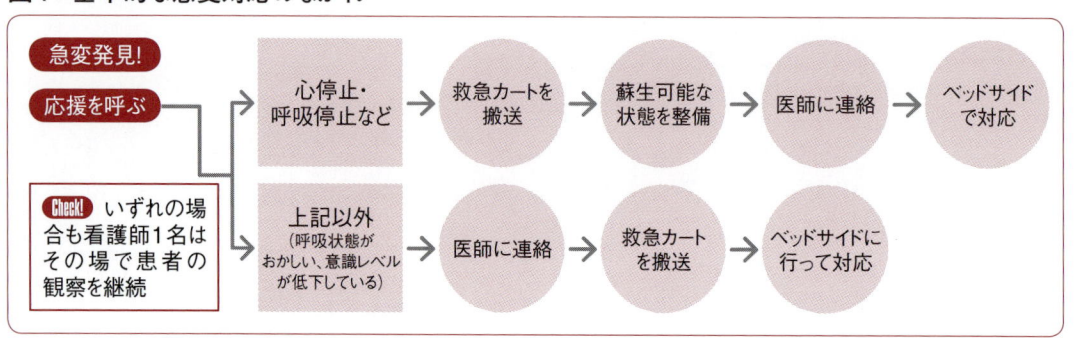

急変発見！→応援を呼ぶ

- 心停止・呼吸停止など → 救急カートを搬送 → 蘇生可能な状態を整備 → 医師に連絡 → ベッドサイドで対応
- 上記以外（呼吸状態がおかしい、意識レベルが低下している）→ 医師に連絡 → 救急カートを搬送 → ベッドサイドに行って対応

Check! いずれの場合も看護師1名はその場で患者の観察を継続

● 人を呼ぶこと・人の役割

Q11 応援で呼ばれたスタッフは、最低限、何をすればいいのですか？

A 応援で呼ばれたスタッフは、まず、医師への連絡や他看護師に応援を求める必要があります。スタッフが多い日中であれば、その後の役割も分担して実施できますが、夜勤など人手が少ない場合には、救急カートの搬送、救急蘇生や処置の介助なども、同時に実施していく必要があります。

● 人手が多い場合は役割分担が可能

　日中、多くのスタッフが勤務している場合は、応援を集めることも容易でしょう。その場合は、役割が偏ってしまわないように、リーダー的役割の看護師が各スタッフの役割分担を行います。

　応援スタッフの役割には、以下のようなものがあります。

① 医師への連絡
② 救急カートなど物品の搬送
③ 心肺停止時の救急蘇生
④ 処置の介助
⑤ 経過記録の記載
⑥ 急変した患者以外の患者の対応
⑦ 急変した患者家族への連絡　など

● 夜勤の場合は処置優先で複数の役割を同時にこなす

　しかし、夜勤の場合は、多くの役割を少ない人数で行わなければなりません。つまり、医師へ連絡し、その足で救急カートをベッドサイドへ持参し、救急蘇生の準備を進めながら処置の準備も行うなどです。

　経過記録は、時間と行った処置を正確に記載しなければなりませんが、限られた人数のなかでは処置が優先となるのはいうまでもありません。

　家族への連絡は、できるだけ早い時期に行うことが望ましいのですが、処置に人手が必要なときに慌てて連絡することは勧められません。患者の急変対応に全力を注ぎ、一段落した段階で連絡するほうがよいでしょう。

● すみやかな対応には経験年数などを考慮した役割分担が重要

　さらに、看護師の経験年数によっても、できる対応には差があるでしょう。

　新人看護師が急変を発見した場合は、先輩看護師が患者のベッドサイドに残り、新人看護師が応援を呼ぶ役割へ変更するなど、すみやかな判断が求められます。

　経験年数があっても急変対応に不慣れな看護師の場合は、指導者について一緒に行うこともあります。

（藤野智子）

● 人を呼ぶこと・人の役割

Q12 応援要請を受けたスタッフは、どのように他のスタッフを集めますか？人数が少ないときは、他の病棟にも声をかけるのですか？

A まずは、休憩・仮眠中のスタッフを含めた病棟内のスタッフに連絡します。人数が足りない場合は他病棟にも応援を求めます。「急変対応チーム」を呼ぶのか、「外回りスタッフ」を呼ぶのかによって、その後の役割が異なります。

さらに多くの応援スタッフを集める場合、まずは病棟内のスタッフへ連絡します。

休憩中や仮眠中であれば、その場所へ連絡する必要も、状況によってはあり得ます。ということは、休憩や仮眠の時間はプライベートな時間とはいえ、職務中であるということから居場所を明確にしておくルールが必要となります。

また、病棟内のスタッフでは到底対応できないと判断した場合は、他病棟にリリーフを要請するのも方法論の1つです。病棟スタッフ同士で連絡してリリーフ要請するか、師長判断でリリーフ要請するかは施設によって異なるでしょうが、施設に沿った方法で実施します。

その場合、状況や施設内の体制によっても異なりますが、急変対応をするためのチームを要請するか、それとも急変対応以外の、いわゆる「外回り」を主体とするリリーフを要請するのかは、明確に分けておくことが必要です。

● 急変対応チームがある場合

施設内に急変対応チームがある場合、そのメンバーへ連絡して対応を依頼します。

チームが到着するまでの数分間は、現場にいるスタッフで、できる限りの急変対応を行わなければなりませんが、急変対応チーム到着後は処置を委譲し、家族への連絡や、他患者のケアなどにまわります。

● 急変対応チームがない場合

一方、急変対応チームがない場合は、リリーフスタッフ到着時に、素早く「急変対応に慣れているか否か」を確認します。

急変対応はプロトコールに沿って実施するため、急変対応に慣れたスタッフであれば、簡単な情報提供だけで、その場のケアを行うことが可能です。

逆に、急変対応に慣れていないスタッフの場合、どのようなケアを依頼するのか、どの看護師に指示を仰ぐのかなど、いつも以上にお互いに明確にしておきます。

（藤野智子）

●人を呼ぶこと・人の役割

Q13 応援を要請しても医師やスタッフが来ない場合は、どうすればいいですか？

A 急いで救急カートを持参し、BLSに沿った初期対応を開始しながら応援が来るのを待ちます。応援が来るまでは1人で対応せざるを得ないので、できるだけ1人にならない体制や、他病棟との連絡体制を整えておくことが大切です。

　勤務体制上の問題ともいえますが、手術室へ患者を搬送している間に急変を発見した場合など、病棟内には看護師が1人しか残っていなかった、ということも、現実的にはあり得ますね。
　このような場面に遭遇した場合は、腹をくくって自力で初期対応を開始してください。

1人であってもBLSに基づいて対応する

　患者のもとを離れないのが原則ですが、その場でオロオロせず、急いで病棟内の救急カートをベッドサイドに持参し、BLS（一次救命処置）[*1]に基づいた対応を実施します（→p.4）。
　呼吸が停止している場合は、しっかりと気道確保を行い、バッグバルブマスクで換気します。
　また、心停止している場合は、蘇生板を背部に差し込んだ後「心臓マッサージ30回実施後、2回の換気」というサイクルを5回行います（不慣れな場合は胸骨圧迫を優先）。これで、約2分が経過しています。このころにスタッフが戻って来ているようであれば、急いで応援を呼びます。もし戻って来ていなければ、再度5クール継続し、スタッフが戻って来るのを待つしかありません。

応援依頼体制の整備も急変対応には重要

　いつまでも1人でBLSを継続していると、実施者の体力の低下とともに、有効な心臓マッサージができなくなり、患者に影響を及ぼしてしまいます。
　できる限り、病棟内に看護師1人とならないような体制や、1人となる場合には、夜勤師長や他病棟スタッフに、すぐに応援を依頼できる体制をつくっておくことが重要です。

（藤野智子）

---

*1 BLS（basic life support）：一次救命処置

● 人を呼ぶこと・人の役割

Q14 急変した場合、どのくらいのスタッフが急変対応にかかわればよいですか？

A 蘇生開始まではすべての役割を一気に実施できる人数がいたほうがよいですが、蘇生開始後は、気管挿管担当医師を含めて5〜7人いれば十分です。そこにいるスタッフで十分対応できるようならば、他患者のケアや家族への連絡などにまわりましょう。

急変発生時、医療者が遠巻きに傍観しているようでは困りますが、あまりに多くの人が集まりすぎても困りますね。

急変発見から蘇生開始までの間は、救急カートの持参・応援要請などの対応を、一気に実施できる人数がいるほうがよいと思います。

蘇生開始後は、気管挿管担当医師1名（リーダー役）・気管挿管介助担当1名・胸骨圧迫担当2〜3名・静脈ルート管理担当1名・薬剤準備担当1名・記録1名の計5〜7名いれば十分でしょう。気管挿管実施後、手が空いた介助担当者は、胸骨圧迫担当に参入します。

人数ではなく優先順位に沿った行動こそが大切

これだけの人数が揃わず、気管挿管担当医師1名・気管挿管介助担当1名・胸骨圧迫担当1名の計3名という場合や、気管挿管担当医師1名・胸骨圧迫担当1名のみ、という場合もあるでしょう。

いずれの場合でも「○人いないと実施できない」ではなく、そこにいるスタッフで優先順位に沿って対応していくことが重要です。手が空いたスタッフは、次の優先順位を考え、自ら動くことです。

十分な人数がその場にいたら他患者のケアなどにまわる

また、急変患者のもとへたくさんの人が集まりすぎてしまい、他患者へのケアがおろそかになってしまってはいけません。5〜7名以上のスタッフが集まっているようなら、急変対応で他に必要なことがあるか確認します。

集まったメンバーで対応できるようなら、その場はそのメンバーに委譲し、他患者のケアや家族への連絡などを行います。

（藤野智子）

● 医師への連絡

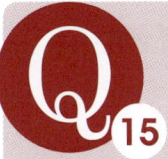

Q15 ドクターコールでは、どんなことを医師へ報告すればいいですか？ 重症度がわからないときは、どのように医師に報告すればよいでしょうか？

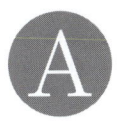

A まず「何が起こっているのか＝何を伝えたいのか」を明確に打ち出すことが大切です。SBARの手法を用いて、Situation（状況）→Background（背景）→Assessment（評価）→Recommendation（提案と依頼）の順に系統立てて報告するとよいでしょう。

これは、質問として頻繁にあがる事項です。看護師は「大変！」「困った」と思ってドクターコールしているのに…。

この問題は、患者のアドボケーター（擁護者）である看護師としての責任感と「自分の伝え方がよくないのか？」という自責などから、臨床現場でジレンマに陥るきっかけとなるからでしょう。

口頭での報告、特に相手が見えない電話での報告は、ドクターコールにかかわらず難しいものです。そこをどのように解決していくのかという方法論を、ワシントンDC州プロビデンス病院でのトレーニングプログラムを参考にご紹介します。

このトレーニングプログラムは、チーム医療を推進し、医療事故を減少させる目的の「Team Stepps（チームステップス）」という大きなプログラムの中の1つとして存在する「SBAR（エスバー）」という手法です[1]。

主に新人看護師のトレーニングに活用しているということですが、看護実践にかかわらず、社会人として「報告」する機会には、どんなときでも適応できる手法だと思います。

SBARに基づく報告の実際

SBARは「医師へ報告する前に」「Situation（状況）」「Background（背景）」「Assessment（評価）」「Recommendation（提案と依頼）」の5段階で構成されています（表1）。

看護師が収集した情報をこの順序に沿って系統化し、その結果から看護としての提案をする手法です。以下に、ポイントを示します。

1 医師へ報告する前に

「報告しようとしている情報は、本当に報告すべきことなのか」の再検討が必要です。自分だけの思い込みでないか、患者の最近の状態で同様なことがないか、既に医師から対応の指示が出ていないかなどを再確認します。

カルテからの情報収集で、これまでの経緯を再度確認します。現病名と既往歴、アレルギーなどの有無に加え、最近のアセスメント（特に前の勤務者）はどうだったのかを確認しましょう。

また、報告前には、必要物品（カルテ、薬剤伝票、検査結果、検温表など）を手元に準備することが大切です。

2 Situation（状況）

最初に伝えるのは、報告したいこと、すなわち「発生している問題」です。

事象が起こったとき、どうしても一気にいろいろなことを伝えようとしてしまいがちですが、それでは相手には伝わりません。電話であれば、なおさらです。

とにかく、「何を伝えたいのか」ということを最初に伝えることがポイントです。以下の例を参考にしてみてください。

例1 医師の指示がない場合

「○○さんが、激しい頭痛を訴えているので報告します」など。

例2 医師の指示が出ている場合

医師による指示がある場合は、以下のような報告も可能です。

まず、「○○さんの血圧が160mmHg以上でコールの指示があり、15分前と現在臨検しても160mm Hgを超えているので報告します」と伝えます。

その後、収集した情報（データ値＝根拠）や看護師が気になることを、次の状況として以下のように伝えます。

「バイタルサインは、血圧○○、脈拍○○、尿量○○…」

「1時間前までは入眠していましたが、突然頭痛を訴えてコールがありました。嘔吐もありますが、意識レベルは清明です」

3 Background（背景）

状況を伝えたら、データや気になること以外の情報を伝えます。よく陥るミスは、この「背景」を最初に伝えてしまうことだと考えられます。

これらの情報は包括的な判断をするための情報ですから、「状況」の後に伝えると効果的です。

❶「状況」の伝え方の例

「数日前に風邪症状を訴え、消炎鎮痛剤を処方されています」

「今日からリハビリが開始され、日中は運動療法を実施しました」

「麻痺はなく、呂律障害もありません」

「今回は、発熱精査で入院していますが、既往歴に脳出血があります」

4 Assessment（アセスメント）

背景にある情報を伝えたら、実際に患者を観察した看護師の視点で、追加情報（＝看護師が「こうではないか」と考えたこと）を伝えます。

例1 明確なアセスメントができている場合

「私には脳出血を起こしているように見えます」「頭痛の状況から考えて、クモ膜下出血のような訴え方です」

例2 明確なアセスメントができない場合

明確なアセスメントができない場合には、以下のような伝え方でもかまいません。

「問題はわかりませんが、急変していることは間違いありません」

5 Recommendation（提案）

アセスメントを伝えたら「看護師が必要だと考えること」を提案します。チーム医療の一員として、看護師も患者が適切な医療が受けられるように考えられる提案をしましょう。

❶「提案」の伝え方の例

「この患者を、リカバリールームへ移動しましょう」

「検査は何かしますか？ 採血、X線、心電図… 準備しておきます」

❷その後の対応

なお、治療方針を変更した場合は、以下の2点を必ず医師に確認しましょう。

①バイタルサインは、どの程度の間隔で観察するか。

②次のドクターコールは、どのタイミングで行えばいいか。

患者観察の間隔は、医師法で定められた医師の指示です。看護師の判断で指示以内の間隔で

表1 ● SBARに基づくドクターコールのポイント

医師へ報告する前に	**Point!** 報告しようとしている情報は、本当に報告が必要であるか再検討 ● カルテなどからの情報収集（これまでの経緯、現病名と既往歴、アレルギー、最近のアセスメント状況など） ● 報告前には、必要物品を手元に準備（カルテ、薬剤伝票、検査結果、検温表など）
Situation（状況）	**Point!** 最初に伝えるのは「報告したいこと＝発生している問題」 ●「○○さんが、激しい頭痛を訴えているので報告します」など。 ● 医師指示が出ている場合は、指示をふまえて報告。 　「○○さんの血圧が160mmHg以上でコールの指示があり、15分前と現在臨検しても160mmHgを超えているので報告します」 　「バイタルサインは、血圧○○、脈拍○○、尿量○○…です」 　「1時間前までは入眠していましたが、突然頭痛を訴えてコールがありました。嘔吐もありますが、意識レベルは清明です」など。
Background（背景）	**Point!** データや気になること以外の情報（＝包括的判断のための情報）を報告 ●「数日前に風邪症状を訴え、消炎鎮痛剤を処方されています」 　「今日からリハビリが開始され、日中は運動療法を実施しました」 　「麻痺はなく、呂律障害もありません」 　「今回は発熱精査で入院していますが、既往歴に脳出血があります」など。
Assessment（アセスメント）	**Point!** 看護師が「こうではないか」と考えたことを述べる。 ●「私には脳出血を起こしているように見えます」 　「頭痛の状況から考えて、クモ膜下出血のような訴え方です」など。 ● 明確なアセスメントができない場合は「問題はわかりませんが、急変していることは間違いありません」など。
Recommendation（提案）	**Point!** 看護師が「必要だ」と考えることを提案する。 ●「この患者をリカバリールームへ移動しましょう」 　「検査は何かしますか？」など。 ● 治療方針を変更した場合は、「バイタルサインはどの程度の間隔で観察しますか？」「次のドクターコールは、どの状態でしましょうか？」などを併せて確認。

観察することは専門職者の的確な判断ですが、医師の指示する間隔を超えて観察しないことは問題となります。

新人教育として加える事項

学生時代、「異常があったら看護師へ報告する」と習っている新人看護師には、医師へ報告すること自体、不安や戸惑いを感じます。どのようにサポートするのか、どのような体制で医師へ報告するのかは部署によって異なるでしょうが、以下の内容を加えて指導することも必要です。

● 自分の目で患者をアセスメントしたか。
● 患者の状態変化について、リーダー看護師と相談したか。
● カルテの記載事項を確認したか。
● 報告するにあたり、最新のデータや記録類が手元に準備されているか。
● 現状と比較可能な過去情報の日時は明確となっているか。

（藤野智子）

文献
1. 国立保健医療科学院安全科学室 訳・編：チームSTEPPSポケットカード．エキスパートナース2010；26（4）：特別付録．

● 医師への連絡

Q16 ドクターコールしても医師が確認に来てくれない場合、どうすればいいですか？ 感覚的な緊急度をうまく伝えるコツは？

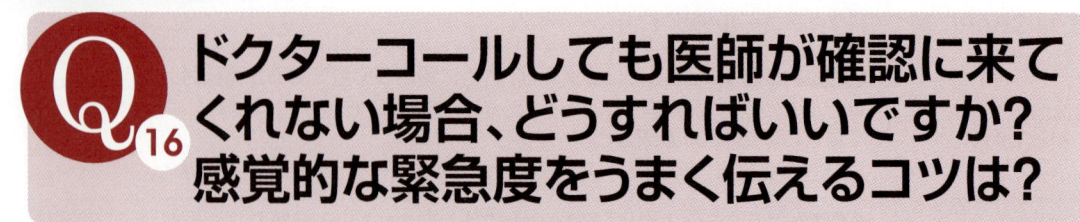

A まずは、はっきりと「来て欲しい」ことを伝えてみましょう。感覚的な緊急度を伝える際は「何か起こりそう」と感じたことを事前に一報入れておくとよいでしょう。それでも医師が来てくれない場合は、意を決して上級医をコールするしかありません。

はっきりと「来て確認してほしい」ことを伝える

前述（p.333 Q15）したSBARのRecommendation（提案）の段階で「患者を診にいらしてくださいませんか」と、はっきりと伝える方法もあります。

日本人は、はっきり伝えるのが苦手ですが、患者を守るためには重要な行動の1つとなるでしょう。このように伝えられれば、医師も、特別な事情がない限り、断りにくいものです。

「何か起こりそう」と感じたら事前予告が有効

それ以外の方法としては、事前予告です。急変したところを発見した場合は事前も何もありませんが、患者の経過から自己のアセスメントで「今後、何か起こりそうだな」と思った場合、医師指示に適応していなくても、先に一報入れるのです。

その場合には「医師指示には適応していませんが、気になるので一報先にお伝えします」などと前置きをして連絡します。そうすると、多くの医師は、時間を見つけて患者の状況を確認に来ます。たとえ来なかった場合でも、次の連絡の際に「先ほど連絡した件ですが、こういうようになりました」と伝えれば、相手が状況を把握しやすくなります。

どうしようもない場合には上級医をコールする

上記の対応でも難しい場合は、別の医師に報告するという方法もあります。

夜間は、経験年数が下の医師をコールすることが多いと思いますが、意を決してでも上級医をコールするのです。

筆者の経験では、血液ガスデータが逆転寸前である患者に対し、医師が酸素10L投与で対応しようとしたため、しびれを切らし、上級医をコールして気管挿管処置をしたこともあります。

*

看護師は、患者を守るためにドクターコールをするわけですが、いざその場になると、さまざまな思いが頭をよぎり、躊躇してしまうこともあるでしょう。

しかし、どの方法を選択することが患者の命を守ることなのか、そこを忘れずに行動していきたいものです。

（藤野智子）

●環境整備

Q17 浴室・廊下・トイレなどの環境整備で気をつけることは何ですか？

A ナースコールなどの情報伝達システムを整備し、スタッフ間で患者の行動を周知できるようにしておきましょう。患者自身への説明も大切です。トイレや浴室などでは除細動を使用できないため、付近に緊急対応できる場所を確保しておくことが大切です。

　通常の診察室や病室ではない場所、あるいは移動中などは急変の起こりやすい状況の1つです。特に、スタッフが同行できないときには、なおさら注意が必要です。

　目が届かない・観察しにくい・行動しにくいなど不利な条件があるうえ、他のスタッフへの伝達困難な状況が重なっています。ひとたび急変が発生すれば、その環境要因から重篤な状況につながる危険性が高いのです。このような状況では、いつも以上の目配り・気配りが必要です[1]。

ナースコールなどの連絡システムの整備

　看護師は、患者が移動中に急変した場合を想定し、常にスタッフへ伝達するための手段を考えておかなければなりません。ナースコールの位置を把握しておくことや、他のスタッフへ患者が今どのような行動をとっているかを伝え、スタッフ間で患者の行動を周知しておくことが大切です。

　また、医療スタッフは、患者の容態が急変した際の「緊急事態発生」「至急全員集合」を意味するコードブルーシステムの基準を熟知しておく必要があります。コードブルーのアナウンスがあった場合、医療スタッフは緊急事態であることを理解し、救急カートを持ち、すみやかに現場にかけつけて対応する必要があります。

　上記に加えて、日々の環境整備を行ううえで、移動の障害になるものを除去しておくことや、ナースコールの点検、手すりの位置・救急カートが常に稼働できる状態にあるかを確認しておくことも重要です。

排泄・入浴時には外で待機して定期的に声をかける

　トイレでの排泄中や入浴中など、看護師の目の届かない環境で急変が起きた場合は、発見の遅れにより、患者の病態が非常に重篤になる可能性が高いです。そのため、患者には確実なナースコールの説明を行い、常に看護師が外に待機していること、状態把握のため何度か声をかけることの了解を得て、患者の状態を定期的に確認する必要があります。

　また、このような場合においても、スタッフ間での連絡は密に行い、急変時の情報伝達の方法を確認しておくことが重要です。

水場にはタオルを常備・付近で除細動が可能な場所を確保

　水場（トイレや浴室・洗面所など）で除細動器を使用するのは、非常に危険です。

　水場には、水気を拭き取るタオルを常備し、急変時には確実に患者の肌の水気を拭き取り、水場から離れた場所での急変対応が行えるような場所を確保しておくことが必要です。

（後藤順一）
ごとうじゅんいち

文献
1. 石松伸一編著：急変対応101の鉄則.照林社,東京,2008：2.

● 環境整備

Q18 急変の恐れのある患者の病室には、どんな配慮が必要ですか?

A 出入りしやすく、外からも患者の様子を見やすく、中央配管が整備されており、他の患者への影響が少ない場所にベッドを設置しましょう。ベッドサイドにスペースを確保し、カーテンなどを準備しておくことも大切です。

病床環境は、急変対応に大きな影響を与えます。そのため、事前に「急変の可能性が高い」と判断される患者の病床環境は、他の患者とは別に、急変対応が可能な病室・処置室に最も近い病室へ移動し、急変時はすぐに処置室へ移動できる準備をしておくなどの配慮が必要です。

しかし、そのような病室が確保できない場合は、可能な範囲で病床環境を整えなければなりません。病室内でベッドの位置を変更する、急変対応が行いやすい環境整備を行うなどの準備を行わなければなりません。

急変対応を行いやすい環境とは

1 ベッドの位置

ベッドの位置は、病室内で一番出入りしやすく、病室の外からも患者の様子がうかがえる場所であり、かつ、他の患者への影響が少ない環境を選択する必要があります。

また、酸素や吸引などの中央配管が設備され、モニタ機器の使用が可能な場所を選択する配慮も必要です。

2 ベッド周囲の環境

ベッドに隣接しているもの（床頭台や椅子、テーブルなど）は可能な限り移動し、救急カートや処置物品がスムーズに入れられ、ベッド周囲には自由に動けるくらいの空間を設けます。これは、急変対応を行いやすくするためだけでなく、医療行為を安全に行うために必要です[1]。

また、気道確保が行いやすいように、頭部側

図1 ● ベッド周囲の環境

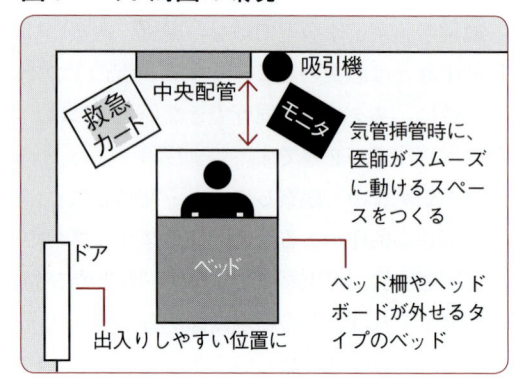

のボードが外せるタイプのベッドを選択し、患者の頭部側に広いスペースを確保します（図1）。

気管内吸引器・人工呼吸器・救急カートは、いつでも使用できるよう準備しておき、患者のサイズに合った物品も用意しておきます。

3 患者のプライバシーにも配慮

看護師は、患者同士のプライバシーが守れるように配慮しなければなりません。そのためには、カーテンやスクリーンなどの物品の準備も必要です。

患者には、モニタでの監視を行うことを説明し、常に監視できるように看護師の人員調整も行います。

さらに、医師から家族へ「患者が急変する可能性が高い」と説明してもらうこと、家族の連絡先や家族の病院待機の意思を確認し、常に家族の所在と連絡先を明確にしておくことも重要です。

（後藤順一）

文献
1. 石松伸一編著：急変対応101の鉄則.照林社,東京,2008：117.

● 環境整備

Q19 大部屋での急変時、何に気をつけますか？他の患者には、どう配慮しますか？

A 他の患者が処置を目の当たりにせずにすむような配慮が必要です。また、救急カートなどを運び込むため、病室内が狭くなりますから、可能なら談話室などに移動してもらう、移動できなければ行動制限を行うなどの配慮も必要です。

急変は、個室で起こるとは限らず、いつでも、どこでも起こる可能性があります。

病床環境は、単に治療を受けるだけでなく、患者が生活する環境でもあります。

大部屋で急変が起こった場合、同室者は、ともに病床生活を送る共同生活者の緊急事態に直面することになるため、不安感や動揺など大きな影響を受けます。そのため、同室者への配慮を忘れてはいけません。

● 同室者への配慮の実際

1 処置が他の患者の目に触れないよう配慮する

急変患者は、他の患者とは別の急変対応が可能な病室へ移動することが望ましいですが、病室が確保できない場合や移動が困難な場合は、その状況下で対応せざるを得ません。

そのため、処置が他の患者の目に触れないようにカーテンを引きます。これは、急変患者のプライバシーを保護するためと、処置が他の患者の目に触れないようにするためです。

また、処置室や個室を確保し、タイミングを見計らって急変患者を移動できるよう準備しましょう。

2 他患者が機器・医療者とぶつからないよう配慮する

急変時には、救急カートなどの医療物品を運び入れるため、病室が通常より狭くなります。

そのため、急変患者の病状が落ち着くまでは、移動可能な患者は談話室などに移動して待機してもらうよう説明します。このとき、協力してくれた患者に感謝の気持ちを伝えることも忘れないようにしましょう。

また、移動しない患者が、あわただしく動いている医療者や医療機器・物品とぶつからないような注意も必要です。そのため、患者の行動や面会者の制限をすることを説明します。

3 同室者の不安を軽減できるようかかわる

同室者の急変に動揺する患者もいるため、混乱しないよう、細かい配慮を心掛けて安心できるような声かけを行い、必要時はゆっくり話を傾聴し、安心感をもてるようにかかわります[1]。その後の言動や睡眠状況の観察も必要です。

急変時には、患者の救命処置のみに気を取られがちになります。

また、緊急状態であるため、医療者同士の声は大きくなりやすく、言動は慌しくなりがちです。医療者の会話は他患者の不安感を助長しやすいので、声の大きさには気をつけましょう。特に、夜間は声が響くため、注意が必要です。

（後藤順一）

文献
1. 道又元裕：急変の原因を見抜け その時ナースは何をする？. ナーシング・トゥデイ 2008；5：291：128.

● 患者家族やまわりの人へのケア

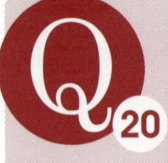

Q20 急変時に待機している家族には、どのように対応しますか？ DNRの場合や、急変で亡くなった患者の家族には、どう対応すればいいですか？

A 家族が「わからないことによる不安」に見舞われないように対応します。DNRの場合は、その意思があること・現時点でも意思が変わらないことを確認してください。急変で亡くなった患者の家族は、まだ死の準備ができていない状況にありますから、そばにいるケアが重要となります。

●家族の「わからないことによる不安」に対応することが重要

　急変の程度にもよりますが、対応人数に余裕ができしだい、家族に現状を説明します。

　本来、急変理由（なぜ急変したのか、理由は何なのか）を突き止め、診断結果と適切な治療を判断・実行していくのが医師の役割であることは、周知の事実です。チームで急変に対応する場合、①急変理由と診断結果、②今後の治療については、医師からの説明となります。

　しかし、それには時間経過が必要で、その間に家族は「わからないことによる不安」に見舞われます。看護師が果たす役割は、家族の不安に対し、現在「一体、何が起きているのか」ということに焦点を当てて、①**患者の状態（事実）と医療看護行為**、②**家族が何をすればよいか**を説明します。そして、必ず、③**全力を尽くして**いることを伝えます。看護は、家族の反応に対してケアするという観点で対応します。

●DNRの場合の対応

　DNR（蘇生適応除外）[*1]の場合は、現時点でもその考えに変化はないかを確認します。

　DNRであっても、蘇生可能な状況のなかで治療を停止することはありません。治療困難で、蘇生しても生還が困難である場合に、DNRが有効となるのです。

　そして、医療者が、DNRの意思があることを理解しておくことが重要です。医療者側の考えだけで治療を進めることがないように、患者家族が自己決定している「このいのち、救われないときには、治療は求めていません」という声をよく聴いて、行為決断をする必要があります。

●急変で亡くなった患者家族への対応

　急変で亡くなるという経験をする場合、予期せぬ悲しみに対し、死の準備ができていない状況からケアが始まります。つまり、死を受け止めることや悲しみを癒すという行為が、ケアとして成立しにくいということです。

　こういった場合は、「そばにいる」というケアが重要です。ともに存在し、そばにいるケアを行うことで、家族の心境を把握しつつ、そのときのニーズを満たしていくきっかけを共有できます。悲しさのなかから、怒りや嘆き、後悔と現状を理解して、これから先にしなくてはならないことを伝えながら対処できるように支援します。

（北村愛子）

[*1] DNR（do not resuscitate）：蘇生適応除外

●患者家族やまわりの人へのケア

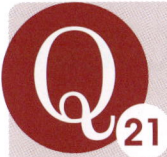

Q21 家族に、急変をどう知らせればいいですか？ どのタイミングで、誰が、どのように伝えたらいいの？

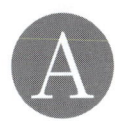

A できるだけ早く家族に連絡します。変化の予兆がある場合は、その段階で「急変が起こり得ること」を伝えるとよいでしょう。急変を伝えるのは医師か看護師ですが、急変の事実を伝え、原因究明と治療の方向性を検討しながら対応することを伝えます。

● どのタイミングで伝えるか

　急変した時点で、一刻も早く家族に連絡をとります。患者の容態の変化に伴う治療の決定を含め、「なぜ、そうなったのか」を知りたいのは患者自身と家族であることを忘れてはいけません。知る権利があることを前提に、事実を伝えることが大切です。

　変化を先読みできる状態、つまり、変化の予兆が読み取れる段階であれば、急な変化が起こるかもしれないことを伝えます。患者が増悪傾向にあるときは、医療者が患者の変化に気づいたときが事実を伝えるタイミングであると認識したほうがよいと思います。

　科学的・客観的な事実を、どう判断し、急変の兆候と見なすかは、医療チーム内での状況判断が必要です。「家族への連絡は、どうしましょうか」という問いを発することも、看護師の大切な役割です。

● 誰がどのように伝えるか

　判断と同時に医療行為が行われているときは、医師の代行として看護師がその状況を家族に伝え、来院の必要性を冷静にていねいに伝えます。

　そうでない場合は、医師が、状況判断と予測も含めて、家族に連絡を入れることが多いのではないかと思います。

　状況を伝えるのが医師であっても、看護師であっても、急変した事実を伝え、その原因究明と治療の方向性を検討しながら進むことを伝えます。

● 悪い知らせをどう伝えるか

　伝える際には「急変そのものは、よい知らせではなく、悪い知らせであること」を理解して、声のトーンや口調には注意を払います。早口すぎたり、言い切るような感じで伝えたりすることは、内容よりもぞんざいな態度のほうが伝わってしまいます。

　悪い知らせが、人生や家族の生活に多大な影響を及ぼすものとして、家族が知りたいことが知れるように説明することも重要です。

（北村愛子）

● 患者家族やまわりの人へのケア

Q22 家族が蘇生を見たい・蘇生に参加したいという場合は、どう対応しますか？

A 家族の意向を蘇生チームに伝え、可能な範囲で面会してもらいます。処置行為がなされない瞬間がある場合は、顔だけでも見てもらえるよう配慮しましょう。

　家族が蘇生中に「患者に会いたい」と希望した場合、その意向を蘇生チームに伝えます。状況により、可能な範囲で環境を整え、治療が妨げられない状況のもとで面会してもらいます。何が起きているのか、その場で医師が説明できないことも多いので、看護師が状況を把握できるよう説明します。

　蘇生の参加については、医療の手技が優先されますが、同じ環境において参加していることを理解してもらえるようにします。また、処置行為がなされない瞬間がある場合は、可能な範囲で患者に声をかけてもらい、また、顔だけでも見てもらえるように配慮します。

　当初、蘇生参加の要望があっても、時間の流れのなかで、家族が心身の極度の緊張から一時場を離れたほうがよいと察知できるときは、場を離れることを勧めます。

（北村愛子）

● 患者家族やまわりの人へのケア

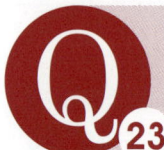

Q23 急変患者の同室者には、どう対応すればいいですか？

A 急変患者が別室に移った後、同室患者を訪問し、不具合がないか尋ねます。思いやりや遠慮から「大丈夫」と言う患者も多いため、いつでも何でも言ってもらえるよう配慮し、チームで継続したケアを実施しましょう。

　急変患者と同室の患者は、緊張状態にあることが多いです。平静を装いながらも、同じ患者であるという身の上から、不安や恐怖をこころに潜ませています。

　急変した患者が別室に移ってから、同室患者を訪問し、不具合はないかを尋ねます。急なことで医療者がバタバタしたことや驚かせたことから、個々の心身の変化がないか聴きましょう。自分の不安や緊張を教えてもらえる場合も、患者を案じていることを聞ける場合もあります。互いの思いやりの心境から遠慮が生まれ、「大丈夫」と言う患者も多いため、いつでも何でも話してくれるように配慮を伝えます。

　また、看護チームは、その急変があった同室の患者の心身の状態を把握して共有できるよう努め、勤務帯が変更しても継続してケアをします。

（北村愛子）

●患者家族やまわりの人へのケア

Q24 蘇生の有無について、看護師は、どのように家族の意思決定を支援すればいいですか？

A 「自律の原則」が大前提です。患者自身・もしくは患者の代理人としての家族が最もよいと判断できる決定がなされるよう、医療の意見を提供し、見守っていきます。

　事前に「蘇生するかしないか」をどのように決定するかについては、医療者が「決定する権利は患者・家族にある」と心得たうえで話をしていくことが重要です。つまり、その命は誰のものか、どう死にたいと考えているか、どう生き抜きたいと考えているか、ということです。

　倫理的側面からの表現でいうと「自律の原則」です。看護師は、人間には、自分が受ける治療を選択し自己決定できる権利があることを知っていると思います。これは、同時に、自分で決める能力が低下したときは、代わりに決定してもらい護ってもらえる権利も有するということです。

　そのため、蘇生のありようを決定するとき、看護師は、患者の自己決定能力をアセスメントすること、意思決定の力が低下しているときは代理で決定してもらえる重要な人物が誰かを確認すること、患者の意思が表れている過去のできごとの想起をよりどころとして家族が最もよいと考えられる決定をすること、そのために必要な医療情報を的確に提供し、利益・不利益とともに価値観を合わせて決定していくことを見守ります。

　家族が決定できないときには、医療の意見を参考に「こう考える方法がある」と具体的に表現して、選択し考えやすいようにケアをします。

　患者家族の考えの決定と同じく、医療者の価値観もチームで合意形成していく必要があります。医学的見解や、患者家族の意向、QOL、周囲の状況など情報を整理し、患者家族にとって最もよい決断をしていきます。

　人間のいのちのありようを決定するのですから、容易ではありません。十分に悩み考えることであり、悩んで当然であることも理解し態度として示します。急いで決断しようとしているときは、一体何を急いで決めるべきことかを熟考し、配慮していきます。

（北村愛子 きたむらあいこ）

● 記録やカルテ

Q25 急変時の記録は、どうすればいいですか？急変した時間を「正確に記録する」ためには、どんな工夫が必要ですか？

A 急変時には、時系列の看護記録で、患者の状態のみ記述します。時間については、全員が確認できる時計を使用するのが理想ですが、無理な場合は、記録担当の時計で管理するとよいでしょう。

看護記録は、実施した看護実践はもちろん、処置や検査の一連の流れを正式に記録しておくことにより、医療従事者に代わって患者の状況を説明してくれる重要な公的記録物で、法的措置に移行した場合の法的根拠になります。

急変時には、看護師・医療従事者・家族の混乱を招きやすいものですが、看護師は冷静に、どこで発生し、どのような状態となり、その対応は何を目的にどのような判断で行われたのか、その反応はどうだったかなどアセスメントを行った結果を記録し、後からその記録を見たときに状況が判断できる内容であることが求められます[1]。

急変時の記録とは

急変時の看護記録は、原則として、通常の看護記録と変わりません。しかし、患者の生命危機をいち早く察知し、迅速に処置を施してゆくため、一瞬の出来事に対する観察・処置・記録を同時に行わなければなりません。そのため、患者の状態が安定するまでは、時系列での看護記録で、患者の状態記述のみを行うことが多いです。

しかし、処置や観察を実施しながら記録すると、記録を後回しにして時間にずれが生じたり、患者の観察や処置に集中してしまい、記録を忘れがちになります。

また、夜勤帯などはスタッフの人数が少なく、処置や対応で精一杯になってしまいます。時間と人手があれば、急変時でも、きちんとアセスメントした記録が可能ですが、人手も時間的余裕もないのが現状です[2]。そうならないように、スタッフ同士でコミュニケーションを取りながら、記録を正確に残すために記録担当を決めておきます。

記録担当は、基本的に患者の病態を理解している担当看護師や、ベッドサイドにいる看護師が行うことが望ましいでしょう。しかし、スタッフが少なく、記録者を確保できない場合には、メモを取って記録を残す習慣をつけ、後で正式な記録として記載するような工夫が必要です[3]。救急カートに看護記録やメモを載せておくとよいでしょう。

全員で確認できなければ記録担当が時間管理を行う

急変時に正確な時間の流れを記録することは、医療チーム間のコミュニケーションの手段となり、またその場で行っている処置の重要な情報にもなります[4]。

時間の経過は、急変対応にかかわっているスタッフ全員が、確認できる時計を使用するのが理想です。しかし、全員で確認可能な時計がない場合には、記録担当が時間経過を把握し記録しておく必要があるため、記録担当の時計を使用し時間管理を行います。

（後藤順一）

文献
1. 岡元和文，森田孝子編：院内急変と緊急ケアQ＆A．総合医学社，東京，2006：214．
2. 前川剛志監修，山勢博彰，早坂百合子編：急変・救急時看護スキル．照林社，東京，2004：342-346．
3. 中村美鈴編：New わかる！できる！急変時ケア．学習研究社，東京，2005：45．
4. 石松伸一編著：急変対応101の鉄則．照林社，東京，2008：96．

● 記録やカルテ

Q26 急変時、医師からの口頭での指示は、どう対応しますか？ 受けるべき？ やはり書いてもらうべき？

A 急変時、状況によっては口頭指示を受けざるを得ない場合もあります。「口頭指示を受ける看護師」を決めておき、指示を受けたら必ず復唱・再確認し、ダブルチェックを行うことを徹底しましょう。もちろん記録に残し、後で医師に確認・署名してもらいます。

　口頭指示には、非常に多くの危険が潜んでいます。「mg」と「mL」、「半筒」と「3筒」など、医師の言い間違い、指示受け看護師の聞き間違いなどの危険性が非常に高いだけでなく、指示に対する責任の所在もあいまいです。そのため看護師は、基本的に口頭指示を受けてはならないということを理解しておかなければなりません。

　しかし、臨床現場では、患者の急変により、口頭指示で処置を行わざるを得ない場面があります。そのため、急変に備えて、あらかじめスタッフ間でルールを決めておくことが必要です。たとえば、①口頭指示を受ける看護師は誰か、②指示の確認はどのように行うのか、③記録はどのような方法で行うのか、などです。

口頭指示への対応ポイント

1 対応する看護師を決めておく

　口頭指示を受ける看護師を決めておくと、責任の所在が明確になり、重複した薬剤の投与を避けることができます。

　急変時は、看護師の業務量が瞬時に多くなります。複数の業務を同時に行うことは、事故発生原因の1つといわれていますから、作業を同時に行わない、また、作業を中断しないように業務を調整する必要があります。

　特に、注射薬を準備するときは、口頭指示を受けた看護師が作業に集中できるような環境が必要です。

2 復唱と再確認・ダブルチェックの徹底

　口頭指示を受けた看護師は、指示を慎重に確認し、必ず復唱し再確認することを徹底する必要があります。再確認の内容は、患者氏名と薬品名・規格・投与量・投与方法・投与時間などです。

　また、出された指示内容について、周囲のスタッフとともにダブルチェックを行います。不明確な指示は、何度でも医師へ再確認します。

3 口頭指示は記録に残し、医師の確認・署名などを求める

　急変時の口頭指示は、記録者を決め、口頭指示の内容・指示者・指示実施時間・実施後の反応を記載します。人手が足りず、記録者が確保できない場合には、メモをとり、必ず記載内容を復唱することが必要です。

　医師に対しては、記録の内容を確認・署名、行った医療行為に対しての指示を確実にカルテや指示簿に記載するように求めなければなりません。

(後藤順一)

● 記録やカルテ

Q27 急変現場で家族がカルテ開示を要求してきた場合は、どう対応しますか?

A まず「医療者側には情報を共有する意識があること」を示すことが大切です。開示の方法・手続きは、施設ごとに異なりますが、必ず上司や医師に相談し、誤解を招く行動をとらないように注意することが重要です。

● 情報開示を拒むことはできない

　インフォームド・コンセントを重視する医療の広がりのなかで、カルテ開示の賛否はさまざまです。

　もし、患者家族がカルテ開示をあなたに求めてきた場合、「治療に対する不満や不信感があるのではないか？」と考えてしまう人もいるのではないでしょうか。

　このような場合はまず、今の患者家族の状況は「情報を知りたいという要求（ニード）が強い状態にあるのだ」という判断が必要です。

　現在、カルテ・情報開示による法律や指針においては、原則として患者などからの求めに応じて情報を開示することが義務づけられています。そのため、カルテ開示は可能であり、医療者側には情報を共有する意識があるという姿勢を患者家族へ示すことが大切です。

　情報を隠すような姿勢や言動は、患者家族に不信感を抱かせるだけでなく、医療者側と患者家族の関係にも隔たりを生じさせるため、注意する必要があります。

● 看護記録も診療録の一部

　2007年の医療法施行規則の改正で、看護記録が診療録の一部に含まれました。このことは、日々記録している看護記録自体が法的な意味をもつ記録物として意味づけられ、その記録を適切に管理しなければならないことを意味します。

　そのため、日々の看護記録は、患者や患者家族に誤解・不安を与えない内容で、看護のアセスメントや評価が十分に記載され、治療や看護の根拠を理解でき、倫理的な配慮がなされていることが求められます。

　医療者を守るのも記録ですが、誤解を招くような憶測・感想・個人的な見解での記録は、逆に医療者を苦しめることにもなります。

　看護記録の開示の方法には、①**看護記録の閲覧**、②**看護記録の写しの交付**、③**看護記録を要約した書類の交付**、の3種類があります。看護師は、患者家族が知りたい情報を把握して開示しなければなりませんが、看護記録の所有権は施設に帰属され、開示の方法・手続きは施設ごとに違います。

　そのため、家族がカルテ開示を求めてきた場合、看護師はまず、現在所属している診療機関でのカルテ開示をどのような手順で行っているかを確認する必要があります。

　また、カルテ開示を求められた場合は、自己判断で行動せず、上司や医師へも報告し、誤解を招くような行動を取らないよう、スタッフ間での統一が必要になってきます。

（後藤順一）

●記録やカルテ

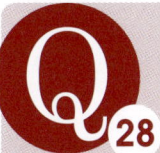

Q28 急変対応で使用した薬剤のアンプルなどは、捨てずにとっておいたほうがいいのでしょうか？

A 麻薬アンプルなど通常と異なる廃棄方法をとらなければならないものもありますから、いったんトレイなどで保管しておくとよいでしょう。輸液や輸血製剤も、種類別にまとめて置くようにすると、投与量の算出なども容易になります。

急変時には、さまざまな治療・処置の一環として、薬剤投与が行われます。

医師は、急変時の薬剤投与の指示を出す際、記録を行いながら、正式な手順により指示を出す時間的余裕がないため、そのほとんどが口答指示に頼らざるを得ません。また、指示を出す医師も1人とは限らず、同時に複数の内容の指示が出される場面もあります。

このように、医師の指示が飛び交うなかで、看護師は瞬時に指示を受け、実施しなければなりません。

そのため、効率よく環境を整えながら急変対応を行わないと、使用した注射針やシリンジ類・薬剤などが乱雑に散らばり、現場はさらに混乱してきます。その結果、急変による焦りと環境の混乱により、聞き間違えや指示漏れによる誤投与などの実施間違いの危険が多くなります。

使用後アンプルなどは一時的に保管しておく

急変時に医師が出す指示内容には、輸血・血液製剤や麻薬および向精神薬取締法で規定されている薬剤なども含まれます。

しかし、多くの薬剤を準備し、処置の介助を行う最中に麻薬を準備する指示が出た場合、時間的な余裕のなさや、急変対応による焦りで、本当であれば使用後は保管しなければならない麻薬のアンプルを、誤って通常の薬剤と同じように廃棄してしまう可能性があります。

そのため、急変時に薬剤を使用する際は、使用後のアンプルを保管するための専用トレイを準備しておき、急変時に使用したすべてのアンプルを確実にそのトレイに置き、他のゴミと区別しておくと、使用薬剤をもれなく把握することができます。

急変時専用の廃棄箱を用意するのが理想

また、急変時のすべてのゴミは、他のゴミとは区別できるよう新たな廃棄箱を準備しておきましょう。そうすれば、もし誤って麻薬を廃棄してしまった際にも回収できるため、さらに安全に管理できます。

また、輸液や輸血・血液製剤は、各種別に回収してまとめて置くようにすると、患者に輸液・輸血した合計量を換算できます。

すべての薬剤は、急変対応が落ち着いた後に、急変対応にかかわった医療者と看護記録との確認を行い、患者に投与された薬剤の合計を換算することで、医療者間での治療の統一が図れます。

（後藤順一）

さくいん

欧文・その他

A
- ABO血液型不適合輸血················162
- ACE阻害薬································294
- ACLS（二次救命処置）···3,8-17,112
- ACS（急性冠症候群）················174
- ADH分泌不全···························206
- AED（自動体外式除細動器）······7,96, 112,243
- ARB（アンジオテンシンⅡ受容体拮抗薬）·······························294
- ARDS（急性呼吸窮迫症候群）····135, 228
- Af（心房細動）···················178,180
- Aライン（A-line）···············110,247

B
- BLS（一次救命処置）···2,4-7,92,94, 96,112,182
- BUN（尿素窒素）······················260
- BVM（バッグバルブマスク）···········132
- Beckの3徴·······························160
- Brugada症候群·························175

C
- CABG（冠動脈バイパス術）···········145
- CHDF（持続的血液濾過透析）······152
- CO（心拍出量）··························59
- CO_2ディテクタ（呼気二酸化炭素検知器）····························11,248
- CO_2ナルコーシス················128,247
- coarse crackle（コースクラックル）··· 32,142
- COPD（慢性閉塞性肺疾患）···30,35, 128,247
- CPR（心肺蘇生）·····················6,238
- crackles（クラックル）····················32
- CRT（毛細血管再拡充時間）··········62
- CT·······················169,171,183,191,195
- CVP（中心静脈圧）······················59

D・E
- D-マンニトール···························209
- DIC（播種性血管内凝固症候群）163, 204,208
- DVT（深部静脈血栓症）···············168
- D-ダイマー························161,169
- EDD（食道挿管検知機）···············11
- E_TCO_2（呼気終末二酸化炭素分圧）··248
- EVR（内視鏡的静脈瘤結紮）·········212

F・G・H
- FFP-LR（新鮮凍結血漿）···········152, 287-289
- fine crackle（ファインクラックル）······ 32,142
- GCS（グラスゴーコーマスケール）······ 39,174,182,194
- GI療法（グルコース・インスリン療法）· 205
- hANP（ハンプ）··························310

I・J
- IABP（大動脈バルーンパンピング）····· 143,256
- ICD（植込み型除細動器）··········7,177
- IVCフィルター····························150
- IVR（侵襲的放射線療法）············218
- JCS（ジャパンコーマスケール）····39, 194
- JVP（頸静脈圧）·························61

L・M・N
- l-イソプレナリン塩酸塩················296
- LMT（左冠動脈主幹部）··············145
- Lown分類·························174,240
- MMT（徒手筋力テスト）·················46
- MONA····································198
- MRI································191,201
- NPPV（非侵襲的陽圧換気）······142, 144,147,151,152
- NSAIDs（非ステロイド性抗炎症薬）··· 155,210,216,304
- non-pitting edema························63

P
- $PaCO_2$·····················124,126,172,247
- PaO_2·····················31,126,142,146,244,247
- PCI（経皮的冠動脈形成術）·········145, 175,198
- PCPS（経皮的心肺蘇生補助装置）····· 143,150,161,169
- PCWP（肺毛細血管楔入圧）···········59
- PEA（無脈性電気活動）····13,15,276
- PEEP（呼気終末陽圧）··········36,132, 148,173
- pH··247
- pitting edema·····························63
- PPE（個人用防護具）············324,326
- PQRSTT法·······························196
- PSVT（発作性上室頻拍）·············114
- PTCA（経皮的経管冠動脈形成術）····· 234
- PTE（肺血栓塞栓症）···················168

- pulseless VT（無脈性心室頻拍）··96, 111
- PVC（心室期外収縮）··················174

Q・R
- QT延長···························82,174
- ──症候群···························175
- RCC-LR···················153,287-289
- rhonchus（ロンクス）·····32,143,151
- refilling（リフィリング）·················158
- RNAウイルス···························191
- R on T····································240
- RSI（迅速気管挿管）··················172

S
- SpO_2····31,35,101,128,130,142- 153,216,225,244-249,270
- ──モニタ···············189,192,228
- SBAR·····································335
- SBチューブ·································75
- SIRS（全身性炎症反応症候群）······25
- SPECT（脳血流シンチグラム）······191
- ST変化···································193
- Stanford分類··············81,182,200
- STEMI（ST上昇型急性心筋梗塞）198
- stridor（ストライダー）··················32

T
- T波高·······································85
- TCP（経皮的ペーシング）············194
- TRALI（輸血関連急性肺障害）·····162
- Todd麻痺···································48

V・W・X
- VAP（人工呼吸器関連肺炎）··········10
- Vaughan Williams分類···············296
- VF（心室細動）·············96,111,276
- VF/無脈性VT····················13,15
- VT（心室頻拍）·················176,276
- W-Jカテーテル··························202
- warm shock······························26
- wheeze（ウィーズ）···············32,147
- X線写真·························268-274

その他
- 12誘導心電図···142,150,174,177, 179,180,192,195,196,217
- 1回心拍出量の低下··················160
- 1号液（開始液）························284
- 2-PAM···································222
- 2号液（脱水補給液）···················284
- Ⅱ型呼吸不全····························124
- 3号液（維持液）························284
- 4号液（術後回復液）···················284

4H&4T・・・・・・・・・・・・・・・・・・・・・・・・・・・・・・16
5%ブドウ糖液・・・・・・・・・・・・・・・・・・・・・283

和文

あ

悪性症候群・・・・・・・・・・・・・・・・・・・・・・・264
アシクロビル・・・・・・・・・・・・・・・・・・・・・191
アシドーシス・・・・84,86,124,203,247
亜硝酸薬・・・・・・・・・・・・・・・・・・・・・・・・・198
アスピリン・・・・・・・・・・・・・・・・・139,210
　　　　――喘息・・・・・・・・・・・・・・・303
　　　　――咀嚼内服・・・・・・・・・・198
アセトン臭・・・・・・・・・・・・・・・・・・・・・・・86
圧痕浮腫・・・・・・・・・・・・・・・・・・・・・・・・・63
圧痛・・・・・・・・・・・・・・・・・・・・・69,72,217
圧迫止血・・・・・・・・・・・・・・・・・・・・・・・230
圧調節流出型ドレーン・・・・・・・・・232
圧モニタリング・・・・・・・・・・250-259
アトロピン硫酸塩・・・・・13,14,43,193,
　241,276
アドレナリン・・・13,14,152,154,193,
　276,292
アナフィラキシー・・58,155,159,162
　　　　――ショック・・・・152,154,
　158,314
アマンタジン塩酸塩・・・・・・・・・・・191
アミオダロン塩酸塩・・・・・・・・13,296
アミノフィリン・・・・・・・・・・・・・・・302
アルカリ化・・・・・・・・・・・・・・・・・・・220
アルカローシス・・・・・・・・・・・・・73,86
アルブミン製剤・・・・・・・・・・・154,284
アレルギー・・・・・・・・・・・・・・・・・63,198
アンフェタミン・・・・・・・・・・・・・・・・・43

い

胃液の喪失・・・・・・・・・・・・・・・・・・・214
胃潰瘍・・・・・・・・・・・・・・・・・・・・・・・・234
胃管・・・・・・67,78,137-140,211,229
意識混濁・・・・・・・・・・・・・・・・・170,211
意識障害・・・・5,27,31,38,40,48,66,
　82,89,102,128,139,146,165-
　173,180,187,206,214,221,
　225,228,250,260,262,272
意識消失・・・・・・・・・・・・・・・・・・・・・169
意識レベル・・・・・・35,38,57,154,165,
　171,174,180,182,184,187,
　190,216
　　　　――低下・・・・・・・・・194,272
医師への連絡・・・・・・・・・・・・335-338
縊首・・・・・・・・・・・・・・・・・・・・・・・・・・224
維持液（3号液）・・・・・・・・・・・・・・284
異常屈曲・・・・・・・・・・・・・・・・・・・・・・・41
異常行動・・・・・・・・・・・・・・・・・・・83,89
異常呼吸音・・・・・・・・・・・・・・・・・・・・32
異常姿勢・・・・・・・・・・・・・・・・・・・27,52

胃洗浄・・・・・・・・・・・・137-140,219,222
痛み・・・・・・・・・・・・・・・・・・22,57,69,219
一次救命処置（BLS）・・・・2,75,92,94,
　96,182,222
一時ペーシング・・・・・・・・・・・・・・・179
胃腸炎・・・・・・・・・・・・・・・・・・・・・・・216
一過性の意識障害・・・・・・・・・・・・178
一過性の意識消失・・・・・・・・・・・・172
一過性のけいれん・・・・・・・・・・・・184
一酸化炭素中毒・・・・・・・・・・・・・・245
一相性・・・・・・・・・・・・・・・・・・・・・・・116
いびき・・・・・・・・・・・・・・・・・・・・・・・165
異物除去・・・・・・・・・・・・・・・・98-104
イミプラミン・・・・・・・・・・・・・・・・・219
イレウス・・・・・・・・70,78,200,213,272
　　　　チューブ・・・・・・67,78,214
陰圧吸引型ドレーン・・・・・・・・・・・221
インスピロン®・・・・・・・・・・・125-127
インスリン療法・・・・・・・・・・・・・・・・86
インターベンション・・・・・・・・・・・・81
インドメタシン・・・・・・・・・・・・・・・155
インフルエンザウイルス・・・・・・・191

う

ウィーズ（wheeze）・・・・・・・・・・・・・32
植込み型除細動器（ICD）・・・・・・7,177
植込み式ペースメーカ・・・・・・・・・117
ウォームタッチ™・・・・・・・・220,229
右室梗塞・・・・・・・・・・・・・・・・・・・・・・・28
右心不全・・・・・・・・・・・・・・・・・・・24,28
うっ血性心不全・・・・・・・142,262,271
右房圧・・・・・・・・・・・・・・・・・・・・・・・・・60
ウロキナーゼ・・・・・・・・・・・・・・・・・218
運動麻痺・・・・・・・・・・・・・・・・・・・・・・・46

え

エアウェイ・・・・・・・・・・・・・・・・・・5,98
栄養・代謝障害・・・・・・・・・・・・・・・・・63
壊死・・・・・・・・・・・・・・・・・・・・・・・・・186
塩化カリウム・・・・・・・・・・・・・・・・・291
炎症・・・・・・・・・・・・・・・・・・63,186,262

お

応援を呼ぶ・・・・・・・・・・4,96,330-334
嘔気・・・・・・25,81,128,179,192,196,
　216
　　――・嘔吐・・67,68,70,73,78,86,
　172,187
嘔吐・・・・・5,8,50,92,100,139,162,
　213,229,262
　　――反射・・・・・・・・・・・・・24,102
悪寒・・・・・・・・・・・・・・・・・・・・・・・・・163
　　――戦慄・・・・・・・・・・・・・23,162
温度センサ付膀胱留置カテーテル・・・・
　264
温風式患者加温システム・・・・・・・220

か

加圧バッグ・・・・・・・・・・・・・・・・・・・255
開胸術・・・・・・・・・・・・・・・・・・・・・・・150
開始液（1号液）・・・・・・・・・・・・・・284
開頭クリッピング術・・・・・・・・・・・173
開腹術・・・・・・・・・・・・・・・・・・・・・・・150
回復体位・・・・・・・・・・・・・・・・・・・・・・・92
潰瘍・・・・・・・・・・・・・・・・・・・・・210,234
解離性大動脈瘤・・・・・・・・・・・81,200
加温輸液・・・・・・・・・・・・・・・・220,229
過換気症候群・・・・・・・・・・・・・・・・・・82
下顎挙上法・・・・・・・・・・・・・・・・・・・224
下顎呼吸・・・・・・・・・・・・・・・・・・・・・・・22
拡散障害・・・・・・・・・・・・・・・・・・・・・134
覚醒・・・・・・・・・・・・・・・・・・・・・・39,189
喀痰・・・・・・・・・・・・・・・・・・・・・・5,143
拡張型心筋症・・・・・・・・・・・・・・・・・142
過呼吸・・・・・・・・・・・・・・・・・・・・・・・170
下肢虚血・・・・・・・・・・・・・・・・・・・・・189
下肢挙上位・・・・・・・・・・・・・・・・・・・・・92
加湿・・・・・・・・・・・・・・・・・・・・・・・・・121
過剰輸液・・・・・・・・・・・・・・・・・・・・・158
加速症状・・・・・・・・・・・・・・・・・・・・・186
片肺挿管・・・・・・・・・・・・・・・・・・・・・・・36
片麻痺・・・・・・・・・・・・・・・・・・・・46,200
喀血・・・・・・・・・・・・・・・・・・・・・・・・・・・74
褐色細胞腫クリーゼ・・・・・・・・・・・294
活性炭・・・・・・・・・・・・・・・139,219,222
カットダウン・・・・・・・・・・・・・・・・・105
カテーテル下血栓除去術・・・・・・・161
カテコラミン・・・・・143,145,161,278,
　292
　　　　――大量放出・・・・・・・・173
カプノメータ・・・・・・・・・・・・・11,248
カリウム・・・・・・・・・・・・・・・・・・・・・286
軽い頻脈・・・・・・・・・・・・・・・・・・・・・・・53
カルシウム拮抗薬・・・・・・・・193,241
カルシウムチャネル拮抗薬・・・・・296
カルディオバージョン・・・・・・・・・116
カルバゾクロムスルホン酸ナトリウム
　230
カルペリチド・・・・・・・・・・・・・・・・・310
簡易血糖測定・・・・・・・・・・・・・・・・・206
換気血流比不均等分布・・・・・134,148
環境整備・・・・・・・・・・・・・・・78,339-341
換気量減少・・・・・・・・・・・・・・・・・・・101
観血的動脈圧測定・・・・・・・・251,252
観血的動脈ライン（A-line）・・・・・247
肝硬変・・・・・・・・・・・・・・・・・・・210,262
患者移動・・・・・・・・・・・・・・・・・・・92-97
患者家族や周りの人へのケア・・・344,
　345
乾性溺水・・・・・・・・・・・・・・・・・・・・・228
肝性脳症・・・・・・・・・・・・・・・・・・・・・・・83
間接反射・・・・・・・・・・・・・・・・・・・・・・・42
感染・・・・・・・・・・・・・・・・26,83,84,262
　　――に伴う急変・・・・・・・・・・・25
感染症・・・・・・・・・・・・・・・・・・・191,227

感染性ショック……………………25
感染防御……………97,220,324-329
感染予防策………………………76
完全気道閉塞………………98,103
完全麻痺…………………………46
間代性けいれん……………48,184
冠動脈バイパス術(CABG)…81,145
冠動脈閉塞……………………201
冠攣縮…………………………192
関連痛……………………………69
臥位………………………………93
外頸静脈の怒張………………160
外傷…………………………33,262
　　──性出血性ショック……262
　　──性頭蓋内血腫…………165
咳嗽…………………24,151,161
　　──反射…………………137,221
画像検査………………………218
眼窩の窪み………………………76
眼球突出…………………………82
眼球偏位…………………………48
眼瞼下垂………………………172
ガンマグロブリン大量投与……191
顔面蒼白…………………56,68,187

● き

機械的イレウス……………70,78,213
気管吸引……………98,146,148,151
気管支炎…………………………93
気管支拡張症…………………100
気管支鏡………………………151
気管支喘息……………………34,93
　　──発作…………………32,147
気管切開………………………154
　　──チューブ………………100
気管挿管……8-12,36,92,132,139,
　　142,146,152,154,172,182,
　　195,211,228,248
気管チューブ…………………36,100
気管内投与……………………14,279
気胸………………………14,33,153,271
キサントクロミー………………232
起座位……………………………93
起座呼吸…………………24,34,93,142
キシロカイン®ゼリー……………10
拮抗・解毒薬…………………219,222
気道異物………………………103
気道開通………………………100
気道確保……5,8,74,92,100,102,
　　146,154,184,187,190,219,
　　224,234
気道の加湿……………………151
気道狭窄………………………152
気道内圧上昇…………………101
気道浮腫………………………147
気道分泌物………………32,93,98,102
気道閉塞……29,98,100,103,135,
　　154,165,219

気道攣縮…………………………32
機能的イレウス…………………78
機能的残気量の増大……………93
気分の変調……………………184
気分不良…………………………89,176
奇脈……………………………160
記銘力低下………………………89
脚ブロック……………………194
キャピラリーリフィリング……………62
　　　　　　　　────タイム……25,
　　57
吸引……………8,98-104,214,234
吸気努力………………………101
救急カート…………94,147,150,169,
　　187,190,192,194,205,211,
　　318-323
急性胃拡張……………………217
急性間質性腎炎………………203
急性冠症候群(ACS)…28,174,196,
　　294
急性硬膜下血腫………………166
急性硬膜外出血………………272
急性呼吸窮迫症候群(ARDS)…135,
　　228
急性コリン作動性症候群……222
急性酸素中毒…………………128
急性糸球体腎炎…………………64
急性心筋梗塞………54,81,123,160,
　　192,198,240,294
急性心不全……………………201
急性循環不全……………………56
急性腎性腎不全………………204
急性腎不全………202,209,261,263
急性膵炎……………………66,71,100
急性胆嚢炎………………………71
急性大動脈解離………………54,294
急性虫垂炎………………………71
急性中毒………………………139
急性腸間膜動脈閉塞…………216
急性尿細管壊死……………64,203
急性脳炎………………………191
急性脳浮腫………………………86
急性腹症……………66,72,200,216
急性腹膜炎…………………71,213
急速大量輸液…………………105
急速遂娩………………………187
急速輸血………………………290
急変の前ぶれサイン………24,27
急変予測……………………21,22
胸腔穿刺………………………161
胸腔ドレーン………………33,153
胸腔ドレナージ……………153,161
胸骨圧迫……………………6,115
狭心症…………………81,175,193
胸水……………………………270
強制把握…………………………41
橋中心髄鞘崩壊症……………206
強直性けいれん……………48,184
胸痛…28,54,73,161,192-201,256

共同偏視…………………………45
胸内苦悶…………………160,162
頬粘膜投与……………………191
胸部X線…………143,152,195,196
胸部CT…………………………201
胸部外傷………………………160
胸部単純X線…………………218
胸部大動脈解離…………………27
胸部大動脈置換術……………189
胸部突き上げ法………………104
胸部不快…………………176,178,180
曲型ブレード(マッキントッシュ型)…9
虚血性心疾患………………73,81,180
起立性低血圧……………………76
記録……………………………346-349
緊急CT…………………………187
緊急開胸………………………183
緊急カテーテル検査………183,199
緊急手術……………78,166,195,201
緊急帝王切開…………………187
緊急透析………………………205
緊急度……………………………20
緊急内視鏡………………………74,139
緊急ペーシング……………117-120
緊急輸血………………………164
筋原性酵素……………………218
筋弛緩薬………………………156
筋失調…………………………265
筋性防御………………69,71,72,217
緊張性気胸……………33,58,161,271
筋電図…………………………188
偽腔……………………………200
仰臥位……………………………92

● く

クスマウル呼吸…………………86
クスマウル徴候…………………28
口対口人工呼吸………………222
クッシング現象……………50,170,173
クモ膜下出血……51,100,172,232,
　　294
クラックル(crackles)…………32
クラッシュ挿管………………172
クループ…………………………32
クレアチニン…………………260
クロール………………………286
偶発性低体温………………17,264
グリセオール®…………………233
グルコース・インスリン療法(GI療法)
　　205
グルコン酸カルシウム…………82

● け

警告症状………………………172
頸静脈圧(JVP)…………………61
頸静脈怒張………28,57,143,152,
　　159,161,182

頸髄損傷……………………94,241
頸椎損傷……………………94,224
頸椎カラー……………………225
頸動脈触知……………………182,224
軽度の意識障害………………38
軽度のめまい……………………24
経皮的冠動脈インターベンション……175
経皮的冠動脈形成術（PCI）…145,198
経皮的経管冠動脈形成術（PTCA）……234
経皮的心肺蘇生補助装置（PCPS）……169
経皮的ペーシング（TCP）…117,118,194
経鼻胃管………………………214
経鼻エアウェイ………………5,102
頸部圧迫………………………224
頸部の保護……………………224
けいれん………38,48,128,184-191,200,206,219,298
――重積………49,185,190,298
血管炎…………………………203
血管雑音………………………80
血管収縮薬……………………211
血管造影検査…………………195
血管透過性亢進………26,63,208
血管に沿った熱感……………162
血管破裂………………………183
血管バイパス術………………218
血管閉塞………………………224
血胸……………………………153
血腫……………………………45
血漿膠質浸透圧………………63
血漿浸透圧……………206,262
血漿増量剤……………………281
血栓吸引………………………218
血栓除去術……………………218
血栓塞栓症……………………150
血栓破砕療法…………………218
血栓溶解薬……………151,161,234
血栓溶解療法…………………198
血痰……………………………24,208
血糖……………………………88,159
血圧………22,24,65,110,169,189,192,202,211,239,250
――管理………………………172
――上昇………50,170,172,250
――低下…24,27,56,66,80,152,154-164,186,193,195,216,250,261,276,278
――の左右差…………………202
血液ガス…128,152,156,159,214,229,247
血液凝固………………………150
――時間………………………230
血液検査………………193,196
血液浄化療法…………203,205
血液透析………………………205

血液分布異常性ショック………58
血尿…………164,189,200,208
ケトアシドーシス………………86
ケルクリング…………………272
ケルニッヒ徴候…………………51
倦怠感……………………76,179
見当識……………………………40
顕微鏡的血尿…………………208
下血……………………………67,74
解熱薬…………………………154
下痢…………66,82,84,216,262
減圧術…………………………171
幻覚………………………76,128
幻聴……………………………128
原発性アルドステロン症………82

● こ

降圧治療………………187,250
降圧薬…………………173,277,294
降圧療法………………………170
高アンモニア血症………………83
口咽頭エアウェイ………………5
高エネルギー外傷……………226
口渇………………………76,86,206
高カリウム血症………………13,204
交感神経緊張……………………24
交感神経刺激症状………………89
交感神経症状……………………82
後弓反張…………………………52
抗凝固薬………………………230
抗凝固療法……………168,180
口腔吸引………………………102
口腔ケア………………………235
口腔内観察………………………7
抗けいれん治療………………187
抗けいれん薬…………185,191,298
抗血栓療法……………………219
高血糖……………28,84,85,90
高血圧…………………250,252,277
――緊急症……………………294
――症…………………………142
――性脳症……………………294
抗コリン薬……………………302
交互脈……………………………22
膠質液…………………………285
高浸透圧性高血糖症候群……84,85
高浸透圧利尿薬………………258
高循環動態………………………26
甲状腺機能亢進症……………188
甲状腺クリーゼ…………………82
硬性カテーテル………………98,102
高体温…………………………229
――症…………………………140
高窒素血症……………………260
高張食塩水負荷試験…………206
抗てんかん薬…………………298
喉頭鏡……………………………9
喉頭展開…………………………10

喉頭浮腫…………………………32
高度徐脈………………………118
高度肺塞栓……………………150
高ナトリウム…………………206
――血症……………………85,140
高二酸化炭素血症…31,128,142
高熱……………………………154
高濃度アミノ酸液………………83
高濃度酸素……………121,128,132
広範囲熱傷……………………264
抗ヒスタミン薬………………162
後負荷…………………256,294
後腹膜血腫……………217,265
抗不整脈薬………13,174,180,276
項部硬直……………………50,73
硬膜下血腫……………………165
硬膜外血腫……………………165
硬膜外ドレーン………………222
絞扼性イレウス………67,78,213
高流量システム………………124
高齢者……………………35,216
鼓音………………………33,217
呼気CO_2検知器……………11,248
呼気終末二酸化炭素分圧（E_TCO_2）……248
呼気終末陽圧（PEEP）…………36
呼吸・循環の停止……………224
呼吸音…………………22,33,35
呼吸回数…………………22,216
呼吸器合併症…………………189
呼吸器症状……………………154
呼吸器のアセスメント………29-37
呼吸窮迫………………………161
呼吸苦…………………………234
呼吸困難………24,29,31,35,54,81,92,126,142-154,158,161,162,193,229,270
呼吸仕事量の増大……………93
呼吸性アシドーシス…………128
呼吸性変動……………………253
呼吸促迫………………………56,128
呼吸中枢不全…………………170
呼吸停止……5,82,86,184,223,224
呼吸の速さ・深さ………………29
呼吸パターン…5,22,30,50,82,170
呼吸不全………………………56,124
呼吸補助筋……………………30,33
呼吸抑制………………185,190,222
呼吸理学療法…………221,225
個人用防護具（PPE）…………324
鼓腸……………………………79
骨髄穿刺………………………108
――針…………………………108
骨髄内投与……………14,191,279
骨髄内輸液……………………108
――針…………………………108
骨髄路の確保…………………105
骨粗鬆症………………………95
骨盤骨折………………………156

昏睡……………………………83,128
コンパートメント症候群………208,219
誤嚥………5,73,74,98,100,138,190,
　234
誤嚥性肺炎………………139,214,219,222
誤挿入……………………………137

● さ

サードスペース………………………158
再灌流法………………………………198
再企図の予防…………………………227
採血…………110,143,174,179,180,
　211,218
再呼吸…………………………………132
再挿管…………………………………147
サイトカイン…………………………25,128
再吐血…………………………………234
再破裂…………………………………211
細胞外液………………76,262,282
　───製剤…………………………162
　───補充液……………………276,280
　───輸液…………………………208
細胞内脱水……………………………85
酢酸リンゲル…………………………283
索状物…………………………………224
錯乱……………………………………128
鎖骨下静脈アプローチ………………153
左室梗塞………………………………28
左心不全…………………………24,54,93
嗄声……………………………………154
錯覚……………………………………76
酸塩基平衡……………………………86
三環系抗うつ薬…………………13,139
酸素化……………………29,142,144,229
酸素解離曲線………………………146,244
酸素中毒………………………………128
酸素投与…146,150,157,161,163,
　169,170,174,177,179,180,
　184,187,195,198,202,211,
　232
酸素飽和度134,150,191,202,244
酸素ボンベ……………………………193
酸素マスク…………………………125,127
酸素療法………96,121-135,142,152
座位………………………………147,214
ザナミビル水和物……………………191
挫滅症候群………………………219,222

● し

子癇………………………………187,294
色素尿…………………………………208
子宮外妊娠……………………………72
糸球体腎炎……………………………203
止血困難………………………………231
止血術…………………………………234
止血点クリッピング術………………75
刺激性病変……………………………45

四肢の筋肉の拘縮……………………82
四肢の変形……………………………226
四肢麻痺……………………………27,46
視診………………………29,33,72,217
死戦期呼吸……………………………5
自然気胸………………………………33
自然流出型ドレーン…………………232
弛張熱………………………………23,26
失神………54,117,120,161,176,200
湿性溺水………………………………228
失調性呼吸…………………………30,170
室温調節………………………………229
歯肉出血………………………………208
シバリング……………………………26
しびれ…………………………………184
脂肪塞栓………………………………156
シャント…………………………134,146,211
縮瞳……………………………………44
宿便……………………………………79
腫脹……………………………………186
出血………24,45,65,124,156,166,
　226,230-235
　───傾向……………………98,208,230
　───性ショック……24,58,65,100,
　139,164,202,211
　───に伴う急変……………………24
ショートラン…………………………174
昇圧薬……………………152,169,276,292
消炎鎮痛薬……………………………154
消化液の喪失…………………………262
消化管出血………………139,210,234
消化管穿孔……67,71,100,218,272
消化管チューブ………………………75
消化管通過障害………………………100
消化管浮腫……………………………25
消化器症状………………………25,179
消化器のアセスメント……………66-81
消化性潰瘍……………………………211
硝酸薬…………………………193,294,300
晶質液…………………………………285
焦燥感…………………………………53
消毒・滅菌……………………………328
触診………………………………72,217
食道静脈瘤破裂………………………210
食道挿管………………………………248
　───検知器（EDD）………………11
食欲不振………………………………179
ショック…………24,56,64,66,69,
　75,90,156,158,162,188,192,
　194,210,214,226,245,250,
　264,272
　───オンT…………………………114
　───指数………………………24,65
　───症状………65,176,178,180
　───遷延……………………………314
　───体位……………………………92
　───の5P……………………………56
シリンジポンプ………………………193

心エコー…159,160,174,180,182,
　193,195,196
心音減弱………………………………160
心窩部痛……………………………66,187
心窩部不快感……………………28,128
心外閉塞・拘束性ショック………58,194
心悸亢進………………………………89
心機能低下……………………………145
　───に伴う急変……………………24
心筋壊死………………………………198
心筋炎…………………………………142
心筋虚血………………………………198
心筋酵素………………………………182
心筋梗塞………28,81,142,144,182,
　200,234,241
心筋細胞傷害性マーカ………………196
心筋症…………………………………180
心筋の虚血や線維化…………………194
真腔……………………………………200
神経学的所見……………………165,171
神経学的変化…………………………83
神経筋疾患……………………………128
神経原性ショック………58,156,250
神経障害………………………………94
心血管性失神…………………………178
心原性ショック………58,159,182,
　194,250
進行性結核……………………………100
心雑音…………………………………217
心室期外収縮（PVC）…174,176,240
心室細動（VF）……96,111,176,188,
　205,219,240
心室性不整脈…………………………178
心室頻拍（VT）…173,176,219,241
侵襲的放射線療法（IVR）…………218
心静止……………………………13,15,276
新鮮凍結血漿（FFP-LR）……………163
非侵襲的陽圧換気（NPPV）‥144,147
振戦………………………………82,89
心臓カテーテル検査……………175,177
心臓超音波………………143,144,150
心タンポナーデ………58,160,182,201
心停止……13,81,82,111,118,146,
　169,224,228
心電図………81,118,144,191,192,
　196,201,229,252,256
心電図モニタ…115,150,169,170,
　211,238-243
　───の記録…………………………242
　───機能付AED……………………112
浸透圧性利尿薬………………………309
浸透圧利尿…………………86,206,209
心毒性…………………………………220
心嚢液…………………………………160
心嚢開窓術……………………………160
心嚢穿刺・ドレナージ………………160
心拍出量（CO）……………………33,59
　───の低下……………………144,250
心破裂…………………………………160

心肺蘇生（CPR）………6, 96, 98, 102, 176, 188, 224, 238
心肺蘇生の中止判断………………17
心肺停止……………53, 54, 222, 248
心拍再開………………………………15
心拍数………50, 176, 180, 189, 239
心負荷………………………………252
心不全………34, 82, 158, 180, 188, 193, 252
──の増悪………144, 152, 180
深部静脈血栓症（DVT）………………168
心房細動（Af）………75, 82, 114, 142, 144, 178, 180, 216
心房細動波形………………………238
心房粗動（AF）………………114, 142
心膜切開……………………………160
ジアゼパム………185, 191, 298, 307
痔核……………………………………75
時間尿………………………………263
ジギタリス……………………178, 181
──中毒……………………178
ジクロフェナクナトリウム………………155
事故抜去……………………………214
自己抜去……………………………214
自殺企図………………221, 225, 227
自殺の再企図………………………223
持続血液濾過………………………205
────透析（CHDF）‥152, 205
持続する下痢………………………………76
持続性心室頻拍……………………176
自動血圧計…………………………251
自動体外式除細動器（AED）………7, 96, 243
自発呼吸の減弱……………………128
ジャクソン型けいれん………………48
ジャクソンリース……7, 132, 228, 328
重症外傷……………………………123
重症筋無力症………………………128
重症呼吸・循環不全………………100
重症ショック…………………………160
重症度………………20, 39, 66, 100
重症熱傷……………………………294
重炭酸ナトリウム……………………205
従命……………………………………41
粥状硬化……………………………189
受攻期………………………………114
受傷機転………………………………94
術後回復液（4号液）………………284
術後合併症…………………………189
術後高血圧…………………………294
術後出血……………………………189
術後創痛……………………………216
術後肺合併症………………………150
術後ハイリスク………………………264
循環……………………………………92
──異常……………………105
循環器疾患…………………………73
循環器のアセスメント…………54-65
循環虚脱………………………169, 176

循環血液量減少性ショック……58, 80, 182, 194, 211, 250
循環血液量増加……………………144
循環血液量減少………24, 75, 150, 158, 202, 208, 214
循環血液量不足……………………287
循環状態悪化………………………270
循環不全………………………………25
上位運動ニューロン障害……………46
上気道異物……………………………32
上気道吸引…………………………102
上気道浮腫…………………………154
上腸間膜動脈閉塞………………67, 75
上腹部痛………………………………66
上部消化管出血……………………210
静脈圧上昇…………………………160
静脈エコー…………………………169
静脈確保………14, 96, 105, 154, 169, 187, 193, 195, 211
静脈環流………………………………34
褥瘡……………………………221, 223
徐呼吸………………………………170
除細動………7, 15, 96, 111-115, 177, 180, 182, 238
──器………188, 194, 205, 238, 240
除水…………………………………152
除脳硬直…………………………27, 52
徐拍……………………………………13
除皮質硬直………………………27, 52
徐脈………5, 22, 24, 120, 156, 170, 173, 178, 241
──不整脈…………………117
自力体動の低下……………………221
自律神経過反射……………………265
自律神経症状…………………………76
ジルチアゼム塩酸塩………………173
人格変化………………………………89
腎機能障害…………………………152
腎虚血………………………………261
腎血流…………………………64, 202
人工気道……………………………100
人工血管置換術………………………80
人工呼吸………………6, 222, 224, 228
──管理……36, 161, 169, 173, 184, 229
人工呼吸器………29, 101, 132, 148, 195, 253
──関連肺炎（VAP）…………10
腎後性乏尿……………64, 202, 261
腎性尿崩症…………………………206
腎性乏尿………………64, 202, 208, 261
腎前性乏尿……………64, 202, 208, 261
迅速気管挿管（RSI）………………172
腎動脈の拍動…………………………80
腎不全………80, 200, 204, 260, 262
蕁麻疹…………………………154, 162
腎瘻…………………………………202
膵炎…………………………………213
推奨酸素流量………………………126

す

水分出納………………144, 152, 206, 208
水分の過剰摂取……………………142
水分負荷……………………………206
水泡音…………………………………32
水様便…………………………………76
スタイレット……………………………9
スタンダードプリコーション………76, 324, 327
ステロイド………147, 152, 154, 163, 210, 302, 314
──パルス療法………………314
ステントグラフト………………………80
ステント留置…………………………223
スニッフィングポジション………………8
スポーツ外傷………………………165
髄膜炎…………………………50, 190
髄膜刺激症状…………………………50
頭蓋内圧（ICP）………………233, 258
頭蓋内圧亢進………50, 170, 189, 241
──症状………………38, 100
頭蓋内圧モニタリング………………233
頭蓋内出血…………………………231
頭重感………………………………184
頭痛………31, 73, 86, 128, 164, 170, 172, 179, 187, 206

せ

精神的緊張…………………………170
精神的不安……………………………24
声門確認………………………………8
生理食塩液…………………………282
脊髄液………………………………191
脊髄損傷……………………………314
脊髄ドレーン…………………………232
脊椎・脊髄損傷………………………93
赤血球輸血…………………………164
設定酸素濃度………………………126
切迫破裂……………………………201
セロトニン……………………………32
鮮血便…………………………………74
せん妄…………………………………82
戦慄……………………………………23
舌根沈下………5, 22, 165, 190, 219
ゼロ調整不良………………………254
ゼロ点設定…………………………258
前額部センサ………………………246
前胸部痛………………………144, 200
前駆症状…………82, 84, 184, 187
全身けいれん………………………187
全身のアセスメント…………………21-28
全身浮腫……………………………158
喘息治療薬…………………………302
前負荷…………………………………60
喘鳴……………5, 147, 154, 161

そ

挿管困難症……………………………9
爪床色………………………………57
僧帽弁膜症…………………………93
瘙痒感……………………………154
側臥位………………73,92,146,214
促進型心室固有調律……………176
即時型非溶血性副作用…………162
塞栓症……………………………254
側副血行路………………………211
鼠径ヘルニア………………79,218
組織低酸素………………………122
ソマトスタチン…………………211
造影CT……………………………161

た

タール便……………………………74
体位……………………………92-97
体位ドレナージ…………………151
体位変換……………148,156,225
体液管理…………………………151
体液喪失………………58,66,75
体液バランス……………………147
体液分布の不均衡………………156
体温………………23,140,216,264
　──維持…………………………75
　──異常………………………264
　──管理………………………229
　──上昇………………………229
体外式ペーシング………117,118
対光反射の消失……………………44
代謝・内分泌のアセスメント…82-90
代謝性アシドーシス………13,86,218
代謝性アルカローシス………78,214
代謝性疾患………………………142
胎児心拍数………………………187
体性痛…………………………68,72,213
体動………………………………244
体表面ペーシング………………120
対麻痺………………………………46
大量喀血…………………………100
大量出血…………………………287
大量吐血………………………74,211
大量輸液……………………107,156
多形性期外収縮…………………240
多形性心室性不整脈……………205
多形性心室頻拍…………………176
多幸気分……………………………83
たこつぼ型心筋障害……………173
多臓器不全………56,155,163,214
多尿………………………………206
単形性心室頻拍…………………176
炭酸水素ナトリウム……13,209,220
単純性イレウス……………………70
単純性熱性けいれん……………190
単純ヘルペス脳炎………………191
胆石症……………………………213
胆嚢炎……………………………213
単麻痺………………………………46
代償機転……………………………20
大腿ヘルニア………………79,218
大動脈解離…………160,182,276
大動脈バルーンパンピング（IABP）……256
大動脈弁閉鎖不全………………201
大動脈瘤破裂………………28,100
打診…………………………………33
脱水……73,76,84,86,88,154,176,206,214,229,264,280
　──傾向………………………150
脱水補給液（2号液）……………284
打撲…………………………………94
断続性副雑音……………………193

ち

チアノーゼ…22,31,54,57,82,101,103,130,143,146,161
チェーンストークス呼吸……30,170
チオペンタールナトリウム……298
知覚異常…………………………200
チクロピジン……………………198
致死的不整脈……85,111,174,205,240
致死量………………………219,222
窒息………………7,103,154,214,228
窒息のサイン……………………103
中咽頭吸引………………………102
中心静脈圧（CVP）…59,60,152,159
　──ライン………………………60
中心静脈確保………………………33
中心静脈カテーテル………33,153
中心静脈路………………………14,106
中心性ヘルニア……………………52
虫垂炎…………………………72,213
中枢神経系疾患……………………73
中枢神経障害………………30,82,228
中枢神経症状…………89,206,222
中枢性感染症……………………190
中枢性尿崩症……………………206
中枢性麻痺…………………………46
中毒…………………………128,219-223
超音波検査………………………169
腸管壊死……………200,214,216
腸管ガス……………………………78
腸管浮腫……………213,217,265
腸間膜動脈閉塞症………………216
腸管麻痺………………………70,217
腸雑音……………………………217
聴診………………………32,72,80,217
腸重積…………………………70,213
腸蠕動音………………………70,78
超低体温…………………………228
腸内ガス…………………………217
腸閉塞………78,100,213,217,262
直型ブレード（ミラー型）…………9

て

直接反射……………………………43
直腸内投与………………………191
鎮静………………………………147
鎮静薬…………181,298,304,307
鎮痛・鎮静………………………232
鎮痛薬………………………156,193
墜落………………………………226
　──外傷………………………226

低カリウム血症……………………85
定型的縊首………………………224
低血糖………82,84,89,186,206
　──性昏睡……………………84
低血圧………………180,219,225
低酸素……………………………270
　──血症…31,122,128,130,134,146,148,162,229
低酸素症…………………………122
低酸素脳症…………49,225,229
低心機能状態……………………144
低体温………………………220,229
　──手術………………………189
　──症…………………………140
低タンパク血症…………………281
低張液……………………………282
低ナトリウム……………………206
　──血症………………………140
低容量性ショック………………154
低流量システム…………………124
テオフィリン……………………302
テタニー……………………………82
てんかん……………………184,187
転倒……………………93,165,230
　──・転落…………………94,184
テント切痕部ヘルニア……………44
溺水………………………………228
デクスメデトミジン塩酸塩……308
デファンス………………………71,72
電解質…85,174,179,203,247,286
　──異常………………76,158,206
　──バランス…………66,76,214
電気生理検査……………175,177
伝導障害…………………………194
トイレや浴室などでの急変………96
橈骨動脈触知……………176,178
透析…………………………………75
　──療法………………………260
等張液……………………………282
等張電解質輸液…………………105
疼痛………………………81,156,186
糖尿病………………28,84,144,206
　──性ケトアシドーシス……84,86
　──性昏睡…………………82,84
逃避屈曲……………………………41
頭部CT………165,189,231,232
頭部外傷………39,93,262,294
頭部後屈顎先挙上………5,146,224

頭部打撲·······················93, 94, 97	難治性ショック·························59	脳梗塞········27, 100, 170, 181, 189, 238, 241
特発性てんかん·······················190		脳挫傷·································165
吐血················24, 67, 74, 100, 234	●に	脳死···································170
徒手筋力テスト（MMT）··············46	ニコチン様症状······················222	脳室ドレーン··························233
徒手的換気···························146	二次汚染·····························222	脳室ドレナージ······················258
突然死································192	二次救命処置（ACLS）·····3, 132, 222	脳出血·····················100, 187, 241
吐物の除去···························219	二次性脳損傷························166	脳症····································85
トルサード・ド・ポアン···············173	二相性································116	脳障害·····················154, 189, 206
トレンデレンブルグ位··················92	ニトログリセリン················198, 300	脳神経のアセスメント·········38-52, 231
動眼神経·······························44	ニトロプルシドナトリウム···········173	脳槽ドレーン··························232
──麻痺····························172	ニフェカラント塩酸塩············13, 296	脳卒中································166
同期··································114	日本脳炎ウイルス····················191	──初期診療アルゴリズム·····166, 172
動悸·······81, 161, 174, 176, 178, 180	ニボー···························70, 78, 272	脳低酸素状態························185
同期型電気的除細動·················181	乳酸リンゲル····················234, 283	脳低体温療法························233
瞳孔散大··························44, 172	入眠··································165	脳底動脈瘤····························44
瞳孔所見·····················73, 171, 225	尿ケトン体····························88	脳動脈瘤·····························232
瞳孔の異常所見······················232	尿失禁································48	脳動脈瘤内塞栓術··················173
瞳孔の大きさ··························42	尿色··································163	脳ドレーン····························232
瞳孔の観察························42, 44	尿糖··································88	脳内血腫·····························165
瞳孔の左右差··························42	尿道カテーテル······················202	脳内出血·····························250
瞳孔不同································44	尿毒症································203	脳波··································191
同調不良······························101	尿のアルカリ化······················209	脳浮腫······49, 82, 92, 166, 170, 189, 225, 229
洞停止································241	尿比重···························206, 263	脳ヘルニア················44, 52, 170, 258
導尿··································202	尿閉······················202, 204, 263	ノルアドレナリン····················293
洞不全症候群·························117	尿崩症································206	
動脈圧波形················252, 254, 256	尿モニタリング···················260-266	●は
動脈圧ライン····················251, 254	尿量····················152, 154, 159, 209	肺うっ血················24, 34, 54, 93, 180
動脈血液ガス分析·······31, 142, 150, 245, 247	──減少····64, 66, 189, 202, 260	──症状··························179, 180
動脈血採血···························251	妊娠··································73	肺炎······························32, 93, 225
動脈血酸素分圧（PaO$_2$）··········244	──高血圧症候群·················187	肺換気音·····························217
動脈血酸素飽和度（SaO$_2$）·······244	にんにく臭··························222	肺換気血流シンチグラフィ·········169
動脈血二酸化炭素分圧（PaCO$_2$）······247		肺感染症·····························228
動脈硬化·························189, 252	●ね	肺合併症·····················221, 223, 225
──症·································75	熱傷······························208, 228	肺血栓塞栓症（PTE）··············168
動脈穿刺······························153	──ショック······················24, 65	敗血症·························25, 78, 214
動脈造影······························150	熱性けいれん························190	──性ショック···················250, 252
動脈ライン····························110	熱中症································264	肺血流の増加··························93
ドクターコール··················335, 338	熱型···································23	肺コンプライアンス··················93
ドパミン塩酸塩······················292	熱障害································264	肺障害·································129
ドブタミン塩酸塩···················292	ネブライザー付酸素吸入器···125-127	肺水腫········32, 135, 142, 158, 162, 173, 204, 270
努力呼吸·······························22	捻挫···································94	
	捻髪音································32	排泄促進·······················219, 222
●な	粘膜浮腫······························32	肺塞栓症············32, 58, 150, 156, 160
内頸静脈拍動の高さ··················61		肺損傷·································132
内頸動脈瘤····························44	●の	肺動脈カテーテル·····················59
内視鏡···························211, 234	脳圧（ICP）·························258	肺動脈造影CT······················169
──的静脈瘤結紮（EVR）········212	──降下薬························171	肺の血管透過性亢進···············228
内出血································219	──モニタ··························258	肺の線維化····························223
内臓痛··························68, 72, 213	脳炎··································190	肺浮腫································262
内膜剥離術···························218	脳幹の障害···························52	背部叩打法····························103
ナトリウム·····················262, 286	脳灌流·································189	背部痛·····················27, 66, 73, 81, 200
──チャネル遮断薬···············296	脳灌流圧（CPP）················50, 258	排便（排ガス）の停止·············213
──負荷····························220	脳虚血································176	肺胞低換気···············128, 134, 147
ナロキソン塩酸塩····················14	脳血管障害··············73, 100, 128, 201	ハイムリック法·······················103
軟性カテーテル······················98	脳血流シンチグラム（SPECT）·····191	肺毛細血管楔入圧（PCWP）·······59
難治性VT/VF························17	脳血流の維持··················225, 229	

破壊性病変……45
白濁した吐物……222
拍動性腹部動脈瘤の触知……80
播種性血管内凝固症候群（DIC）……163, 204, 208
発汗……48, 68, 82, 89, 128
発声……29, 36, 48
発熱……26, 66, 76, 78, 82, 150, 154, 161, 162, 190, 229
波動……72
鼻カニュラ……121, 125, 127
はばたき振戦……83
ハプトグロビン……162, 209
針で刺されるような痛み……196
ハロペリドール……308
反跳痛……217
反動痛……72
反応を見る……4
汎発性腹膜炎……67, 70
バイタルサイン……21, 22, 38, 65, 68, 130, 139, 154, 184
バイトブロック……101
バセドウ病……82
バソプレシン……13, 211, 276
────試験……206
バッキング……315
抜管……5, 147, 315
バックボード……6, 94, 97
バッグバルブマスク（BVM）……6, 8, 132, 228, 327, 328
バビンスキー反射……52
バレー徴候……46
パーキンソニズム……188
パーキンソン症候群……50
パラコート中毒……223
パルスオキシメータ……35, 169, 170, 211, 244-249
パルスオキシメトリ……31, 35, 244

● ひ
非STEMI……198
皮下気腫……161
皮下血腫……153
皮下出血……208
皮下ドレーン……232
非観血的な血圧測定……251
非ステロイド性抗炎症薬（NSAIDs）……155
肥大型心筋症……142
左冠動脈主幹部（LMT）……145
非定型的縊首……224
人の役割……330-334
非同期……114
皮膚乾燥……86
皮膚血管の拡張……154
皮膚湿潤……143, 152, 176, 178, 182
皮膚症状……154
皮膚冷感……65

非乏尿性腎不全……260
表在性静脈の虚脱……56
標準予防策……324, 327
貧血……123
頻呼吸……30, 161
頻脈……22, 66, 82, 128, 161, 178, 180
鼻腔吸引……98, 102
鼻腔内投与……191
鼻出血……99, 208
ビダラビン……191
びまん性の濁音……217
病歴聴取……217
鼻翼潰瘍……214
鼻翼呼吸……22
ピロリ菌……210
ピンク色の痰……100

● ふ
ファーラー位……79, 147, 170
不安……35, 53
不安定狭心症……192, 294
不安定頻拍……114
フィジカルアセスメント……21, 53, 66, 142, 147, 148, 150, 153, 196, 216
風疹ウイルス……191
フェニトインナトリウム……186, 298
フェンタニル……172, 304
不穏……31, 53, 82, 170, 221, 260
不感蒸泄の増加……85
不完全麻痺……46
不規則抗体不適合輸血……162
副甲状腺機能低下症……82
複雑性熱性けいれん……190
腹水……79
────ドレナージ……79
輻輳調節反射……42
腹痛……26, 68, 78, 80, 100, 162, 210-218, 272
腹部エコー……218
腹部コンパートメント症候群……66, 265
腹部症状……66, 189
腹部単純X線……71, 78
腹部大動脈解離……28
腹部大動脈瘤……79, 80
腹部突き上げ法……103
腹部膨満……26, 78, 213, 217
腹部膨隆……79, 265
腹壁緊張……71
腹壁の皮下出血……79
腹膜炎……71, 72, 213, 217
腹膜刺激症状……72, 100, 216
腹膜透析……205
浮腫……26, 54, 63, 78, 143, 147
不随意運動……83
不正出血……75
不整脈……58, 128, 142, 153, 174-183, 188, 193, 194, 230
腹腔内出血……79, 217

腹腔内大量出血……265
腹腔内臓器不全……265
不適合輸血……162
ふらつき……178
フリーエア（free air）……218, 272
フリーラジカル……128
フロセミド……163
噴出性出血……75
ブドウ糖……186
ブプレノルフィン塩酸塩……305
ブルジンスキー徴候……51
ブルンベルグ徴候……72
プレショック……53, 216
プレフィルドシリンジ製剤……193
プローブ……245
プロプラノロール塩酸塩……312
プロポフォール……172, 308

● へ
閉塞性イレウス……78
閉塞性呼吸……30
閉塞性頭蓋内損傷……262
平坦圧ライン……254
壁運動の異常……144
ヘパリン……193
ヘマトクリット……59
ヘモグロビン……59
────尿……208
部屋移動……96
$β_2$刺激薬……302
β遮断薬……294, 296, 312
ベンゾジアゼピン系……307
ベンチュリーマスク……121, 124-127
便秘……66, 83, 216
弁膜疾患……142
ペーシング……117, 241
────不全……118
ペースメーカ……7, 117
ペンタゾシン……306

● ほ
放散痛……198
保温……193, 246
補助換気……190
補助循環……143
────装置……256
発作後睡眠……48
発作性上室頻拍（PSVT）……114
発赤……154, 186
ホットパック……246
膀胱充満……170
膀胱穿刺……202
膀胱内圧……265
膀胱留置カテーテル……154, 163, 263, 264
膀胱瘻……202

房室ブロック⋯⋯⋯13, 117, 144, 178, 194, 241
乏尿⋯⋯⋯⋯⋯⋯56, 202, 260, 263
ポケットマスク⋯⋯⋯⋯⋯⋯6, 327
ポジショニング⋯⋯⋯⋯⋯⋯⋯157
ポンピング対応⋯⋯⋯⋯⋯⋯⋯105

● ま
マギール鉗子⋯⋯⋯⋯⋯⋯⋯⋯104
マッキントッシュ型（曲型ブレード）⋯9
末梢循環障害⋯⋯⋯⋯⋯⋯⋯53, 57
末梢循環不全⋯⋯⋯⋯⋯⋯⋯25, 148
末梢静脈確保⋯⋯⋯174, 177, 179, 180, 182
末梢静脈路⋯⋯⋯⋯⋯⋯⋯⋯14, 106
末梢性麻痺⋯⋯⋯⋯⋯⋯⋯⋯⋯46
末梢側塞栓症⋯⋯⋯⋯⋯⋯⋯⋯189
末梢冷感⋯⋯⋯⋯⋯⋯⋯⋯26, 152
マニュアル式除細動器⋯⋯⋯112, 114, 243
マノメータ⋯⋯⋯⋯⋯⋯⋯⋯⋯60
麻痺⋯⋯⋯⋯⋯⋯38, 46, 73, 189, 225
　　──性イレウス⋯⋯⋯26, 78, 213
麻薬拮抗性鎮痛薬⋯⋯⋯⋯⋯⋯305
麻薬性鎮痛薬⋯⋯⋯⋯⋯⋯200, 304
マルク針⋯⋯⋯⋯⋯⋯⋯⋯⋯⋯108
慢性C型肝炎⋯⋯⋯⋯⋯⋯⋯⋯211
慢性硬膜下血腫術後硬膜下ドレーン 232
慢性心不全⋯⋯⋯⋯⋯⋯⋯⋯⋯142
慢性閉塞性肺疾患（COPD）⋯30, 35, 128, 247
慢性II型呼吸不全⋯⋯⋯⋯⋯⋯128

● み
ミオクローヌス⋯⋯⋯⋯⋯⋯⋯⋯83
ミオグロビン尿⋯⋯⋯⋯⋯⋯⋯208
右側臥位⋯⋯⋯⋯⋯⋯⋯⋯⋯⋯92
水・電解質バランス⋯⋯⋯⋯⋯140
水制限試験⋯⋯⋯⋯⋯⋯⋯⋯⋯206
水利尿⋯⋯⋯⋯⋯⋯⋯⋯⋯⋯⋯206
ミダゾラム⋯⋯⋯⋯⋯⋯⋯298, 307
脈圧⋯⋯⋯⋯⋯⋯22, 50, 56, 65, 160
　　──の開大⋯⋯⋯⋯⋯⋯⋯170
　　──の狭小化⋯⋯⋯⋯⋯65, 160
脈の触知⋯⋯⋯⋯⋯⋯⋯⋯⋯⋯115
脈波⋯⋯⋯⋯⋯⋯⋯⋯⋯⋯244, 246
脈拍⋯⋯⋯⋯⋯22, 53, 57, 92, 154, 216
　　──コントロール⋯⋯⋯⋯⋯181
　　──数⋯⋯⋯⋯⋯⋯⋯⋯⋯65
　　──の有無⋯⋯⋯⋯⋯⋯⋯238
　　──微弱⋯⋯⋯⋯⋯⋯⋯⋯56
脈を見る⋯⋯⋯⋯⋯⋯⋯⋯⋯⋯5
ミラー型（直型ブレード）⋯⋯⋯9

● む
無気肺⋯33, 36, 135, 146, 148, 150, 225, 270
無呼吸⋯⋯⋯⋯⋯30, 170, 223, 232
無症候性心筋虚血⋯⋯⋯⋯⋯28, 144
無症候性発作⋯⋯⋯⋯⋯⋯⋯⋯89
ムスカリン様症状⋯⋯⋯⋯⋯⋯222
無尿⋯⋯⋯⋯⋯⋯202, 204, 260, 263
無脈性心室頻拍（pulseless VT）⋯⋯ 96, 111
無脈性電気活動（PEA）⋯⋯⋯⋯13

● め
迷走神経性徐脈⋯⋯⋯⋯⋯⋯⋯276
迷走神経反射⋯⋯⋯⋯⋯⋯⋯⋯24
めまい⋯⋯⋯⋯76, 89, 117, 120, 172, 174, 178, 184

● も
モービッツII型⋯⋯⋯⋯⋯⋯⋯241
毛細血管再充満時間⋯⋯⋯⋯⋯62
モニタ心電図⋯174, 176, 178, 180, 182, 219
モニタリング⋯⋯⋯⋯⋯⋯238-268
モルヒネ⋯⋯⋯⋯193, 198, 200, 304
問診⋯⋯⋯⋯⋯⋯⋯⋯⋯⋯⋯196
門脈圧亢進⋯⋯⋯⋯⋯⋯⋯⋯⋯211

● や
薬剤を用いた心マッサージ⋯⋯⋯13
薬物中毒⋯⋯⋯⋯⋯⋯⋯⋯17, 219
薬物の吸収阻止⋯⋯⋯⋯⋯219, 222
ヤンカーサクション⋯⋯⋯⋯98, 102

● ゆ
有響性音⋯⋯⋯⋯⋯⋯⋯⋯⋯⋯70
有機リン中毒⋯⋯⋯⋯⋯⋯43, 223
湧出性出血⋯⋯⋯⋯⋯⋯⋯⋯⋯75
輸液⋯⋯⋯⋯⋯59, 144, 152, 154, 195
　　──管理⋯⋯⋯⋯⋯⋯⋯⋯214
　　──急速投与⋯⋯⋯⋯⋯⋯211
　　──負荷⋯⋯⋯⋯⋯⋯161, 202
　　──路の確保⋯⋯⋯⋯105-110
輸血⋯⋯⋯59, 75, 105, 106, 152, 162, 211, 287-290
　　──関連急性肺障害（TRALI）⋯162
癒着性イレウス⋯⋯⋯⋯⋯⋯78, 213
ユニバーサル・チョーキングサイン⋯⋯ 103

● よ
陽圧換気⋯⋯⋯⋯⋯⋯⋯⋯⋯⋯142
溶血⋯⋯⋯⋯⋯⋯⋯⋯⋯⋯162, 288
用手的正中中間位固定法⋯⋯⋯225
腰痛⋯⋯⋯⋯⋯⋯⋯⋯⋯⋯⋯⋯27
腰背部痛⋯⋯⋯⋯⋯⋯⋯⋯⋯⋯80
容量負荷⋯⋯⋯⋯⋯⋯⋯⋯⋯⋯60
抑制⋯⋯⋯⋯⋯⋯⋯⋯⋯⋯⋯221

● ら・り
ライントラブル⋯⋯⋯⋯⋯⋯⋯156
ランジオロール塩酸塩⋯⋯⋯⋯312
リーク音⋯⋯⋯⋯⋯⋯⋯⋯⋯⋯36
リザーバーシステム⋯⋯⋯⋯⋯124
リザーバー付酸素マスク⋯125-127
リザーバー付鼻カニュラ⋯⋯⋯125
リザーバーバッグ⋯⋯⋯⋯⋯⋯132
リズムチェック⋯⋯⋯⋯⋯⋯⋯15
リドカイン塩酸塩⋯⋯⋯⋯13, 14, 172
利尿薬⋯⋯⋯⋯59, 85, 144, 152, 159, 173, 294, 309
流行性耳下腺炎ウイルス⋯⋯⋯191
輪状甲状靱帯穿刺⋯⋯⋯⋯⋯⋯18
輪状甲状靱帯切開⋯⋯⋯⋯⋯⋯18
輪状軟骨の圧迫⋯⋯⋯⋯⋯⋯⋯10
ルート確保⋯⋯⋯⋯⋯⋯⋯⋯⋯185
ループ系利尿薬⋯⋯⋯⋯⋯⋯⋯310

● る・れ・ろ
るいそう⋯⋯⋯⋯⋯⋯⋯⋯⋯⋯7
冷感⋯⋯⋯⋯⋯⋯⋯⋯⋯⋯⋯⋯80
冷汗⋯⋯⋯23, 24, 56, 161, 176, 178, 182
連結期の異常⋯⋯⋯⋯⋯⋯⋯⋯174
労作⋯⋯⋯⋯⋯⋯⋯⋯⋯⋯192, 196
ログロール法⋯⋯⋯⋯⋯⋯⋯⋯225
ロンクス（rhoncus）⋯⋯⋯⋯⋯32

急変対応のすべてがわかるQ&A

2011年3月27日　第1版第1刷発行	編　著	佐藤　憲明
2014年3月25日　第1版第4刷発行	発行者	有賀　洋文
	発行所	株式会社　照林社
		〒112-0002
		東京都文京区小石川2丁目3-23
		電話　03-3815-4921（編集）
		03-5689-7377（営業）
		http://www.shorinsha.co.jp/
	印刷所	共同印刷株式会社

- 本書に掲載された印刷物（記事・写真・イラスト等）の翻訳・複写・転載・データベースへの取り込み、および送信に関する許諾権は、照林社が保有します。
- 本書の無断複写は、著作権法上での例外を除き禁じられています。本書を複写される場合は、事前に許諾を受けてください。また、本書をスキャンしてPDF化するなどの電子化は、私的使用に限り著作権法上認められていますが、代行業者等の第三者による電子データ化および書籍化は、いかなる場合も認められていません。
- 万一、落丁・乱丁などの不良品がございましたら、「制作部」あてにお送りください。送料小社負担にて良品とお取り替えいたします（制作部☎0120-87-1174）。

検印省略（定価はカバーに表示してあります）
ISBN978-4-7965-2240-3
©Noriaki Sato/2011/Printed in Japan